KB264148

알기쉬운

건강생활요법

인체의 구조와 기능, 질병의 예방과 치료

신 인 환 지음

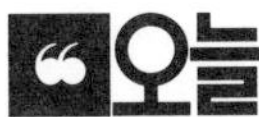
오늘

• • • •

알기쉬운

건강생활요법

인체의 구조와 기능 , 질병의 예방과 치료

이 책을 내면서

'건강은 건강할 때 지키고 치료보다는 예방이 앞서야 한다'

누구나 잘 알고 실천해야 된다고 마음은 가지지만 병이 일단 발생하여 건강을 잃고 난 후에야 그 중요성을 깨닫고 후회하면서 치료의 고통을 받고 사는 것이 우리들의 현실입니다.

건강하다는 것은 쉽게 말해서 맛있게 식사를 할 수 있고, 몸이 가볍게 느껴지고, 잠을 잘 잘 수 있으며, 즐거운 마음으로 가정과 사회에서 조화롭게 활동할 수 있는 상태로서 몸(육체)과 마음(정신)이 건강하다는 것입니다.

몸은 마음을 담는 그릇과 같고 마음은 몸을 움직이는 생명력이기 때문에 몸이 불편하면 마음에 장애가 오고 마음이 혼란하면 몸에도 장애가 일어나 병이 생기는 것이며, 몸이 마음을 담는 그릇의 기능을 하지 못하거나 마음이 몸 속에 더 이상 머물 수 없게 되어서 몸을 떠나는 것이 죽음입니다.

인간은 누구나 수명(壽命)과 죄업(罪業)을 가지고 태어나서 수명을 까먹으면서 그 업을 갚으며 병들어 죽어가는, 어찌 보면 고통스러운 짧은 삶을 사는 것이지만 고통의 현실을 즐겁고 보람된 삶으로 살기 위해 여러 가지 방법을 동원하고 있습니다.

즐겁고 보람된 삶을 살기 위해서는 무엇보다 몸과 마음의 건강이라는 토대가 튼튼해야만 실현이 가능한 것이기에 건강의 중요성은 아무리 강조해도 지나치지 않을 것입니다.

건강할 때 건강관리를 잘 해야 된다는 것을 알고 있으나 실행이 어려운 것은 지금 당장 건강에 문제가 없으므로 재물과 명예를 어느 정도 얻고 난 뒤에 해도 된다는 안이한 생각과, 막상 마음을 내어 하려고 해도 효과적인 방법을 모르고, 또 너무나 광범위하여 어렵고 시간이 많이 들어야 한다고 생각하여 쉽게 포기하는 데 있습니다.

'재물을 잃으면 조금 잃는 것이고, 명예를 잃으면 반을 잃는 것이며, 건강을 잃으면 전부를 잃는 것' 이라 했습니다.

재물과 명예를 지키기 위해 건강을 잃는 어리석음을 범하지 않기 위해 건강관리에 우선적으로 투자하여야 합니다.

현대 물질문명이 발전되어 가면서 생활이 편리하고 윤택해지는 만큼 물질문명의 후유증이 더 심화되고, 우리 스스로의 자만과 방심으로 파괴시킨 자연과 더불어 병들어 고통받고 있습니다.

이러한 자연의 파괴에 따른 질병 발생 이외에도 불의의 사고인 교통사고, 화재, 운동중 사고, 전쟁 그리고 과음과 과식, 복잡한 사회생활에서 받는 스트레스와 피로 등 누구나 언제 어디서고 병마의 위험에 살고 있습니다.

현대의학의 눈부신 발전과 동양의학의 과학적인 연구로 동서의학의 접목이 이루어지고 우수한 의약과 의료기기의 개발로 진단과 치료에 획신을 가져와 인간의 수명도 연장되어 가고 있습니다.

아직까지 특효적인 치료법이 개발되지 못하여 만성 내지 난치성 질환으로 진행하는 많은 질병들도 대부분 예방이 가능하고, 조기발견하면 조기치료가 가능한 것이기 때문에, 예방의학도 조기발견과 진행방지라는 2차 예방보다 1차 예방에 중점을 두는 것이 건강증진의 근본이며, 조기발견과 치료의 지름길이 됩니다.

천재지변이나 개인의 능력으로 어쩔 수 없는 것을 제외하고는 일상생활 속에서 무지와 무관심, 설마 하는 방심, 부주의와 과욕 등으로 질병의 대부분은 시작하는 것이므로 질병의 예방은 질병의 발생원인을 정확히 알고 그 원인을 철저히 회피 또는 제거하는 것이며, 병인(病因)이 알게 모르게 몸 속으로 들어왔더라도 체력을 정상 유지하고 면역력의 증진으로 인체방어력을 향상시키는 것이며, 건강하더라도 정기적으로 건강진단을 받고 조금이라도 이상증상이 있으면 즉시 정밀진단을 받아 조기발견과 조기치료를 할 수 있게 하는 것입니다.

대학을 졸업하고 제약회사에 입사를 하여 의약계와 인연을 맺어 지금까지 30여 년을 활동하면서 많은 것을 배우고 느꼈습니다.

제약계에 있으면서 배운 것을 약국 경영에 활용하기도 하였으며, 새로운 치료요법인 의료기기를 제조·보급하기 위해 사원 교육과 세미나 등을 하면서 일반인들이 쉽게 이해하고 예비지식으로 알고 실천할 수 있도록 한 권의 책으로 요약하면 좋겠다고 절실히 느끼게 되어 자료들을 모아 정리를 하였습니다.

일상생활 속에서 보다 쉽게 건강관리를 하기 위한 한 가지 정보 차원에서 활용하여 건강한 삶을 살아가는 데 조금이나마 도움이 되었으면 하는 바람이므로 너그럽게 이해하여 주시기 바랍니다.

일상생활 속에서 누구나 할 수 있고 해야만 하는 질병예방법은 넓게 보면 생활요법이지만 부문별로 전문성이 있어 대의적으로 구분하였습니다.

　질병의 발생 요인을 제거 또는 회피할 수 있는 **생활환경요법**과 영양의 과부족이 없는 **영양(식이)요법**, 체력을 유지하여 활동적인 생활을 하는 **운동요법**, 스트레스와 욕구불만 등 정신장애를 빠르게 해소하는 **정신요법**, 그리고 다른 요법의 효과를 높이기 의한 보조수단으로나 특별한 방법이 없을 때 대신하는 **대체요법** 등 기초적이고 상식적인 중요한 요점을 전문가들이 소개한 자료를 발췌하여 인용하고 나름대로 보완하였으며, 동양의학의 장점을 현대의학과 접목하여 상호 보완적 관계를 갖게 하고 질병의 예방과 치료를 보다 쉽게 이해하는 데 도움이 되도록 시도하였습니다.

　질병의 진단과 치료는 전문가의 처방과 지시에 따라야 하므로 생략하였으며, 처방과 주의사항을 잘 이해하고 올바르게 실천하여 치료효과를 올리고 부작용을 적게 하여 빠른 쾌유를 하는 데 도움이 되게 하였습니다.

　지금 현재 별 다른 질병이 없는 사람은 재점검의 기회로 삼고, 질병이 있는 사람은 올바른 치료로 빠른 회복에 기여할 수 있게 하며, 특히 난치성 질환으로 마음의 동요가 심하고 인생을 포기하는 사람에게 희망을 주는 데 조금이나마 기여할 수 있다면 큰 무례가 다소나마 위안이 될 것입니다.

　끝으로 이 책을 펴내는 데에 좋은 참고자료를 제공해 주신 여러 전문가들 분께 심심한 사의를 표하고, 내용면에서 점검과 보완을 지도해 주신 이준우 의학박사님과 양민숙 약사님, 그리고 편집디자인을 도와주신 디자인 에토스와 출판을 맡아주신 오늘출판사에 감사의 인사를 드립니다.

1999년 7월
태림의전 연구실에서
성암(聖庵) 신 인 환

제2편 질병과 대표적인 질환

제3편 질병의 예방과 치료

제 1 편

인체의 구조와 기능

제 1 장

인체의 구성

1. 세포와 유전자

① 세포의 구조와 기능

인체는 생명체의 최소 단위인 세포 약 60조 개로 구성되어 있으나 그 근원은 단 1개의 수정란으로, 1개의 세포가 2개로 불어나는 체세포 분열과정을 통해 증식하며 세포들이 다양한 기능을 가지고 서로 결합하여 각 기관과 장기를 만들어서 각각 독자적 기능과 상호 조절 기능을 함으로써 생명을 유지합니다.

1개의 세포는 세포핵, 세포질, 세포막을 기본 구성요소로 이루어져 있으며 유기화합물의 단순한 물질이지만 놀랄 만큼 정교하고 신비한 생명을 가진 체내의 최소 단위입니다.

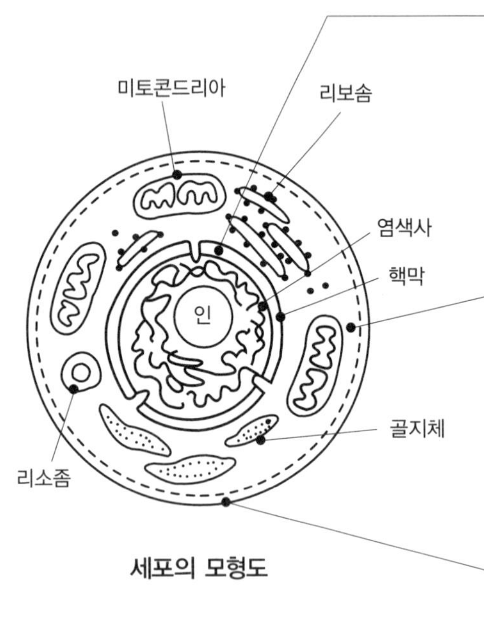

●세포핵 - 세포의 뇌에 해당
- 인 : 세포분열이 일어날 때 염색사의 유전정보를 세포 안으로 전달하는 역할
- 염색사 : 망상구조로 유전에 관한 정보 창고
- 핵막 : DNA(유전자)의 염색체가 있는 염색질. 핵막에 있는 핵공을 통해 영양분이 출입

●세포질－인체의 내장과 같은 기능
- 미토콘드리아 : 세포분열시 필요한 에너지 공급
- 리보솜 : 단백질을 합성하는 작용
- 리소좀 : 영양소를 소화 흡수하여 이물질을 분해·처리 작용
- 골지체 : 단백질을 저장하고 운반하는 역할

●세포막－순환기능
세포막은 필요한 영양분을 세포 내로 받아들이고, 소화하고 남은 찌꺼기를 세포 밖으로 내보냄. 산소, 이산화탄소의 출입을 선택적으로 통과

② 세포의 종류와 조직

세포는 기능과 형태에 따라 독자적인 특성을 갖는 상피세포, 근육세포, 신경세포, 섬유아세포, 골세포인 5종의 세포로 구별하며, 같은 종류의 세포가 서로 모이면 하나의 종합된 역할을 하는 조직을 형성하고 이들 조직들이 모여 장기(기관)를 만들고 인체를 구성합니다.

종 류	조직명	주　요　기　능
상피세포	상피조직	내장 · 혈관의 기관의 표면과 몸 표면을 덮고 있는 상피조직을 만들어, 영양분의 흡수나 소화액을 분비하여 내부를 보호하는 역할 (위, 장 등 속이 텅 빈 기관을 구성)
근육세포	근육조직	수축할 수 있는 근육조직(평활근, 횡문근, 심근) • 평활근은 소화기관이나 혈관벽 등에 분포하여 반사적 수축운동 • 횡문근은 팔다리의 골격에 부착된 근육이나 얼굴의 표정근 등 의식적으로 수축시키는 작용 • 심근은 심장벽을 구성하는 근조직으로 심장의 수축기능
신경세포	신경조직	신경조직 외부의 정보를 뇌로 전달하며, 뇌의 명령을 몸의 각 부분으로 전달하는 기능
섬유아세포	결합조직	여러 가지 조직이나 기관 사이를 메우고 연결하는 기능
골세포	지지조직	뼈나 연골 등을 만들어 몸을 지탱하는 역할

③ 유전자의 구조

세포핵 속의 염색체 위에 수천 개의 유전자가 일정한 순서에 의해 규칙적으로 배열하고 있으며, 하나의 세포 속에는 23쌍의 염색체(즉, 46개)가 존재합니다.

한 쌍의 염색체는 부모로부터 옮겨온 같은 성질의 염색체끼리 짝을 이룬 것이며, 23쌍의 염색체는 각기 특성이 다른 수많은 유전인자가 길게 연결되어 하나의 염색체를 이룹니다. 유전자는 DNA(디옥시리보핵산)라는 화학물질로 개개인의 모든 유전자 특성(육체적, 정신적 모든 부문)을 암호로 입력하고 있는 컴퓨터의 칩(유전자)의 한 묶음인 셈입니다. DNA(Deoxyribo Nucleic Acid : 디옥시리보핵산)의 구조 중 4가지 염기인 Adenin(A : 아데닌), Guanine(G : 구아닌), Cytosin(C :

시토신), Thymine(T : 티민)이 어떤 순서로, 몇 개와, 몇 번째 염색체의 어느 부위에 연결되어 있느냐에 따라 어떤 성질의 유전인자인가가 결정됩니다.

우리들은 부모로부터 약 5만 종류의 유전자를 물려받으며(사람의 염색체에는 약 5만 종류의 유전자가 존재), 일란성 쌍생아 이외에 유전자가 똑같은 사람은 없습니다.

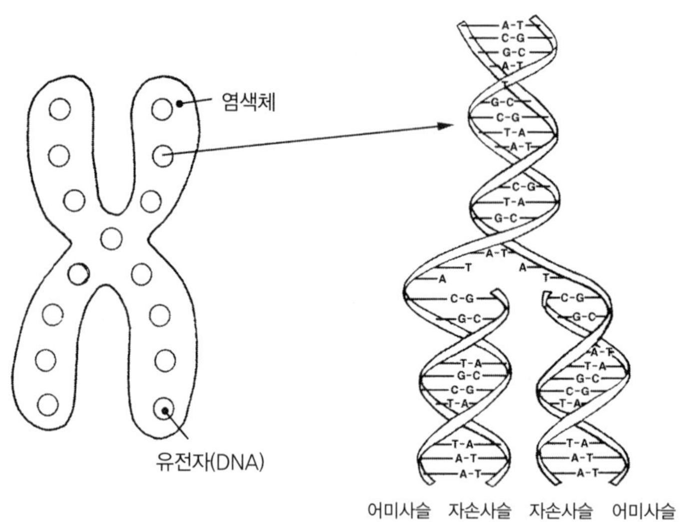

염색체와 세포증식 때 이중사슬 구조

💡 유전정보의 흐름과 생물의 진화

세포핵 속의 유전자 DNA의 암호문(유전정보)의 내용을 세포질 속의 리보솜에 전달하는 것은 RNA(Ribo Nucleic Acid : 리보핵산)로 전령RNA(mRNA)라 부르며, 유전정보는 mRNA에 베껴지고 mRNA의 암호문에 따라 리보솜 위에서 아미노산이 이어져 새로운 단백질이 만들어집니다. 즉, 유전정보의 흐름은 DNA–mRNA–단백질–형질로 이어집니다.

생물이 지니고 있는 유전의 메커니즘은 매우 정교하며, 유전의 짜임은 정확성과 잘못될 가능성을 동시에 지니는 신비성이 있습니다.

유전의 짜임새가 완전하다면 아주 똑같은 DNA가 항상 부모로부터 자식에게 전달돼 똑같은 생물만 나타날 것이지만, 불완전성이 있기 때문에 생물의 진화가 초래되어 이 지구상에 인간이 생겨나고 다종 다양한 생물들이 만들어져 공존하고 있는 것입니다.

④ 유전자의 특성

(1) 자기복제와 유전

생물이 자신과 같은 형질의 개체를 만드는 자기 복제능력을 갖는 것은 유전자의 역할입니다.

수정하기 전의 생식세포(정자와 난자)는 감수분열을 거쳐 염색체 수가 각각 반으로 줄지만 수정에 의해 원래 46개로 되는데, 염색체상의 유전자도 부모 양쪽의 반씩이 자식에게 전달됩니다. 부모에게서 자식으로 유전이 되는 것은 모발의 색, 신장, 눈꺼풀, 혈액형, 손톱모양, 코의 높이 등과 온도에 대한 저항력(추위, 더위), 술에 대한 적성, 장수하는 것 등이며, 성격은 유전과 환경요인, 체질과 성질 등 복합적인 요인에 있으므로 유전만으로 결정되지 않습니다.

(2) 태아의 성

인간이 갖고 있는 23쌍의 염색체 중 22쌍은 남녀 공동으로 상염색체이며, 나머지 1쌍이 남성은 XY, 여성은 XX, 각기 다르게 나타나는 성염색체입니다.

수정하기 전의 생식세포(난자와 정자)는 감수분열로 인해 정자와 난자의 염색체 수가 절반씩 줄지만 수정에 의해 그 절반이 결합하여 하나가 되기 때문에 XX면 여자, XY면 남자가 됩니다. 따라서 태아의 성은 수정 순간에 결정되며, 성을 결정하는 열쇠는 정자가 가지고 있는 것으로 추정합니다.

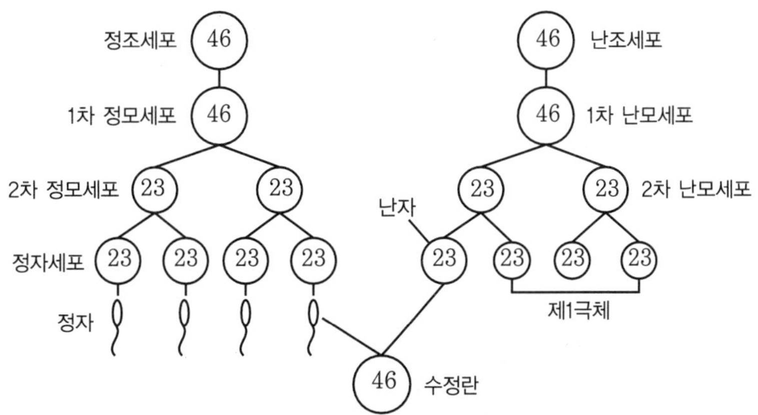

정자와 난자의 발생(숫자는 염색체수)

2. 기관 및 장기

① 기관 및 장기의 대분류

우리 몸은 생명체의 최소 단위인 세포가 약 60조 개로 이루어져 있으며, 세포들이 다양한 기능으로 서로 결합하여 각종 장기를 만들어서 각자의 고유기능과 상호 조화를 이루므로 생명을 유지하고 정상적인 활동을 합니다.

인체를 구성하는 주요 장기(기관)는 섭취한 영양분을 Energy원으로 사용하기 위하여 필요한 **소화기**, 흡수한 영양분과 혈액을 공급하는 **순환기**, 산소의 공급과 인체에 불필요한 탄산가스를 내보내는 **호흡기**, 각종 호르몬 등을 분비하는 **분비기**, 운동·지각·자율신경 등을 조절하는 **신경기**, 혈액을 만들고 인체의 자연 방어력인 면역을 갖게 하는 **조혈·면역기**, 자손을 번식하는 **생식기**, 노폐물을 걸러서 체외로 내보내는 **비뇨기**, 보고 듣고 느끼고 하는 **감각기**, 기(Energy)의 순환과 보충, 세포의 분자운동을 활성화하는 **경락기**, 그리고 인체를 지탱하고 지주 역할을 하며 운동하고 움직이게 하는 **근·골격기**로 크게 분류할 수 있습니다.

② 기관별 주요 장기

① **호흡기** : 상기도(비강, 구강, 인두), 기관지, 폐
② **순환기** : 심장, 혈관(동맥, 정맥, 모세혈관)
③ **소화기** : 구강(타액선), 식도, 위, 장(소장, 대장), 간, 담낭, 췌장, 복막
④ **조혈·면역기** : 골수, 혈액, 림프절, 비장, 흉선, 충수, 편도, 피부
⑤ **신경기** : 뇌, 척수
⑥ **분비기** : 뇌하수체, 송과체, (부)갑상선, 부신, 난소, 고환, 땀샘
⑦ **감각기** : 눈, 귀, 코, 입, 피부
⑧ **비뇨기** : 신장, 방광, 요도
⑨ **생식기** : 고환, 부고환, 전립선, 난소, 자궁, 질
⑩ **근·골격기** : 뼈, 관절, 근육
⑪ **경락기** : 경락, 경혈

제 2 장

기관별 구조와 기능

1. 호흡기 Respiratory organ

호흡기란 코를 통해 무의식적으로 숨을 쉬기 위하여 필요한 비강, 인두, 후두, 기관, 기관지 및 폐 등으로 이루어진 호흡에 관여하는 장기입니다.

호흡이란 숨을 쉬는 물리적 과정으로 산소를 받아들여 신진대사를 계속하여 그 결과 생긴 이산화탄소를 방출하는 과정입니다.

- **외호흡(폐호흡)**은 일반적인 호흡으로, 무의식적으로 되풀이되는 공기교환이 폐 사이에서 이루어지는 과정으로 폐포에서 산소와 이산화탄소를 교환합니다.
- **내호흡(조직호흡)**은 폐에서가 아닌 몸의 각부 조직세포에서 공기교환이 이루어지며, 혈액 속에서 산소는 각 세포로, 이산화탄소는 혈액 속으로 교환이 이루어지는 과정입니다.

폐는 스스로 수축, 확장을 못하고 늑골의 작용으로 공기를 들이쉬거나 내쉬거나 하는 흉식호흡과, 횡경막의 작용으로 일어나는 복식호흡을 하며, 호흡은 둘의 복합작용으로 이루어집니다. 호흡이 무의식적으로 이루어지는 것은 호흡기가 자율신경의 지배를 받아 움직이기 때문입니다(단, 늑간근, 횡경막은 의식적으로 수축, 이완시킬 수 있음).

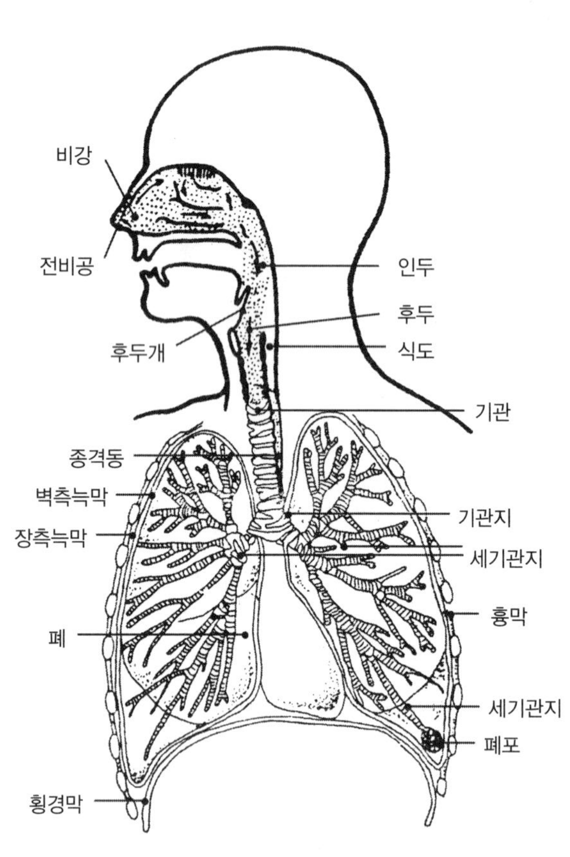

호흡기의 모형도

호흡기 ─┬─ 상기도(비강, 인두, 후두)
　　　　└─ 하기도(기관, 기관지, 폐)

① 상기도

(1) 비강

호흡기의 첫 관문으로서 외부의 공기를 받아들이는 통로 역할을 하며, 흡입공기의 불순물은 여과하고 습도를 조절하며 후각(냄새)기관으로서의 기능을 합니다.

(2) 인두

인두는 두개골저에서 후두와 식도에까지 이어진 약 12cm 되는 갈대모양의 근육성관으로 호흡과 음식물의 통로 역할을 하며, 임파조직인 편도가 있어 면역의 기능을 갖습니다.

(3) 후두

인두와 기관 사이에 위치하며 발성기관의 역할과, 음식물을 삼킬 때 후두개가 인두에서 기도로 음식물이 넘어가지 않도록 방지하는 작용을 합니다.

② 기관지(Bronchi)

기관(Trachea)의 기관분기부에서 좌·우 기관지로 나뉘어, 우기관지는 짧고 굵으며 다시 3가지로 분기하고, 좌기관지는 좀더 길고 가늘며 다시 2가지로 분기하여 폐 안으로 들어가면서 소기관지, 세기관지, 종말세기관지, 호흡세기관지로 점점 가늘어져서 폐포관, 폐포낭을 거쳐 폐포에 도달합니다.

기관지는 이물질의 제거, 폐표면 활성물질의 생산, 내압 조절 등의 기능을 합니다.

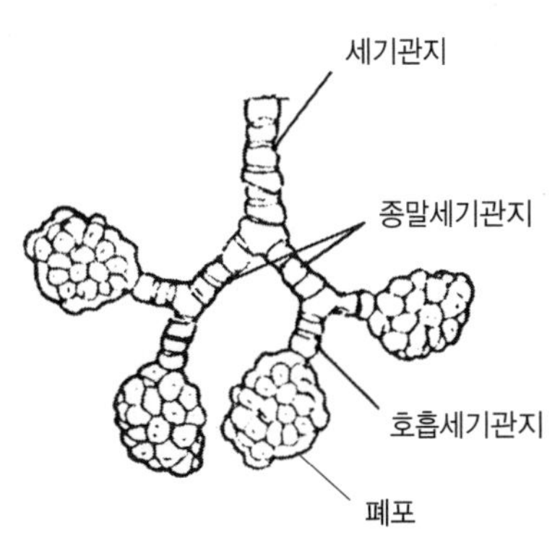

기관세지의 구조

③ 폐(Lung)

(1) 폐의 구조

우폐는 세 부분(3엽)으로, 좌폐는 두 부분(2엽)으로 되어 있습니다. 심장이 몸의 왼쪽에 치우쳐 있으므로 좌측 폐는 우측 폐보다도 작고 모양도 다릅니다.

평상시 성인은 1분에 10~14번 호흡하며, 1회 호흡량은 약 500㎖, 폐활량은 4,000~4,500㎖입니다.

폐포가 몇 개 모인 것을 세엽이라고 부르고, 세엽이 수십 개 모여 소엽을 형성하며, 소엽은 1~2cm의 크기로 소엽격벽에 싸여 있습니다.

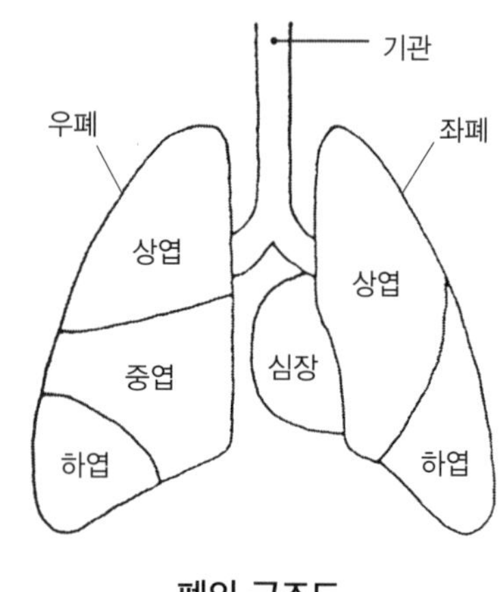

폐의 구조도

세엽에는 종말기관지가 들어가 곧 2분지를 내서 호흡세관지가 되고 폐포관으로부터 폐포낭과 폐포로 갈라집니다.

(2) 폐의 기능-신선한 혈액을 만드는 기체교환

폐는 흉곽(척추, 늑골, 흉골로 구성되어 있는 부분의 총칭)으로 둘러싸여 보호받으며, 폐의 주요 역할은 들이마신 공기 중의 산소와 몸을 순환한 혈액 속의 이산화탄소를 교환하여 신선한 혈액을 만드는 것입니다.

기관지 말단에는 포도송이 모양의 작은 주머니인 폐포가 약 3억 개로 무수히 많아 이 곳에서 기체교환(산소와 탄산가스의 교환)이 이루어집니다.

기체교환의 주역인 혈액 속의 적혈구에 포함된 헤모글로빈은 산소와 이산화탄소와 결합 또는 방출하는 성질이 있어 심장에서 나온 이산화탄소를 많이 포함한 혈액은 폐포 속의 풍부한 산소와 결합하는 동시에 이산화탄소를 방출하여 기체교환이 일어납니다.

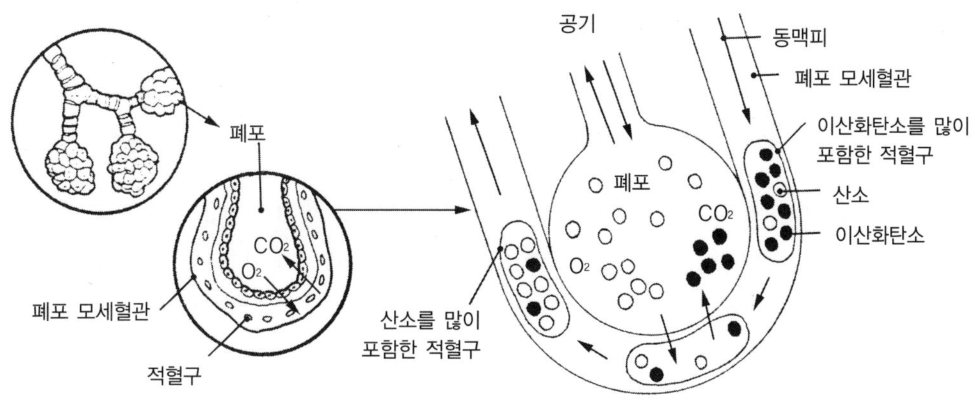

폐포에서 기체교환의 도식화

④ 흉막(Pleura)

폐를 싸는 2겹의 매끈하고 투명한 장막으로서 흉막 내면을 덮는 벽측흉막과 폐표면을 싸는 장측흉막으로 구분되며, 벽측흉막과 장측흉막은 폐근을 둘러싸고 있습니다.

그 사이에는 흉막강이 마련되고 소량의 액체가 그 표면을 축축하게 적셔 폐가 호흡운동을 할 때 주위 기관과의 마찰을 방지합니다.

흉막강 안에 많은 액체가 고이게 되는 흉막염이 되면 폐를 압박하여 호흡곤란을 일으킵니다.

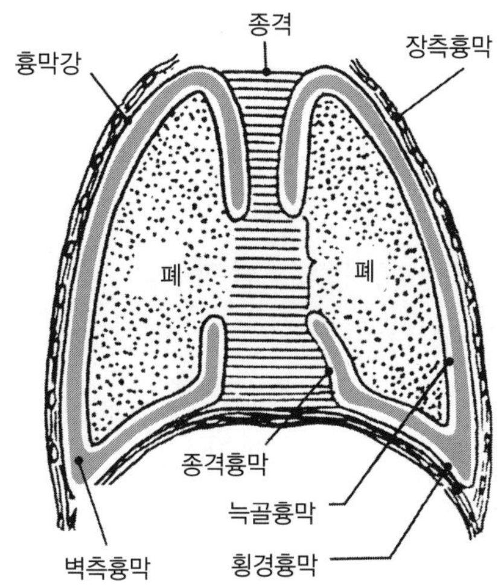

흉막의 단면도

2. 순환기 Circulatory organ

순환기란 혈액이 각종 영양분과 산소를 골고루 배급하고 대사산물을 몸 밖으로 내보내기 위해서, 심장은 혈액을 몸 안으로 내보내고 다시 받아들이는 혈액의 흐름을 만드는 펌프 역할을 하고, 혈관은 혈액을 나르는 길인 PIPE(관) 역할을 하는 혈액순환에 관계되는 장기를 말합니다.

☐ 심장(Heart)

(1) 심장의 구조

심장은 우심방과 우심실, 좌심방과 좌심실의 4개의 방으로 나눠져 있습니다. 좌·우심실에는 입구와 출구에 4개의 판막이 있는데, 삼첨판과 승모판은 혈액이 심실에서 심방으로 역류하는 것을 막으며, 폐동맥판과 대동맥판은 심장에서 밀려나온 혈액이 심실로 역류하는 것을 막아 주는 중요한 역할을 합니다.

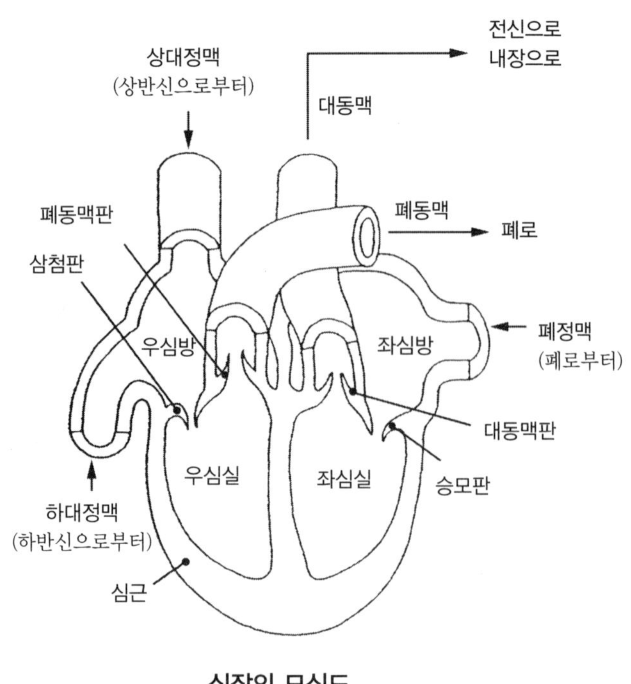

심장의 모식도

(2) 심장의 기능

심장은 혈액순환을 지속적으로 유지하기 위하여 주기적인 펌프작용을 하는 근육성 장기로, 1회 약 70㎖의 혈액을 1분에 70회 가량 심장박동을 되풀이하여 5~6ℓ의 혈액을 전신에 보내는 기능을 합니다.

① 심장의 박동

심장에 있는 혈액을 내보내어 혈액이 혈관을 따라 흐르게 하기 위한 심장의 박동(펌프작용)은 우심방에 있는 동방결절에서 발생된 자극(전기신호)이 심근으로 전해져 좌·우심방을 수축시키며 방실결절에 전달, 좌·우심실을 확장하는 작용이 끊임없이 일어나는 것입니다.

심장박동으로 내보내진 혈액이 혈관을 따라 흘러가는 원리는 동맥이 혈관 벽의 탄성에 의해 자력으로 혈액을 운반하는 것입니다.

심장에서 혈액이 내보내지면 동맥이 부풀어 이를 받아들이고, 다음 순간적으로 수축하여 앞으로 내보냅니다. 이런 동작이 재빨리 반복되어 혈액이 계속 앞으로 운반되어 갑니다. 심장은 혈액을 내보내기는 하지만 빨아들이는 힘이 없으므로 모세혈관에서부터 모인 혈액을 심장으로 돌아오게 하는 것은 근육펌프의 작용입니다.

심장보다 위쪽에 있는 머리, 목의 혈액은 중력으로 자연히 돌아오며, 아래쪽 혈액은 근육의 수축과 이완작용으로 혈액의 흐름이 생기며, 정맥에 판막이 달려 있는 것은 혈액의 역류를 방지하기 위함입니다.

② 혈액순환도

심장으로 되돌아온 혈액을 받은 심방은 심방수축에 의해 확장된 심실로 내보내고 이어서 심실확장과 심방수축이 일어나 좌심실의 동맥혈은 대동맥으로 유출되어 **대순환(체순환)**이 이루어지며, 우심실의 정맥혈은 폐동맥구를 통하여 폐동맥으로 나가서 **소순환(폐순환)**이 이루어집니다.

혈액순환의 체순환과 폐순환의 2가지 경로를 요약하면 다음과 같습니다.

㉠ 대순환(체순환)

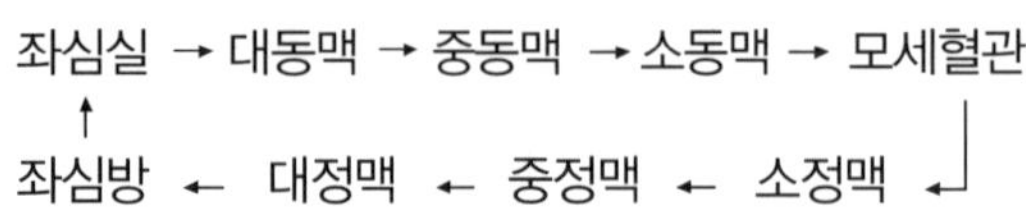

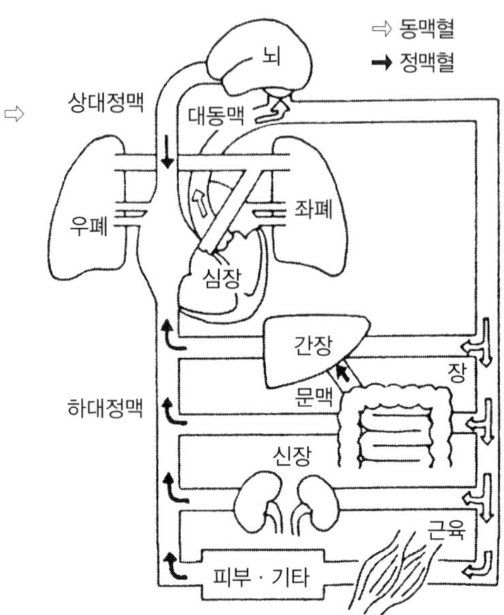

대순환(체순환)은 전신과 내장으로 산소와 영양소를 운반하고 이산화탄소와 노폐물을 받아 되돌아오는 순환으로, 최단 20초(갓난아이)에서 최장 90초(사망 전)가 걸립니다.

㉡ 소순환(폐순환)

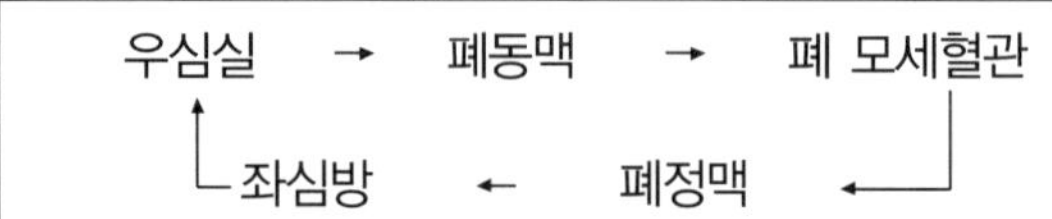

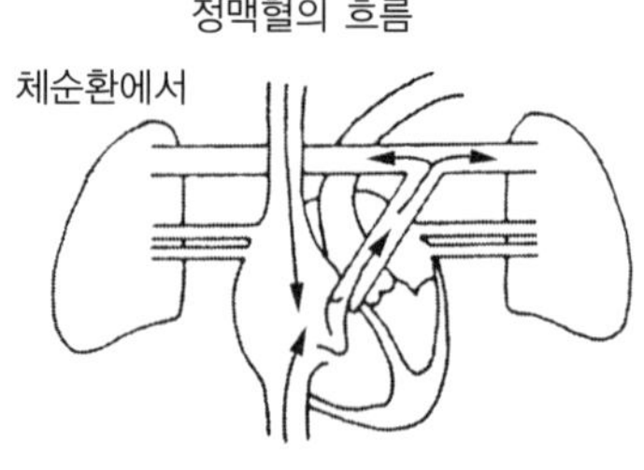

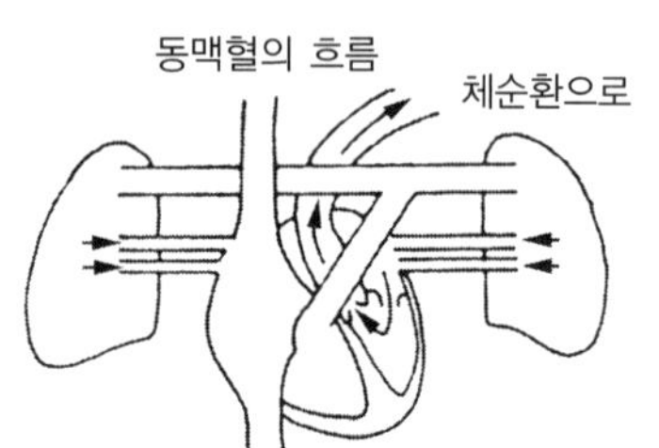

혈액순환도

소순환(폐순환)은 체순환에서 돌아온 산소가 적은 혈액을 폐로 보내 기체교환에 의해 산소를 공급받은 뒤 다시 심장으로 되돌아오는 순환으로, 3~4초 정도가 걸립니다.

② 혈관(Vessel)

(1) 동맥

동맥은 심장에서 유출되는 신선한 혈액을 신체의 말초로 운반하는 모든 혈관을 말하며, 높은 압력이 걸리므로 혈관벽이 두껍고 심장에서 나와 대동맥에서 점점 가늘게 갈라져 모세혈관까지 신선한 혈액을 공급합니다.

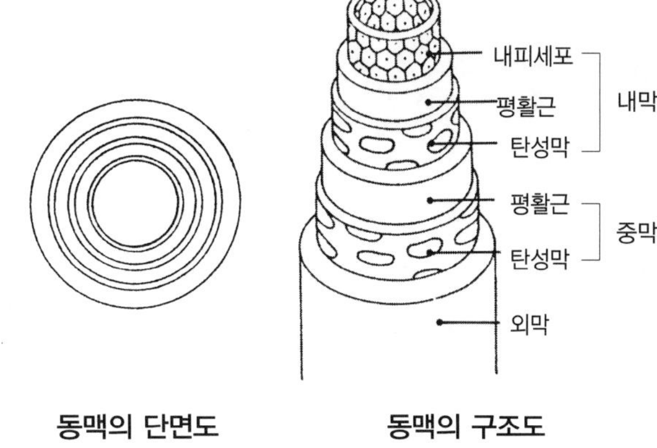

동맥의 단면도　　　**동맥의 구조도**

(2) 정맥

정맥은 혈액을 심장으로 운반하는 모든 혈관으로 중력에 역행해서 돌아오는 정맥에는 역류를 방지하는 판막이 있으며, 세포조직으로부터 이산화탄소와 노폐물 등 불필요한 것을 받은 혈액은 모세혈관에서 점점 큰 혈관으로 모여 심장으로 되돌아옵니다.

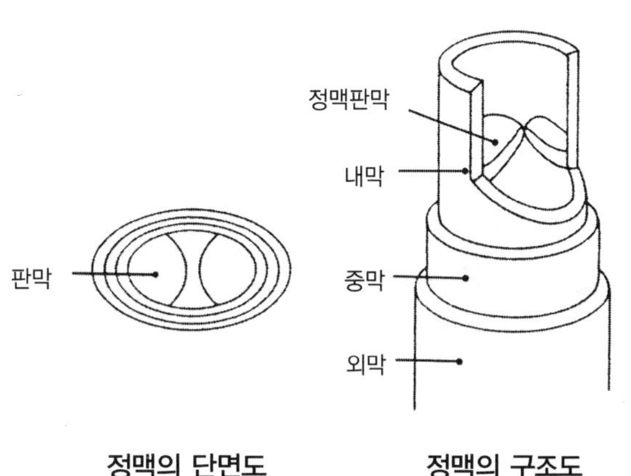

정맥의 단면도　　　**정맥의 구조도**

(3) 모세혈관

모세혈관은 1/1,000mm 정도의 매우 가는 혈관으로 몸의 구석구석, 단단한 뼈 속에까지 분포되어 있으며, 모세혈관이 없는 곳은 연골조직, 눈의 결막과 수정체 정도입니다.

모세혈관은 1층의 내피와 얇은 막으로 되어 있으며, 그물모양으로 각 조직 내를 지나면서 조직세포에 산소와 영양분을 공급하고 대신 이산화탄소와 노폐물을 모으는 작용을 합니다.

3. 소화기 Digestive organ

　소화기는 섭취한 음식물을 소화하여 얻어진 영양물을 흡수하고 찌꺼기는 몸 밖으로 배설하는 작용을 하는 기관으로 입으로부터 시작하여 항문에 이르는 약 9m쯤 되는 긴 기관입니다.

　구강 → 인두 → 식도 → 위 → 소장(십이지장 → 공장 → 회장) → 대장(맹장 → 상행결장 → 횡행결장 → 하행결장 → S상결장 → 직장) → 항문의 순이 되고, 부속선인 타액선, 간장, 담낭, 췌장 등으로 구성됩니다.

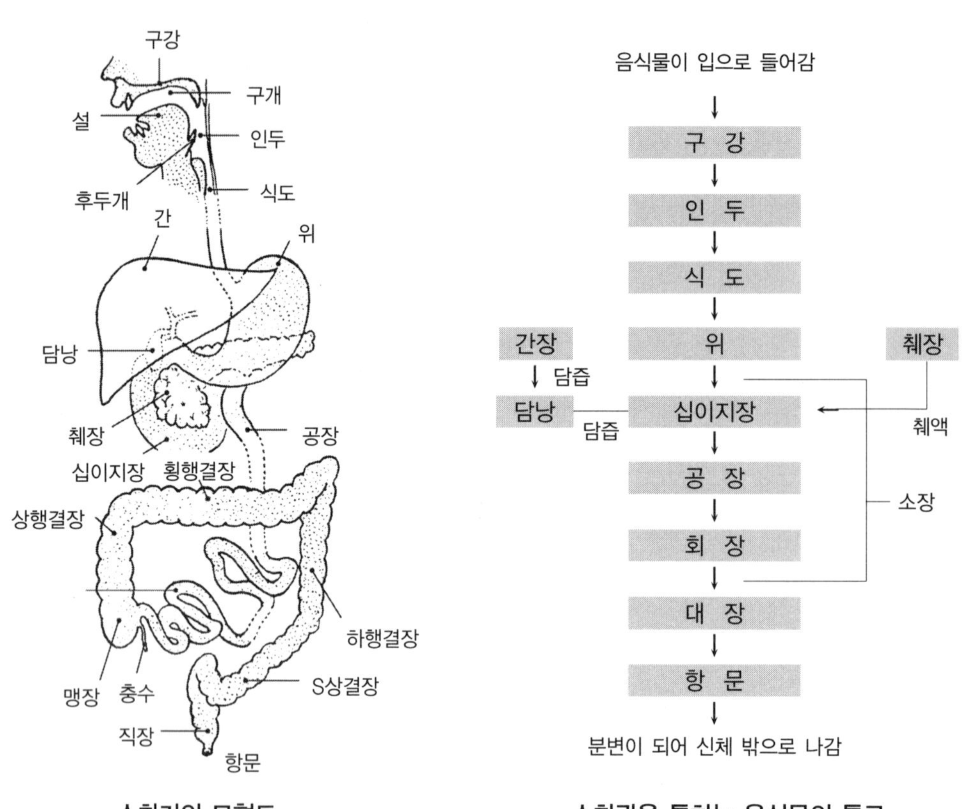

소화기의 모형도　　　　　　소화관을 통하는 음식물의 통로

① 구강(Oralcavity)과 타액선(Salivary glands)

구강은 소화기의 첫 부분으로 입술, 구개, 혀와 치아, 타액선 등이 부속되어 있으며, 음식물을 소화하기 쉽게 씹어 잘게 부수는 기능을 합니다.

타액선에서 나오는 타액은 1일에 약 1ℓ 가 분비되어 음식물을 적시고 맛을 보며, 구강 내의 윤활작용과 탄수화물을 분해하는 효소를 갖고 가수분해하는 작용도 하며, 국소면역에 관여하는 면역글로불린(IgA)을 함유하고 있어 항균작용을 하여 구강 내의 청결유지와 충치예방을 합니다.

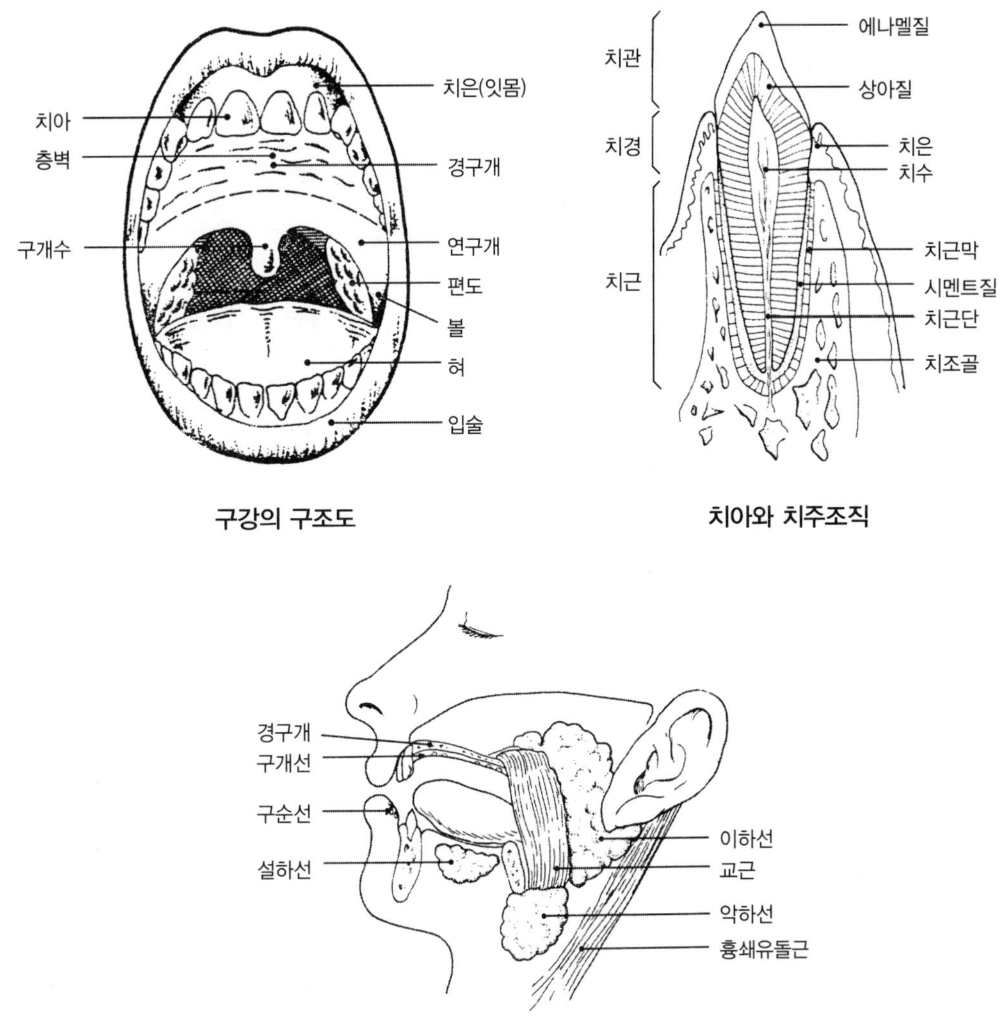

② 식도(Esophagus)

(1) 식도의 구조와 기능

식도는 인두와 위 사이를 잇는 23~25cm의 길이로 구강에서 씹어 부숴 삼킨 음식물을 위로 보내는 작용을 하는 관상장기입니다.

평소에는 닫혀 있지만 음식물이 들어오면 확장되며, 연동운동을 통해 아래로 보내고, 식도의 내면에는 점액이 있어 쉽게 통과하게 하며, 2개소의 협착부가 있어 잘못 삼켜진 이물들을 걸려서 멈추게 하는 기능을 합니다.

(2) 음식이 인두와 식도를 거쳐 위로 들어가는 원리

① 인두에서 식도로 가는 원리

음식이 입에서 식도로 가는 것은 식도 입구로 음식이 들어오면 연구개가 들려 코·목 입구를 닫아 줌으로써 코로 역류하는 것을 막고, 후두개가 후두(기관의 입구)를 닫는 덮개 역할을 하여 기관으로 들어가지 않고 식도로 들어가는 것입니다.

② 식도에서 위로 들어가는 원리

평소 분문(입구)에 있는 괄약근이 오므라들어 닫혀 있다가 음식이 식도 입구로 들어오면 식도의 윤상근이 연동운동(수축되어 잘룩해진 부위가 위로부터 아래로 이동하는 운동)을 하여 음식물이 식도를 통과하여 위로 들어갑니다.

내벽에서 점액이 분비되어 통과하기 쉽게 하고, 식도의 연동운동과 분문 괄약근의 작용으로 음식이 위에서 역류되지 않게 됩니다.

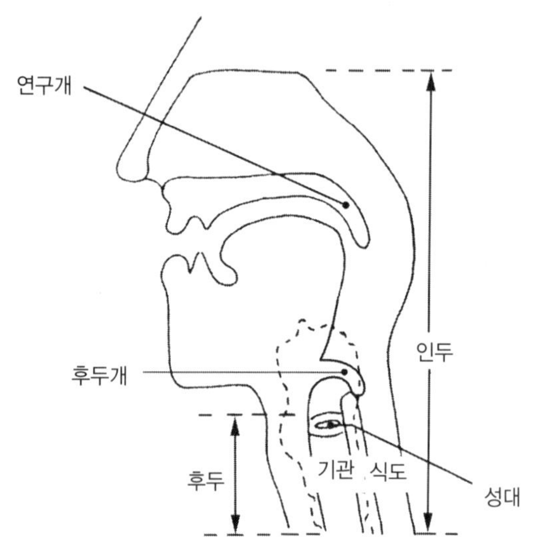

식도의 주위 기관

③ 위(Stomach)

(1) 위의 구조와 기능

밥통으로 불리는 위는 소화관 중에서 가장 넓은 부분이며, 위액의 분비와 연동운동으로 1차적인 소화를 하여 유동적인 죽처럼 만들고, 음식을 저장하였다가 십이지장의 소화능력에 맞춰 조금씩 내보냅니다.

또한 위액의 염산에 의해 살균작용을 하여 음식의 발효와 부패를 방지하고, 단백질·지방의 소화 흡수가 십이지장에서 잘 이루어지도록 작은 분자로 분해시키고, 알코올은 부분 흡수합니다.

음식이 통과하는 시간은 액체는 수분, 고체는 1~2시간, 지방분은 3~4시간 소요됩니다.

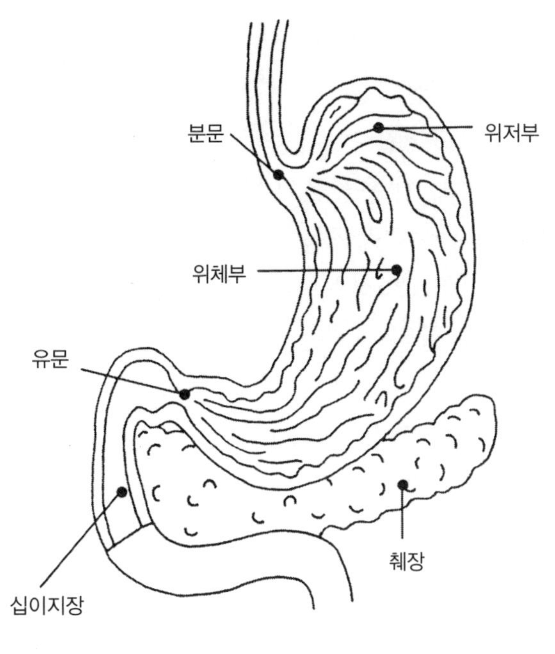

위의 구조도

(2) 위액의 분비

음식을 보거나 음식이 위로 들어왔을 때는 그 정보가 부교감신경으로 전해져 위점막의 위선에서 염산, 펩신, 가스트린과 히스타민 등의 성분을 가지는 위액을 분비합니다. 염산은 음식 중의 세균을 죽이거나 섬유질을 부드럽게 하는 작용, 펩신은 음식물 중의 단백질성분을 분해하는 효소, 가스트린과 히스타민은 염산과 펩신의 분비를 촉진하는 작용을 합니다.

화가 나거나 짜증이 날 때 소화가 잘 안 되는 것은 위액분비가 정신상태의 영향을 받아 극도로 감소되어 먹은 음식물이 위에 머무는 시간이 평상시보다 2배 이상 늘어나기 때문입니다. 이것이 오래 계속되면 위염의 원인이 됩니다.

④ 장(Intestine)

(1) 장의 구조와 기능

장은 위의 유문에서 시작해서 항문에서 끝나는 긴 관으로 음식물의 소화 · 흡수 기능과, 연동운동에 의해 내용물을 이동시키는 배설에 관여하는 장기관입니다.

성인의 소장은 길이가 평균 약 6m, 대장의 길이는 약 1.5m입니다.
- **소장** – 십이지장, 공장, 회장
- **대장** – 맹장, 결장(상행 · 횡행 · 하행 · S상결장), 직장

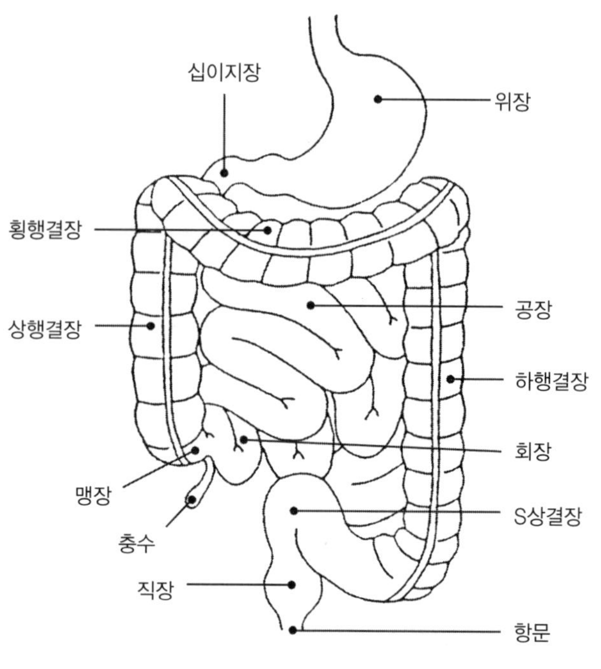

장(소장, 대장)의 구조도

(2) 소장

소장은 위 유문에서 대장(맹장)에 이르는 원주상의 긴 관으로 길이는 6~7m, 관상의 지름은 2~4cm로 십이지장, 공장, 회장으로 구분됩니다.

주름이 많고 내벽은 무수히 많은 융모(작은 돌기)로 덮여 있어 표면적이 약 200㎡(약 60평)이며, 인간 체표의 100배 이상 되어 영양분과 수분(하루 8ℓ)을 쉽고 빠르게 흡수합니다.

융모의 길이는 약 1mm로, 발달된 모세혈관망과 하나의 림프관이 들어 있어 이것이 영양분과 수분을 흡수하여 운반해 갑니다.

소장에서는 먼저 십이지장에서 다양한 효소 · 담즙 · 췌액이 분비되어 소화가 진행되며, 이 단계에서 단백질을 아미노산으로, 당분은 포도당으로, 지방은 지방산 등으로 분해되어 소장에서 흡수가 시작됩니다.

아미노산과 포도당은 혈관으로 들어가 간장으로 운반되고, 지방산과 글리세린은 림프관을 통해 정맥으로 들어가 전신으로 운반됩니다.

(3) 대장

　대장은 회장과 항문 사이를 잇는 굵은 관으로 길이 약 1.5m, 지름 약 7.5cm가 되며 맹장, 결장(상행 · 횡행 · 하행 · S상), 직장으로 구분됩니다.

　대장에서는 식도와 같은 소화작용(영양분의 흡수)이 거의 없으며, 약간의 수분 (0.4ℓ 정도)을 흡수합니다.

　점막에서는 알칼리성의 점액을 분비하여 굳어진 내용물로부터 점막을 보호하고, 연동운동으로 내용물을 혼합시키고 항문 쪽으로 이동시켜 대변으로 배출하게 됩니다.

　대변은 매일 약 200g 정도 배설되며, 75~80%는 수분이고 20~25%는 고형성분으로 식물성 섬유, 비소화식품, 세균, 무기물 및 지방 등입니다.

① 충수와 면역

　충수는 맹장의 하단에 붙어 있는 길이 8~10cm, 굵기 0.5~1.0cm의 작은 관으로, 불필요한 것으로 인식되어 충수염에 걸리면 절단해 버렸지만 임파조직이 있어 면역기능과 깊은 관계가 있음이 밝혀졌으므로 가능한 한 남겨두어야 합니다.

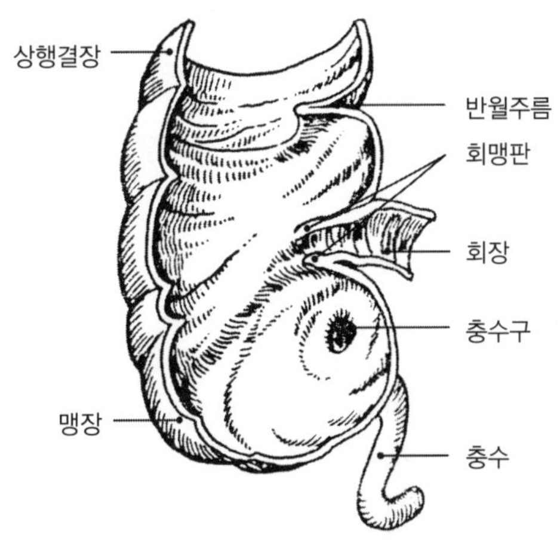

맹장과 충수

② 장 내의 세균

　장에 살고 있는 세균은 약 100종류이며 세균의 수는 약 100조 개 정도입니다. 좋은 균(비피더스균, 불가리스균 등)과 나쁜 균(웰치균, 대장균 등)이 함께 있으며, 건강할 때는 좋은 균이 나쁜 균의 번식을 억제하며 장 내 세균의 균형을 유지합니다.

③ 변이 만들어지는 과정과 변의 형태

변이 만들어지는 과정은 맹장에서는 액체상태에서 반유동 상태로, 결장에서는 반유동 상태에서 죽 상태와 고형화 상태로, 직장에서는 고형화된 변을 임시 저장합니다.

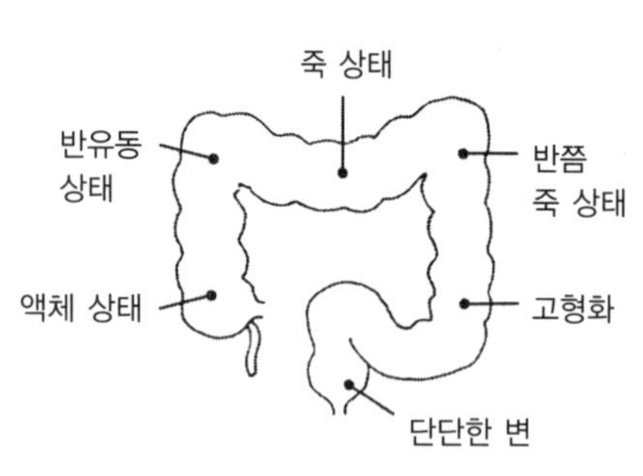

변이 만들어지는 과정

변의 형태

	물 모양	이른바 설사, 장의 운동이나 병 등이 원인
	진흙 모양	과민성대장증후군(신경성 설사)으로 생각됨
	반죽 모양	이상적인 건강한 변
	바나나 모양	건강한 변, 수분이 부족하면 변비가 됨
	토끼 똥 모양	신경질적인 성격이거나 변비가 있는 사람에게 많은 변

⑤ 항문(Anus)

소화관의 마지막 부분으로 변을 배설하고 함부로 배변이 되지 않게 하는 기능을 합니다. 직장에 변이 차서 내압이 올라 대뇌에 자극이 전해져 변의를 느끼게 되면 무의식적으로 움직이는 내항문 괄약근이 열려 배변을 하게 됩니다.

변이 함부로 나오지 않고 참을 수 있는 것은 의식적으로 움직이는 외항문 괄약근의 작용 덕택입니다.

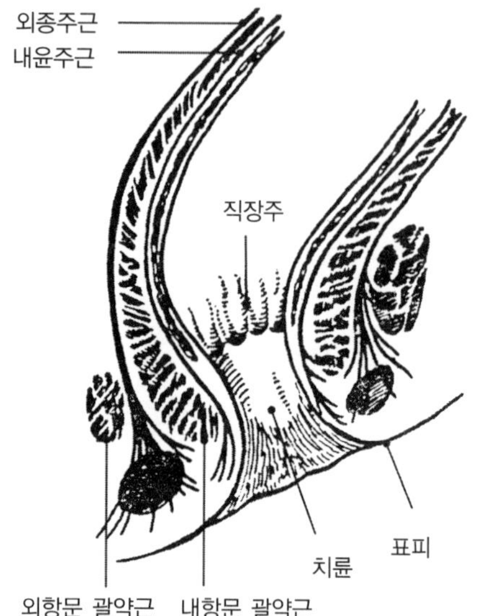

직장과 항문의 단면도

⑥ 간장(Liver)

(1) 간의 구조와 기능

간은 '침묵의 장기'라 말하듯이 다소 나빠지더라도 자각증상이 잘 나타나지 않는 장기로 보통 1.2~1.5Kg의 무게로 양손 바닥을 합친 정도의 크기입니다. 좌·우엽으로 나뉘며, 우엽이 좌엽보다 크고, 간장의 대부분을 차지합니다.

복막에 싸여 횡경막 하면에 고정되어 심장과 더불어 생명 유지에 중요한 역할을 하는 장기입니다.

간은 약 2,500억 개의 간세포가 있으며, 기본단위인 육각기둥 모양의 간소엽이 약 50만 개로 이루어져 간동맥혈과 문맥혈의 영양분은 간소엽 속을 흘러가는 사이에 처리됩니다.

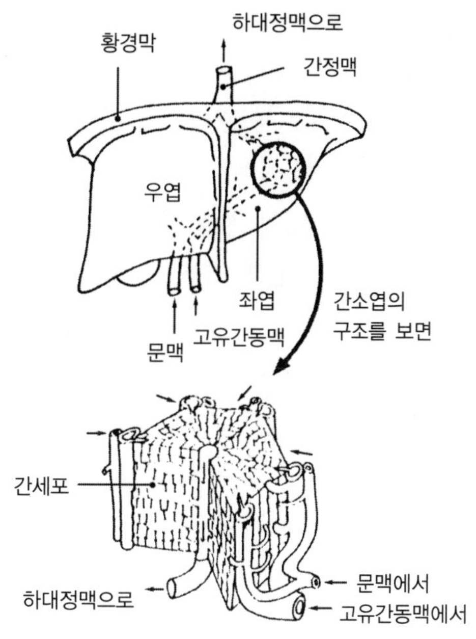

간과 간소엽의 구조도

① 혈당 농도 조절

장에서 흡수한 당의 약 60%는 간에 저장되고 나머지는 말초장기로 운반되어 이동됩니다. 공복시는 간에서 분해된 포도당이 혈중으로 분비되어 혈당 농도를 일정하게 유지시킵니다. 간에 비축되는 당원질의 양에 한계가 있기 때문에 24시간 이상 굶게 되면 간에서는 아미노산, 유산 등을 이용해 포도당을 새로 만들어 일정한 혈당 농도를 유지합니다.

② 단백질 생산

간에서는 하루 약 50g의 단백질이 형성, 혈장단백질 중 면역글로불린을 제외한 거의 모든 단백질이 생성됩니다.

③ 지방의 합성 · 분해

지방질 대사에서 간의 역할은 3가지로 구분됩니다.

- 식사로 섭취된 지방질은 췌장효소와 담즙에 의해 분해되어 지방산이 된 다음, 소장에 흡수된 후 간으로 운반되어 대사과정을 거치고 나서 Energy원으로 사용합니다.
- 간은 Energy원으로 쓰이고, 당원질로 저장되고 남은 탄수화물을 중성지방으로 변화시켜 지방조직에 저장합니다.
- 간은 지방산의 산화과정 중 생긴 물질을 이용하여 콜레스테롤을 만들며, 하루에 약 500mg의 콜레스테롤을 담즙산으로 변환시킵니다.

④ 해독 및 배설작용

대부분의 약물은 간의 해독작용을 통하여 변화된 후 인체에 도움이 되는 약리작용을 발휘하며, 해독과정을 거친 약물은 체외로 배설 가능한 형태가 되어 제거되므로 해로운 독 작용이 사라지게 됩니다.

수명을 다한 적혈구가 비장과 간에서 파괴될 때 생성되는 빌리루빈을 수용물질로 변환시켜 담도를 통하여 배출시킵니다.

💡 알코올(Alcohol)을 분해하는 원리

마신 알코올은 30%는 위의 모세혈관에서, 나머지는 소장에서 흡수되어 문맥을 통해 간장으로 가면, 간장의 효소에 의해 아세르알데히드로 분해가 계속되어 초산이 됩니다. 이것이 전신의 장기와 조직으로 운반되며 근육과 지방조직에서 분해되어 탄산가스와 물로 변하여 호흡, 땀, 소변으로 체외로 배설됩니다.

⑤ 재생작용 – 간세포의 재생능력의 비밀

뇌와 심장세포는 재생이 되지 않지만, 간장은 손상되더라도 원래대로 복구가 잘되는 것은 간세포의 염색체수가 보통 세포(46개)에 비해 2~4배 정도 많기 때문인 것으로 생각되며, 수술로 간장의 4분의 3을 절제해도 남은 부위가 정상기능을 갖고 있으면 증식하기 시작하여, 4개월 정도면 원상 회복됩니다.

(2) 영양소를 변화시키는 원리

흡수한 영양분(탄수화물, 단백질, 지방, 비타민 등)은 주로 소장에서 영양소(단당류, 아미노산, 지방, 비타민 등)로 분해되어 혈액과 림프액으로 들어가 문맥과 림프관을 통하여 간장으로 운반되고, 간장에서 화학적으로 처리(단당류 → 포도당, 아미노산 → 단백질·포도당, 지방 → 콜레스테롤·담즙산)되어 체내로 흡수되는 유용한 영양소가 됩니다.

① 탄수화물(밥, 감자류, 빵 등)
- 포도당, 과당, 갈락토오스 등의 단당으로 분해되어 혈액으로 들어가 문맥을 통해 간장으로 갑니다.
- 모두 포도당으로 변환되어 필요에 따라 전신으로 보내어 60조 개 세포의 Energy원으로 사용하고, 저장할 때는 글리코겐(단당류의 집합체)으로 저장하였다가 혈액 중 당이 줄어들면 포도당으로 변환되어 혈액으로 갑니다.

② 단백질(육류, 생선, 두부, 콩 등)
- 장–각종 아미노산으로 분해된 후 흡수되어 문맥에서 간장으로 갑니다.
- 간장–간장에서 작용하는 약 2,000종의 효소에 의해 단백질(아미노산이 50개 이상 연결된 것)이 포도당으로 변환되어 혈액으로 갑니다.

③ 지방(버터, 육류의 지방질, 기름 등)
- 장–지방산으로 분해되어 흡수된 후 장세포에서 다시 지방으로 합성되어 림프관을 거쳐 간장으로 갑니다.
- 간장–간세포에서 콜레스테롤(세포막, 호르몬을 만드는 중요한 물질)과 담즙산을 만들며, 혈중 지방으로 에너지의 원료로 사용합니다.

⑦ 담낭(Gall bladder)

(1) 담낭의 구조와 기능

담낭은 길이 7~8cm, 용적 30~35㎖ 가량의 가지모양을 한 주머니로 상면은 간의 하면에 밀착되고, 하면은 복막으로 덮여 있으며, 간에서 분비된 담즙이 담관을 거쳐 담낭으로 들어오면 담즙의 수분을 농축하여 보관합니다(담즙의 농축 탱크).

섭취한 음식물이 위에서 십이지장으로 들어오면 담낭에서 담즙이 분비되어 췌장에서 들어오는 췌액과 합류되면서 십이지장으로 흘러가 소화기능을 발휘합니다.

(2) 담즙의 성분과 작용

① 담즙의 성분
- 수분－97%
- 빌리루빈－적혈구의 색소 → 변이 갈색, 피부 황달
- 콜레스테롤
- 담즙산－콜레스테롤 원료로 생성

② 담즙의 기능
- 지방을 담즙의 작용으로 녹이고 유화시켜, 장내의 지방 분해효소가 작용하기 쉽도록 합니다.
- 장의 운동을 촉진시켜 내용물의 흐름을 원활하게 합니다.
- 간장에서의 해독작용으로 생긴 불필요한 물질을 장으로 배출시킵니다.

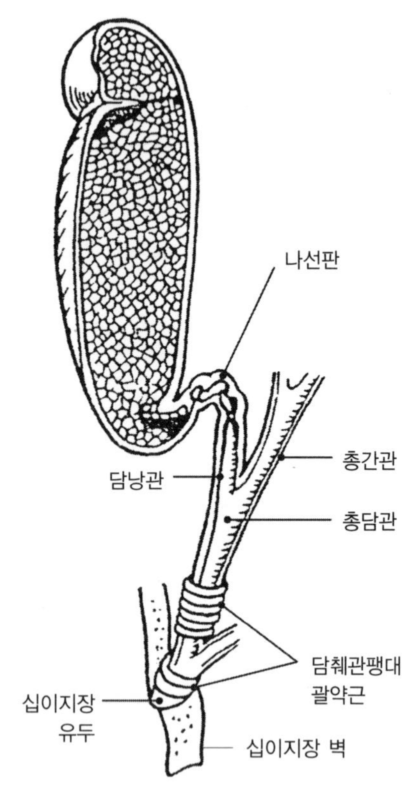

담낭의 구조도

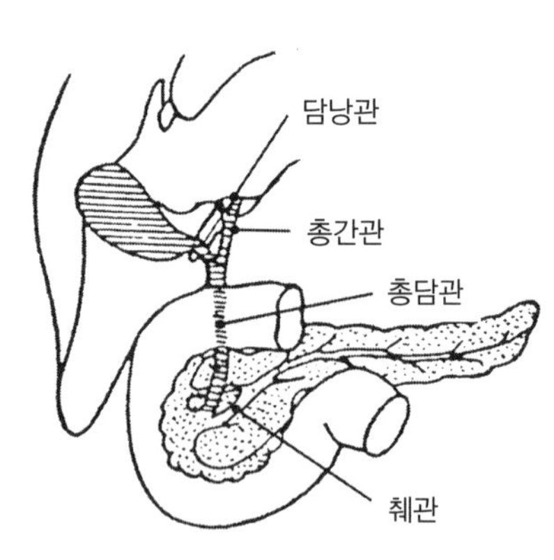

담즙의 배설로

8 췌장(Pancreas)

(1) 췌장의 구조

췌장은 위와 척추 사이에 있어 촉지가 되지 않으므로 일반인들은 잘 모르고 병이 나도 초기에 발견하기 어려우며 회백색의 3각주 모양의 장기입니다.

췌장은 십이지장에 접하는 췌두(두부), 장에 접하는 췌미(미부), 그 사이를 췌체(체부)로 구분하며, 중앙에 췌관이 있어 췌액을 총담관과 합류하거나 단독으로 십이지장으로 내보냅니다.

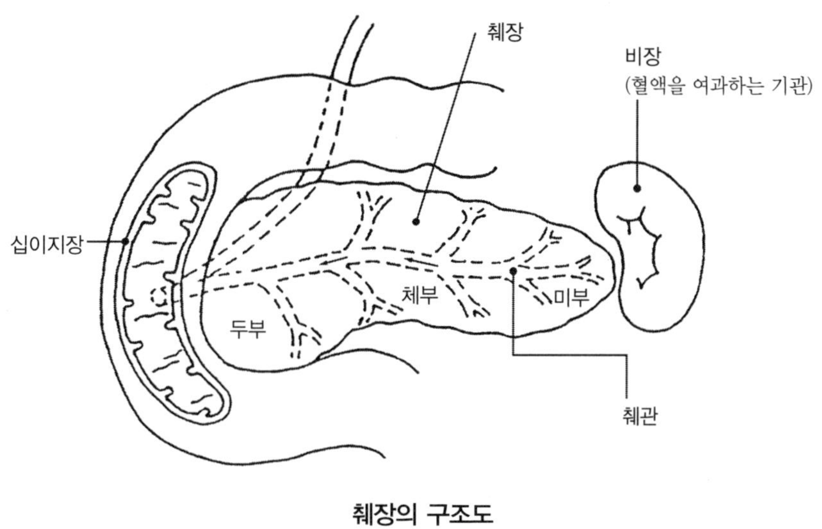

췌장의 구조도

(2) 췌장의 기능

췌장의 기능은 장에서 소화를 도와주는 췌액의 외분비와, 포도당 대사를 촉진시키는 호르몬인 인슐린을 혈액으로 분비하는 내분비로 대별됩니다.

① 췌액을 분비하는 외분비 기능

췌액에는 단백질 분해효소인 트립신 등, 전분 분해효소인 아밀라아제, 지방 분해효소인 리파아제 등, 핵산 분해효소 등 많은 효소가 포함되어 있으며, 십이지장으로 가 장에서 소화를 촉진합니다.

② 호르몬을 만드는 내분비 기능

췌장 내에는 랑게르한스섬이라는 세포군이 약 2만 개가 있으며, α세포에서는 혈당량(혈액 중의 포도당량)을 높이는 글루카곤이, β세포에서는 혈당량을 낮추는 인슐린을 분비하여 혈당량을 조절합니다.

혈당량이 높아지면 췌장은 인슐린 분비를 촉진시켜 인슐린이 혈액 중의 포도당을 계속해서 세포에 흡수시켜 혈당량을 저하시키고, 혈당량이 떨어지면 췌장은 글루카곤의 분비를 촉진시켜 간에 있는 글리코겐 분해를 활발하게 하여 혈당량을 높여서 혈당량을 조절합니다.

⑨ 복막

복막은 복강이나 골반강을 덮는 장막이며, 복강 내 장기를 싸는 장측복막과 복벽을 싸는 벽측복막으로 구별하고 이들 사이에 복막강이 있는 구조입니다.

대망, 소망, 장간막도 복막의 일부이며, 복막의 면적은 체표면과 거의 같습니다. 매끄럽고 윤택한 것으로 소량의 장액이 각 장기의 운동을 원활하게 하고 반투막으로 복막 관류에 이용되며, 상해와 병변 부위를 싸서 병변의 확산을 막는 기능을 갖습니다.

- 복수(腹水 : Ascites)는 복막의 염증(세균, 암세포, 염증세포 등) 또는 비염증성(저단백혈증, 신증, 문맥압항진증, 울혈성 심부전 등)에 의하여 복강 내에 복막 밑의 맥관(脈管 : 혈관과 림프관 등)으로부터 삼출(滲出 : 맥관의 내용물이 밖으로 스며나옴) 또는 누출되어 고인 액체를 말합니다.

4. 조혈·면역기 Hematopoiesis & Immunity organ

생명을 유지하는 데 가장 중요한 혈액을 만드는 장기를 조혈기라 하고, 인체 자연방어력인 면역작용과 깊은 관계가 있는 장기를 면역기라 합니다.

골수, 비장, 흉선, 림프절은 조혈기이며, 혈액 중 백혈구와 비장, 흉선, 림프절, 피부는 면역기의 역할을 하는 것으로 분류할 수 있습니다.

1 조혈·면역기의 구조와 기능

(1) 골수

골수는 혈액의 세포성분인 혈구(적혈구, 백혈구, 혈소판)를 만드는 조혈기관으로 큰 뼈의 중심부에 비어 있는 골수강 내에 가득 차 있는 액입니다.

신생아 때는 전신의 골격에서 만들어지고, 성인이 되면 추골·장골·늑골에서 한정되어 만들어지며, 골수에서 만들어진 혈액은 뼈 속의 모세혈관을 통해 뼈 밖의 혈관으로 들어가서 전신을 순환합니다.

골수에는 혈액의 재료가 만들어지는 적색수와 지방조직인 황색수가 있어 혈액이 부족하면 혈액을 만드는 역할을 합니다.

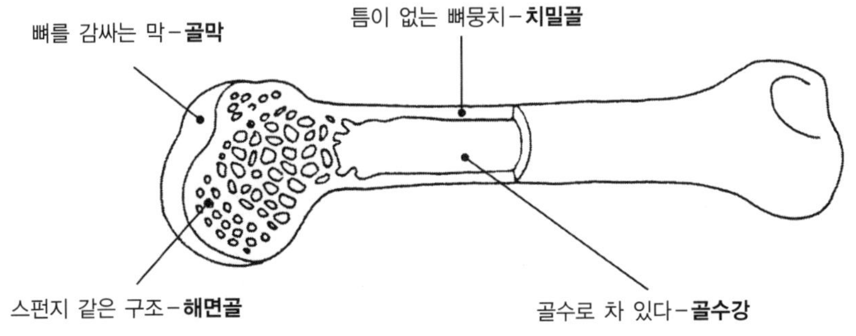

뼈와 골수

(2) 혈액

① 혈액의 구성

혈액은 유형성분인 혈구가 약 45%, 액체성분인 혈장이 약 55%로 구성됩니다.

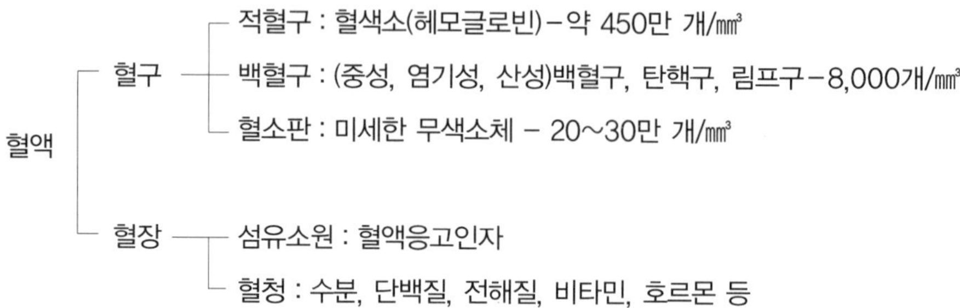

② 혈액의 기능

㉠ 산소와 이산화탄소의 운반 – 적혈구

적혈구의 헤모글로빈은 산소 농도가 높은 곳에서는 산소와 결합하고(밝은 적색), 낮은 곳에서는 산소를 방출(검은 적색)하는 특징을 가지고 있어 폐에서 산소와 결합하여 인체 각 부위 모세혈관까지 운반하여 산소를 방출하고, 모세혈관의 이산화탄소를 폐까지 운반합니다.

㉡ 면역작용(인체 자연방어력) – 백혈구

체내로 항원이 들어와 독소를 내며 증식하면 림프구가 혈액과 체액으로 항체를 만들어 항원을 포위하고, 여기에 중성 백혈구가 항원을 녹이면서 삼켜 독성의 방출을 막으며, 백혈구가 죽은 잔해가 고름이나 콧물이 됩니다.

㉢ 지혈작용 – 혈소판과 혈장

혈관에 상처가 나 출혈이 시작되면 혈관벽 수축이 반사적으로 일어나고 동시에 혈소판이 몰려들어 혈관 내부에 혈전을 만들어 출혈을 막습니다. 또 혈장 중의 여러 종류의 혈액응고인자가 혈전을 강화시켜 지혈합니다.

㉣ 영양분 및 노폐물의 운반 – 혈장

혈구(적혈구, 백혈구, 혈소판)를 침전시킨 후 남은 담황색의 액체인 혈장은 수분, 각종 영양소, 화학물질, 노폐물을 운반하는 역할을 합니다.

③ 혈액형 유전의 원리

ABO식의 혈액형은 멘델의 법칙에 따라 유전합니다. A형의 유전자형에는 AA와 AO가 있으며, B형에는 BB와 BO가 있으나, O형은 OO, AB형에는 AB밖에 없습니다.

이 때문에 양친이 모두 A형이더라도 AA와 AA이면 자식은 A형뿐이지만, AO와 AO이면 자식은 A형과 O형일 가능성이 있습니다.

혈액형의 유전

양친	자식	O	A	B	AB
O	O	●			
O	A	●	●		
O	B	●		●	
O	AB		●	●	
A	A	●	●		
A	B	●	●	●	●
A	AB		●	●	●
B	B	●		●	
B	AB		●	●	●
AB	AB		●	●	●

④ 혈액형과 수혈

출혈이 많거나 수술할 때 부족한 피를 보충하기 위해서 수혈을 하게 됩니다. 이 때 교차시험을 통해 혈액이 응집하지 않은 혈액을 찾아 수혈해야 문제가 없습니다. 이러한 현상이 **항원항체반응**이며, 항원(응집원)은 적혈구막에 있는 다당-아미노산 복합체이고, 항체(응집소)는 혈장 속에 있는 α-글로불린의 일종이며, 문제가 되는 혈액은 ABO계와 Rh계입니다.

㉠ ABO계

ABO계는 A형, B형, AB형, O형의 4종류로 분류하며, 혈액을 받고 줄 수 있는 것을 도식화하면 다음과 같습니다.

- A형 - A형, O형에서 받고
  A형, AB형에 줄 수 있음.
- B형 - B형, O형에서 받고
  B형, AB형에 줄 수 있음.
- AB형 - A, B, AB, O형에서 받고
  AB형에만 줄 수 있음.
- O형 - O형에서만 받고
  A, B, AB, O형에 줄 수 있음.

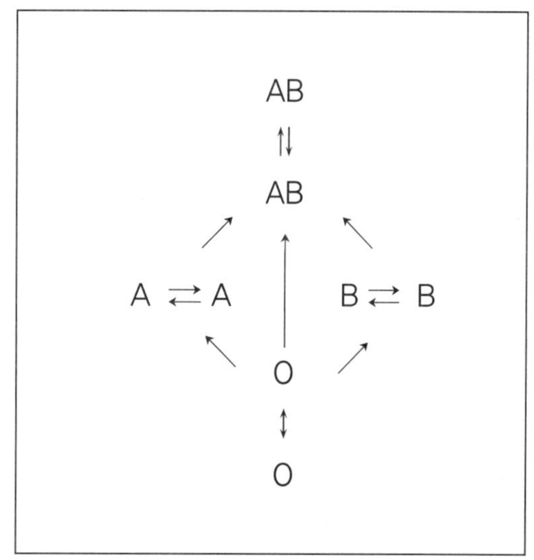

㉡ Rh계

Rh(Rhesus monky : 리주스 원숭이에서 비롯됨)계는 적혈구의 Rh항체에 의하여 응집되는 Rh⁺ 혈액과 응집이 안 되는 Rh⁻ 혈액으로 분류하며, 우리나라는 Rh⁻ 혈액을 가진 사람이 적어(200명 중 1명) 수혈에 어려움이 많습니다.

인체에는 원래 Rh항체가 없으나 응집되는 D인자를 가진 사람은 Rh⁺이며, D인자를 가지고 있지 않은 사람은 Rh⁻입니다.

Rh⁻형의 혈액을 Rh⁻형에 반복하여 수혈하면 Rh⁻형 체내에 항 Rh⁻ 물질이 만들어져 응집이 일어나므로, Rh⁻형의 사람에게 수혈할 때는 혈액 제공자도 Rh⁻형인 동시에 ABO혈액형도 맞아야 합니다.

(3) 림프계

① 림프계의 구조와 기능

림프계는 순환계의 한 부분으로 림프에는 적혈구와 혈소판은 없으나 림프구와 단구의 두 가지 백혈구가 다량 포함되어 있으며, 혈장과 유사한 간질액입니다.

림프모세관, 림프관, 림프절을 거쳐서 목 아래쪽 쇄골하정맥에서 전신에 퍼져 있는 림프관이 합류하여 대정맥으로 들어가 혈류로 돌아옵니다.

림프관은 혈관과 같이 전신에 뻗어 있으며, 가늘고 긴 관 속에 림프액이 흐르고, 이 림프관이 합류되어 덩어리처럼 되어 있는 것이 림프절입니다. 전신에 약 800개가 있는 림프절은 림프액을 여과하며 병원체·독소·이물질을 제거하여 전신으로 감염되지 않도록 저지하

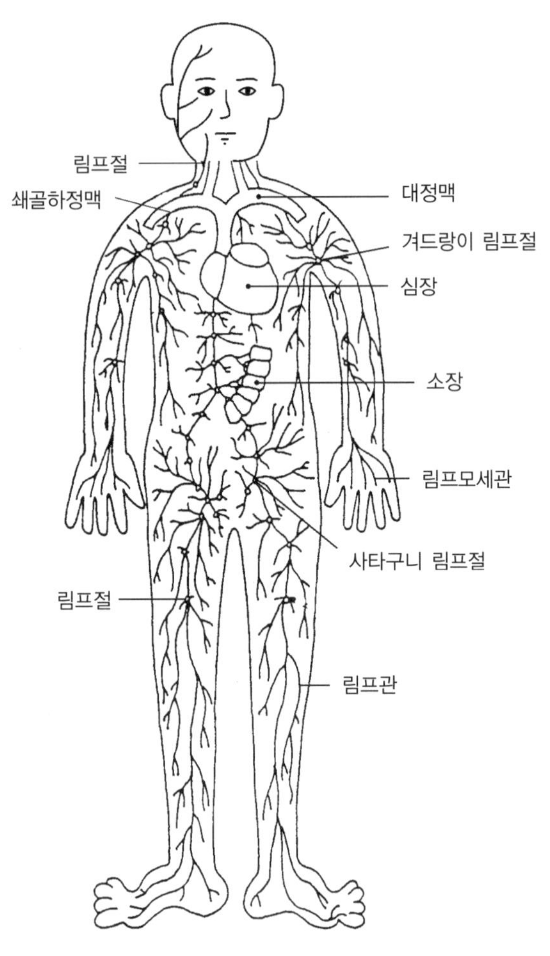

림프계의 모식도

는 작용과, 림프구의 생성과 항체 생산 기능, 소장에서 지방을 흡수하는 통로의 역할을 하는 등 잘 알려지지 않은 중요한 역할을 하는 장기입니다.

② 방어전과 면역

백혈구와 싸워서 이긴 세균이나 바이러스가 림프관 속까지 침입해 오면 림프절이 이들의 침입을 막는 최후의 보루 역할을 합니다.

팔이나 다리 등의 림프관이 붉게 보이거나 아픈 것은 나쁜 항원들과 싸우는 증거이며, 이 싸움에서 림프구가 패하면 세균은 전신을 돌아다닐 수 있어 각종 감염을 일으킵니다.

체내에 침입한 유해물을 림프구와 백혈구가 퇴치한 경우에 림프구는 그 후에도 유해물질이 낸 독소를 기억하고, 약물의 힘을 빌렸을 때도 이를 기억하여 똑같은 유해물이 다시 침입했을 때 재빨리 발견하여 증식하기 전에 퇴치함으로써 발병되지 않게 하는 힘(면역)을 갖게 되는 것입니다.

한 번 홍역에 걸리면 두 번 다시 걸리지 않는 것이 이 면역 때문입니다.

(4) 비장

비장은 위의 좌후방과 횡경막에 접하고 췌장의 미부 옆에 있는 잘 알려지지 않은 장기입니다.

활발한 포식작용에 의해 세포 및 이물질을 섭취하고, 수명이 다 된 적혈구를 파괴시키는 혈액을 여과하는 기관이며, 림프조직을 갖고 있어 면역반응시 중요한 역할을 합니다.

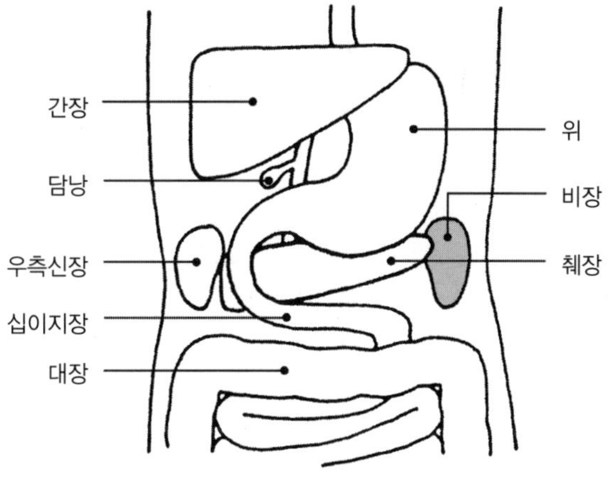

비장과 주변기관

(5) 흉선(가슴샘)

흉선은 종격동의 전상부에 위치하고 좌·우 양엽으로 서로 붙어 있으며, 피막에 싸여 있는 인식하기 어려운 기관입니다. 나이에 따라 점차적으로 자라다 성인이 되면 다시 줄어들기 시작하여 지방과 결합조직으로 대치되어 갑니다.

흉선은 임파구의 생산, 항체 생산에 관여하며, 특히 면역작용에 중요한 백혈구의 T 임파구의 분화와 성숙의 장소로, 그 기능은 평생 지속됩니다.

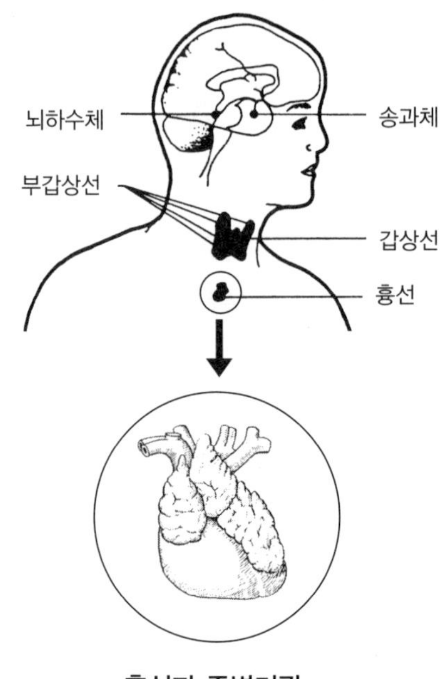

흉선과 주변기관

(6) 피부

① 피부의 구조와 기능

인체 중 가장 큰 기관으로 성장이 빠르고 항상 새롭게 변화하는 피부는 표피, 진피, 피하조직으로 구성되며, 피부의 부속기관으로는 모발, 조(손톱, 발톱), 피부선

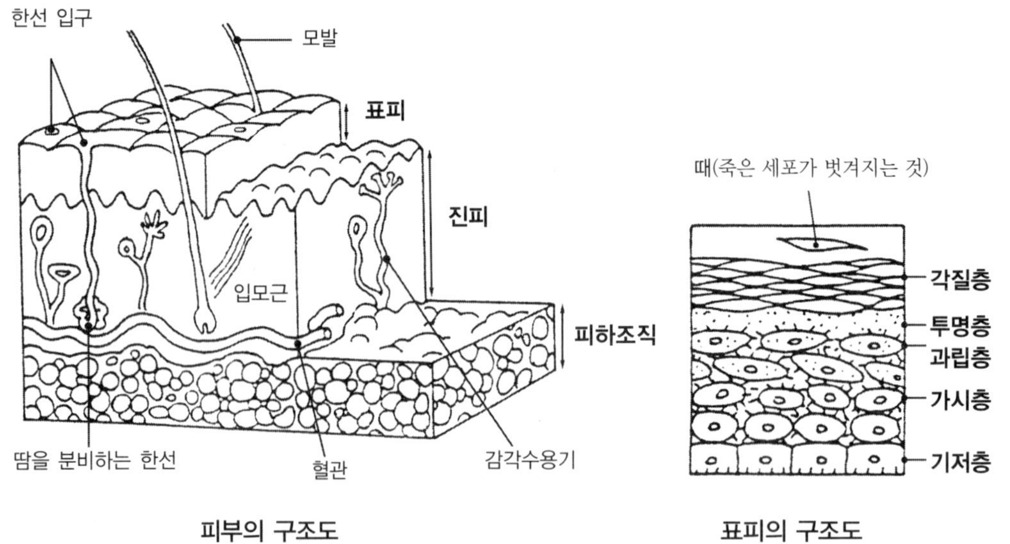

피부의 구조도   표피의 구조도

(한선, 피지선, 유선) 등이 있습니다.

피부는 기관의 보호, 수분의 손실 방지, 외부자극의 감수, 체온조절, 흡수와 분비 및 비타민D의 저장 등 중요한 역할을 합니다.

㉠ 유해물질로부터 몸을 보호

비투과성 신체방어책으로 열이나 빛을 차단하고, 물체에 부딪쳤을 때 충격을 완화하며, 세균번식과 감염을 막는 기능을 합니다.

㉡ 감각수용기

진피에는 통각, 촉각, 압각(온각, 냉각), 온도 등 외부 자극을 감지하는 감각수용기가 있어 다양한 자극을 받아 감각신경에 전달합니다.

㉢ 체온조절

체온이 상승하면 열을 발산하고, 추우면 열이 방출되지 않게 하여, 혈액과 함께 체온을 일정하게 유지시킵니다.

② 피부의 부속기관

피부의 부속기관은 모발, 조(손톱, 발톱), 피부선(한선, 피지선 및 유선) 등이며, 피부를 포함하여 총피라고 합니다.

㉠ 모발

ⓐ 모발의 구조…털은 밖으로 돌출한 모간과 모낭 속에 박혀 있는 모근으로 구별됩니다.

모근의 아래끝은 모구(모모)와 털에 영양을 공급하는 모유두, 모발의 발생 및 성장과 재생에 관여하는 모낭, 모낭의 경사된 쪽에는 피지를 분비하는 피지선, 피지선을 방출하게 하고 털이 바로 서게 하는 평활근인 입모근으로 구성되며, 머리털과 같은 굵은 털은 모수질, 모피질, 모소피의 3층으로 구성됩니다.

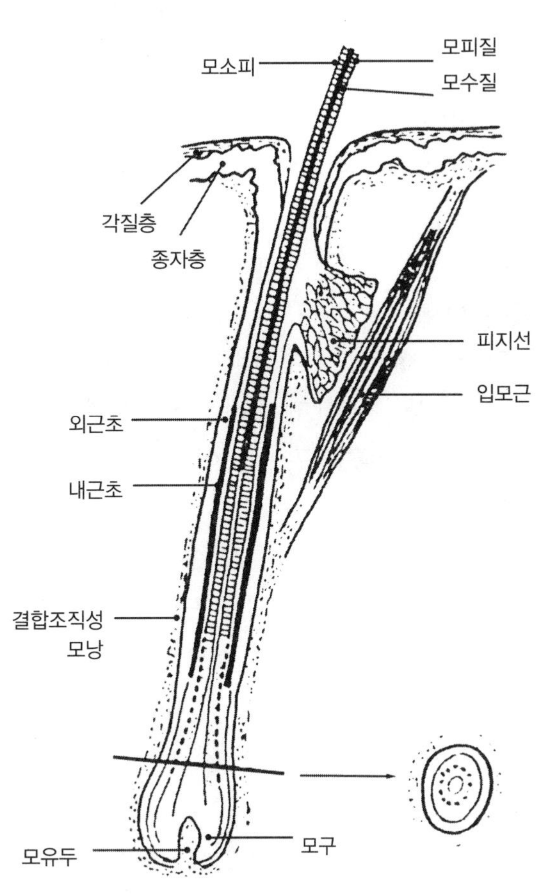

모발의 구조도

ⓑ 모발의 생성과 호르몬의 관계…모발은 매일 성장, 퇴형, 휴지를 되풀이하여 속눈썹은 3~4개월, 머리카락은 한 달에 1cm씩 자라 수명이 3~4년 정도 됩니다.

　모근의 가장 아래쪽에 있는 모구(모모)에서 계속적인 세포분열이 일어나 성장이 되고, 털의 성장이 중지되면 오래된 모근세포가 죽게 되어 머리가 빠지면 모근에서 또다시 세포분열이 일어나 새로운 털을 만들어 냅니다.

　그러나 혈액순환이 잘 되지 않아 모근이 약해져 새로운 털이 교체가 되지 않으면 머리가 벗겨지는(대머리) 원인이 됩니다.

　남성 호르몬의 분비가 많은 사람일수록 머리카락의 숱이 적은 것은 호르몬과 모발의 성장과 밀접한 관계가 있는 것으로, 남성 호르몬은 수염, 가슴털의 성장을 촉진하는 반면 머리카락은 성장을 방해하는 작용이 있어 탈모를 유발시킵니다.

　눈썹, 속눈썹은 남녀 동일하게 성 호르몬과는 무관하며, 여성 호르몬은 머리카락의 성장을 촉진하지만 수염, 가슴털의 성장을 촉진하지 않습니다.

　머리카락의 색깔은 멜라닌 색소의 양에 따라 다릅니다. 많으면 흑색(흑발), 적으면 갈색(금발), 없으면 백색(백발)이 되며, 멜라닌이 적어지면 그 자리에 공기가 들어가고 그 공기가 빛을 반사하기 때문에 백발이 빛나는 것입니다.

ⓛ 손(발)톱

ⓐ 손(발)톱의 구조…손(발)톱은 눈에 보이는 조갑(조체와 조반월)과 보이지 않는 조근으로 이루어져 있으며, 조갑 바로 밑에는 조상과 조상의 뿌리 부위인 조모(조기질)가 있는데 손(발)톱의 성장 및 재생을 지배하므로 상처를 입어 조갑이 없어지더라도 조기질만 건재하면 재생이 됩니다.

　손톱은 하루에 약 0.1mm씩 자라 3개월 정도면 조모에서 손톱 끝까지 자라게 됩니다.

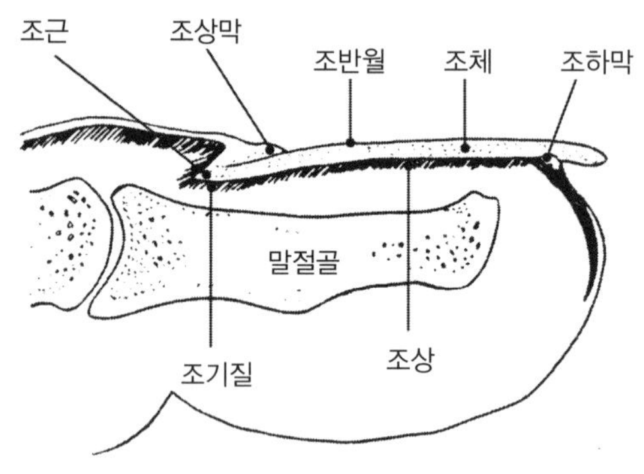

손톱의 종단면

ⓑ 손톱으로 건강체크…손톱을 '건강의 바로미터'라 하는 것은 혈류의 미묘한 차이와 영양상태에 따라 손톱색과 손톱모양이 변화되기 때문입니다.

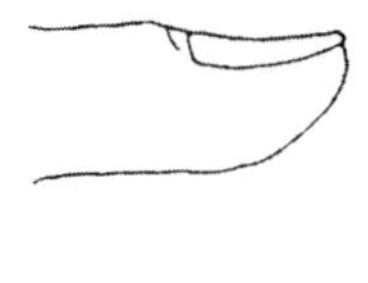

• 숟가락형
손톱이 함몰되어 숟가락 모양을 하는 것은 빈혈증세

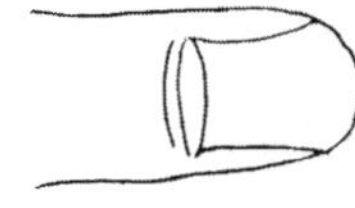

• 북채형
북채처럼 변형된 것은 심장병이나 간경화증일 가능성이 높음

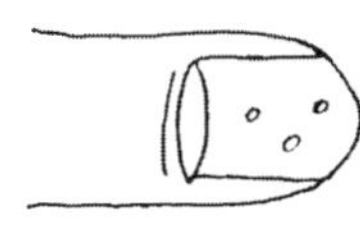

• 백반
흰반점이 무수히 생기는 것은 신장병일 가능성(조금 있는 것은 상관없음)

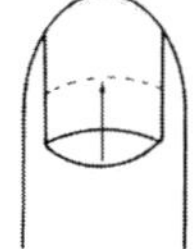

• 가로주름
병으로 인해 일시적으로 성장이 억제되었다가 건강이 회복하여 새로 성장을 시작하는 것을 나타냄
→ 뿌리부위에서부터 5mm 위치에 가로선이 생겼다면 하루에 0.1mm 정도 자라니까 약 50일 전에 병을 앓았다는 것이 됨

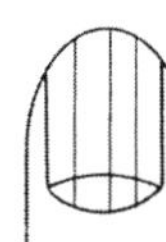

• 세로주름
세로의 선이 생기거나 흠이 있는 것은 노화 현상의 하나

손톱의 모양

ⓒ **한선**

ⓐ **한선의 구조**…전신의 피부에 널리 분포되어 있으며 땀을 분비하는 코일모양의 선입니다.

땀은 진피 내에 존재하는 표피가 변하여 된 에크린선(소한선)에서 만들어지며, 성분은 99% 이상이 수분이고 나머지는 염분, 젖산, 단백질 등입니다.

이 밖에 겨드랑이, 음부 또는 항문 주위에 있는 아포그린한선(대한선)은 선의 내장이 넓고 고약한 냄새(암내)를 풍기는 땀을 분비하여 체취의 원인이 됩니다.

ⓑ **발한-체온조절**…기온상승, 운동, 극도의 긴장, 강한 자극 등으로 체온이 상승하면 대뇌 시상하부에 있는 체온조절중추가 자율신경을 통해 땀샘에 명령을 내리면 땀샘은 땀을 분비하고 혈류도 증가합니다.

땀은 한공(땀구멍)과 모공을 통해 증발하고 모공과 혈관에서도 열을 발산하여 체온상승을 막아 체온을 조절합니다.

• 발한
― 온열성 발한 : 기온상승, 운동 등 환경에 의한 자극 - 전신에서 생기는 생리현상
― 정신성 발한 : 극도의 긴장, 신경질적인 상태 - 얼굴, 겨드랑이, 발바닥에서 나는 비지땀
― 미각성 발한 : 신맛, 매운맛 등 강한 자극 - 안면에서 나오는 땀

ㄹ 유선

　유선은 피하조직 안에 있는 변형된 한 선으로 피부의 표피에서 유래한 지방조직 등의 간질로 구성되고 그 위를 피부층이 덮어 유방을 이룹니다.

　여성의 유방을 부풀게 하는 것은 여성 호르몬인 에스트로겐의 여포자극 호르몬의 작용에 의해서 성기의 발육이 촉진됨과 동시에 유방도 커지는 것입니다.

　임신 중에는 산모의 뇌하수체에서 유즙분비 호르몬이 분비되어 젖분비를 촉진하고, 자궁에 형성된 태반에서는 젖분비를 억제하는 호르몬이 동시에 나오기 때문에 젖이 나오지 않으나, 출산하면 태반이 없어지기 때문에 젖이 분비가 됩니다.

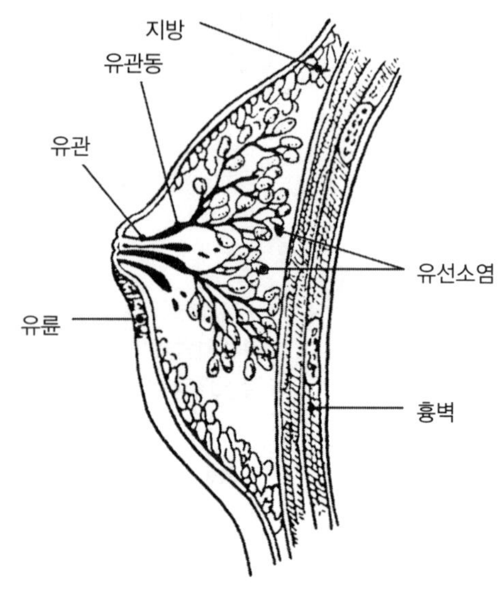

유선의 수직단면

② 인체의 방어체계

(1) 방어의 기전

인체에 해로운 병원균이 침입하여도 모두가 질병에 걸리지 않는 것은 인체 내에 병원균에 대한 자연방어기전인 3단계의 면역체계가 마련되어 있기 때문입니다.

① 제1차 방어(물리적 기전)

외부에 침입하는 병원체와 이물질을 제일 먼저 물리적 방법으로 방어하는 것으로 외부적인 것과 내부적인 방법이 있습니다.

- 외부적인 방법은 피부의 보호작용으로 병원균을 막고, 코털과 섬모로 공기를 정화하고, 땀과 눈물, 침과 점막으로 침입자를 체외로 밀어내는 작용입니다.
- 내부적인 방법은 외부적 방법을 통과하여 혈액 속으로 침입하였을 때 비장, 간, 림프샘(목, 겨드랑이, 사타구니 등)에서 혈액을 정화하고 위험물질을 제거하는 작용입니다.

② 제2차 방어(화학적 기전)

1차 방어로 퇴치가 되지 못한 병원체를 소화효소, 위산, 땀이나 눈물, 침, 타액에서 갖고 있는 물질을 이용하여 제거하는 작용입니다.

③ 제3차 방어(세포적 기전)

2차 방어선에서 해결하지 못한 병원체를 퇴치하는 인체 방어체계의 최후의 보루로, 혈액 속의 림프구와 면역세포에 의해 일어나는 세포성 면역과 체액성 면역의 작용입니다.

여기서 병원체의 싸움에서 지게 되면 감염증이 발생하게 되는 것입니다.

(2) 질병을 유발하는 병원균과 이물질

① 병원균

　병원균은 해로운 미생물로 인체 내에서 인체 방어력이 약하거나 병원균이 면역력보다 강한 경우 질병을 발생시키는 감염의 원인이 되는 것으로 7종류로 대별합니다.

㉠ 바이러스(Virus)

　감기, 독감, 헤르페스(포진), 풍진, 간염, 이하선염, 천연두, 에이즈(AIDS) 등

㉡ 세균(Bacteria)

　폐렴, 결핵, 파상풍, 성홍열, 임질, 나병, 매독, 콜레라 등

㉢ 리케치아(Rickettsia)

　발진티푸스, 발진열, 로키산성홍열, 두창, 쓰쓰가무시병 등

㉣ 진균(Mycosis)

　무좀, 칸디다증, 백선, 완선, 설염, 아구창 등

㉤ 클라미디아(Chlamydia)

　트리코마(결막염, 각막염), 림프절염, 비임균성 요도염, 비정형성 폐렴 등

㉥ 원충(Protuzoa)

　아메바성 이질, 말라리아, 간농양, 심근염, 수막염, 트리코모나스질염 등

㉦ 기생충(parasite)

　회충, 요충, 촌충, 십이지장충 등

② 이물질

　신체에 질병을 유발하는 병원체 이외의 물질이며, 먼지, 꽃가루, 깃털, 진드기, 음식물, 약물 등 종류는 셀 수 없을 정도로 많습니다. 알레르기성 유발물질(알레르겐)에 의해 면역현상인 조직상해작용을 일으켜 여러 가지 알레르기성 질병이 발생합니다.

③ 면역(Immunity)

인체 내에서 외부로부터 침입하는 항원과 체내에서 조직의 변성과 괴사, 바이러스 감염, 종양화 등에 의해 생기는 항원에 대한 특이적인 방어인 생체방어작용은 인체의 항상성 유지기능을 담당하는 유익한 작용을 하는 반면, 면역현상의 발현에 따라 조직상해작용으로 알레르기 반응을 일으키고 유해하게 작용하는 양면성을 갖고 있습니다.

면역에 관여하는 장기는(조혈 · 면역기의 구조와 기능 43쪽 참조) 1차적 림프기관인 골수와 흉선, 2차적 림프기관인 림프절, 비장 및 장관 림프조직 등으로, 면역에 관여하는 세포의 생성과 기능을 하여 면역작용을 합니다.

(1) 면역기구

면역현상은 T림프구(T세포)계에 속하는 림프구로 작용하는 **세포성 면역**과, B림프구(B세포)계에 속하는 림프구가 형질세포로부터 생산되는 항체(면역글로불린 Ig)가 주역이 되어 작용하는 **체액성 면역**의 두 가지 계통입니다.

림프구는 T림프구와 B림프구로 이루어져 있으며, T세포는 순환혈류 중 80%로 세포성 면역을 하며, B세포는 약 10~15% 정도로 체액성 면역을 합니다.

① 세포성 면역에 관여하는 세포와 기능
㉠ T림프구
  ⓐ T세포
- 보조T세포(T_H)－B세포와 세포독성T세포의 기능을 돕고 대식세포를 활성화하는 역할
- 억제T세포(T_S)－B세포가 면역글로불린을 생산하는 것을 억제하여 면역반응을 제한 또는 종식시키는 역할
- 세포독성T세포(T_C) － 종양세포나 바이러스에 감염된 세포를 용해시키는 역할
- 지연형과민반응T세포(T_D)－면역과정에서 T세포는 세포매개성 면역반응(투베르쿨린형 과민반응, 이식조직의 거부반응, 종양세포의 면역적 구축 등)을 주도하는 역할

ⓑ 살해세포(Killer cell : K세포)…세포가 항체에 쌓이게 되면 파괴하는 세포 의존성, 세포매개성, 세포독성 작용을 합니다.

ⓒ 자연살해세포(Natural killer cell, NKcell)…세포독성T세포(T_C)와 다른 항체의 관여함이 없이 세포면의 항원을 인지하여 변이세포를 살해하는 자연적으로 마련된 세포살해성 림프구로 생체 내에 발생하는 바이러스감염, 악성종양 등에 대한 방어반응에 중요한 역할을 합니다.

ⓛ 대식세포

대식세포(식세포)계는 순환세포인 단백구, 호종구, 호산구와 고정세포인 간의 Kuffer세포, 비장, 폐포, 림프절의 대식세포, 뇌의 소교세포 등입니다.

항원을 탐식해 항원정보를 림프구에 제공(항원제시세포), 식작용(항원을 먹어치우는 일), 인터루킨-1(IL-1)을 방출해 보조T세포(T_H)의 분화·증식을 촉진하는 기능과, 분비세포로서 혈청단백, 활성지질, 세포기능 조절 등 50여 종의 물질을 분비하는 기능을 하는 면역반응에 있어 중추적인 역할을 합니다.

② 체액성 면역에 관여하는 세포와 기능

㉠ B림프구

B세포는 세포막에서 특정한 항원에 특이적으로 작용하는 항체인 면역글로불린(IgG, IgM, IgA, IgD, IgE 등 5종)을 생산하여 체액 중으로 분비하는데, T세포와 대식세포의 도움을 필요로 하며, 특히 각종 인터루킨이 B세포의 항체생산세포로 분화와 증식을 촉진하는 중요한 역할을 합니다.

ⓐ IgG…전체 면역글로불린의 75%를 차지하며, 면역기억기능을 보유하여 살균능력이 크고 태반을 통과할 수 있는 유일한 면역글로불린입니다. 비만세포와 결합하여 히스타민을 분비하며, 항원과 IgE의 결합을 억제하는 차단항체로서 기능을 하기 때문에 알레르기성 질환과 밀접한 관계가 있습니다.

ⓑ IgM…전체 면역글로불린의 약 10~15%를 차지하며, 유일하게 T세포의 영향을 받지 않고 생산되는 5개의 분자가 모여서 된 5합체로 되어 있습니다.

ⓒ IgA…전체 혈청글로불린의 10~20%를 차지하고, 비점막, 기관지와 장의 분비액, 타액, 눈물 등 분비액의 주된 항체(약 80%)로서 분비성 면역을 주도하여 국소면역에 중요한 작용을 합니다.

ⓓ IgE…IgE항체는 편도, 아데노이드, 호흡기 및 위장관 점막에 있는 형질세포에서 생산되며, T세포의 조절을 받습니다. 혈청 내 반감기는 25일 정도로 짧

고 극히 소량 들어 있지만, 비만세포나 호염기구와는 강력한 결합력을 가지고 있어서 알레르기 발생에는 중요한 역할을 합니다.

ⓒ 대식세포

항원에 항체가 결합하는 면역복합체를 탐식해서 복합체 내에, 풍부하게 존재하는 용해소체의 효소에 의해 분해되어 내보내는 중요한 작용을 담당합니다.

ⓒ 호염기구와 비만세포

호염기구는 순환 혈액 내에 비만세포는 단지 조직 내에 있으면서 즉시형 과민반응에 관여하는 화학매체(히스타민 등)를 유리하여 혈관수축 및 염증반응을 일으키는 데 영향을 주는 역할을 합니다.

② 보체계

보체계는 대식세포, 상피세포, 림프구, 간, 장 등에서 만들어져 면역복합체 외에서 활성화되어 여러 가지 생물활성을 나타내는 단백이며, 혈청 중에 다량으로 존재하면서 식세포에 의한 식작용의 촉진, 바이러스 중화, 여러 가지 화학물질 생산에 의한 염증반응의 유발, 용혈성균이나 세포용해 등 생체방어와 조직상해와의 양면성을 갖는 생체반응을 일으키는 역할을 합니다.

(2) 생체방어작용과 조직상해

① 생체방어작용

해로운 이물질인 항원(바이러스, 세균, 기생충 등)이 신체 내에 침입하였을 때 인체 내에서는 면역력인 신체방어작용이 효과적으로 일어나 항원으로 인한 감염을 억제, 정지하고 감염후유증이 없도록 자연치유하는 작용이 있으므로 쉽게 질병이 걸리지 않고 건강을 지켜 생명을 유지할 수 있습니다.

인체가 한번 어떤 항원에 감염을 받아 그에 대한 저항물질(항체)이 생성되면 상당기간 또는 평생 그 작용이 지속되기 때문에 홍역, 풍진, 장티푸스 등은 자연면역으로 재발되지 않습니다. 이런 작용을 응용한 종두법(백신)으로 인공면역을 개발하여 난치성 질병의 치료에 획신을 가져올 수 있게 되었으며, 앞으로 남은 과제인 암과 AIDS 등의 예방과 치료도 조만간 실현될 것입니다.

㉠ 병원성 미생물에 대한 방어

ⓐ 세균과 진균
- 외독소(디프테리아, 파상풍균 등이 내는 외독소) – 체액성 면역 방어기구 유효

- 세포 외 기생세균(폐렴구균, 대장균, 녹농균, 포도상구균 등)－체액성 면역 방어기구가 유효
- 세포 내 기생세균(결핵, 장티푸스, 나균 등)－세포성 면역 방어기구가 유효

ⓑ 바이러스

- 세포파괴성 바이러스－바이러스 세포를 파괴, 세포 밖으로 내보내는 항체작용이 유효
- 세포비파괴성 바이러스(종양바이러스, 간염바이러스 등)－세포성 면역 방어기구가 유효

ⓒ 기생충…숙주의 면역반응을 여러 가지 수단으로 회피하기 때문에 면역에 의한 방어는 효과적이 아니며, 면역글로불린, 호산구, 대식세포 중심의 면역반응으로 종류에 따라 살충효과가 있습니다.

ⓛ 비자기세포

체내에 살아 있는 돌연변이세포나 악성종양세포 등의 세포막에서 자기성분이 변화한 비자기 성분이 항원으로서 작용하기 때문에 세포독성T세포, 살해세포, 자연살해세포 등이 작용하여 세포면역 방어기구가 유효합니다.

수혈 등 유입된 비자기 백혈구 등에 대한 이식거부반응과 같이 주요 조직적 항원의 다름을 인식해서 세포성과 체액성의 면역반응에 의해 이식을 거절하여 자기성분의 항상성을 유지합니다.

② 조직상해

면역반응은 생체방어반응으로서 유익한 작용을 하는 반면 항원의 종류, 감작 양식, 개체면역능력의 상태 등에 의해 역으로 조직과 세포를 상해하는 과민반응 또는 알레르기 반응이 일어나며 상해기전은 5가지 유형으로 나눕니다.

면역은 자기와 비자기를 명확히 식별해서 비자기성분을 배제하는 기구이지만 자기성분이 항원으로 인식되고 이것에 대해 면역반응($\mathrm{I} \sim \mathrm{V}$형의 과민반응)이 일어나는 것을 자가면역현상이라 하며, 이로 인해 일어나는 병태를 자가면역성 질환이라 합니다.

ⓐ Ⅰ형 Allergy(아나필락식스형)

항원(꽃가루, 먼지, 계란, 우유, 게, 새우, 고등어 등)에 대한 면역반응으로 항체(면역글로불린 IgE)가 항원과 세포막 위에서 항원항체반응을 일으켜 세포질 내의

과립이 방출되어 혈관 투과성 항진, 평활근의 수축을 일으키며, 유리된 히스타민, 혈소판 활성화인자, 염증이나 조직의 파괴 등을 일으키는 화학물질에 의해 여러 가지 조직상해나 기능장애를 일으킵니다.

ⓐ 전신성 아나필락시스…약물(페니실린, 해열제 등) 섭취 직후 전신혈관의 투과성 이 항진되어 혈압이 급강하하여 쇼크에 빠지는 증상으로 기관지 폐쇄, 질식 등이 일어납니다.

ⓑ 국소적 아나필락시스…아토피성 피부염, 기관지 천식, 소화기 알레르기, 비염, 결막염 등 국소적으로 일어나며, Ⅰ형 Allergy를 일으키기 쉬운 체질은 아토 피성 체질, 그의 질환을 아토피성 질환이라 합니다.

Ⓛ **Ⅱ형 Allergy(세포상해형)**

세포막 표면에 존재하는 항원에 항체가 결합함으로써 보체 활성화에 대한 세포 용해, 대식세포에 의한 탐식, 살해세포에 의한 세포파괴 등이 일어나는 과정에서 유리된 화학전달물질에 의해 염증반응이 더해진 조직상해를 Ⅱ형 Allergy라 합 니다.

Rh혈액형 부적합임신(신생아 중증황달), 약제알레르기, 자가면역성 질환(자가 면역성 빈혈, 특발성 혈소판 감소) 등의 질환이 발생합니다.

Ⓒ **Ⅲ형 Allergy(면역복합체형)**

항원과 항체가 결합한 면역복합체가 조직 내 혈관벽, 신사구체의 모세혈관, 기 저막 등에 침착하면 보체계, 혈액응고인자, 혈소판 등이 활성화됨으로써 화학매 개물질이 유리되어 염증이 일어나 조직이 상해됩니다.

급성 미만성 사구체신염, 류마티스성 관절염, 혈청병(파상풍, 디프테리아, 독사 에 물렸을 때) 항체가 생산되어 전신에 분포된 항원과 결합해 심한 전신성 Ⅲ형 Allergy가 일어납니다.

Ⓔ **Ⅳ형 Allergy(지연형)**

세포성 면역기전에 의한 조직상해로 Ⅰ~Ⅲ형 Allergy는 2~3시간 내 반응이 정점에 달하며, 24~48시간 후에 정점에 달하는 것은 지연형 과민반응입니다.

대표적인 예는 투베르쿨린(Tuberculine) 반응으로, 결핵균에 대하여 세포성 면역 이 성립되어 있는 항원인 균체성분(투베르쿨린)을 주사하면 1~2일 후에 발적과 경 결이 나타나는 것입니다.

접촉성 피부염(세제, 화장품, 벤젠 등의 물질이 피부에 접촉해서 단백과의 반응 물이 항원이 되어 세포성 면역이 성립되어 일어나는 질환)과 이식거부반응 등이 발생합니다.

㉤ V형 Allergy(항수용체반응형)

Ⅱ형(세포상해성 알레르기)의 특수한 형으로 볼 수 있으며, 세포막 표면의 자극인자 수용체에 대한 자가항체가 그의 수용체와 반응해서 그의 세포기능을 항진 또는 억제하는 기능입니다.

갑상선기능 항진, 중증 근무력증, 인슐린 저항성 당뇨병 등이 있습니다.

알레르기성 질환의 발생기전을 확실하게 설명을 할 수는 없지만 면역반응의 과민반응이 주요인으로 여러 가지 요인이 복합적으로 관여하는 것으로, '다인자성 질환'이라는 데 의견을 같이하고 있습니다.

알레르기 반응의 5가지 유형과 특징

구 분	Ⅰ형 아나필락시스형	Ⅱ형 세포상해형	Ⅲ형 면역복합체형	Ⅳ형 지연형	V형 항수용체반응형
항 원	외인성	세포 표면	외인 또는 대인성	세포 표면	외인·내인성
항원항체반응에 관여하는 항체 및 림프구	세포고착 IgE	IgE, IgM	IgG, IgM	IgG	T림프구
보체의 관여	(−)	(+)	(+)	(−)	(−)
관여하는 세포	비만세포(조직)	(−)	호종구, 혈소판	단구, 대식세포	Killer세포
장애가 발생하는 부위	평활근, 점액선, 모세혈관	항원보유세포	사구체, 혈관	감작T세포 주위	항원보유세포
외부 반응	20분 후 극대, 팽진과 발적	(−)	발적 3~8시간에 극대, 발적과 부종	24~48시간 내 극대, 발적과 경결	(−)
대표적인 질환	아토피성 기관지 천식, 알레르기성(비염·기관지염·피부병)	신생아 중증황달, 자가면역성 빈혈	사구체신염, 과민성폐장염	접촉성 피부염, 바이러스성 간염, 이식거부반응, 류마티스성 관절염	중증근무력증, 인슐린 저항성 당뇨병

5. 신경기 Nervous organ

신체의 내·외부에서 일어나는 환경의 상황에 대처하기 위해서는 환경의 변화를 받아들이는 역할을 하는 눈·귀·코·피부 등의 **감각기(수용기)와,** 받아들인 자극에 대처하는 근육의 운동, 분비선에서 나오는 호르몬 등 반응효과를 내는 **효과기**가 있으며, 감각기와 효과기를 기능적으로 연결하는 것이 **신경기**입니다.

신경기는 감각기에서 보내진 정보를 적절히 처리 조절하여 운동이나 분비의 지령을 효과기에 보내는 통합작용을 하며, 신체의 항상성을 유지하여 전체적인 조절과 통제기능을 수행합니다.

■ **신경계의 구조적 분류**

- **중추신경계** – 컨트롤 센터
  - 뇌 – 정보의 수집, 통합하여 조절과 지령
  - 척수 – 지각과 운동정보의 전달
- **말초신경계** – 정보통신망
  - 체신경
    - 뇌신경(12쌍) – 뇌와 신체 각부 장기를 연결
    - 척수신경(31쌍) – 척수와 신체 각부 장기를 연결
  - 자율신경
    - 교감신경 – 스트레스를 받는 상태의 신체조절작용
    - 부교감신경 – 스트레스와 관계없는 평상상태에서의 신체기능조절

■ **신경계의 기능적 분류**

- **감각신경** – 감각기로부터 중추신경계로 자극 전달(구심성)
- **운동신경** – 중추신경계로부터 자극을 효과기에 전달(원심성)

신경조직과 정보전달

신경계를 구성하는 신경조직은 고도로 발달된 조직으로 신경의 자극전달기능을 하는 신경원(뉴런 : Neuron) 또는 신경세포와 지주역할을 하는 결합조직으로 이루어진 신경교(Neuroglia)로 구성됩니다.

　　뉴런(Neuron)과 뉴런(Neuron)의 신경연접부인 시냅스(Synapse)는 완전히 붙어 있지 않고 아주 좁은 틈이 있어서, 정보가 도달하면 이곳에서 신경전달물질인 아세틸콜린(Acetylcholine) 등이 분비되어 다음 뉴런과 결합하여 정보를 전달합니다.

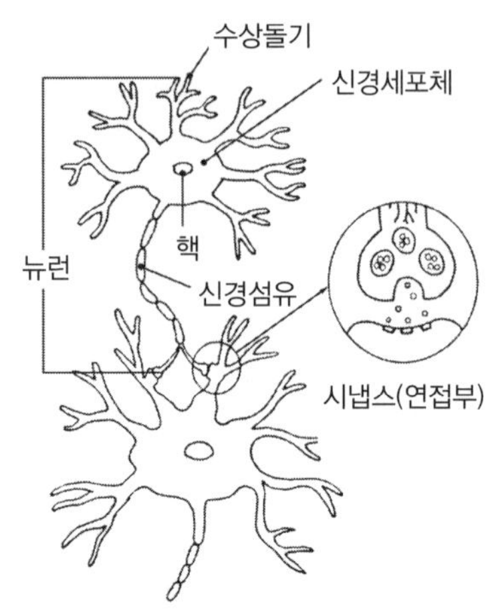

신경세포와 신경조직

① 중추신경계(Central nervous system)

　　중추신경계는 두개강 속에 들어 있는 뇌와 척수관 속에 있는 척수로 구성되며, 이들은 모두 3겹의 수막(경막, 지주막, 연막)으로 싸여 있고 신체의 중요한 생명을 유지하는 기능을 합니다.

(1) 뇌

　　뇌는 신체적·정신적 기능의 중심으로 구조나 기능상으로 매우 복잡한 기관의 하나입니다.

　　대뇌, 소뇌, 간뇌, 뇌간 등으로 구성되어 있으며, 뇌신경(12쌍)의 기시핵이 있는 곳입니다.

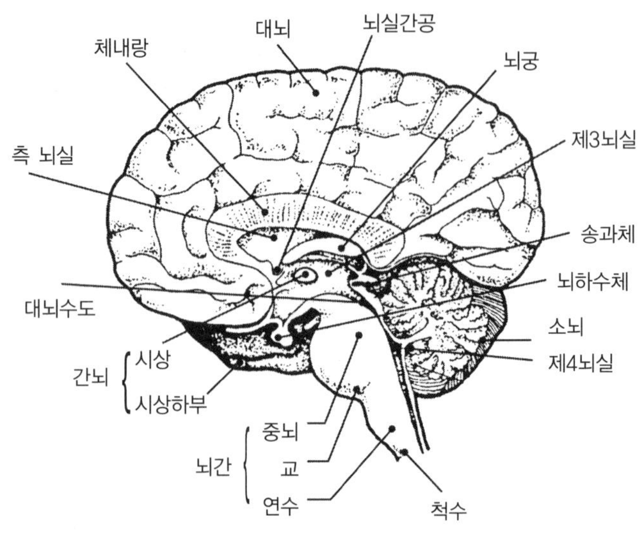

뇌의 구조도

① 대뇌의 구조와 기능

뇌표면의 대부분인 대뇌는 뇌의 80% 무게를 차지하고 좌·우 대뇌반구로 대뇌피질, 대뇌수질, 기저핵, 측뇌실로 구성되어 있습니다.

㉠ 대뇌피질-신피질

많은 주름이 잡혀 있는 회백질로 전두엽, 두정엽, 측두엽, 후두엽으로 나뉘며, 140억 개의 뉴런이 모여 정보를 입력·판단·명령하는 인간의 몸을 조종하는 장소입니다.

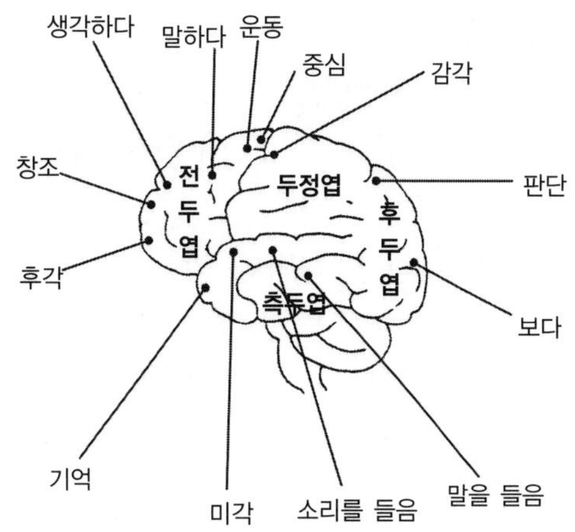

대뇌피질의 부위별 작용

㉡ 대뇌변연계-구피질

대뇌피질 아래쪽에 감싸여 있는 진화적으로 오래된 피질로 본능(식욕, 성욕)과 감정(쾌감, 분노), 최근의 일을 기억하는 역할을 합니다.

㉢ 대뇌기저핵

대뇌 회백질 중 대뇌반구 속에 묻혀 있는 신경핵으로 대뇌피질과 척수를 잇는 운동 지각로의 중간 정거장 역할을 합니다.

㉣ 뇌실

대뇌 가운데 뇌척수액이 흐르는 연속된 통로로 좌·우 뇌실과 제3뇌실, 제4뇌실이 있습니다.

② 소뇌의 구조와 기능

소뇌는 제4뇌실의 뇌간과 분리되어 표면은 얇은 회백질(고노쇠와 신노쇠)로 덮여 있는 뇌 전체의 10% 정도인 작은 뇌이지만 뇌신경세포가 뇌 전체의 절반 이상이 집중되어 있으며, 운동명령은 대뇌에서 내리지만 이 명령은 소뇌에서 세밀하게 조립된 후 전신으로 보냅니다.

주요 기능은 불수의적으로 작용하여 골격근의 운동조화, 몸의 평행 및 균형 유지 등입니다.

③ 간뇌의 구조와 기능

간뇌는 대뇌반구에 의해 덮여 있으므로 일부만 관찰됩니다. 제3뇌실의 양측에 위치하며 시상, 시상상부와 시상하부로 구성됩니다.

㉠ 시상

제3뇌실의 외측벽에 있는 타원형의 회백질로 간뇌의 주된 부분이며, 후각을 제외한 모든 감각을 종합하여 대뇌피질로 전달, 또는 여기서 선별하여 하부의 중추로 명령을 되돌려 보내는 감각의 연결중추로 작용합니다. 모든 감각정보를 대뇌피질로 보내기 위한 중계소 역할을 합니다.

㉡ 시상상부

제3뇌실의 후벽에 있는 송과체와 후교련으로 구성되며, 후각과 성기능에 관여하는 호르몬을 분비합니다.

㉢ 시상하부

시상과 중뇌를 잇는 한 쌍의 융기인 유두체와 깔대기 모양의 오목한 뇌하수체 등으로 체온, 수면, 소화, 식욕조절, 뇌하수체 호르몬 분비 조정 등을 하는 내분비와 자율신경의 중추로 작용합니다.

④ 뇌간

뇌간은 '생명의 자리'라 불리는 곳으로 정보의 전달과 명령은 모두 이 곳을 통과하며, 뇌와 척수를 연결하는 중요한 감각과 운동섬유가 지나가는 부분으로 중뇌, 뇌교, 연수로 구성되어 있습니다. 대뇌의 기능이 정지되고 이 뇌간만 살아 있는 상태를 식물인간이라 하며, 뇌사는 이 뇌간의 죽음을 뜻합니다.

㉠ 중뇌

전뇌와 뇌교 및 소뇌를 연결하며 제3뇌실과 제4뇌실을 잇는 뇌실의 일부분으로 몸의 균형 유지, 안구의 움직임, 동공의 크기 조절 기능을 합니다.

㉡ 뇌교

중뇌와 연수 사이에 있으며 대뇌피질에서 소뇌로 향하는 신경의 중심점으로 얼굴과 눈을 움직이는 신경이 모인 곳입니다.

㉢ 연수

척수의 연결 부분으로 자극 전달통로가 되며 호흡 중추, 심장운동 조절, 혈관운동 중추의 타액 분비, 기침, 구토 등을 지배 조절하는 생명유지에 기본이 되는 중추가 있습니다.

(2) 척수

① 척수의 구조

척수는 중추신경계의 하나로 뇌에 연결된 신경섬유의 긴 다발로 뇌간의 연수로부터 제2요추까지 긴 원주상의 신경조직이며, 척주의 척주관 속에 뇌와 같이 3겹의 척수막에 싸여 있습니다.

척수를 횡단해 보면 가운데 'H'자형의 회백질과 밖을 싼 백질로 구별됩니다. 회백질은 신경세포가 모여 있어 골격근을 지배하는 운동세포와 지각섬유와 연결하는 지각세포가 모여 있으며, 백질은 여러 가지 신경섬유로 구성되어 지각성(상행성)과 운동성(하행성) 전도로가 통과하고 있습니다.

② 척수의 기능

척수는 척수신경(31쌍)의 기시핵이 있는 곳으로 전신의 감각기관에서 들어온 신호를 뇌로 전달하고 뇌에서 내려진 명령을 다시 척수를 통해 각 기관으로 보내는, 뇌와 몸의 구석구석까지 연결하는 정보·명령의 연락로입니다. 또한 위험으로부터 순간적으로 행동할 때는 뇌 대신 척수 자체가 작용하며, 무의적으로 활동하는 뇌 대신 중추로도 작용합니다.

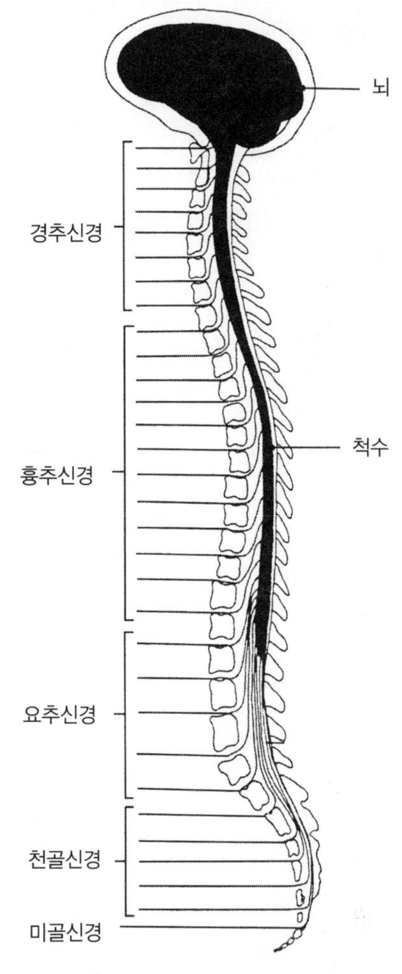

척수와 척수신경

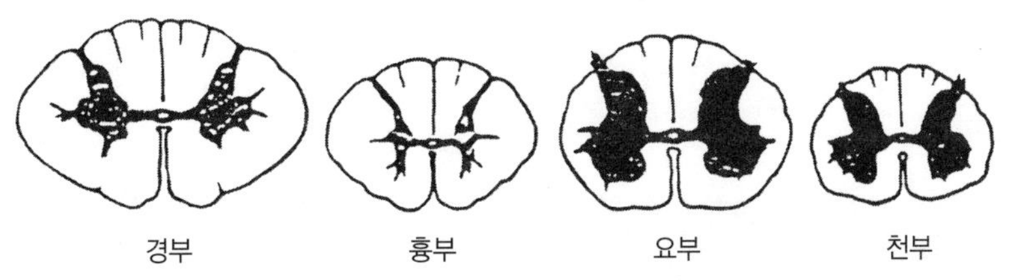

척수의 횡단도

(3) 수막

뇌와 척수는 3겹의 막(경막, 지주막, 연막)인 수막으로 보호되고 있습니다.
지주막과 연막 사이에는 지주막하강(지주막하 공간)으로 뇌척수액과 많은 혈관
이 있으며 제4뇌실과 교통되어 있습니다.

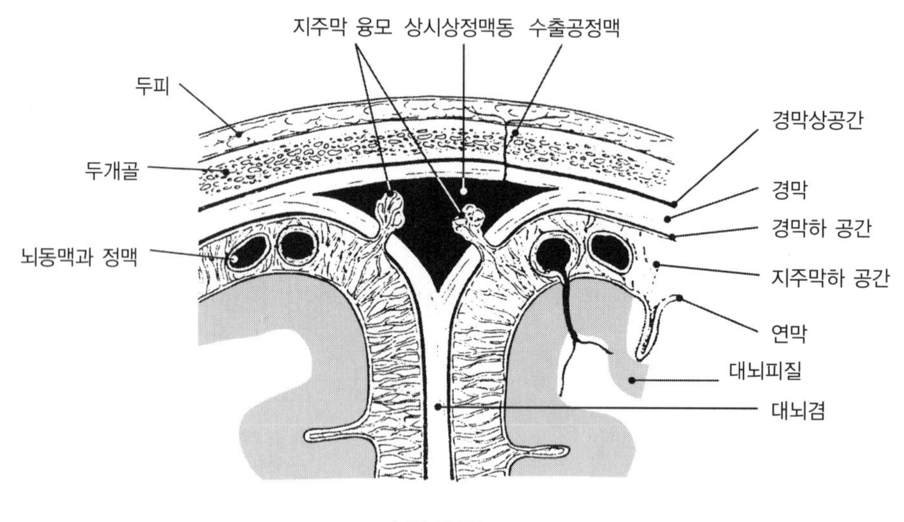

수막의 구조도

① 경막
가장 바깥쪽을 싸는 질긴 막으로 정맥, 지방 및 임파관 등이 들어 있습니다.
② 지주막
혈관이 없는 중간의 막으로 임파액이 들어 있습니다.
③ 연막
가장 안쪽에 있는 혈관이 풍부한 얇은 막으로서 뇌(대뇌피질) 표면을 고루 덮고
있습니다.

② 말초신경계(Peripheral nervous system)

말초신경계는 뇌와 척수로부터 몸의 구석구석까지 뻗은 신경으로 중앙으로 정보를 보내거나 중앙의 명령을 전달하는 몸의 통신망입니다. 그 작용에 따라 체신경(몸의 운동과 지각에 관계)인 뇌신경(12쌍)과 척수신경(31쌍), 그리고 자율신경(여러 장기, 기관의 기능을 무의식적으로 조절)인 교감신경과 부교감신경으로 이루어져 있습니다.

(1) 뇌신경

뇌신경은 뇌간에서 나오는 12쌍의 말초신경으로 주로 머리 부분의 기관과 기능에 관여하며, 지각성(시각, 청각, 후각, 미각)과 운동성(안구, 혀, 치아, 안면 등)을 가진 신경으로 신경 이름 대신 고유번호를 사용하기도 합니다.

① 뇌신경의 종류

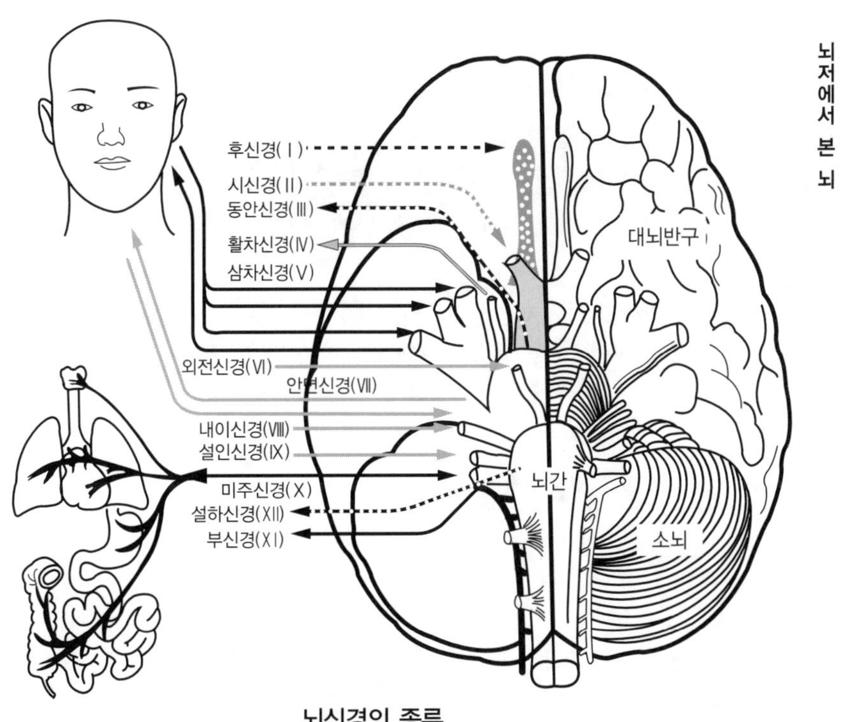

뇌신경의 종류

② 뇌신경과 그 작용

명　칭	작　용
후신경(Ⅰ)	비강 천장에 있는 후점막에 분포해서 후각을 전한다.
시신경(Ⅱ)	눈과 뇌를 연결하는 굵은 신경으로 시각을 전한다.
동안신경(Ⅲ)	안구를 움직이는 근육(외안근)의 대부분의 운동을 지배하는 외에, 안구의 동공운동(강한 빛에서는 작아지고, 어두운 곳에서는 동공이 크게 열리는)을 반사적으로 조절하는 자율성 신경도 포함되어 있다.
활차신경(Ⅳ)	안구를 외측 아래 방향으로 돌리는 상사근(외안근)을 지배한다.
삼차신경(Ⅴ)	뇌에서 나와 그 이름대로 곧 세 가닥으로 나뉘어, 안면 전체의 피부와 점막에 분포해서 감각을 전한다. • 안신경 – 눈, 얼굴의 상부, 코의 상벽의 감각을 전한다. • 상악신경 – 얼굴 중부의 감각을 전한다. • 하악신경 – 얼굴 하부의 감각을 전하는 외에 저작근의 운동도 맡고 있다.
외전신경(Ⅵ)	안구를 바깥쪽으로 돌리는 외직근(외안근)을 지배한다. 따라서 안구의 운동에는 시신경, 활차신경, 외전신경이 관계한다.
안면신경(Ⅶ)	안면의 피부를 움직여 표정을 나타내는 표정근의 운동을 지배한다. 일부 신경은 혀의 앞 3분의 1의 미각을 전한다. 누선(淚腺)이나 일부의 타액선의 분비를 조절하는 자율성 신경도 포함된다.
내이신경(Ⅷ)	내이에 분포하는 신경으로 2종류의 신경으로 이루어진다. • 와우신경 – 내이에서 청각을 전한다. • 전정신경 – 내이의 평형감각 수용기인 삼반규관, 전정에서 평형감각을 전한다.
설인신경(Ⅸ)	혀의 뒷부분 3분의 2에서 일어나는 미각을 전하는 외에 인두부근의 점막의 감각을 전한다.
미주신경	최대의 뇌신경으로 인두, 후두의 근육운동과 감각을 맡고 있는 외에 심장, 호흡기, 소화관 등 널리 내장에 분포하는 자율신경을 많이 포함하고, 선(腺)의 분비작용이나 평활근의 신축을 조절한다.
부신경(Ⅺ)	어깨와 두부의 운동을 맡고 있다.
설하신경(Ⅻ)	혀의 운동을 지배한다.

(2) 척수신경

척수의 양측에 앞뒤로 척수신경근이 나와 운동신경섬유와 감각신경섬유로 되어 있으며 서로 만나 척수신경을 형성합니다. 척수신경(31쌍)은 뇌신경과 달리 각기 이름이 없고 척추(추골)의 부위에 따라 경추신경(8쌍), 흉추신경(12쌍), 요추신경 (5쌍), 천골신경(5쌍), 미골신경(1쌍)으로 구분합니다.

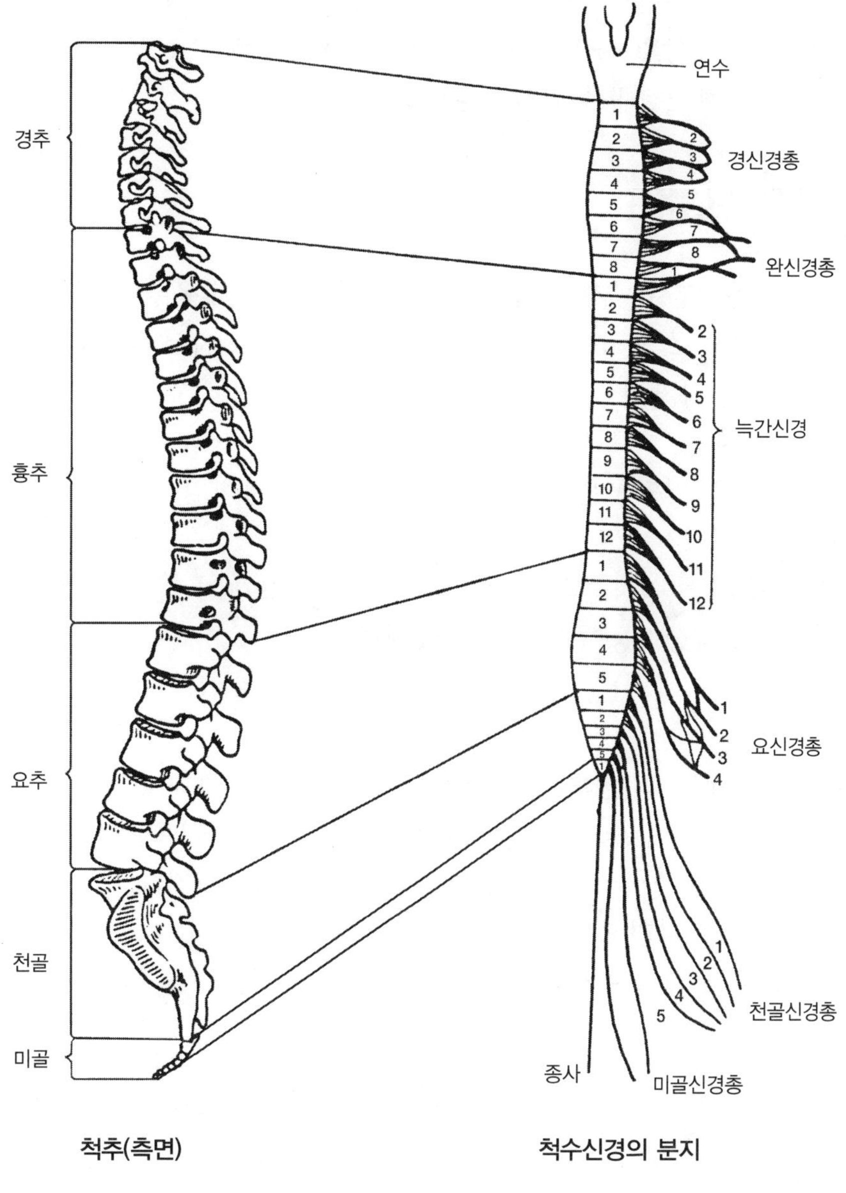

(3) 자율신경

자율신경계는 내장과 혈관의 평활근, 심장근 및 분비선 등의 작용을 자율적으로 지배하는 신경계 집단으로 심장, 폐, 위, 장관 및 혈관 등의 운동은 우리의 의지와 직접적인 관계없이 독자적으로 운영되고 타액선, 누선 및 한선 등의 분비가 자율적으로 조절되는 것을 말합니다.

자율신경계의 중추는 간뇌이며, 중추신경계와는 연결방식 및 신경절의 위치의 차이에 따른 형태상의 차이와 기능적으로 서로 길항(拮抗)작용을 하는 생리적 차이에 의하여 **교감신경**과 **부교감신경**으로 구분합니다.

① 자율신경의 분포모형도
㉠ 교감신경

교감신경계는 1흉수~제3요수에 중추를 가지고 오장육부와 자궁 등에 널리 분포되어 있으면서 스트레스(Stress)를 받는 상태의 신체조절작용 기능을 가지며, 2가지 종류의 수용체가 있습니다.

- α**(알파)수용체**는 주로 말단 혈관벽, 위장관, 비뇨생식계의 평활근에 분포하여 자극을 받으면 평활근은 수축하게 되고 말단 혈관벽의 수축과 혈압상승을 초래합니다.
- β**(베타)수용체**는 심장근의 지방조직에 주로 분포하여 자극을 받으면 심근의 강한 수축으로 심장박동이 고조되게 합니다.

㉡ 부교감 신경

부교감 신경계는 뇌간과 제2~4천수에 중추부를 가지고 신체적 · 정신적으로 아무런 스트레스(Stress)와는 관계가 없이 평상 상태에서의 신체 기능 조절을 하며, 주로 뇌신경(동안신경, 삼차신경, 안면신경, 설인신경)과 심장이나 혈관을 지배하는 미주신경 그리고 천수에서 기시하며 골반내장신경과 발기신경을 구성하여 직장, 방광, 생식기능에 분포되어 있습니다.

중뇌
연수
경추
(C1)
흉추
(Th1)
요추
(L1)
천골
(S1)
모양체신경절
익구개신경절
악하신경절
이신경절
상경신경절
대내장신경
복강신경절
소내장신경
상장간막동맥신경절
하장간막동맥신경절
골반내장신경
안구
누선
비강 및 구개의 점막
악하선
설하선
구강점막
이하선
심장
후두
기관
기관지
폐
식도
위
복강내의 혈관
간
췌장
부신
소장
대장
직장
신장
방광
생식기
외생식기
교감신경
부교감신경

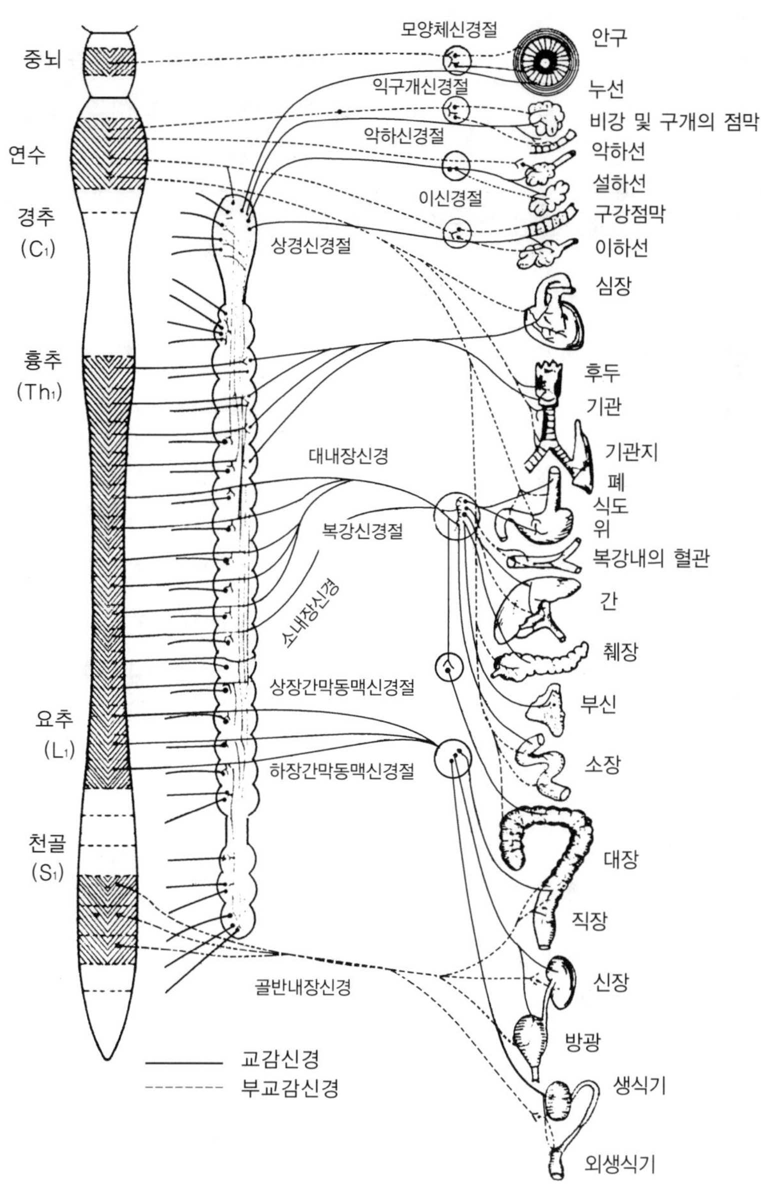

자율신경의 분포모형도

② 자율신경의 대표적인 작용

자율신경계인 교감신경과 부교감신경은 서로 상반된 작용을 하여 인체의 중요 기능을 균형있게 조절하는 기능을 하며 대표적인 작용은 다음과 같습니다.

기 관		교감신경	부교감신경
눈	동 공 수 정 체	동공의 산대 수정체를 얇게 하여 굴절을 감소	동공의 수축 수정체를 두껍게 하여 굴절률 증가
	누 선	분비 촉진	분비 억제
	타 액 선	분비 억제	분비 촉진
피 부	한 선 입 모 근	분비 촉진 입모근의 수축	분비 억제 입모근의 수축억제
위·장 관	소화선과 점막 평 활 근	분비 억제 연동운동 억제	분비 촉진 연동운동 촉진
	심 장	심박동 증가와 관상동맥 확대	심박동 감소와 관상동맥 수축
기 관 지	선 평 활 근	분비 억제 기관지 확장	분비 촉진 기관지 수축
	방 광	괄약근의 수축	괄약근의 이완(배뇨)
	혈 관	말초 혈관의 수축	말초 혈관의 확대

6. 내분비기 Endocrine organ

인체 내에서 만들어지는 각종 분비물은 체온조절, 소화기능, 기관의 대사, 신체의 성장 등 주요한 기능을 하며 외분비선과 내분비선으로 구분합니다.

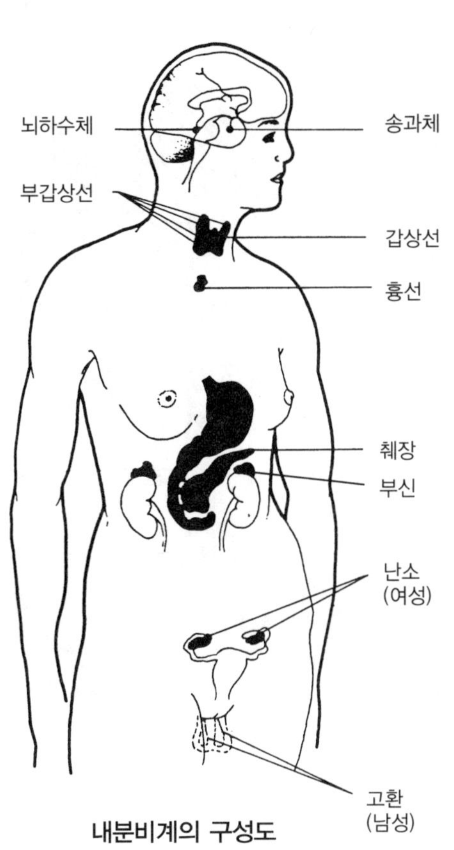

내분비계의 구성도

분비선을 구성하고 있는 세포는 혈액에서 재료를 얻어 그 선에 특유한 분비물을 만드는데, **외분비**는 이 분비물을 도관을 통해 체표로 내보내는 것이며, **내분비**는 외분비와 달리 도관을 갖지 않고 각 선에서 만들어진 분비물을 혈액 속으로 직접 방출하여 온몸으로 공급합니다. 이 분비물을 **호르몬**(Hormone)이라 합니다. 각종 호르몬은 분비선의 종류에 따라 대사, 신체성장, 신경 또는 정신 발육, 생식, 소화기능 조절 등 다양하고 중요한 기능을 갖습니다.

- ·외분비선 : 한선, 타액선, 눈물샘, 소화액 (염산, 펩신, 췌액 등)
- ·내분비선 : 뇌하수체, 송과체, 갑상선, 부갑상선, 췌장, 부신, 난소, 고환

① 뇌하수체(Pituitary gland)

간뇌의 시상하부에 있는 오목한 깔대기 모양으로, 선성(腺性) 뇌하수체인 앞부분(전엽과 중엽)과 신경성 뇌하수체인 뒷부분(후엽)으로 나누어집니다.

부신피질자극 호르몬(ACTH), 갑상선자극 호르몬, 성선자극 호르몬, 성장 호르

몬, 유선자극 호르몬, 항이뇨(抗利尿) 호르몬, 신경안정과 진통, 그리고 면역작용에 관계하는 엔돌핀(Endorphine) 호르몬 등의 여러 가지 호르몬을 분비하고 자율신경을 조절하는 기능을 하는 기관입니다.

② 갑상선(Thyrold gland)과 부갑상선(Parathyroid gland)

갑상선은 기관의 좌우 옆으로 구성되어 있으며, 그 위에는 갑상연골이 있습니다.

3가지 호르몬이 요오드로부터 갑상선에서 합성화되며, 신진대사, 산소 공급, 생체기능 조절, 혈중 칼슘 수치를 감소시키는 기능을 합니다.

부갑상선은 갑상선 후면에 있는 4개의 난원형의 작은 기관으로, 부갑상선 호르몬은 혈중 칼슘 수치를 증가시켜 일정한 농도를 유지하는 기능을 합니다.

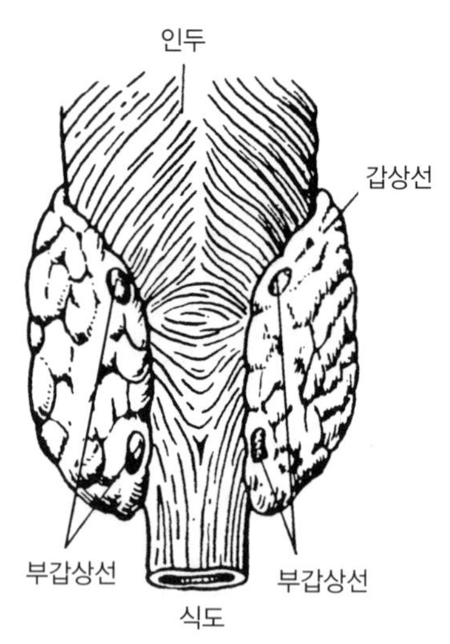

부갑상선과 갑상선(후면)

③ 부신(Adrenal glands)

부신은 좌우 신장의 위쪽에 위치해 있으며, 부신피질과 부신수질로 나누어져 콜레스테롤로부터 만들어진 복합 화학 물질인 스테로이드(Steroid) 호르몬을 분비합니다.

부신피질의 호르몬은 혈중 나트륨과 칼륨의 양의 조절, 혈당 상승, 단백의 이화와 동화, 남성화, 스트레스에 대응하는 작용을 합니다.

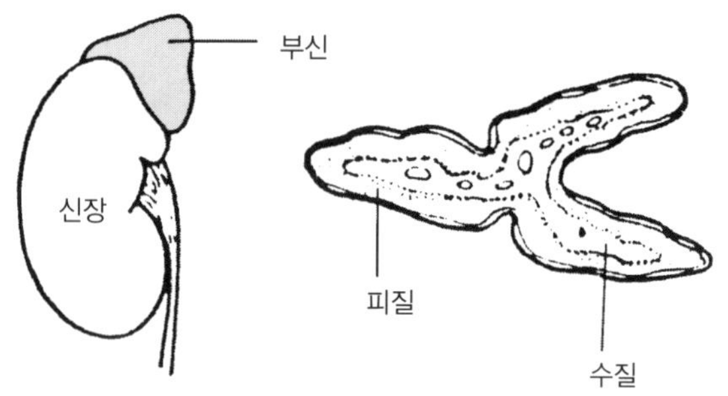

부신의 위치와 구조

부신수질의 호르몬은 맥박의 증가, 혈당 상승, 혈압 상승 작용을 합니다.

④ 송과체(Pineal body)

제3뇌실의 시상하부에 있는 송과체는 납작한 1개의 원추상소체로 시각과 청각기에서 받은 자극을 자율신경계를 거쳐 이 곳에서 접촉함으로써 성선, 하수체, 갑상선 및 부신피질 등의 기능을 변환시키는 것으로 추측되며, 멜라닌 세포자극 호르몬의 작용과 생식선의 발육을 억제하는 기능을 합니다. 특히, 송과체는 골밑샘이며, 잠재되어 있는 영적인 능력을 갖는 제3의 눈(天眼, 靈眼, 天目)이라 합니다.

⑤ 췌장(Pancreas)

췌장의 내분비 기능은 소화기에서 설명한 바와 같이 췌장 내에 불규칙하게 산재하는 랑게르한스섬(Langerhans's islands)에서 분비하는 혈당을 저하시키는 인슐린 호르몬과 혈당을 상승시키는 글루카곤 호르몬을 분비합니다.

⑥ 고환(Testes)

남성의 서혜부에 위치하며, 남성 호르몬인 테스토스테론을 분비하여 남성생식기의 발육과 남성의 2차 성징을 발달케 합니다.

⑦ 난소(Ovaries)

여성의 자궁의 나팔관 내에 있는 두 개의 작은 선으로서 여성 난세포인 난자를 생성하고, 여성의 2차 성징을 나타내는 호르몬(에스트로겐과 프로게스테론)을 분비시키며, 생리주기를 조절합니다.

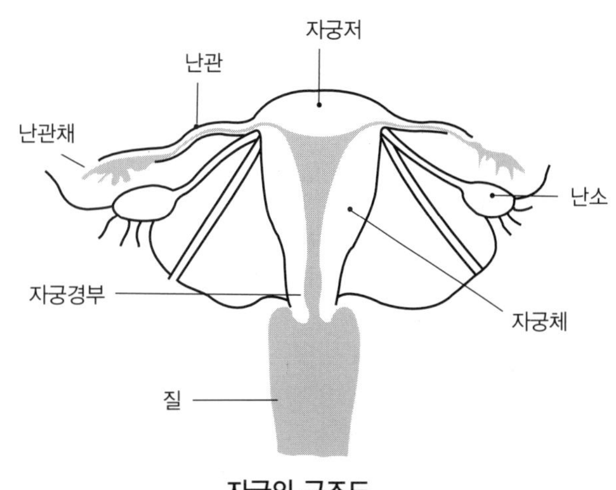

자궁의 구조도

주요 호르몬과 작용

내 분 비 선		분 비 되 는 호 르 몬	주 요 작 용
하수체	전 엽	· 성장 호르몬(GH)	· 성장, 단백 동화를 촉진한다.
		· 부신피질자극 호르몬(ACTH)	· 부신피질을 자극한다.
		· 갑상선자극 호르몬(TSH)	· 갑상선을 자극한다.
		· 생식선자극 호르몬	· 남자는 정자 형성을 촉진한다.
		· 난포자극 호르몬(FSH)	· 여자는 난소에서 난포 형성을 자극한다.
		· 황체화 호르몬(LH)	· 여자에서는 배란을 일으켜 황체를 형성한다.
			· 남자에서는 남성 호르몬의 분비를 촉진한다.
		· 황체형성 호르몬(LTH)	· 황체의 기능을 유지하고, 황체 호르몬의 분비를 촉진한다.
		· 유성자극 호르몬	· 유즙 분비를 촉진한다.
	중 엽	· 멜라닌세포자극 호르몬(MSH)	· 피부색소를 증가시킨다.
	후 엽	· 바소프레신(항이뇨 호르몬)	· 오줌의 양을 줄인다.
		· 옥시토신	· 자궁을 수축시킨다, 유즙 분비를 촉진한다.
갑 상 선		· 티록신, 트리요드사이로닌	· 신진대사를 높이고, 생체기능을 조절한다.
		· 티로카루티토닌	· 혈중 칼슘을 감소시킨다.
부 갑 상 선		· 부갑상선 호르몬(파라토르몬)	· 혈중 칼슘을 증가시킨다.
췌 장		· 인슐린	· 혈당을 저하시킨다.
		· 글루카곤	· 혈당을 상승시킨다.
부신	수 질	· 아드레날린	· 맥박을 증가시킨다, 혈당을 상승시킨다.
		· 노르아드레날린	· 혈압을 상승시킨다.
	피 질	· 알도스테론(전해질 코르티코이드)	· 혈중의 나트륨, 칼륨의 양을 조절한다.
		· 코르티존(당류 코르티코이드)	· 혈당 상승, 단백 이화, 염증을 억제한다. 스트레스에 대응하는 작용이 있다.
		· 부신성 남성 호르몬	· 남성화와 단백 동화를 촉진한다.
고 환		· 테스토스테론	· 남성화와 단백 동화를 촉진한다.
난 소		· 에스트라디올(난포 호르몬)	· 여성화를 촉진한다.
		· 프로게스테론(황체 호르몬)	· 자궁 내막을 분비기 상태로 만든다.
타 액 선		· 파로틴	· 간엽계조직의 발육 · 영양에 관계한다.
송 과 체		· 멜라토닌	· MSH의 작용을 억제한다.
			· 생식선의 발육을 억제한다.
흉 선		· 사이모딘	· 임파조직의 발육을 촉진한다.
		· 사이모스타틴	· 임파조직의 발육을 억제한다.
위 점 막		· 가스트린	· 위액 분비를 자극한다.
		· 세크레틴	· 위액 분비를 억제한다.
			· 췌액 분비를 자극한다.
소장점막		· 판크레오자이민	· 췌액 중 효소 분비를 자극한다.
		· 히요레티스토키닌	· 담낭을 수축시킨다.

7. 감각기 Sensory organ

감각기는 눈, 코, 귀, 입(혀) 등 시각, 청각, 후각, 미각 및 평형감각을 감수하는 기관입니다.

1 눈(Eyes) - 시각

(1) 눈의 구조와 기능

신체 외부로부터 정보를 수용하는 감각기 중 눈으로 받아들이는 정보가 80% 정도 차지하며, 눈을 통해 사물을 느끼고 확인하고 보면서 인식합니다.

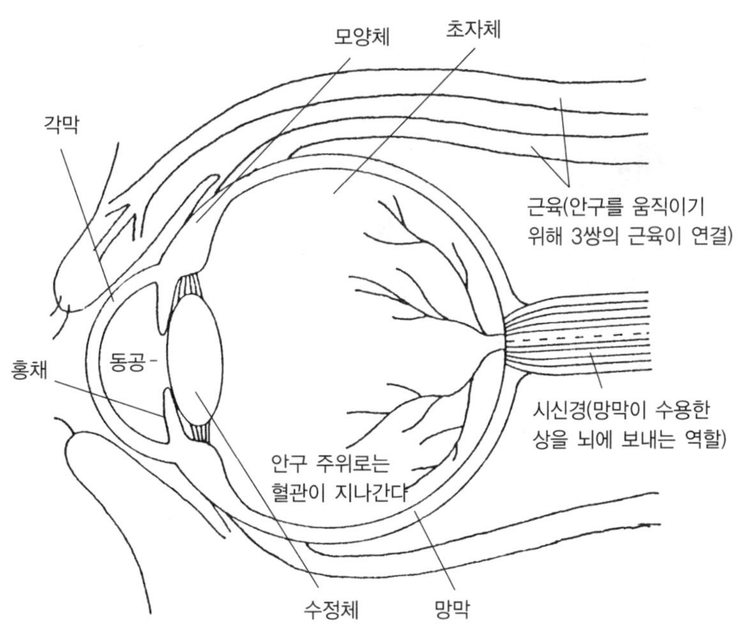

눈의 구조도

(2) 초점과 색의 식별

① 초점의 조절

물체에서 반사된 빛은 필터에 해당하는 각막에서 크게 굴절되어 동공을 통해 렌즈 역할을 하는 수정체에 초점이 맞춰져 초자체를 거쳐 망막에 도달하면, 거리감각을 느끼게 해주는 수정체로 두께를 변화시켜 초점을 맞춥니다.

먼 곳을 볼 때는 모양체가 수정체를 잡아당겨 얇게 만들어 굴절을 작게 하고, 가까운 곳을 볼 때는 그 반대로 작용합니다.

② 색의 식별

망막에 있는 시세포가 색감지 역할을 하며, 빛은 물체에 닿아 반사된 빛이 눈을 자극하여 사물을 보게 합니다.

태양광선에는 서로 다른 파장(가시광선)이 포함되어 파장에 따라 색이 나타나는데, 이 빛의 파장을 분석해내는 것이 망막에 있는 시세포입니다. 시세포에는 추상체(밝을 때 작용−빛이 없으면 작용 못함)와 간상체(어두울 때 작용−빛의 강약 파악)가 있으며, 빛의 파장을 망막에 있는 추상체가 수용하여 시신경을 통해 대뇌로 보내 그 곳에서 무슨 색인지를 식별합니다.

② 귀(Ear) - 청각

(1) 귀의 구조와 기능

귀는 소리를 듣고 체위의 변화를 감지하여 몸의 균형을 유지하는 평형기의 역할과 기압 변화를 조정하여 환경에 적응하도록 하는 감각기로 외이, 중이 및 내이로 구분됩니다.

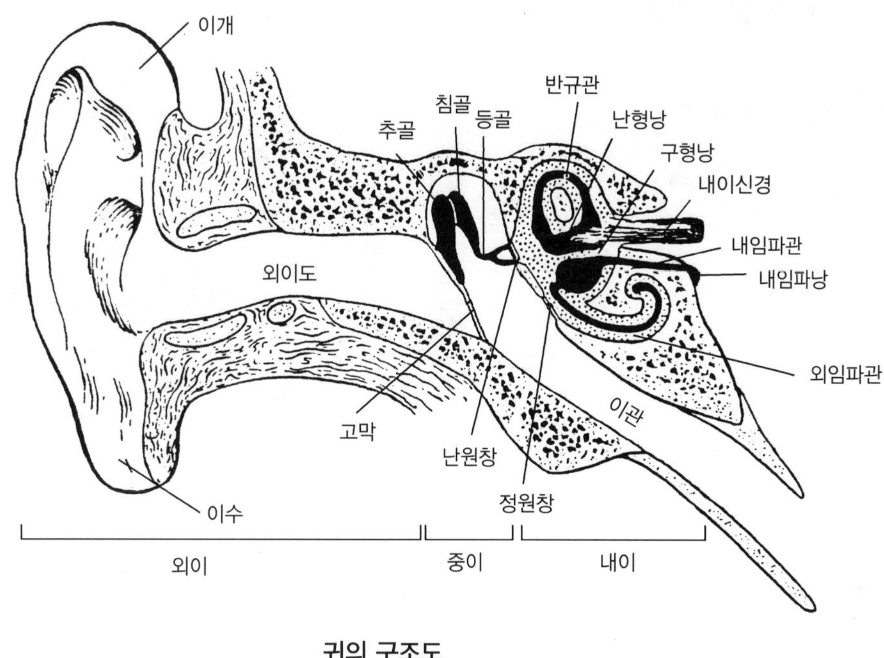

귀의 구조도

(2) 소리의 구별과 몸의 균형 유지

① 소리의 구별

소리는 공기의 진동에 의해 생긴 음파의 파동이며, 인간은 진동수 20~2만 헤르츠(Hz) 정도의 음파를 느낄 수 있습니다.

공기가 진동되어 외이도로 들어온 소리는 고막을 진동시켜 중이의 이소골에 전해지고 다시 내이의 와우에서 소리가 식별되어 내이신경(외부신경)에서 대뇌의 청각중추로 보내져 소리를 느끼게 됩니다.

② 몸의 균형 유지

몸의 균형을 유지하는 것은 3개의 고리가 서로 결합된 반규관으로, 그 중심에 있는 전정기관은 주머니 모양으로 그 속이 림프액으로 차 있으며, 몸의 움직임에 따라 움직이는 림프액이 유모세포를 자극하여 움직임을 느끼도록 합니다.

감지된 정보는 내이신경(전정신경)을 통해 대뇌의 체성지각으로 보내져 이 곳에서 전신으로 명령이 내려져 균형을 유지하게 합니다.

③ 코(Nose) - 후각

(1) 코의 구조와 기능

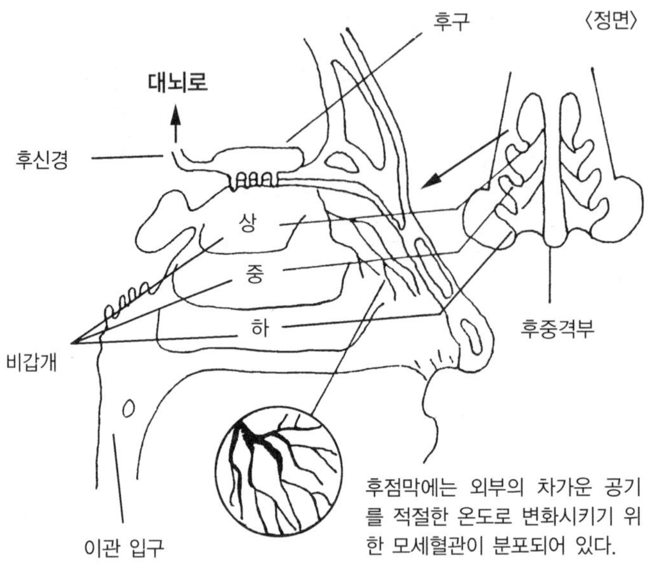

코의 구조도

코는 공기를 들여 공기중의 먼지를 제거하고 기관지로 찬 공기가 들어가지 않도록 가온 가습하는 역할과 냄새를 맡는 후각의 기능을 갖는 감각기로 냄새를 맡는 수용기인 후구, 공기중의 먼지를 흡착하고 습기를 보충하는 점막으로 덮인 3개의 주름(상, 중, 하)이 있는 비갑개, 공기의 통로이며 기압을 조정하는 이관, 후구에서 수용된 냄새분자 정보를 대뇌에 전달하는 후신경 등으로 구성되어 있습니다.

(2) 재채기와 콧물

재채기는 폐를 보호하기 위한 중요한 작용으로 비강에 붙어 있는 유해물질을 제거하는 방어반응입니다.

후점막에서 분비된 점액은 세균과 이물질을 잘 흡착시키며, 부착된 세균과 이물질은 섬모가 파도처럼 밀어내어 폐까지 도달 못하게 하고 코점막에 흡착되면 삼차신경을 자극하여 호흡근이 긴장되고 자극이 강해져 호흡근이 계속 긴장되면 제거하기 위해 기도에서 공기가 세게 튀어나와(재채기) 유해물질을 제거합니다.

④ 혀 – 미각

(1) 혀의 구조와 기능

혀는 입과 치아와 더불어 서로 협력하여 음식물을 잘게 부수고 타액을 섞어 식도로 보내는 소화관의 입구 역할과 맛을 느끼는(미각) 기관이며, 구강의 모양을 바꾸어 발성을 보조하는 기능도 하는 감각기입니다. 혀는 맛을 감지하는 꽃봉오리와 비슷한 모양의 미뢰와 대뇌의 미각중추에 정보를 전달하는 미신경으로 구성되어 있습니다.

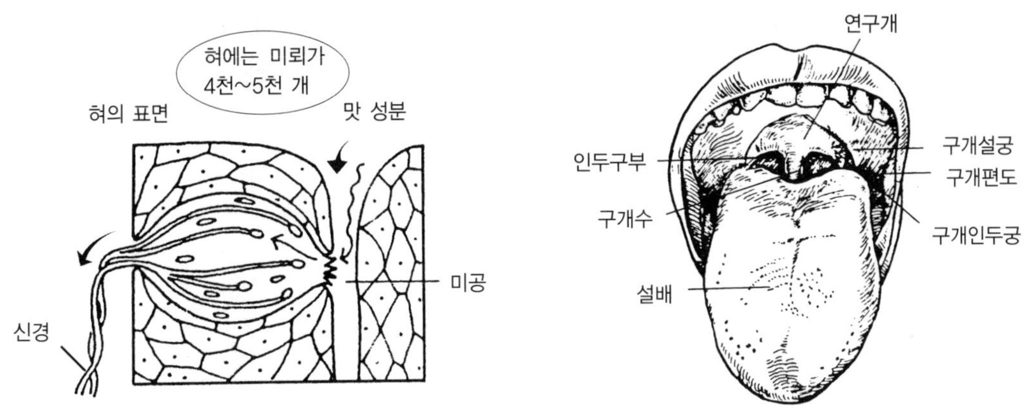

구강과 혀의 미뢰 구조도

(2) 맛을 느끼는 원리

물과 타액에 녹아 들어온 음식은 맛을 느끼는 조직인 미뢰에서 맛의 기본이 되는 단맛, 쓴맛, 짠맛, 신맛의 4종류를 조합에 의해 미각이 만들어져, 이 자극을 미각신경을 통해 대뇌피질의 미각에도 전하여 맛에 대한 감각이 생깁니다. 맛이 있다고 느끼는 것은 미각 이외에 시각(색깔과 모양 등을 보고 맛을 음미), 후각(냄새도 식욕을 돋우어 타

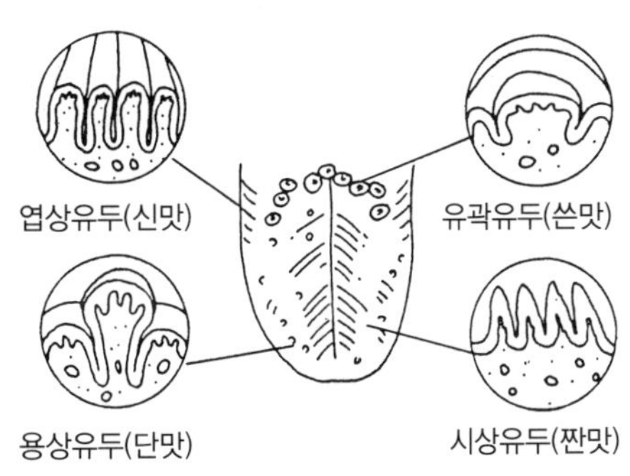

혀의 부위에 따라 감지되는 맛

액을 분비) 등의 통합작용의 결과입니다. 어두운 곳에서나, 코가 막힐 때에 식사를 하면 맛에 대한 만족감이 적어지는 것도 그 때문입니다.

8. 비뇨기 Urinary organ

비뇨기는 혈액에서 요(Urine)성분을 비롯한 불필요한 노폐물을 걸러내어 배설하는 데 필요한 신장, 요관, 방광 및 요도로 구성된 기관입니다.

소변의 생성과정과 배설

- 심장에서 신장으로 보내진 혈액은 네프론(Nephron)의 신소체(신피질)에서 여과되어 불필요한 물질과 노폐물이 가려지는데, 이것이 원뇨(오줌의 근원)입니다.

  네프론(Nephron)은 혈액에서 오줌을 걸러내는 둥근 모양의 신소체(보우만 주머니와 사구체)와 세뇨관으로 1개의 신장에 약 100만 개 가량이 있으며, 혈액이 네프론을 지나는 동안 여과, 재흡수, 분비 등의 과정이 단계적으로 일어나 소변이 만들어집니다.

- 신장에서는 하루에 약 170ℓ 정도 원뇨가 만들어지는데, 이 중 세뇨관에서 영양소 등이 재흡수되어 다시 이용되고 나머지

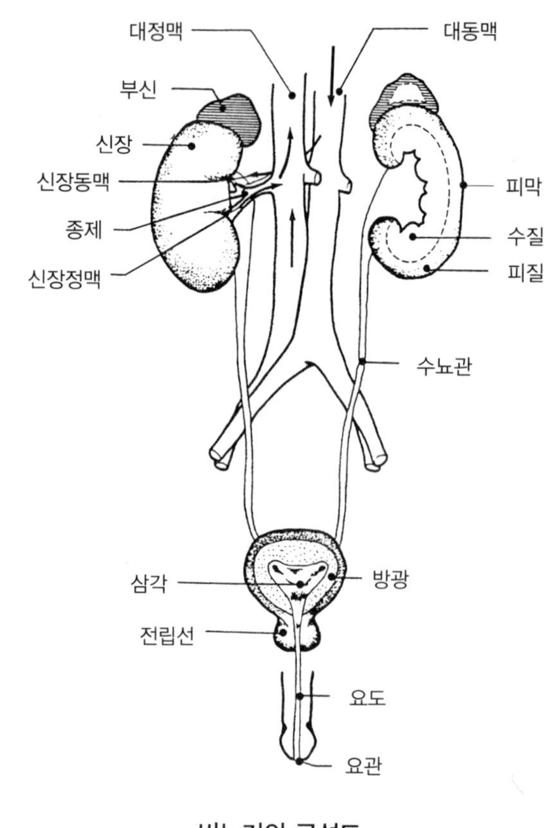

비뇨기의 구성도

1%(약 1.5ℓ)가 오줌으로 되어 요관을 통해 방광에서 모였다 일정량(250~300㎖ 정도)이 차면 요의를 느껴 요도를 통해 체외로 배설합니다.

① 신장(Kidney)

(1) 신장의 구조

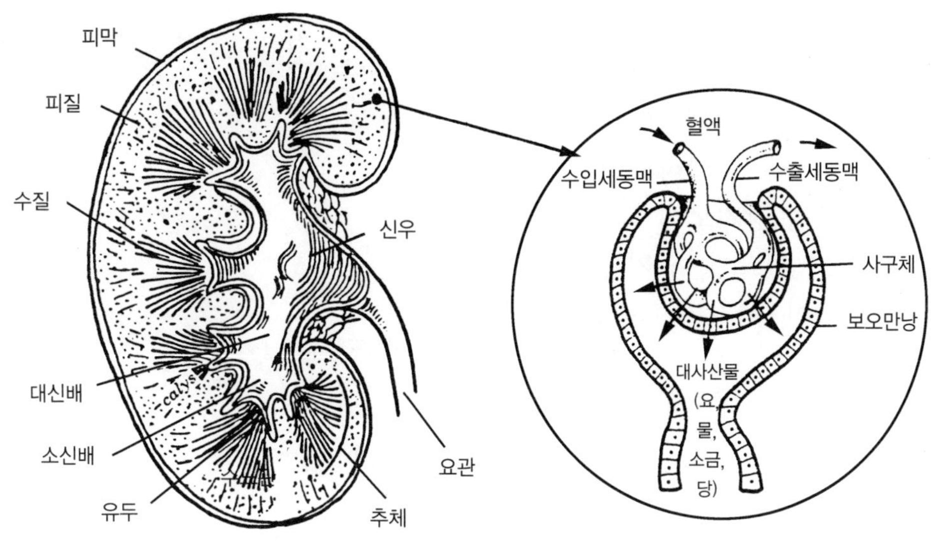

신장과 네프론의 구조도

(2) 신장의 기능

① 체액 성분의 일정한 유지와 혈액의 정화작용

체중의 60%인 체액(수분)은 염분과 영양소 외에 신진대사과정에서 생기는 요소 등 노폐물을 제거하고 혈액을 깨끗하게 하여 신정맥을 거쳐 심장으로 되돌리는 기능을 합니다.

② 체내 약알칼리성 유지

우리 몸에 PH(산과 알칼리의 농도를 나타내는 수치)가 7.4 전후의 약알칼리성을 유지하도록 조정하는 역할을 합니다.

③ 전해질과 내분비 기능 등 작용

전해질인 Na(나트륨), K(칼륨) 등과 수분, 산 등을 조절하여 근육과 신경세포의 기능을 원활히 하며, 조혈 호르몬을 분비하여 골수에서 적혈구를 만드는 작용과 혈압을 조절하며, 인슐린, 부갑상선 호르몬을 분해하고 혈류를 통해 흡수시킵니다.

② 방광(Urinary bladder)

(1) 방광의 구조

방광은 신장에서 생성되어 요관을 통해 흘러 들어온 오줌을 한 동안 저장하였다가 요도로 배설하는 두꺼운 벽을 가진 근육성 장기로서 약 500㎖의 용적을 갖고 있으며, 남자는 치골결합과 직장 사이, 여자는 치골결합과 자궁 사이에 위치합니다.

수뇨관(Ureter)은 신우와 방광을 잇는 길이 약 25cm의 소관으로, 근육층은 3층의 평활근으로 되어 있습니다.

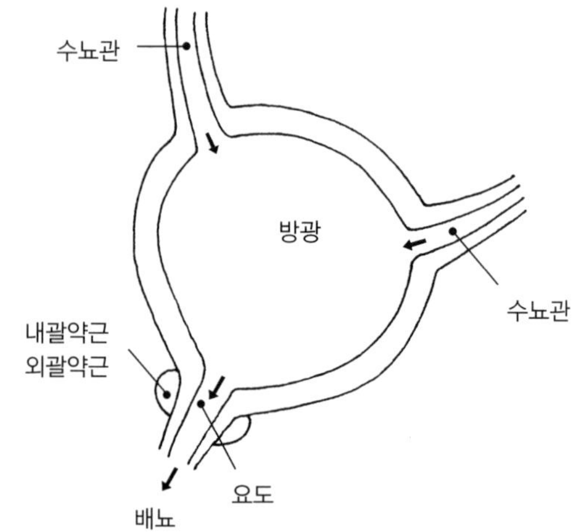

방광의 구조도

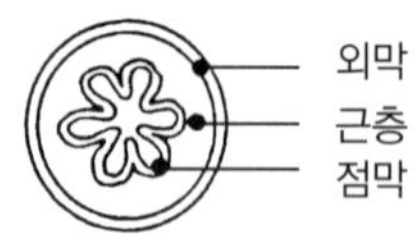

수뇨관의 단면도

(2) 배뇨의 억제

방광 내에 오줌이 250~300㎖ 정도 차서 이 정보가 신경계를 통해 뇌로 전달되어 요의(오줌이 마려운 마음)가 생기면 방광이 수축하고 내괄약근이 느슨해지지만 자연적으로 배설되지 않는 것은 외괄약근의 작용 때문입니다.

외괄약근은 평소 방광의 출구를 닫고 있으며 의식적으로 이완을 시켜야 출구가 열려 요도로 오줌이 배설됨으로써 배뇨를 억제할 수 있습니다.

그러나 방광은 오줌을 저장시킬 수 있는 한계(최고 600㎖)를 넘을 수 없으며 너무 참으면 방광염 등을 유발시키는 원인이 됩니다.

방광에 오줌이 덜 찰 때라도 너무 긴장할 때는 방광의 평활근이 수축하기 때문에 요의를 느낍니다.

③ 요도(Urethra)

(1) 요도의 구조

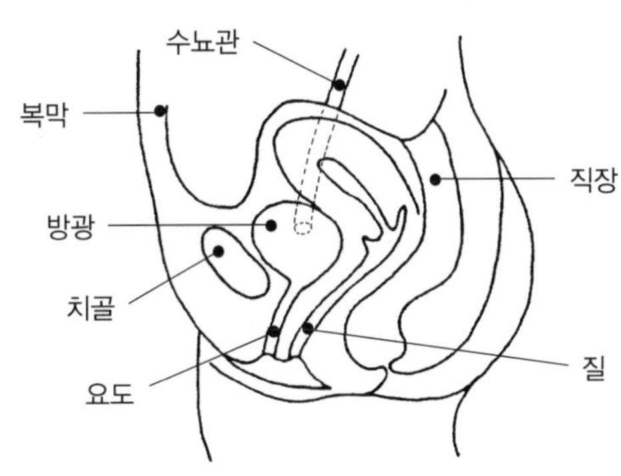

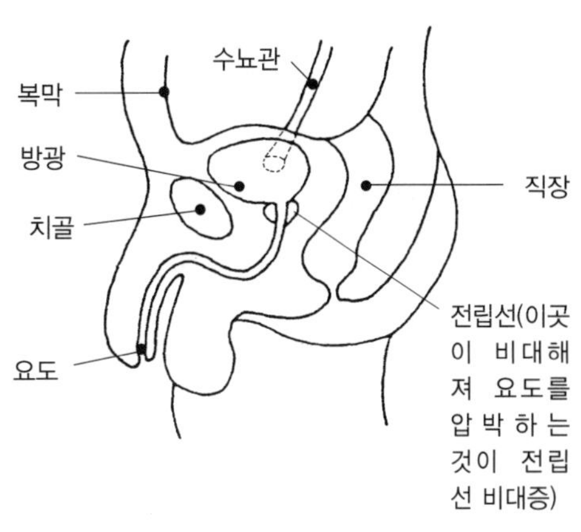

요도와 주변기관

(2) 요도의 기능

　요도는 방광에 모인 오줌을 배설시키는 통로 역할을 하며, 남성과 여성 간에는 큰 차이가 있습니다.

　여성의 요도의 길이는 약 4cm로 짧고, 요도 도중 사이에 배뇨를 위한 수문에 해당하는 내·외괄약근이 있어 배뇨를 다시 조절하며, 오줌만을 배설하는 통로입니다. 특히, 여성에게 방광염이 잘 생기는 원인은 요도가 짧아 요도 입구에 세균이 침입하기 쉽기 때문입니다.

　남성의 요도의 길이는 약 20～30cm로 길며, 배뇨를 위한 수문에 해당하는 내·외괄약근이 전립선 부분의 요도 주위에 있어 배뇨를 다시 조절하고 오줌뿐 아니라 사정시의 정액 통로로 겸하여 이용됩니다.

9. 생식기 Genital & reproductive organ

종족의 번식을 위한 기관으로 남성생식기와 여성생식기로 구분하여 살펴보겠습니다.

① 남성생식기

(1) 생식기의 구조

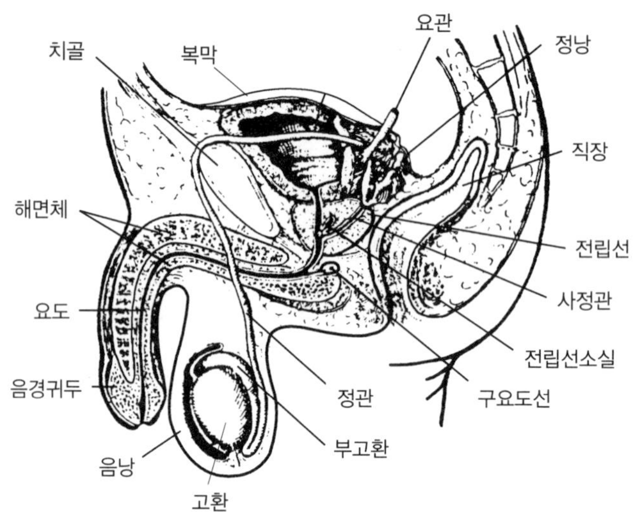

남성생식기

(2) 부위별 구조와 기능

① 음낭

음경의 후방에 달려 있는 좌우 1쌍의 외성기 속에는 고환과 부고환이 있으며, 남성의 외성기에는 음경과 음낭 2개가 있습니다.

② 부고환(정소상체)

음낭 속에 고환이 달려 있으며, 고환에서 만들어진 정자는 10~20일간 이곳에 모여 성숙되고 오래된 정자는 여기서 분해됩니다.

③ 고환(정소)

비교적 평평한 난형으로 좌우 1쌍이 있으며, 늘어나면 약 70cm가 되는 긴 관이 고환 1개에 약 1,000개나 들어 있어서 남성 호르몬과 정자를 만듭니다.

④ 사정관

정관 팽대부와 정낭이 합류하여 사정관이 되며, 나아가 전립선 속을 통과하여 요로와 합류합니다. 사정시 부고환과 정관이 수축하여 정액이 요도로 밀려나가며, 요도와 음경이 수축되어 정액이 체외로 방출됩니다.

⑤ 전립선

밤알을 거꾸로 놓은 모양으로, 요도를 둘러싸고 있습니다. 약산성의 액을 만들며, 이 액이 정액과 함께 사정됩니다.

이 액이 정자의 생명력을 높인다고 하며, 나이가 들면 전립선이 비대해져 요도를 압박하여 소변이 잘 나오지 않는 일도 있습니다.

⑥ 정관

정액이 운반되는 길로, 음낭의 부고환에서 복부로 들어가며 방광의 위쪽에서 뒤로 돌아 들어가 마지막 부위에서 부풀어 정관 팽대부가 되고, 정낭이 분지됩니다.

⑦ 정낭

좌우 정관에 각각 주머니 모양의 정낭이 달려 있으며, 정자가 정관에서 사출되면 이곳에서 정자를 사출합니다. 정액의 약 3분의 2를 점하는 이 액은 정자에 에너지를 조달합니다.

⑧ 음경

교접·배뇨를 위한 기관으로, 성인이 발기가 되지 않을 시의 길이는 약 8cm 정도입니다.

② 여성 생식기

(1) 생식기의 구조

여성의 생식기는 난소, 난관, 자궁, 질 및 외음부(음핵, 소음순, 대음순)로 구성됩니다.

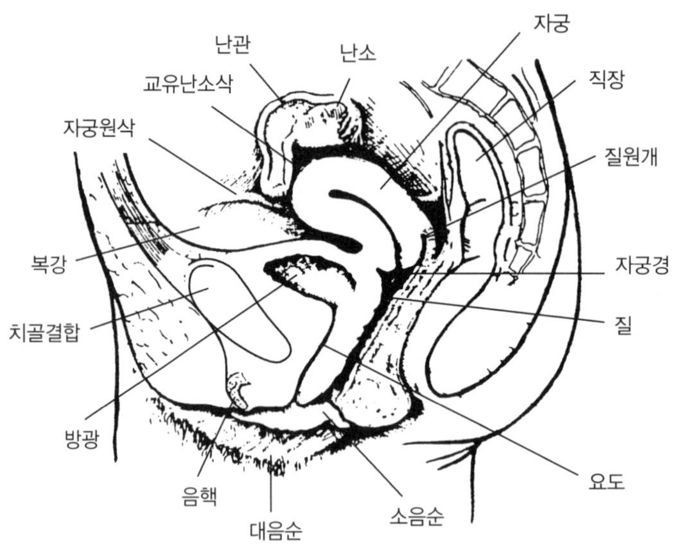

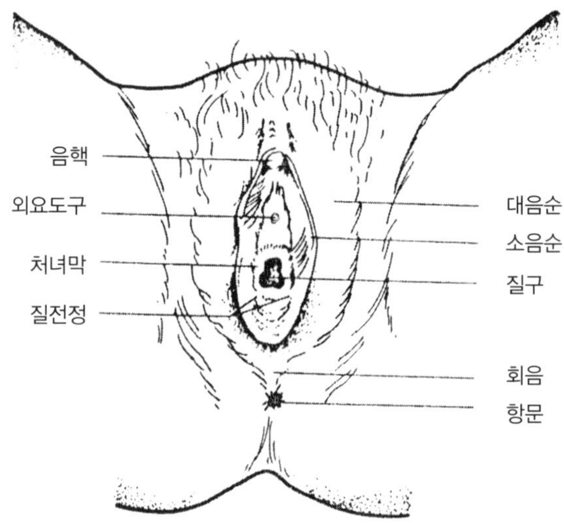

여성생식기와 외음부

(2) 부위별 구조와 기능

① 난소

좌우에 1쌍 있으며, 난자를 성숙시켜 방출시키고, 각종 호르몬을 분비합니다. 이는 남성의 고환에 해당합니다.

② 난관

자궁의 안쪽에서 난소로 통하는 관으로, 배란된 난자를 받아들여 수정시키고, 그 수정란을 자궁까지 안내합니다.

③ 자궁

직장과 방광 사이에 있는 서양배 모양의 기관으로, 임신하지 않았을 때에는 계란크기이며 임신시에는 태아의 배양 캡슐이 됩니다.

④ 질

질은 관 모양의 기관으로, 성교를 위한 교접기와 출산을 위한 산도가 됩니다. 내부는 산성을 유지하여 세균의 감염을 방지하고 있습니다.

⑤ 음핵

일명 클리토리스. 소음순 앞에 있으며, 극히 민감한 부위입니다. 남성의 음경에 해당되며, 성적으로 흥분되었을 때에는 충혈되어 발기합니다.

⑥ 소음순

대음순의 내측에 있는 좌우 2열의 피부 주름으로, 꽤 민감한 부위입니다.

⑦ 대음순

소음순의 외측에 있는 좌우 2열의 피부 주름으로, 남성의 음낭에 해당합니다.

10. 근 · 골격기 Musculo skeletal organ

근 · 골격기는 결합조직으로서 인체 구성의 지주 역할을 하며 중요 장기의 보호 및 인체에 약동감을 주는 운동기능을 수행하는 뼈(골), 관절과 근육 등으로 구성 됩니다.

① 골(뼈)

(1) 뼈의 구조와 기능

뼈는 원시결합조직으로 발생하여 태아의 성장기와 소아기와 청년기까지 계속 성장하며 보통 여자는 18세, 남자는 20세에 뼈의 성장이 완성됩니다.

- 뼈는 골조직, 골막, 골수로 이루어진 기관으로 그 형태에 따라 장골, 연골, 종지 골, 편평골, 불규칙골, 함기골 등으로 분류합니다.

  뼈의 구조는 일반적인 것이 장골의 경우를 보면 결합조직으로 표층을 이루는 **골막, 치밀골**과 그 속에 있는 **해면골**로 나뉘며, 중심부는 골수가 가득 찬 **골수 강**입니다.

- 외부에서 힘을 가해도 뼈가 있는 부분에만은 힘이 걸리지 않는 것은 구멍이 있 기 때문입니다.

  골막의 구멍 속에는 혈관과 신경이 통과하고 있으며, 혈액이 가득 찬 골수강 등으로 충격에 의해 손상되지 않도록 되어 있는 복잡하고 정교한 구조입니다.

- 성장기에는 골아세포의 작용으로 뼈가 자라며, 뼈가 부러졌을 때에도 골아세포 의 활약으로 뼈가 수복됩니다.

  성인의 뼈도 **골아세포**와 **파골세포**의 공동작용으로 항상 새롭게 대치되며 또, 혈액 중의 칼슘 농도를 일정하게 유지하고 있습니다.

- 칼슘과 인은 몸의 기능을 정상으로 유지시키는 중요한 영양소로 뼈 속에는 인 체 칼슘의 99%, 인의 85%가 저장되어 있습니다.

  몸에 칼슘이 부족해지면, 뼈에서 보급받아 사용합니다. **─ 칼슘의 저장고**

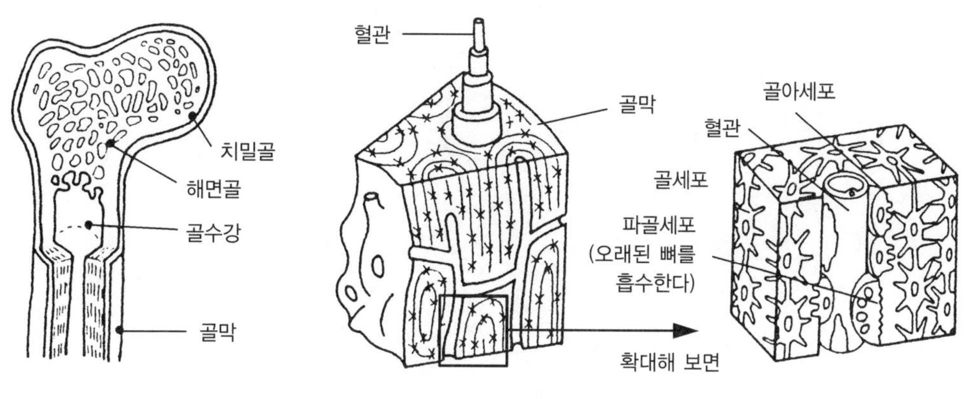

뼈의 구조도

(2) 골격의 구조와 분류

골격(뼈대)은 뼈가 206개로 조립되어 몸의 구조를 지탱하는 지주 역할과 근육이나 인대의 부착부가 되고, 여러 개의 뼈가 모여 빈자리를 마련하여 그 속에 장기들을 보호하며, 혈액을 만드는 조혈장기이며 무기물의 저장장소 등의 기능을 합니다.

골격의 분류

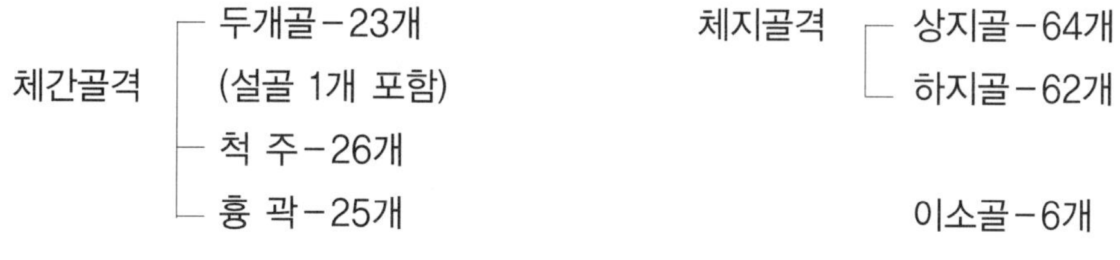

계 206개

전두골
경추
어깨
쇄골
견갑골
상완골
팔
요골
척골
흉골
늑골
연골
가슴
장골
선골
치골
골반
손과 손목
수근골
중수골
모지골
대퇴골
슬개골
다리와 무릎
경골
비골
중족골
지골
모지절골
발과 발목

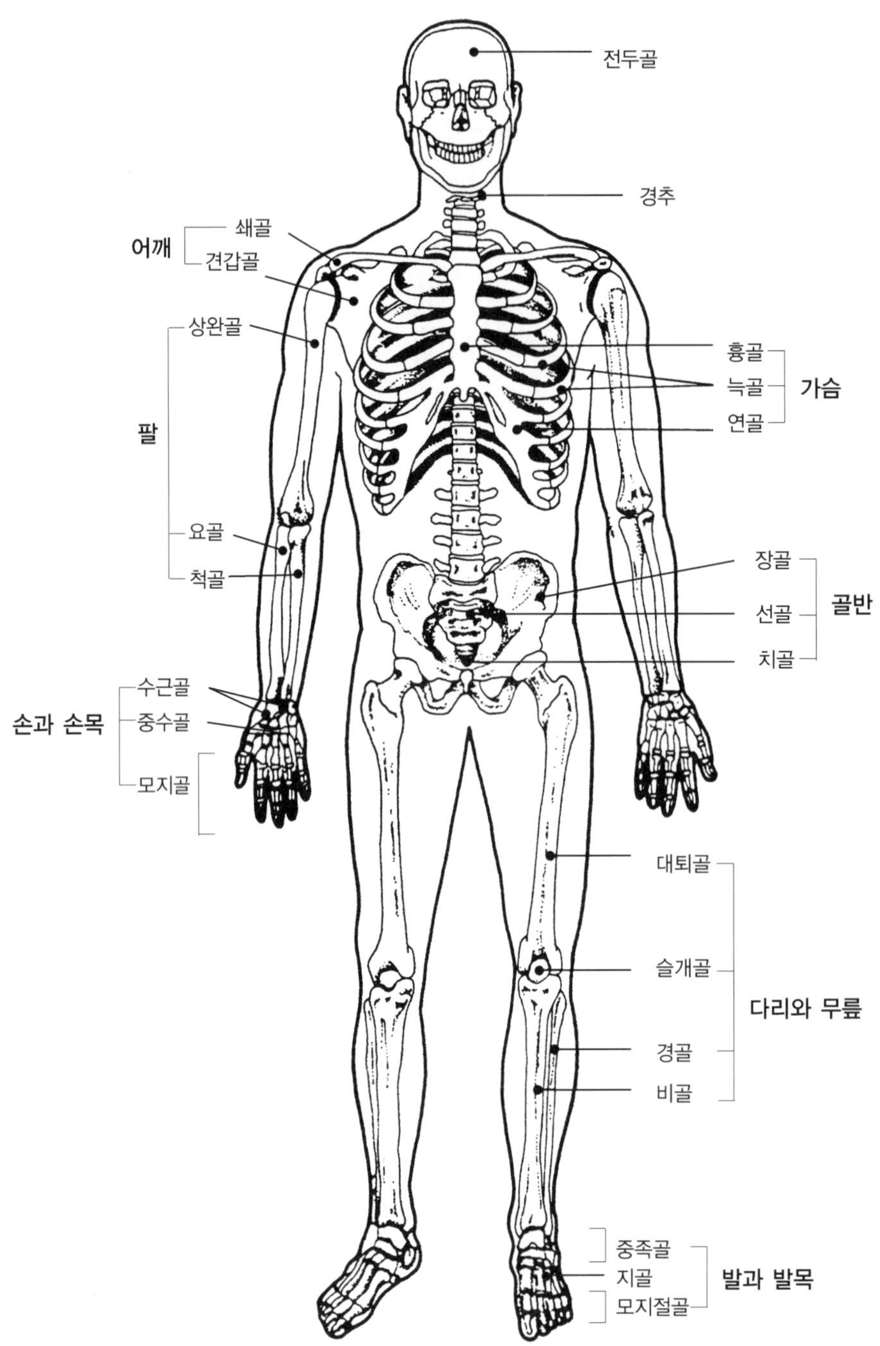

인체의 골격

① 두개골

두개골은 머리를 이루는 골격으로서 뇌를 싸는 뇌두개와 안면을 형성하는 안면
두개로 구분되며, 15종 23개의 분리골로 구성되어 있습니다.
- **뇌두개** – 전두골, 두정골, 측두골, 후두골, 전협골, 사골
- **안면두개** – 비골, 누골, 상악골, 하악골, 서골, 관골, 구개골, 설골

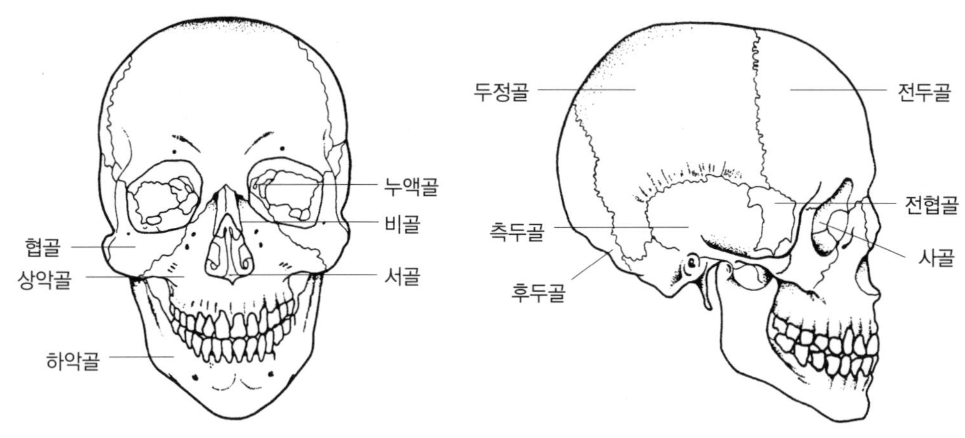

두개골의 앞면과 측면

② 척주

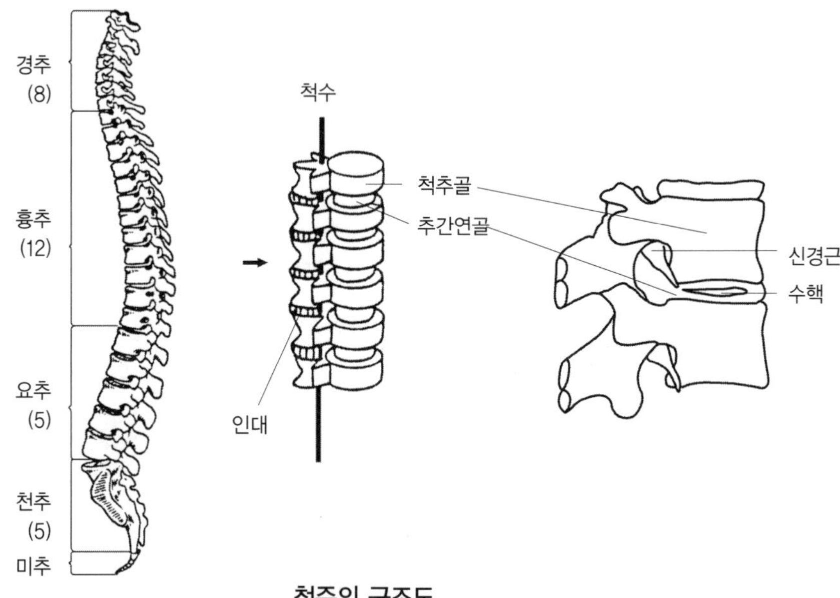

척주의 구조도

등뼈에는 단단한 척추골과 완충 역할을 하는 추간연골 26개가 상호 세밀히 연결되어 있기 때문에 상체를 전후좌우로 굽히거나 자유롭게 비틀 수 있을 뿐만 아니라 보행시에도 충격을 흡수하는 용수철 역할을 합니다.

예를 들면 점프하여 착지할 때의 충격이 뇌로 가지 않도록 등뼈와 발에서 충격을 흡수하고 또 신경의 중추인 척수도 보호하고 있습니다.

③ 흉곽

흉곽은 12개의 흉추, 12짝의 늑골 및 1개의 흉골로 형성되며 그 속에 넓은 흉강이 있어 내장을 간직하고 보호합니다.

흉골은 흉곽의 앞쪽에 있는 장방형의 편평골로, 양쪽에 있는 쇄골과 늑골을 연결합니다.

늑골은 흉추와 흉골을 잇는 12짝의 긴 뼈로서 흉곽의 외측벽을 구성합니다.

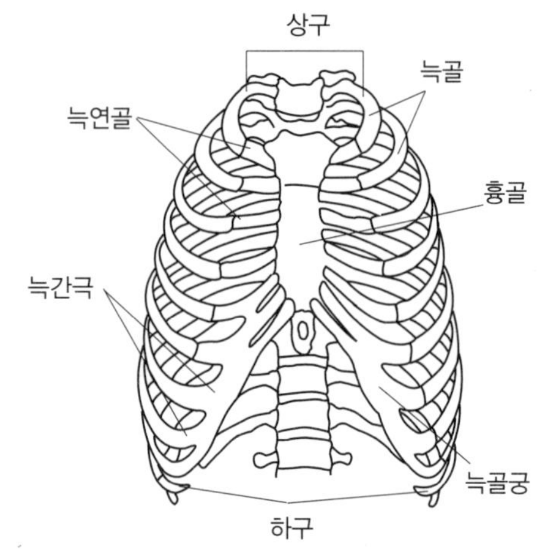

흉곽의 구조도

④ 상지골과 하지골

상지골은 견갑골과 쇄골로 되는 상지대와 상완골 · 요골 · 척골 · 수골로 되는 자유상지골이며, **하지골**은 관골(장골, 좌골, 치골)로 되는 하지대와 대퇴골 · 슬개골 · 경골 · 비골 및 족골로 되는 자유하지골로 이루어져 있습니다.

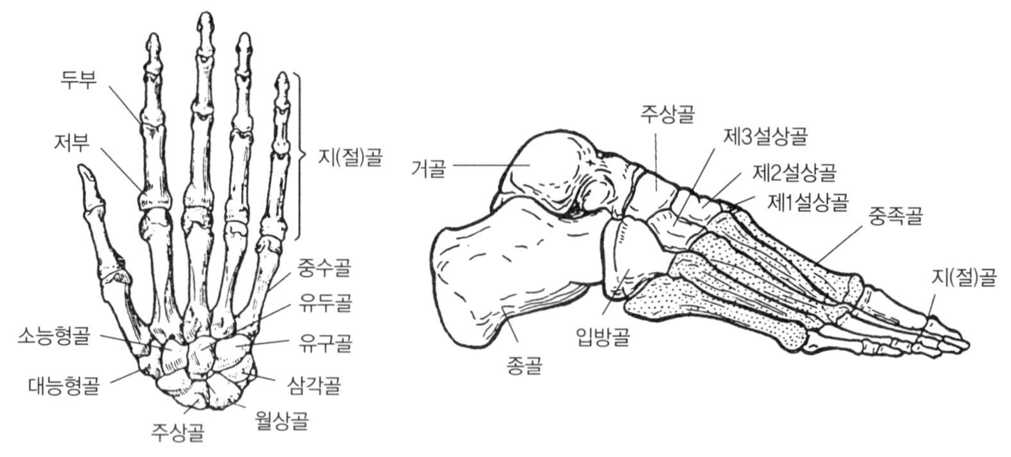

바른손의 골격(배측면)　　　　　바른발의 골격(외측면)

② 관절(Articulation/Joint)

(1) 관절의 구조와 기능

관절은 뼈와 뼈가 2개 또는 그 이상이 서로 연결되는 부분으로 관절두와 이것을 넣는 관절와가 요철로 마주보고 있으며, 이 주위를 관절포라는 조직이 감싸고 있고, 마주보는 면은 관절연골로 감싸고 있습니다.

- **연골**은 뼈의 이음매의 조직이 상하지 않게 하는 표면이 매끄러운 연골, 늑골을 연결하는 연골과 같이 부풀거나 수축하는 것을 돕는 완충 역할을 하는 연골이 있습니다.
- **인대**는 관절이 반대 방향으로 굽거나, 빠지지 않도록 외측을 고정시키는 섬유상의 띠의 역할을 합니다.
- **활막**은 활액의 점액을 분비하여 관절면의 작동을 부드럽게 하고 뼈가 마모되지 않도록 보호하는 역할을 합니다.

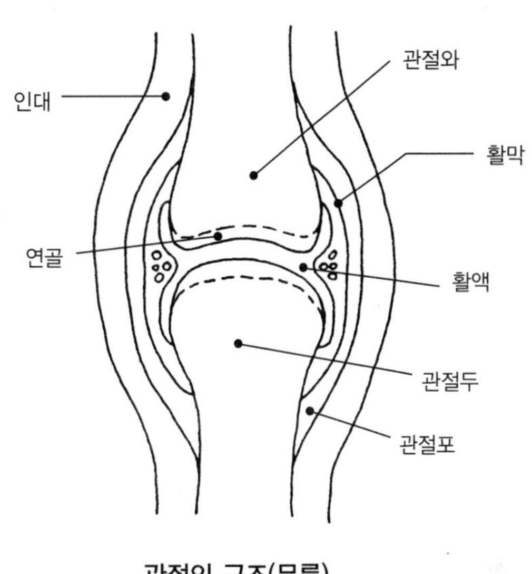

관절의 구조(무릎)

(2) 관절의 분류

관절의 분류에는 여러 가지 방법이 있으나 관절하는 뼈 사이에 존재하는 조직의 종류와 그 형태에 따라 분류합니다.

① 섬유성 관절

관절하는 뼈 사이를 섬유성 결합으로 연결짓는 대부분 잘 움직이지 않는 부동성 관절로 3형으로 구분합니다.

- **인대결합** – 뼈를 연결짓는 섬유성 결합조직의 양이 많은 경우
- **봉합** – 뼈를 연결짓는 섬유성 결합조직의 양이 적은 경우
- **정식** – 치아의 경우같이 뾰족한 끝이 오목한 곳에 박혀 있는 경우

② 연골성 관절

연결되는 뼈 사이에 연골조직이 이어 있는 관절로서 약간의 운동이 가능하며, 초자연결로 연결되는 **연골결합**과 섬유연골로 연결되는 **섬유결합**의 2형이 있습니다.

③ 활막성 관절

운동이 잘 되는 일반적인 관절로 관절면의 모습에 따라 분류합니다.

㉠ **평면관절** : 마주보는 관절면이 평면을 이루어 운동이 매우 제한된 관절

㉡ **접번관절** : 관절하는 뼈의 장축과 직각을 이룬 수평축 주위를 운동하는 관절

㉢ **차축관절** : 차 바퀴와 같이 관절하는 뼈의 장축둘레를 따라 운동하는 관절

㉣ **구(상)관절** : 관절두가 구상을 이루는 관절 – 운동범위가 가장 큰 관절

㉤ **과(상)관절** : 관절면이 타원형을 이루어 그 장축과 단축의 2방향으로 운동하는 관절(수근관절)

㉥ **안(상)관절** : 과(상)관절과 비슷한 운동을 하면서 관절면이 말 안장과 같은 모습을 한 관절

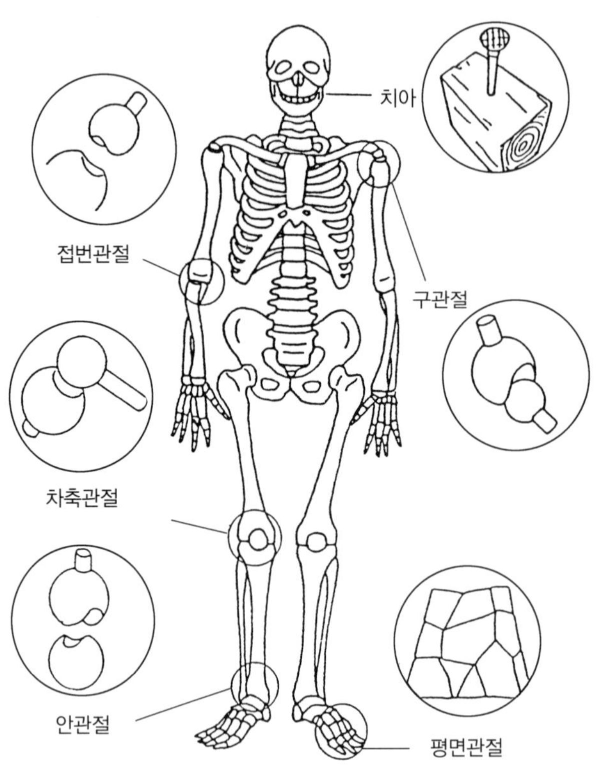

관절의 종류 모형도

③ 근육(Muscules)

(1) 근육의 구조와 기능

① 근육의 구조와 분류

근육의 구조는 종류에 따라 다르지만 가늘고 긴 섬유로 되어 있습니다.

근육의 일반구조(골격근)는 근섬유로 구성된 결합조직에 의해 싸여 있고, 그 양 끝은 **건(힘줄)**과 넓적하고 얇은 **건막**으로 폭넓게 뼈에 부착되어 있으며, 중간부는 근조직이 많은 수축성 요소덩어리인 **근복**을 이루고 있습니다.

근육의 부속기로 피부 밑에 있는 작은 근육을 제외하고는 모든 근육을 싸고 있는 질긴 섬유막인 **근막**, 마찰력을 방치하는 **활액낭**과 **건초**, 운동신경, 지각신경, 자율신경의 종말부 등으로 복잡한 구조로 연결되어 있습니다.

근육은 인체조직 중에서 수축성이 강한 조직으로 뜻대로 움직일 수 있는 수의근인 **골격근**과, 뜻대로 움직일 수 없는 불수의근인 **평활근**과 **심장근**의 3종류로 분류합니다.

- **골격근**을 이루는 근세포와 근섬유는 원추상이며, 근세포는 세포막인 근초로 싸여 있고, 핵은 여러 개 있으며, 세포막 밑에 불규칙하게 배열되어 있습니다. 근섬유는 골격근에 가로무늬와 세로무늬의 구조를 나타내는 가는 섬유로서, 전체적으로 볼 때 가로무늬인 횡문으로 나타나 마음대로 조절하는 **수의근**입니다.
- **평활근**은 근세포의 크기가 일정하지 않은 방추상으로, 핵은 1개 있으며, 근형질은 근원섬유로 차 있고, 골격근이나 심장근의 근원섬유에서 볼 수 있는 뜻대로 조절 못하는 **불수의근**입니다.
- **심장근**을 이루는 근세포는 골격근보다 짧고 가늘며 대체로 원추상으로, 핵은 1개이며, 근원섬유는 골격근과 같이 배열되어 횡문을 이루나 우리의 뜻대로 조절 못하는 **횡문 불수의근**입니다.

② 근육의 기능 – 수축과 이완의 작용

골격근은 많은 세포로 구성되며, 이 세포의 하나하나가 굵은 근과 가는 근의 두 종류로 번갈아 배열되어 있어서 힘을 주면 서로 잡아당기고, 힘을 빼면 느슨해져 떨어지는 수축하는 근육과 이완되는 근육이 쌍을 이루어 모든 운동을 할 수 있게 됩니다.

(2) 근육의 종류

근육이 골격에 부착된 양끝 중 운동범위가 작고 안정된 근위부를 기시(부), 운동범위가 큰 원위부를 정지(부)라 합니다.

근육의 모습은 근섬유와 건(힘줄)과의 배열에 따라 구분하면 근복이 굵고 양끝에 건이 있는 가장 전형적인 근육인 방추상근, 새 날개 모양인 우상근·반우상근, 기시부의 개수에 따라 이두근·삼두근·사두근·거상근, 그리고 2개의 근복으로 나뉘는 이복근 등이 있습니다.

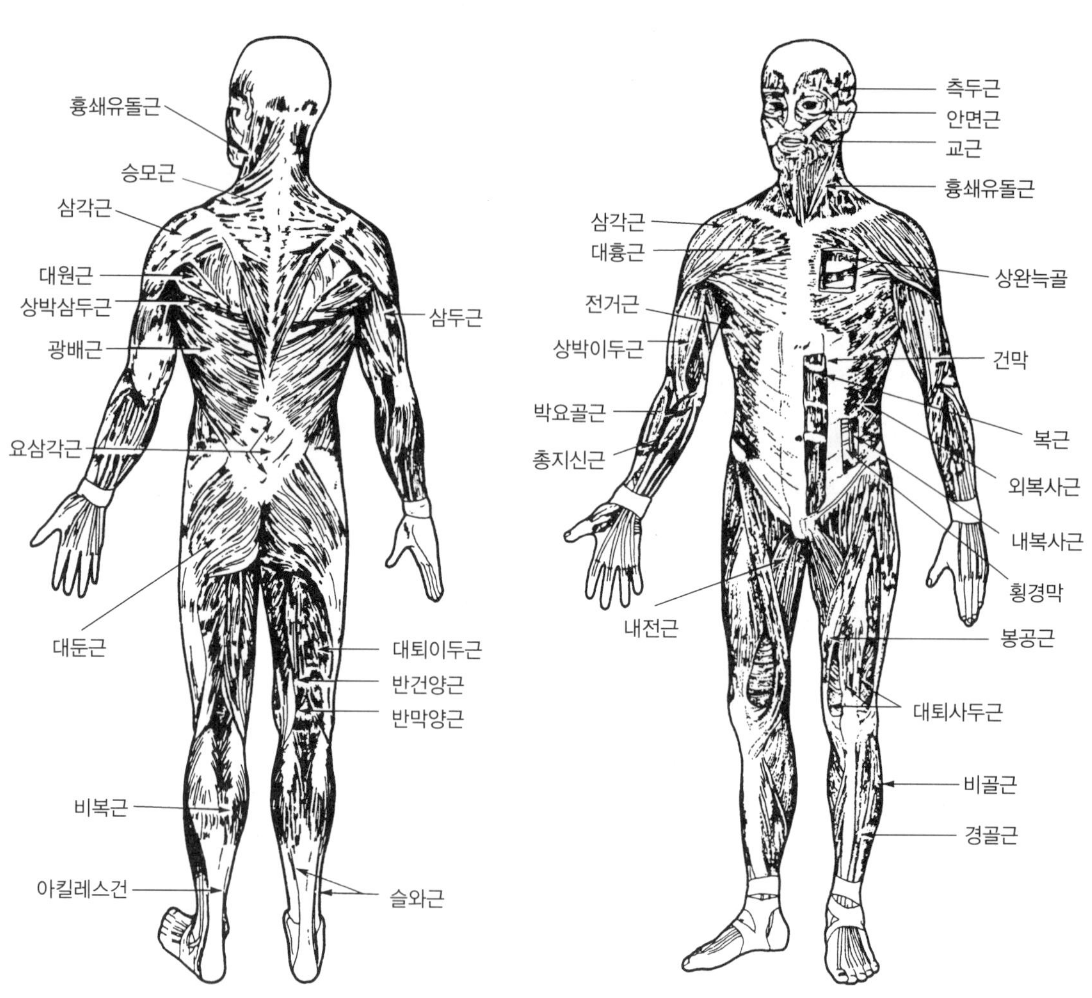

인체의 주요 골격근

11. 경락기 經絡器

① 경락기의 구조와 기능

동양의학(한의학)에서는 우리 몸에는 눈에 보이지 않는 기(氣)의 순환로인 **경락**과 기(氣)가 많이 모이는 곳인 **경혈**로 구성되는 기(氣)의 순환계가 있으며, 서양의학의 개념을 인용하여 임의적으로 경락기로 분류합니다.

(1) 경락(經絡)

우리 몸이 생명을 유지하는 데 절대적으로 필요한 기(氣)의 순환은 혈관과 신경같이 인체의 장기와 기관인 호흡기, 순환기, 소화기, 조혈·면역기, 신경기, 분비기, 감각기, 비뇨기, 생식기, 근·골격기 등의 조직을 그물과 같이 연결하여 체계적으로 운행하고 있습니다. – **기혈(氣血)의 순환로**

혈관과 신경같이 보이지 않기 때문에 서양의학에서는 무시되어 왔으나, 동양의학의 집중적 연구와 현대과학의 접목으로 기(氣)의 순환로인 경락의 존재를 인정하게 되었으며, 각종 질병의 진찰과 치료에 획기적인 진전을 보게 되었습니다.

① 경락의 분류

경락은 **경맥**(12정경과 기경 8맥, 12경별, 12경근, 12피부)과 **낙맥**(15락, 부락, 손락)의 총칭이며, 경맥이 경락의 주체가 되고 낙맥은 경맥의 분지로서 그물처럼 서로 얽혀 전신에 분포되어 상하 내외를 연결하고 있는 기혈이 활동하는 데 중요한 통로인 기혈(氣血)의 순환로입니다.

자연의 기(氣)가 12개월 365일이 있듯이 인체도 12정맥과 365개의 경혈이 있다고 보며, 12정경의 기(氣)가 과부족이 오면 기경 8맥은 기(氣)의 창고의 역할을 하여 보완과 조절 기능을 하며, 15낙혈은 12정경과 기경 8맥을 연결하는 허실을 조절하는 연결 통로이며, 손락과 부락은 신체의 말단 곳곳에 분포되어 기(氣)의 운행이 되게 합니다. 그러므로 경맥은 상·하로 통하는 큰 강과 같으며, 낙맥은 좌·우를 연결하는 샛강이라 하겠습니다.

계통별 경락의 종류

경맥	**12정경**	• 수태음 폐경 • 수양명 대장경 • 족양명 위경 • 족태음 비경	• 수궐음 심포경 • 수소양 삼초경 • 족소양 담경 • 족궐음 간경	• 수소음 심경 • 수태양 소장경 • 족태양 방광경 • 족소음 신경
	기경 8맥	• 임맥 – 전중단혈(복부중앙선) • 독맥 – 후중단혈(척추중앙선) • 충맥 • 대맥 • 음유맥 • 양유맥 • 음교맥 • 양교맥 부속 12정경 사이		
	12경별, 12경근, 12피부			
낙맥	**15락 손락 부락**	경맥을 따라 옆으로 뻗어 분지된다. 경맥으로부터 뻗어 온몸에 분포되어 있다. 몸의 겉부분이 낙맥이다.		

㉠ 12정경(十二正經)

12정경은 인체의 5(6)장인 폐장, 비장, 심장, 신장, 간장, (심포)과 6부인 대장, 소장, 위장, 방광, 담, 삼초를 체계적으로 연결한 순환로로 6장 6부의 이름의 위에 붙여 폐경, 비경, 심경, 신경, 간경, 심포경, 대장경, 소장경, 위경, 방광경, 담경, 삼초경이라 합니다.

각 경마다 좌우 대칭으로 있어 24개의 경로인 정경 12경이 됩니다.

동양의학에서의 장부는 인체의 내장의 기능을 6장 6부로 나누어 설명하는데, 비장은 해부 생리학에서는 췌장을 가리키고 있고, 심포(心包)는 심장을 싸고 있는 장기를 가상하고 혈액순환작용을 하는 혈관 등의 총칭으로, 삼초(三焦)는 현대의 생리학에서는 임파계를 말하는 것으로 이해하면 되겠습니다.

㉡ 기경 8맥(奇經八脈)

5(6)장 6부는 각각 독특한 자기 고유의 경락을 두고 있으면서 음양오행의 법칙에 따라 서로 도와주기도 하고 견제 또는 억제하면서 경락을 지휘하고 있지만, 기경 8맥은 임맥, 독맥, 충맥, 대맥, 음유맥, 양유맥, 음교맥과 양교맥 등으로 자기가 소속된 장부도 없어 직접 장부와 연계되어 있지 않으나 인체 각 기관의 활동을

조절, 통제하는 작용에 관계합니다.

몸의 정면 중앙에 있는 임맥과 등쪽 중앙에 있는 독맥의 정중단혈이 지나가고 기타 6맥은 12정경의 사이에 달려 있습니다. 12정경에 임맥과 독맥을 포함하여 경락학적으로 순환체계를 총칭하여 14경맥이라고도 합니다. 기경 8맥은 생명의 근원이라는 뜻인 명문(命門)이 총괄하여 지휘하고 있으며, 내장의 기능과 성장, 발육, 번식 등을 담당하고 인체에서 가장 기본적이고 선천적인 기능을 가지고 있습니다.

☺ 인체의 생리조절기능

현대의학에서 말하는 생리학적인 신경과 내분비 작용은 동양의학에서는 기경에 의해 신체 생리작용을 하는 것으로 이해하면 되고, 굳이 연관해서 생각하는 학자들도 많아 참고로 소개합니다.

임맥 – 갑상선	독맥 – 뇌하수체	음유맥 – 남성 호르몬
양유맥 – 부신	음교맥 – 난포 호르몬	양교맥 – 여성 호르몬
대맥 – 흉선	충맥 – 부갑상선	

ⓒ 낙맥(絡脈) – 십오락혈

낙맥은 12정경에서 갈라져 나온 줄기로, 12정경의 혈들로 이루어집니다.

12정경은 음경과 양경으로 나누어지는데, 음양에 허실(虛實)〈정기(精氣)가 부족한 상태인 허(虛)와 사기(邪氣)가 넘치는 실(實)〉이 생겨 음양조화가 무너지면 십오락혈은 음양의 허실을 해소하여 음양의 상호조절을 하는 음양경락의 연결통로 역할을 하며, 만성 질병을 치료하는 데 특히 좋은 혈로 알려져 있습니다.

② 경락의 명칭

- 음양오행설(陰陽五行說)을 근본으로 하는 동양의학은 사람의 장부의 기능을 오(육)장(폐장, 비장, 심장, 신장, 간장, 심포〈혈관의 총칭〉)을 양(陽)으로, 육부(대장, 소장, 위장, 방광, 담낭, 삼초)는 음(陰)으로 구분합니다.

  이들 음양이 상반된 대립 속에서도 오묘한 조화를 이루고 있는 것은 전신을 연결하는 기혈의 순환로인 경락으로써 연결하여 기혈이 유통하여 전신의 기능을 지배합니다.

  경락 중에서 가장 중추적인 것은 수족(手足)의 말단에 위치하는 12정경과 기경 8맥 중 2기경(임맥, 독맥)으로 14경락입니다.

12정경을 음양에 따라 분류하면 수족(手足)에는 각각 3개의 음의 경맥인 태음, 궐음, 소음과 각각 3개의 양의 경맥인 양명, 태양, 소양이 있어 12경맥이 됩니다.

• 기혈의 흐름은 손과 발의 양 끝단을 통하여 흐르며, 양의 경락은 내려오고 음의 경락은 올라가서 서로 순환을 하게 합니다.

수삼음경은 가슴에서 팔 안쪽을 거쳐 손바닥 안으로 흐르고, **수삼양경**은 손 끝에서 팔 안쪽을 거쳐 머리로 흐르고 있으며, **족삼음경**은 발 안쪽에서 시작하여 다리를 타고 가슴으로 흐르고, **족삼양경**은 머리에서 아래로 내려와 다리 외측을 거쳐 발로 흐릅니다.

12정경의 명칭 분류

手三陰經 (손의 3음경)	手太陰肺經 (수태음**폐경**)	手小陰心經 (수소음**심경**)	手厥陰心包經 (수궐음**심포경**)
手三陽經 (손의 3양경)	手陽明大腸經 (수양명**대장경**)	手太陽小腸經 (수태양**소장경**)	手少陽三焦經 (수소양**삼초경**)
足三陰經 (다리 3음경)	足太陰脾經 (족태음**비경**)	足少陰腎經 (족소음**신경**)	足厥陰肝經 (족궐음**간경**)
足三陽經 (다리 3양경)	足陽明胃經 (족양명**위경**)	足太陽膀胱經 (족태양**방광경**)	足少陽膽經 (족소양**담경**)

③ 경락의 순환

12정경에서 기의 순환은 체계적으로 이루어져 각 부 장기의 기능을 원만히 하며, ① 폐경에서 출발하여 ② 대장경 ③ 위경 ④ 비경 ⑤ 심경 ⑥ 소장경 ⑦ 방광경 ⑧ 신경 ⑨ 심포경 ⑩ 삼초경 ⑪ 담경을 순서대로 경락을 돌아서 마지막 ⑫ 간경에 도달하고 다시 ① 폐경으로 되돌아갑니다.

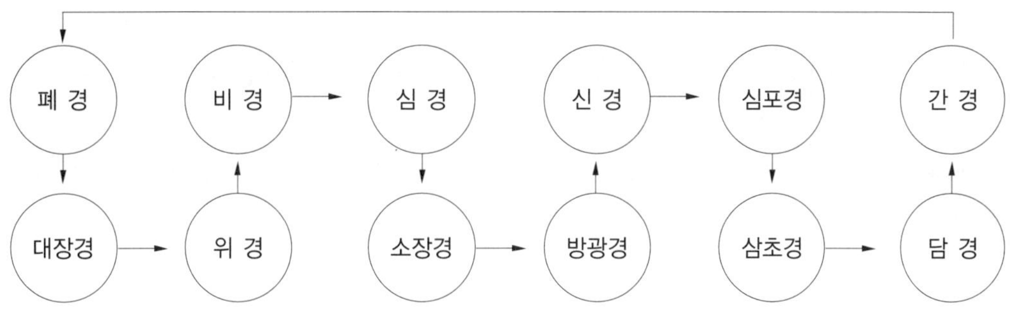

음식물과 공기(산소)를 위와 폐를 통해 받아들여 에너지(氣)가 되어 인간 생활의 원동력으로 사용하고 신(腎)에 저장하였다 삼초의 원기(元氣)가 되어 경락으로 흘러 들어가 인체를 끊임없이 순환하여 생명을 유지할 수 있게 합니다.

❀ 삼초(三焦 : 원기가 생성되어 나가는 통로)

- 상초(上焦) : 횡경막 위의 심(心)과 폐(肺) → 위기(衛氣)의 방어작용
- 중초(中焦) : 횡경막 아래에서 배꼽까지, 위와 비(脾) → 영기의 영양보충
- 하초(下焦) : 배꼽 아래 하복부 → 신(腎 : 원기의 근본)과 방광(膀胱 : 배설)

④ 경락과 경혈의 과학적인 증명

해부학적으로 보이지 않는 경락과 경혈은 여러 가지 과학적인 방법으로 증명이 되고 있어 사례를 소개합니다.

- 인간은 내부기관에 질병이 생기면 피부에 민감한 반응을 나타내며, 이를 **통각 과민점**이라 하여 재활의학이나 통증의학에서 Trigger point(트리거 포인트)로 활용하는데 이것은 인체의 경혈과 일치합니다.
- 적외선을 이용한 컴퓨터 전신 체열 촬영기(D.I.T.I 스모그라피)는 경혈을 이용한 치료 전과 치료 후의 검사로 진단과 치료에 크게 기여합니다. 첨단의 레이저나 저주파, 온열요법도 경혈을 이용하지 않고는 치료효과를 기대할 수 없습니다.
- 초음파 진단기의 발달로 내장의 상태를 관찰할 수 있게 되었습니다.

위경의 주요 경혈에 침술을 이용하여 자극을 했을 때 위장관의 연동운동이 일어나면서 위액의 분비가 촉진되는 반응이 일어남이 확인되었으며, 이는 경혈이 기(氣)의 순환로인 경락을 통하여 위장에 연결되어 위장의 기능과 밀접한 관계가 있음을 증명하는 실험 예입니다.

(2) 경혈(經穴)

경혈은 눈에 보이지 않는 일종의 에너지인 기(氣)가 가장 많이 모이는 곳, 기(氣)가 출입하는 반응점으로 공혈(空穴), 기혈(氣穴)이라고도 합니다.

인체 내에는 14경맥(12정경과 임맥, 독맥)의 354개(또는 365개)와 새로이 발견된 200여 개의 경외기혈(經外奇穴)의 경혈이 있는 것으로 보고됩니다.

인체의 주요 경혈수

경 락 명	경 혈 수	경 락 명	경 혈 수
수태음폐경(手太陰肺經)	11(22)혈	족소음신경(足少陰腎經)	27(54)혈
수양명대장경(手陽明大腸經)	20(40)혈	수궐음심포경(手厥陰心包經)	9(18)혈
족양명위경(足陽明胃經)	45(90)혈	수소음삼초경(手少陰三焦經)	23(46)혈
족태음비경(足太陰脾經)	21(42)혈	족소양담경(足少陽膽經)	43(86)혈
수소음심경(手小陰心經)	9(18)혈	족궐음간경(足厥陰肝經)	13(26)혈
수태양소장경(手太陽小腸經)	19(38)혈	임맥(任脈)	24혈
족태양방광경(足太陽膀胱經)	63(126)혈	독맥(督脈)	27혈
		계	**354(657)혈**

몸의 좌우에 있는 12정경의 경혈은 모두 합하면 606혈(각 303혈)이 되고 임맥과 동맥의 51혈을 합하면 657혈이 되는 셈입니다.

① 경락과 경혈의 관계

경락과 경혈의 관계를 이해하기 쉽게 기차의 역과 선로의 관계로 비유하면 선로는 경락, 역은 경혈, 열차는 기(氣)가 됩니다. 예를 들어 서울역(경혈)과 부산역(경혈) 사이에 열차(氣)가 다니는 선로(경락)를 경부선(경락명)이라 합니다. 경부선(경락명)에는 수많은 역(경혈)들이 있어 열차(氣)가 서서 승객이 내리고(氣의 발산), 다른 승객을 태워서(氣의 보급) 목적지까지 기차의 정상운행(氣의 순환)이 이루어집니다. 어느 선로(경락)에서 사고가 생기면 열차(氣)가 다니지 못하게 되었을 때(병의 발생), 가까운 역(경혈)을 기점으로 복구작업(치료)을 시작합니다. 때로는 아주 멀리 떨어진 관계가 없는 것 같은 장소에서 교통혼잡(병)의 원인으로 열차(氣)가 움직이지 못할 때(병의 발생)도 있습니다. 이 때는 먼 곳의 교통혼잡역(경혈)을 교통해소(치료)시켜야 열차(氣)가 개통하여 운행(치료)이 될 수 있습니다.

② 12정경 및 기경 8맥(임맥, 독맥)의 주요 경혈

경락명	통과부위	시종부위	주요 경혈명	경혈수
폐 경	상지내측 어깨	엄지(손)－어깨	소상, 태연, 연결, 척택, 중부	11혈 (좌우 22혈)
대장경	상지외측 목－머리정면	2지(손)－코 옆	상양, 태연, 삼간, 합곡, 편력, 곡지, 견우, 화로, 영향	20혈 (좌우 40혈)
위 경	하지정면 흉복부－머리정면	2지(발)－눈 밑	여태, 충양, 풍융, 족삼리, 기충, 결분, 하관, 두유	45혈 (좌우 90혈)
비 경	하지내측 흉복부	엄지(발)－가슴	은맥, 태백, 공손, 삼음교, 음릉천, 혈해, 복결, 복애, 주영	21혈 (좌우 42혈)
심 경	상지내측 겨드랑	5지(손)－겨드랑	소충, 신문, 통리, 소해, 극천	9혈 (좌우 18혈)
소장경	상지외측 어깨, 안면	5지(손)－어깨	소택, 양도, 견정, 천창, 권료, 청궁	19혈 (좌우 38혈)
방광경	하지측면 배요성부 머리후면 머리전면	5지(발)－눈 옆	지음, 경골, 비양, 승산, 위중, 방광 유, 소장유, 대장유, 신유, 삼초유, 위유, 비유, 담유, 간유, 심유, 폐유, 통천, 정명	63혈 (좌우 126혈)
신 경	하지내측 흉복부	발바닥－가슴	용천, 태종, 태계, 복류, 기혈, 유부	27혈 (좌우 54혈)
심포경	상지내측 어깨	3지(손)－어깨	중충, 태릉, 내관, 곡택, 천지	9혈 (좌우 18혈)
삼초경	상지외측 어깨, 안면	4지(손)－눈썹 끝	관중, 양지, 외관, 이문, 사죽공	23혈 (좌우 46혈)
담 경	하지외측－복부 어깨, 안면	4지(발)－눈 끝	족규읍, 구허, 광명, 양릉천, 견정, 풍지, 동자료	43혈 (좌우 86혈)
간 경	하지내측－복부	3지(발)－가슴 밑	태돈, 태충, 예구, 기문, 장문	13혈 (좌우 26혈)
임 맥	흉복부 머리전면	음부－입술 밑	회음, 용문, 중극, 관원, 기해, 중완, 단중, 천돌, 염천, 승장	24혈 (정중단혈)
독 맥	요선부 머리 두정부	항문－입 안	장강, 명문, 대추, 풍부, 백회, 상성, 인당, 인중, 은교	27혈 (정중단혈)

② 동양사상과 동양의학

동양의학의 이론을 이해하는 데는 동양사상의 근본인 음양오행설을 기초로 하여 기(氣)와 장부(臟腑), 허실(虛實) 등을 알아야 하며, 너무나 심오하기 때문에 간단히 설명하여 알기는 쉽지 않으나 경락기의 경락과 경혈을 이해하는 데 도움이 되도록 기본적인 개념을 설명하겠습니다.

(1) 음양오행설(陰陽五行說)

동양사상의 근본은 음양오행설이며, 음양(陰陽)이란 상대적인 기운(氣運)에 의해서 우주의 만물이 이루어지고, 우주만물은 5가지 질서적인 요소로서 오행(五行)인 목(木), 화(火), 토(土), 금(金), 수(水)에 의해서 비로소 완벽한 생성이 이루어진다는 것입니다.

음양오행적 이론은 의학뿐 아니라 정치, 문화, 경제, 사회 등 여러 분야에 걸쳐 동양사상을 이루면서 발전해 있습니다.

오행은 음양이라는 자연관이 없으면 안 되고 반드시 음양과 오행은 함께 존재한다는 동양의 철학적인 우주관입니다.

① 음양과 동양의학

- 음양은 무극(無極)이라는 하나의 기(氣)인 에너지의 변화에서 둘로 나누어진 것이며, 음양이라는 개념은 형체는 없으나 물질적이고 형이하학적인 성질을 가지게 되고 기(氣)의 지배를 받으면서 끝없이 변화하는 것입니다.

  음양은 천지(天地)의 도(道)이며, 우주만물의 강기(鋼氣)이고, 생사(生死)의 시작이며, 변화의 부모(父母)이고, 질병을 치료하는 근본(根本)이 된다고 하였습니다.

  - **양(陽)**은 밝음(明), 강함, 높음, 강직함을 상징하기 때문에 하늘(天), 남자(男), 아버지(父), 동적(動的)임 등의 뜻이며,
  - **음(陰)**은 내적(內的)인 것과 부드러움, 포용을 상징하기 때문에 땅(地), 여자(女), 어머니(母), 정적(靜的)임 등의 뜻을 함유합니다.

- 음양은 전체적으로 보면 상대적이지만 상대적인 음양의 성질은 음이라 해서 음만 있고, 양이라 해서 양만이 존재하는 것이 아니라 음 속에 양(陰中之陽)이, 양

속에 음(陽中之陰)이 부분적으로 내포되어 있습니다.

음양을 그냥 두면 음양이라는 상대적 개념뿐으로 음과 양의 조화를 이룰 수 없지만 오행이라는 질서적인 요소가 있어 서로 상반된 대립 속에서 오묘한 조화를 이루어 가는 것입니다.

② 오행과 동양의학

- 동양의학은 음양오행설과 자연현상(계절, 방위, 냄새, 색깔 등)의 형이상학적 논리를 인체의 생리현상, 병리에 대한 원리, 병의 진단과 치료, 약물 등에 응용하는 것입니다.

오행이 순환함으로써 서로 다른 것을 낳는 **오행상생**(五行相生)과 오행이 서로 배척하고 억제·저지하는 **오행상극**(五行相剋)하는 질서 작용으로 상호 조절하여 조화를 이루어 만물을 이루어서 성장시켜 나갑니다.

구 분	오행(五行)	음 : 오장(五臟)	양 : 오부(五腑)	상생(相生)	상극(相剋)
중 앙	토(土)	비장	위장	土生金	土剋水
양	목(木)	간장	담낭	木生火	木剋土
	화(火)	심장	소장	火生土	火剋金
음	금(金)	폐장	대장	金生水	金剋木
	수(水)	신장	방광	水生木	水剋火

- 토(土)는 +는 양, −는 음을 상징하여 음과 양을 모두 겸비하고 있는 것으로 양의 성질인 목·화(木火)와 음의 성질인 금·수(金水)의 중앙에 위치하여 음양의 균형을 이루는 중심점이 되어 오행의 순환을 하고 있는 것으로 보는 것입니다.
- 자연의 변화는 한쪽 방향으로만 성장하는 것이 아니라 어느 정도 성장하면 성장을 멈추고 상극의 힘이 조절되어 전체적으로 균형을 이루는 상생과 상극의 조화가 이루어지듯이 인체 내 장부도 음양오행의 상생 상극의 조절에 의하여 균형을 이루게 되는 것입니다.
- 상생(相生)은 시계방향으로 돌고 상극(相剋)은 시계 반대방향으로 돌고 있으며, 침을 놓을 때 시계방향으로 침을 돌리면 기(氣)가 보충되고, 시계 반대방향으로 돌리면 기(氣)를 빼는 방법이 되는 것입니다.

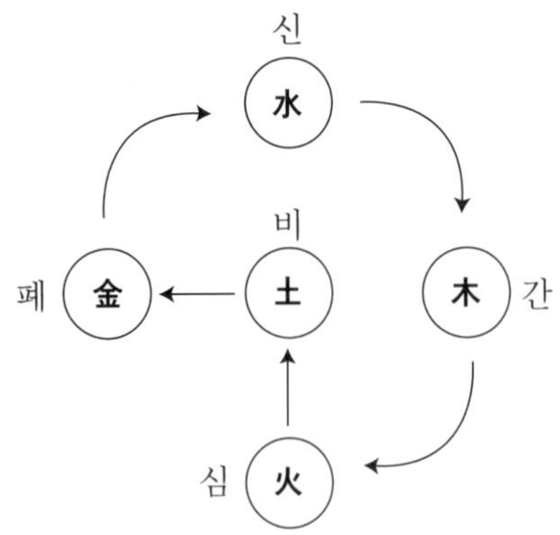

상생도
- 나무(木)가 타서 불(火)을 만들고(木生火),
- 불(火)이 탄 후 흙(土)이 되고(火生土),
- 흙(土) 속에 금속(金)이 있고(土生金),
- 금속(金)이 녹아 액체(水)가 되며(金生水),
- 물(水)은 나무(木)를 성장시키는 것(水生木)으로 상생(相生)의 관계

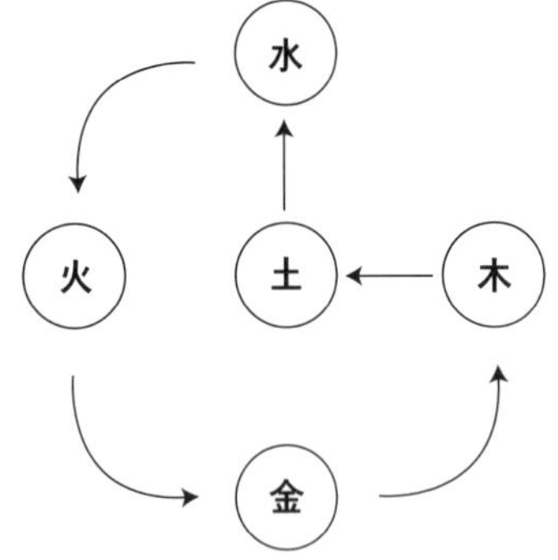

상극도
- 나무(木)의 뿌리가 흙(土)을 뚫고(木剋土),
- 흙(土)은 둑을 쌓아 물(水)의 길을 막고(土剋水),
- 물(水)이 불(火)을 끄며(水剋火),
- 불(火)은 금속(金)을 녹이며(火剋金),
- 금속(金)은 나무(木)를 베는 것(金剋木)으로 상극(相剋)의 관계

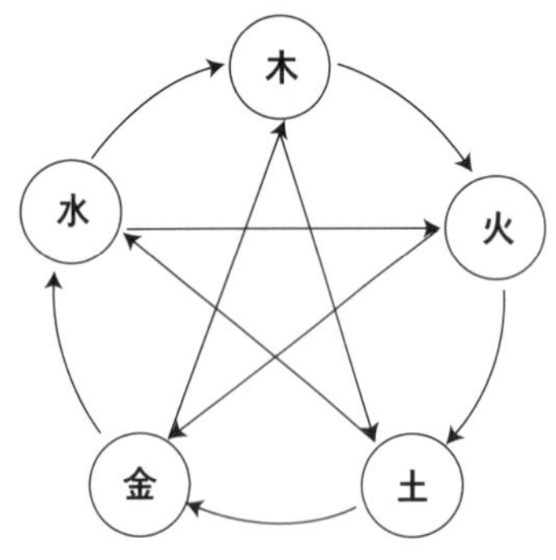

- 火는 金을 이기고(火剋金) 土를 도와줌(火生土)
- 土는 水를 이기고(土剋水) 金을 도와줌(土生金
- 金은 木을 이기고(金剋木) 水를 도와줌(金生水)
- 水는 火를 이기고(水剋火) 木을 도와줌(水生木)
- 木은 土를 이기고(木剋土) 火를 도와줌(木生火)

- 장부는 음양으로 나뉘어져 있지만 짝을 이루어 오행상 한 짝이 같은 기운을 가지고 있습니다.

  간과 담은 목성(木性)의 기운, 심장과 소장은 화성(火性)의 기운, 비장과 위장은 토성(土性)의 기운, 폐와 대장은 금성(金性)의 기운, 신장과 방광은 수성(水

性)의 기운을 가진 동기이형(同氣異形)입니다.

- 동양의학에서 장부(臟腑)는 음양지기(陰陽之氣)를 뜻하며 장부 서로간의 조화는 물론 통기경맥, 조기혈기(通其經脈, 調其血氣)의 대원칙에 따라 장부의 오행에서 상생과 상극 관계를 밝힘이 근본적 원리인 것입니다.

- 삼음지맥(三陰之脈)인 태음, 소음, 궐음이 오(육)장의 생리와 병리를 관장하고, 삼양지맥(三陽之脈)인 태양, 소양, 양명이 육부를 총괄함으로써 장부 음양의 기운이 인체를 조화롭게 돌고 있으면(통기경맥, 조기혈기) 질병 없는 건강한 삶을 누리게 되나, 음양지기가 순항하지 못하면 음양이 서로 상통하지 못하여 영위기혈의 소통에 문제가 생겨 장부에 사기가 침범하여 모든 병의 근원이 되어 질병으로부터 고통이 따르고 명(命)을 다하지 못합니다.

  질병은 인체의 경락에 따라 생겨나므로 오행을 따져 어느 경락에서 생긴 것인지와 그 경락 또는 다른 경락에서 전이되어 온 것인지를 알아야 합니다.

  다른 경락에서 전이되어 온 것이면 상생(相生) 또는 상극(相剋)의 관계를 살펴서 진단하고 치료를 해야 한다는 것입니다.

■ 예를 들어 설명하면(오행과 색채표 참조), 오행에서

- **목성(木性)**은 방위는 동방, 계절은 봄, 색깔은 청색, 기(氣)는 바람, 오곡은 보리, 오미는 신맛, 오정(五精)은 혼(魂), 동물로는 개와 닭 등입니다.

  장부로는 간과 담낭이며 음양으로 구분하면 간은 음, 담낭은 양에 속하게 되어 같은 목성(木性)의 표리(表裏)관계이고, 심장과 소장은 상호자생(木生水)의 관계이지만 비장과 위장과는 상호견제의 관계(木剋土)입니다.

  목성(木性)을 생리작용면으로 보면 손톱·발톱으로 간기능의 반사처가 되고, 간기능이 떨어지면 부르짖음이나 외치는 편이 많아지고 고기 누린내가 나며, 눈에는 눈물이 많으며, '가, 카' 하는 아음에 이상이 생기고, 근속간(筋屬肝)이므로 강직(强直)이나 경련증상이 잘오며, 두통이 잘 오고 목이 뻣뻣하거나 아프고 언어와 운동장애가 일어나며 바람(風)기를 싫어하게 됩니다.

  화를 내면 기가 위로 올라가 내려오지 못하기 때문에 간을 상하게 하고 너무 슬퍼하면 금생수(金生水)가 원활히 이루어지지 못해 신수(腎水)가 간목(肝木)을 잘 도와주지 못하는 현상이 일어나게 됩니다.

- **화성(火性)**은 장부로는 심장과 소장(심포와 삼초 포함)이며 심장은 음, 소장은 양이 되어 같은 화성의 표리관계이고 비장과 위장과는 상호자생(火生土) 관계

지만, 폐와 대장은 상호견제(火剋金)의 관계입니다.

- **토성(土性)**은 장부로는 비장과 위장이며 비장은 음, 위장은 양이 되어 같은 토성의 표리관계이고, 폐와 대장과는 상호자생(土生金) 관계지만, 신장과 방광은 상호견제(土剋水)의 관계입니다.
- **금성(金性)**은 장부로는 폐와 대장이며 폐는 음, 대장은 양이 되어 같은 금성의 표리관계이고, 신장과 방광과는 상호자생(金生水) 관계지만, 간과 담낭은 상호견제의 관계(金剋木)입니다.
- **수성(水性)**은 장부로는 신장과 방광이며 신장은 음, 방광은 양이 되어 같은 수성의 표리관계이고, 간과 담낭과는 상호자생(水生木) 관계지만, 심장과 소장과는 상호견제(水剋火)의 관계입니다.

기(氣)와 색깔

광대무변한 우주는 무색(無色)이며 양(陽)의 푸른색(靑)과 음(陰)의 붉은색(赤)이 만나 태극(太極)이 되고, 오행(五行)의 중심인 토(土)는 노랑색, 동쪽인 목(木)은 녹색, 서쪽인 금(金)은 흰색, 남쪽인 화(火)는 붉은색, 북쪽인 수(水)는 검정색으로 오행색과 태극을 조화시키면 약 3천 가지의 색상을 만들 수 있으므로 옷, 가구, 커텐, 벽지, 상품의 디자인 등 색상을 선택할 때 음양과 오행의 상생과 상극의 관계를 고려하는 지혜를 갖는 것이 좋습니다.

만상이 음양의 조화 속에 있듯이 오행의 색깔도 상생(相生)과 상극(相剋)의 상호관계로 성립되며, **상생(相生)**은 서로 조화를 이루어 우리에게 기(氣)를 발하게 해 아름답고 친근한 색감을 주며, **상극(相剋)**은 상생의 반대가 되어 기(氣)를 흐트리게 하여 불행을 초래할 수 있기 때문입니다.

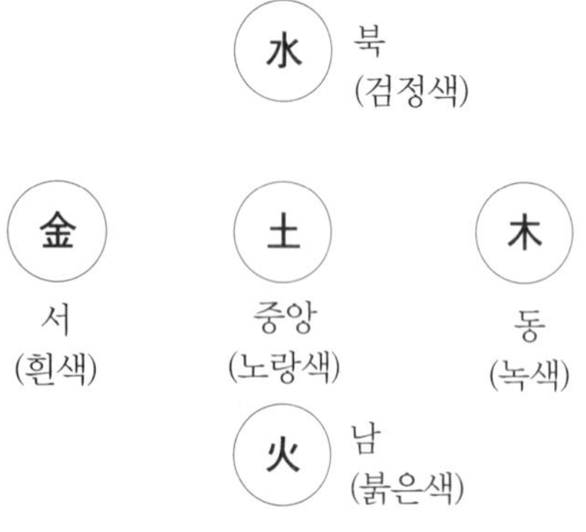

색깔의 상생과 상극

구분	오행	색깔	상생	상극
중앙	토(土)	노랑	노랑 − 흰색	노랑 − 검정
양	목(木)	녹색	녹색 − 빨강	녹색 − 노랑
	화(火)	빨강	빨강 − 노랑	빨강 − 흰색
음	금(金)	흰색	흰색 − 검정	흰색 − 녹색
	수(水)	검정	검정 − 녹색	검정 − 빨강

오행의 색채표

오화	오충	오관	오부	오장	오행(五行)	오기	오색	오방	오계	오축	오곡	오미	오향	오변	오성	오역	오액	오정	오지
손톱	근육	눈(目)	담낭(膽)	간(肝)	목성(木)	바람(풍)	청	동	봄	닭(개)	보리	신맛(酸)	기름냄새	쥐다	외치다	색(色)	눈물(泣)	혼(魂)	분노(怒)
얼굴	피	혀(舌)	소장(小腸)	심장(心)	화성(火)	열	적	남	여름	양	수수	쓴맛(苦)	단내	재잘거리다	말하다	냄새(香)	땀(汁)	신(神)	기쁨(喜)
유방	살	입(口)	위장(胃腸)	비장(脾)	토성(土)	습기	황	중앙	토왕	소	좁쌀(피)	단맛(甘)	향기로움	딸꾹질	노래하다	맛(味)	군침(延)	의(意)	근심(憂)
몸의털	피부	코(鼻)	대장(大腸)	폐(肺)	금성(金)	건조	백	서	가을	말	벼	매운맛(辛)	비린내	기침	슬피울다	소리(聲)	콧물(悌)	넋(魄)	슬픔(悲)
머리카락	뼈	귀(耳)	방광(膀胱)	신장(腎)	수성(水)	한기	흑	북	겨울	돼지	콩	짠맛(鹹)	썩는냄새	떨다	신음하다	액체(液)	침(唾液)	지(志)	공포(驚)
오장의 정기가 표현되는 부분	몸의 구성과 장기의 관계	감각기, 2음은 성기·항문	심포, 삼초는 화성이지만, 다른 모든 장기의 활동과 관계		오행의 성질과 추상	계절의 바깥 공기, 질병의 외부에서 생긴 원인	계절의 색, 질병의 색	방위의 분류	계절의 분류	가축을 의인화해서 체질 진단으로	오장의 약용 적합 곡물	환자의 식성(좋아함과 싫어함)	환자나 병실의 특유의 냄새	질병의 특징·움직임	환자에게 나타나는 음색이나 소리	오장의 주가 되는 역할·표현	체액의 소속·과부족은 그병의 증세	정신 활동의 소속	감정의 소속·지나치면 내상을 일으킴

※우주관을 자연과 인간, 몸과 질병, 병의 원인과 증상, 진단과 치료 등에 적용시켜 전개한 조건표로서, 종합적인 세계관으로 현대과학적 인식과는 대조적인 동양의학의 뛰어난 지혜를 알아볼 수 있습니다.

(2) 사상의학(四象醫學)

① 사상과 음양오행

동무(東武) 이제마(李濟馬) 선생은 유가(儒家)의 학문을 바탕으로 사람의 체질과 결부시켜 사상의학을 설명하기 때문에 고전의 전통적 동양의학과는 이론적인 차이가 조금 있어 혼란스럽고 비판적인 시각도 있지만, 그 바탕은 질병을 진단하고 치료하는 데 크게 기여하고 있으며, 천경인애(天敬人愛)하는 박애정신은 후학(後學)들이 본받아야 할 실천적 행동입니다.

황제내경(黃帝內經) 등 정통 동양의 오행의 질서는 **중심에 비토**(脾土), 동(東)에는 간목(肝木), 서(西)에는 폐금(肺金), 남(南)에는 심화(心火), 북(北)에는 신수(腎水)를 두었으나, 동무(東武) 선생의 **동의수세보원**(東醫壽世保元)인 사상의학은 **중앙에 심화**(心火)로 보고 태극(太極)이라 하여 금·수·목·토의 사상은 논할 수 있으나, 태극의 심화(心火)는 감히 논할 수 없다고 하여 빠져 버린 것입니다.

② 사상체질

질병을 진단하고 치료하는 데는 반드시 생리현상을 파악해야 하는데, 이를 위해서는 인간이 태어날 때 선천적 동기(先天的 動機)인 천기(天氣)를 알아야 하며, 천기(天氣)에는 서로 다른 4가지 특정적인 에너지 집단으로 나뉘는데 이것을 사람의 체질에 접목시켜 설명하고 있습니다.

사상(四象)과 사상체질(四象體質)을 간단히 요약, 요점만을 제시하여 사상의학의 개념만이라도 이해하는 데 도움이 되게 하겠습니다.

- 마음이 병을 일으키게 한다는 이론을 발전시킨 사상의학은 체질에 따른 고유의 생식기능이 태어나면서 받는 선천의 기(氣)에 바탕을 두고 희로애락(喜怒哀樂)의 심성(心性)에 의해 조절된다고 파악하였습니다.

  기존의 동양의학은 몸체를 삼초(三焦)로 나눈 것(경락기 103쪽 참조)을 이제마 선생은 사초(四焦)로 나누어 기(氣)가 들어오고 나가고, 오르고 내리는 관점에서 마음과 장부의 기능을 조절하지 못하여 체질적으로 병이 발생하는 것으로 사상체질론을 체계화시킨 것입니다.

```
        ┌─ 상  초-폐(肺)-슬픔(哀)으로 뻗어 올라가는 성품(性品)-즐거움(樂)의 감정
사 초  ├─ 중상초-비(脾)-분노(怒)로 굳게 포용하는 성품-기쁨(喜)의 감정
(四焦) ├─ 중하초-간(肝)-기쁨(喜)으로 너그럽고 완만한 성품-분노(怒)의 감정
        └─ 하  초-신(腎)-즐거움(樂)으로 따뜻이 축적하는 성품-슬픔(哀)의 감정
```

- 희로애락(喜怒哀樂)의 감정이 급하면 반대의 장부를 다치게 하여 슬픔(哀)은 신(腎)을, 분노(怒)는 간(肝)을, 기쁨(喜)은 비(脾)를, 즐거움(樂)은 폐(肺)를 상하게 합니다.

  감정의 변화는 기(氣)의 운행과 음양의 균형을 무너지게 하여 마음이 폐·비·간·신의 장부의 기능을 조절하지 못하여 체질적으로 병이 생기는 것으로 파악하는 것입니다.

- 서양의학은 체질을 과민체질과 알레르기 체질, 산성과 알칼리성 체질, 혈액형에 따라 A형, B형, O형, AB형 체질 등으로 분류합니다.

  동양의학은 어떤 한 요소만을 분석하는 것이 아닌 마음과 장부의 기능 변화가 생리·병리 및 치료에 미치는 전반적인 영향을 체계적으로 완성시켜 태양인, 소양인, 태음인, 소음인의 사상체질로 분류합니다.

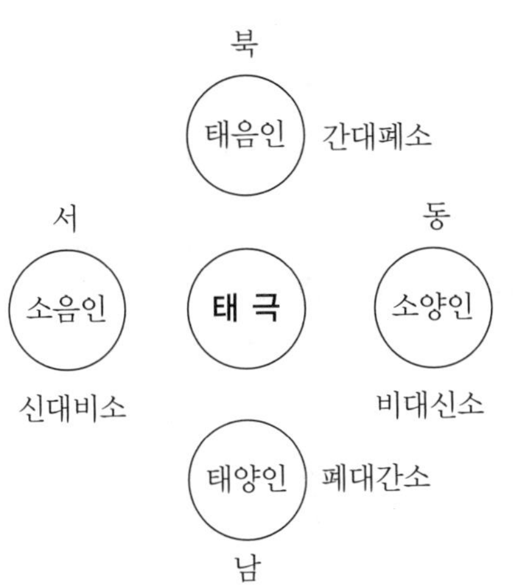

- **태양인**은 슬픔(哀) 성품이 넓게 퍼져서 노여움(怒) 감정이 격하여, 폐는 커지고 간이 적어지는 폐대간소(肺大肝小) 체질
- **소양인**은 노여움(怒) 성품은 빨아들이고 슬픔(哀) 감정은 가슴을 메우므로, 비가 크고 신이 작아지는 비대신소(脾大腎小) 체질
- **태음인**은 기쁨(喜) 성품은 넓게 퍼지고 즐거움(樂) 감정에서 헤어나지 못하여, 간이 크고 폐가 적어지는 간대폐소(肝大肺小) 체질
- **소음인**은 즐거움(樂) 성품은 깊고 뚜렷하고 기쁨(喜) 감정은 급하여, 신은 크고 비가 적어지는 신대비소(腎大脾小) 체질

- 인간이 생명을 가지고 살기 위해서는 존재의 근본으로 천기(天機)인 하늘과 땅(天地)의 정신과 기운을 몸 밖에 있는 이목구비(耳目口鼻)를 통해 쉼 없이 받아들여야 하므로 이를 이청천시(耳聽天時), 목시세회(目視世會), 비후인륜(鼻嗅人倫), 구미지방(口味地方)으로 설명하고, 몸 속에 있는 간신비폐(肝腎脾肺)는 사람이 살아가는 데 기본적인 사회생활을 비유한 인사(人事)로 몸 밖의 이목구비(耳目口鼻)와 서로 돕고 천기(天氣)를 순행시키는 것으로 보아 폐달사무(肺達事務), 비합교우(脾合交遇), 간입당여(肝立黨與), 신정거처(腎定居處)로 하여 설명하고 있습니다.

  이러한 4가지 특정적인 사람의 체질을 음양오행과 결부하여 도식화하면 다음과 같습니다.

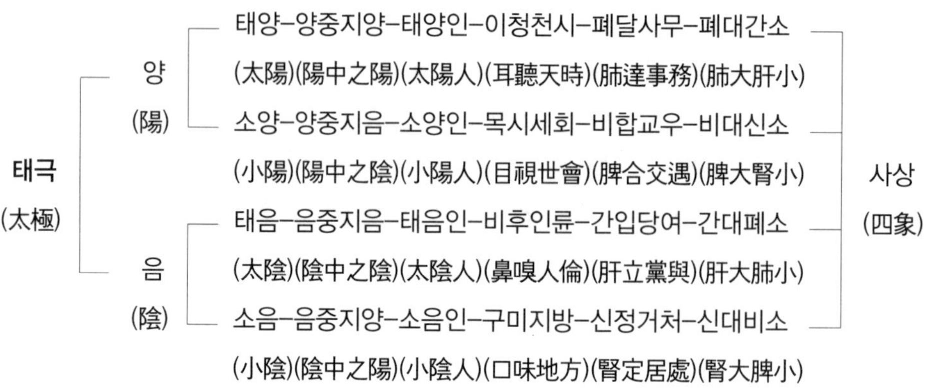

- 귀(耳)는 태양(太陽)으로 천기 중 천시(天時 : 새 생명과 정신이 일어나는 상태)를 받아들이며 소리를 받아들이는 기관으로(耳聽天時), 폐(肺)의 기운이 왕성하여(肺大) 폐의 금기(金氣)가 목기(木氣)를 끌어들여 평정하여 금(金) 속의 목기(木氣)를 만들어 인사(人事)의 사무(事務 : 정신과 생명의 창조)를 서로 돕게 합니다(肺達事務).

- 눈(目)은 소양(小陽)으로 천기 중 세회(世會 : 경쟁과 분열이 심한 상태)를 받아들이며 물체를 보는 기관으로, 영(靈)을 결부시키며(目視世會), 비(脾)의 기운이 몸의 음양기운을 조절함으로써(脾大) 인사(人事)의 교우(交遇 : 생명과 정신의 활동)와 서로 도우면서 음양의 기운을 서로 교류합니다(脾合交遇).

- 코(鼻)는 태음(太陰)으로 천기 중 인륜(人倫 : 질서가 없는 상태-새로운 생명과 태동의 시작)을 받아들이며 냄새를 맡는 기관으로, 혼(魂)과 결부시키며 간(肝)의 목성(木性)이 충실하므로(肝大) 인사(人事)의 당여(黨與 : 혼란상태-번성의 준비 단계)와 서로 교류하면서 화(火)의 분열작용에 대비합니다(肝立黨與).

- 입(口)은 소음(小陰)으로 천기 중 지방(地方 : 줄어들고 움츠리는 것)으로 지오미(地五味)를 받아들이는 기관이며(口味地方), 인간에게 정(精)의 근본이 되는 신(腎)의 작용으로(腎大), 인사(人事)의 거처(居處 : 생명과 정신의 원동력)와 서로 교류하면서 모든 생장(生長)이 여기서 시작되고 쉬게 되므로 다음 단계를 준비하는 것입니다(腎定居處).

💡 사상체질과 덕성(德性)

사람은 4가지 덕성(德性 : 어질고 너그러운 성질)인 사단(四端 : 모든 사물의 근본-지·예·의·인)을 가지고 있으며, 이들은 체질에 따라 차이가 있으므로 살아가는 데 참고가 되고 모두를 갖추는 성인(聖人)이 되게 노력하여야 합니다.

- **태양인**-폐대간소하여 예(禮 : 지켜야 할 규범)를 버리고 방종(放縱)하기 쉬운 체질
- **태음인**-간대폐소하여 의(義 : 남을 위하는 마음)를 저버리고 나약하기 쉬운 체질
- **소양인**-비대신소하여 지(智 : 깨달음)를 저버리고 눈앞의 이익만 생각하기 쉬운 체질
- **소음인**-신대비소하여 인(仁 : 어질고 착함)을 저버리고 정욕(情欲)에 사로잡히기 쉬운 체질

사상체질과 특성

구 분	태 양 인	소 양 인	태 음 인	소 음 인
머리와 얼굴형	• 머리가 크며 둥근 편 • 얼굴은 세모꼴, 이마는 넓고 눈이 작음	• 머리는 앞뒤로 나오거나 둥근 편 • 턱은 뾰족하고 입은 크지 않고 입술이 얇음 • 눈매는 날카롭지만 표정은 밝음	• 원형 또는 타원형으로 긴 편 • 눈, 코, 입, 귀가 큼 • 입술은 대체로 두툼	• 외모가 단아하고 여성은 미인형 • 눈, 코, 입이 크지 않고 입술이 얇음 • 눈에 정기가 없음
체형의 특징	• 체구가 단정하고 용모가 뚜렷한 편 • 상체가 발달하고 하체는 약함 • 몸은 마른 편이고 눈은 광체가 있음	• 상체에 비해 하체가 약함 • 어깨는 넓고 여의고 경쾌함 • 길을 걸을 때 항상 먼곳을 보고 걸음	• 키가 크고 체격이 큰 편 • 허리가 굵어 비만형이 많음 • 눈, 손발이 크나 상체가 약함	• 상체보다 하체가 약함 • 체격은 작은 편, 균형이 잡힘 • 미남 · 미녀가 많음
체질의 특성	• 폐기능이 좋고 간기능이 약함 • 오래 앉거나 서 있지 못함 • 소변이 많고 청각이 발달	• 소화기능이 좋고 신장기능이 약함 • 몸에 열이 많고 땀은 없음 • 남자는 정력부족, 여성은 불임인 경우가 많음	• 간 기능이 좋고 심장, 대장, 피부 기능이 약함 • 땀을 많이 흘리고 후각발달 • 여자 경우는 손발이 잘 틈	• 신장기능이 좋고 소화기능이 약함 • 허약하고 냉한 체질이 많음 • 땀은 없고 추위를 잘 탐 • 미각이 발달, 무의식중 한숨을 잘 쉼
기질적 특징	• 수재나 천재가 많고 영웅심, 자존심, 우월감이 강함 • 의욕 과잉으로 독선적이며, 주위와 화합이 안 되고 화를 잘 내고 인정이 없어 보임 • 천재형으로 발명가, 혁명가, 예술인 등 아니면 무능력자가 되기 쉬움 • 여자 경우는 자기 중심적으로 모성애가 부족	• 외향적이고 판단이 빠르며, 다정다감함 • 강직하고 화를 잘 내며 성질이 급함 • 계획성이 적어 실수가 많고 비판적이며, 체념이 빠름 • 가정에 소홀히 하는 경향으로 봉사자, 서비스업 종사자가 많음	• 집념과 끈기가 있으며 활동적 • 점잖고 인자하고 마음이 너그러움 • 고집이 세고 욕심이 많아 속마음을 드러내지 않으며 교만함 • 게으르고 호걸형, 낙천가 타입이며, 사업가, 정치가 기질이 있음	• 사색적이고 치밀하여 판단력이 바르고 머리가 총명 • 세심하고 내성적이며 자기본위적 • 질투가 심하고 계산적이나 살림을 잘함 • 마음을 쉽게 풀지 않고 작은 일에도 속상해 하는 불안정한 마음을 갖음 • 교육자, 종교인, 학자, 사무원이 많음

사상체질과 생활요법

구 분	태 양 인	소 양 인	태 음 인	소 음 인
발병률이 높은 질병	간장질환, 소화불량, 식도경련과 협착, 눈병, 불임증	신장염, 방광염, 요도염, 조루증, 불임증, 요통, 협심증, 여름 타는 병	기관지염, 폐렴, 천식, 고혈압, 중풍, 심장병, 알레르기, 노이로제, 감기	위장병(위염, 위하수, 위산과다), 복통, 우울증, 신경성 질환, 수족냉증, 멀미, 설사, 과민성대장증후군
식 성	• 차고 담백한 음식 좋아함 • 맵고 열이 많은 음식을 오래 먹으면 소화불량이 되기 쉬움	• 식성이 좋아 대식가가 많음 • 폭식과 폭음하는 경향 • 찬 음식을 좋아해 한 겨울도 즐겨함 • 음식을 빨리 먹음	• 식성이 좋아 대식가가 많음 • 폭식과 폭음하는 경향 • 더운 음식을 좋아함 • 맛있는 것만 골라 먹는 편식 • 음식은 천천히 먹는 편	• 식성이 좋아 대식가가 많음 • 폭식과 폭음하는 경향
유익한 식품	메밀(냉면), 조개류, 김, 문어, 붕어, 오징어, 모과, 포도, 앵두, 다래, 모든 야채류	보리, 팥, 녹두, 메밀, 돼지고기, 오리고기, 달걀, 참기름, 복어, 새우, 전복, 배추, 우엉, 상추, 호박, 수박, 참외, 포도, 배, 딸기, 해삼, 굴	• 해조류(김, 미역), 쇠고기, 오리고기, 우유, 율무, 콩, 고구마, 현미, 밀가루, 수수, 들깨, 잣, 땅콩, 버섯, 자두, 은행, 밤, 호박, 두부 • 등푸른 생선을 제외한 것들	찹쌀, 귤, 사과, 복숭아, 대추, 쇠고기, 돼지고기를 제외한 육류, 쑥갓, 마늘, 토마토, 양배추, 파, 시금치, 장어, 북어, 미꾸라지, 멸치
해로운 식품	• 쇠고기, 설탕, 조기, 밀가루, 무 • 얼큰하고 맵고 열이 많고 지방질이 많은 음식은 회피	• 닭고기, 쇠고기, 개고기, 우유, 땅콩, 꿀, 엿, 조기, 미역, 고구마, 찹쌀 • 맵고 자극적인 조미료(마늘, 생강, 후추, 고추)	• 보리, 메밀, 검정콩, 돼지고기, 사과, 겨자, 후추, 인삼차, 생강차, 곶감, 참외, 포도, 메실, 대추, 바나나, 파인애플 • 등푸른 생선과 해산물 • 비만과 중풍의 위험이 가장 많으므로 과음, 과식은 위험	돼지고기, 쇠고기, 메밀, 배추, 배, 수박, 참외, 오이, 고구마, 밤, 호두, 녹두, 보리, 팥, 우유, 밀가루, 오징어, 새우 굴, 찬 음료, 빙과
생활 요법	• 여름철에 땀을 많이 흘리지 않도록 하고 담백하고 찬 음식을 섭취 • 화를 내거나 신경을 많이 써서는 안 되며 소화불량과 간장질환에 주의 • 모과차, 오가피차, 감잎차 좋음	• 아침에 냉수를 마셔 대변을 잘 보도록 하고 하체운동에 주력 • 자극적인 음식, 술, 담배 금하며, 화를 내지 말고 즐거운 마음을 가짐 • 해물, 돼지고기 섭취 • 비뇨기계통의 질환 주의 • 산수유차, 구기자차 좋음	• 항시 땀이 나도록 노력하고 상체운동에 주력함 • 단백질식품 많이 섭취 • 호흡기, 순환기계통 질환에 주의하고 얼굴색이 변하거나 한기가 들면 조기치료 • 율무차, 들깨차, 칡차 좋음	• 항상 몸을 따뜻하게 하고 찬 음식을 금하며 상체운동에 주력 • 맵고 더운 음식이 좋음 • 과도한 생각과 노동을 피함 • 소화기계와 신경계통의 질환에 주의하며 혈액순환이 되도록 함 • 인삼차, 계피차, 꿀차, 쌍화차 좋음

③ 기(氣) – 에너지(Energy)

기(氣)란 우리 일상생활과 밀접하게 넓은 의미로 사용되고 있고 보다 합리적·과학적으로 증명할 수 있는 생명력을 갖는 필수적인 요소입니다.

동·서양의 사상과 의학적 관점에서 기(氣)를 이해하는 데 도움이 되게 요약하였습니다.

(1) 기(氣)의 기본개념

① 동양사상과 동양의학

㉠ 기(氣)의 정의

- 기(氣)는 태초부터 존재해 온 힘으로 우주에 충만해 있으면서 삼라만상(森羅萬象)을 이루는 만물의 근원이며, 우주의 운행의 질서적 원리와 변화하고 발전하는 원동력이며, 인간을 비롯한 모든 생명체의 근본적인 실체라 생각합니다.
- **서양사상**은 물질의 기본단위인 원자(핵과 전자)가 모여 원소를 이루고, 원소들이 모여 분자를, 분자들의 결합으로 물질이 만들어지며, 정신은 창조주인 신(神)이 주는 생명력으로 해석함으로써 물질과 정신을 다르게 보는 이원론(二元論)입니다.
- **동양사상**은 무형의 에너지(Energy)인 기(氣)가 유형의 물질인 몸(體), 무형인 정신(精神)을 이루어 우리 인체를 구성하여 생명을 유지하는 물질과 정신을 하나로 보는 일원론(一元論)입니다.
- 몸(體)은 기(地, 水, 火, 風)가 모여서 만들어지고, 온 우주의 대자연 속에 흩어져 있는 천기(天氣)와 지기(地氣)를 흡수하여 몸에 필요한 에너지인 원기(原氣)인 정(精)과 마음인 신(神)을 만들어 생명력을 갖습니다.

㉡ 기(氣)의 우주관

- 만물은 그 안에 음과 양을 상대적으로 지니고 있으며 음양의 두 가지 기(氣)가 하나가 되어 조화스러운 화합체를 이루고 있는 것으로 천기(天氣)를 본질로 하여 태어난다고 하는 사상이며, 기(氣)의 우주관은 마음과 육체(물질)가 합해져 하나의 소우주를 형성하고 소우주가 합해져서 전체 우주를 형성하므로 전체 속의 하나가 된다는 만유일기(萬有一氣)인 천지인(天地人)의 일체사상(一體思想)과 일치한다고 보는 것입니다.

하늘(天)과 땅(地) 그리고 사람(人)이 서로 조화를 이루고 있으며, 머리는 하늘에, 두 다리는 땅에, 허리는 그 사이의 버팀목이 되고 기(氣)를 만들어내는 3곳의 단전(丹田)이 있습니다.
- 상단전(上丹田)은 양 눈썹 사이에서 하늘(天)에 상응하여 맑고 깨끗한 신(神)을 기르고,
- 하단전(下丹田)은 배꼽 아래 2촌 지역에서 땅(地)에 상응하는 몸의 원초적인 정(精)을 만들어내고,
- 중단전(中丹田)은 양 젖꼭지 사이의 가슴 부분에서 사람(人)에 해당되는 기(氣)를 끌어들여 부리므로 정(精)·기(氣)·신(神)을 기(氣)의 다른 형태이면서 몸의 3가지 보배인 삼보(三寶)라 합니다.

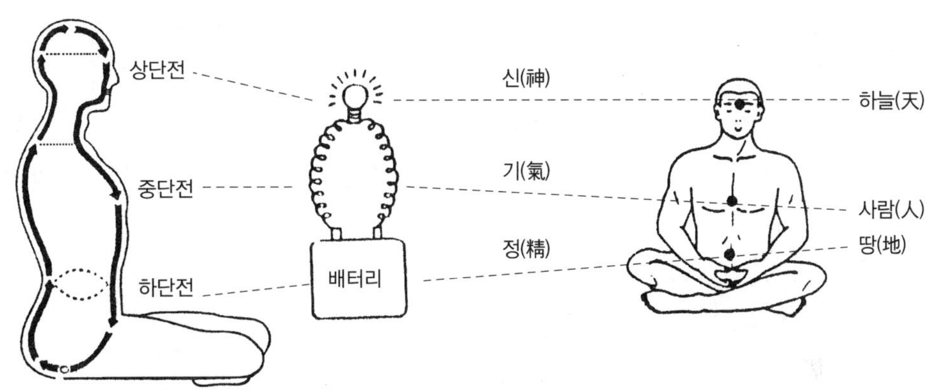

기(氣)의 우주관

- 비유하면 정(精)은 건전지, 신(神)은 전구의 빛, 기(氣)는 정과 신을 연결하는 선으로 나타낼 수 있으며, 우리 몸의 중단전에 있는 마음의 기(氣)에 의하여 하단전(精)과 상단전(神)이 하나로 묶여지는 것으로 '정(精)은 단련해서 기(氣)를 만들고, 기(氣)는 단련해서 신(神)을 만들고, 신(神)은 비움(空)으로 돌아가 밝음(光明)을 만든다' 하였습니다.

정신을 집중함으로써 정(精)과 기(氣)를 만들고 기(氣)가 넉넉함으로써 정신이 완전해진다고 하여 정·기·신은 서로 하나로 융합할 수 있고 몸과 마음을 건강하게 유지할 수 있는 삼보(三寶)가 되는 것입니다.

ⓒ 기(氣)의 종류

- 기(氣)는 부모로부터 받는 **선천지기(先天之氣)**와, 자연 속에서 오행의 기(五氣 : 木, 火, 土, 金, 水)를 받아들이고 땅의 기(地氣)인 지유오미(地有五味 : 신맛, 쓴맛, 단맛, 매운맛, 짠맛)를 받는 **후천지기(後天之氣)**인 영위기혈(榮衛氣血)입니다.

  영기(營氣)와 위기(衛氣)는 음식물과 산소(공기)를 위와 폐를 통하여 받아들여 에너지(氣)화된 원기(元氣)는 혈관 안쪽을 도는 영기(營氣)로 혈액을 순환시키고 영양을 공급하며, 혈관 바깥을 도는 위기(衛氣)는 피부와 근육 사이를 운행하면서 사기(邪氣)의 침입을 방어하고 피부를 보호하며, 영기(營氣)를 도와 몸 안의 사기(邪氣)도 방어하는 역할을 하면서 인체 내의 경락(經絡)을 따라 생명이 다하는 날까지 순환한다고 확신하는 것이 동양의학의 관점입니다.

- 옛날부터 기(氣)에 대해서 3가지의 종류로 나누고 종류에 따라 사용되는 문자도 달리 사용하였으므로 참고로 소개합니다.

  - 氣(기) : 호흡의 기인 천기(天氣)

    형체와 정해진 운행노선도 없는 자연계에 존재하면서 인체 내·외를 교류하는 순환의 기

  - 炁(기) : 인체 내의 에너지인 진기(眞氣)

    인체의 기본이 되는 미세한 물질로, 볼 수도 없고 촉감할 수도 없지만 계기로 측정할 수 있는 기

  - 氛(기) : 방출하는 전자기파(인체파)

    색과 빛이 있는 체내의 미립자를 포함한 에너지 흐름이며 발하면 볼 수 있고 전파를 방출할 수 있는 기

② 현대과학과 서양의학

㉠ 기(Energy)의 정의

태초의 시원(始源)에서 혼돈(Chaos)의 시기를 지나 빅뱅(Big bang)으로 우주의 탄생이 이루어져 혼돈이 아닌 질서가 있는 우주법칙에 의해 초팽창을 거듭하여 현재 우주가 운행되고 있으며, 이러한 우주 형성의 원천이 기(Energy)이며 힘(Force)인 것입니다.

우리들은 공기 중에서 산소와 태양에서 태양광선 중 빛(가시광선), 열(적외선), 지구에서 생기는 지자기력, 땅 위에서 영양소인 물과 음식물을 섭취하여 에너지원으로 사용하며, 이것이 생명을 유지해 주는 에너지인 기(氣)의 원천입니다.

㉡ 우주형성의 원천

우리가 살고 있는 우주가 형성되는 지구의 원천은 물질세계를 형성하는 소립자군(素粒子群)과 이들 입자 사이에 작용하는 힘(Force) 그리고 이들 힘을 지배하는 법칙 등입니다.

ⓐ 물질세계를 형성하는 소립자군…물질요소의 기본적 요소로서의 입자인 분자는 원자가 화학적으로 결합된 결합체입니다.

원자는 원자핵(양자와 중성자)과 전자의 3가지 소립자로 구성되며, 3가지 소립자의 여러 가지 조합으로 100종 이상의 원소가 생기고 그 원소의 원자가 다양하게 결합하여 여러 가지 물질을 만들어서 물질의 세계를 형성하는 것입니다.

ⓑ 입자 사이에 작용하는 힘(Force)…물질과 물질 사이, 원자핵과 전자 사이, 원자핵 속의 양자와 중성자 그리고 생명의 빛을 내는 태양과 별들의 연소열 등에는 중력(重力), 전자기력(電磁氣力), 강력(强力), 약력(弱力) 등의 확실한 4가지 힘의 존재가 자연계에서의 만유생성유전을 이룩하는 기본적인 요소가 됩니다.

- **중력(重力)**−만유인력(萬有引力)−모든 입자 사이에서 차별없이 서로 끌어당기듯이 작용하는 힘으로 인간이 지구상에 존재하고 태양과 행성, 그리고 별들이 존재하기 위해 필요한 힘
- **전자기력(電磁氣力)**−원자핵과 전자의 관계, 생명체를 만들어내는 분자의 원자를 엉키게 하는 힘으로 전하입자(電河粒子)인 양(+)의 양자와 음(−)의 전자 사이에서만 작용하는 힘. 전하의 음양에 따라 서로 다른 전하인 경우는 인력

(引力)이 되고, 같은 종류의 전하일 경우는 척력(斥力)이 되어 전기(電氣)와 자기(磁氣)의 두 가지 힘인 전자기력(電磁氣力)이 생겨서 물질의 생명력을 갖게 함.

- **강력(强力)** – 원자핵을 구성하는 양자(陽子)와 중성자(中性子) 사이에 작용하는 힘으로 전하에 의하지 않는 힘이며, 여러 종류의 화학원소를 만들어내기 위한 양자와 중성자를 결합시키는 힘
- **약력(弱力)** – 전자(電子)와 기타 가벼운 입자 사이에 작용하는 힘으로 전하와 관계가 없으며, 태양을 연소시켜 각종 원소를 합성시키는 힘으로 작용하며 강력, 전자기력과 함께 핵반응이 일어나서 태양에너지의 대부분을 생성
- **생명력(生命力)** – 생명력은 물질이면서 생명력을 갖고 있어 일반물질과는 다르게 세포의 구조를 갖고 물질대사를 하고 유전자를 갖고 자손을 번식시키는 등의 활동을 할 수 있는 힘

　우주의 힘인 중력, 전자기력, 강력, 약력을 갖고 있으면서 또 다른 생명력을 갖게 하는 힘이 있음이 분명한데 아직까지 밝히지 못해서 신비의 생명력에 대한 규명은 현대과학과 인류에게 던져진 중대한 과제 중 하나입니다.

ⓒ 힘(Force)을 지배하는 법칙…자연의 모든 물질의 형성과 현상은 하나의 근본원리에 의하며 만유생성유전을 이루는 기본요소인 힘도 일정한 법칙의 지배하에서 일어납니다.

　힘과 관계되는 법칙은 뉴턴(Newton)의 만유인력의 운동법칙, 케플러(Kepler)의 태양계 운동법칙, 쿨롱(Coulomb)의 전자기력 법칙, 패러디(Farady)의 전기분해 법칙, 맥스웰(Maxwell)의 방정식, 헤르츠(Hertz)의 전자파증명 등 수많은 과학자들의 연구 노력으로 역학(力學)과 전자기학(電磁氣學)의 양대체계와 열역학(熱力學)의 4법칙이 확립되어 에너지의 본질과 효율적 응용의 길이 열렸습니다. 그리고 보어(Bohr)의 원자모형과 빛의 입자설, 슈레딩거(Schrodinger)의 원자와 물질의 구조 방정식, 퀴리(Curie)의 방사선 발견, 헤스(Hess)의 우주선 발견과 아인슈타인(Einstein)의 상대성이론 등 물질과 빛의 본질, 소립자의 운동을 규명하는 양자역학(量子力學)의 발달로 물질과 에너지를 지배하는 법칙이 정립되었습니다.

- **에너지 보존의 법칙** – 에너지는 질량과 중력의 가속도를 더한 양으로 언제나 일정하게 보존되며, 열에너지가 역학적 에너지로, 또는 역학적 에너지가 열에너지로 변화한 경우라도 양자 사이의 에너지 환산을 하면 소실된 에너지와 생

겨난 에너지는 같다는 열역학의 제1법칙의 지배를 받는 법칙
- **질량불변의 법칙** − 물질이 흩어지면(滅) 에너지가 되고(生), 에너지가 모이면 에너지는 없어지면서(滅) 물질이 생기므로(生) 모든 물질의 질량은 변하지 않는다는 법칙
- **에너지 등가(等價)의 법칙** − 불생불멸(不生不滅)의 법칙 − 아인슈타인은 상대성 원리를 통해 에너지보존의 법칙과 질량보존의 법칙을 통합하여 에너지와 물질(질량)은 같다는 것을 증명함.

$$E = mC^2$$

(E : 에너지(Energy), m : 질량(mass), C : 빛의 속도(30만 Km/sec))

물질의 근본은 에너지의 변형이며, 그 변화과정의 모습이고, 삼라만상인 만물의 유전이 이 에너지(氣)로부터 비롯되는 모습이며, 우주 속의 물질과 에너지는 총량은 변하지 않으므로 불생불멸의 법칙이 성립함.

💡 에너지 등가의 법칙 예)

에너지와 물질의 동등성(등가) 현상의 대표적인 예가 원자력(原子力)입니다.

```
              핵분열
우라늄   ------→ 에너지(원자탄) + 다른 원소

              핵융합
수  소   ------→ 에너지(수소탄) + He(헬륨)
```

무거운 원소(우라늄, 라듐, 플루토늄 등)는 원자핵의 좁은 공간에 소립자인 양자와 중성자가 많이 뭉쳐 있기 때문에 불안정하며 방사능에 의해 파괴되면,
- +전기를 가진 입자인 양자와 중성자인 α(알파)선,
- −전기량을 가진 전자인 β(베타)선,
- 매우 짧은 파장의 전자파인 δ(감마)선인 3가지 종류의 고에너지인 방사선이 나오면서 다른 원소로 변화하고, 가장 가벼운 원소인 수소 두 개가 핵융합을 하면 고에너지와 헬륨으로 변화합니다.
- 에너지가 모이면 에너지 → 소립자 → 입자 → 원자 → 분자 → 물질이 생성이 되고, 물질을 나누어 가면 물질 → 분자 → 원자 → 입자 → 소립자 → 에너지가 생성이 됩니다. 그러므로 물질은 곧 에너지(氣)이며, 氣(에너지)는 물질인 것입니다.

(2) 기(氣)의 성질

- 시공(時空 : 시간과 공간)을 초월하여 우주에 충만하다.
- 기(氣)가 모이면 물질이 되고, 물질이 흩어지면 기(氣)가 된다.
- 인간의 마음과 가장 일치하여 기(氣)를 운행하고 변형하여 모든 만상을 만든다.
- 촉감할 수 없지만 계기로 측정할 수 있고 물질의 형상이 기(氣)의 형상으로 남겨지기도 한다.
- 강력한 기(氣)에 의해 약한 기(氣)는 흡수 또는 축출될 수 있다.
- 기(氣)에 잘 순응하면 생명력이 높아지고 역행하면 부작용을 일으킨다.

(3) 기(氣)의 작용

기(Energy)의 여러 가지 작용 중 인체 내에서와 식물들에서 일어나는 기(氣)의 흡수와 방출의 작용을 도식화하고 인체파인 뇌파, 오라(Aura) 등을 알아 기(氣)를 쉽게 이해하는 데 도움이 되도록 하였습니다.

① 기(Energy)의 흡수와 방출

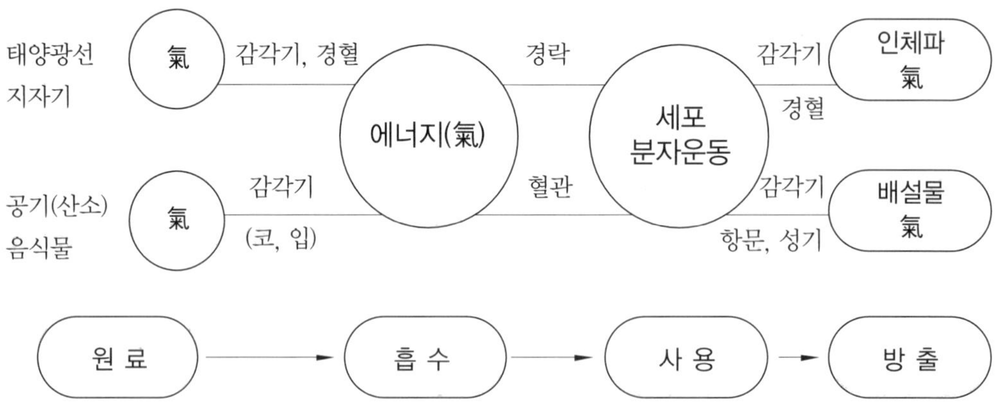

기(Energy)의 흡수와 방출은 인간뿐 아니라 모든 생물체에서 끊임없이 일어나고 순환하며, 어느 한 요소라도 없거나 결핍이 오면 생명유지에 장애가 발생하여 생명력을 잃게 되는 것입니다.

인간에게는 약 60조 개의 세포가 있으며, 하나의 세포마다 기(氣)를 흡수하여 사

용하고 방출하는 작용이 지속됨으로써 세포가 생명력을 갖고 기능을 정상적으로
수행하므로 만물의 영장으로서 활동을 할 수 있는 것입니다.

- 기(氣)를 받고, 기(氣)를 쓰고, 기(氣)를 내보낸다 하며, 병이 생기거나 늙어지면
  기(氣)가 부족해진다고 합니다.
  - **기(氣)를 받는다**는 것은 태양광선, 지자기, 공기, 음식물 등의 원기(原氣)인
    에너지 원료를 감각기(피부, 눈, 코, 귀, 입)와 경혈을 통해 받아서 혈관과 경
    락을 통하여 세포로 전달하는 것을 말하며,
  - **기(氣)를 쓴다**는 것은 전달된 기(氣)가 세포에서 우리 인체에 필요한 에너지
    를 만들어 생화학적 작용을 하며 세포의 분자운동이 활발히 일어나도록 사용
    한다는 것을 말하며,
  - **기(氣)를 내보낸다**는 것은 사용된 기(氣)의 부산물 중 파(波)는 감각기와 경혈
    을 통해 체외로 발산시키고, 나머지는 감각기, 항문, 성기 등을 통해 체외로
    배설하는 것을 말합니다.
  방출된 인체파와 배설물은 다시 기(Energy)로 이용되는 에너지 순환(Energy
  cycle)이 지속적으로 성립됩니다.
- 상식적으로 물과 음식물의 영양소와 공기 중 산소를 흡수하지 못하면 생명 유
  지가 힘들다고는 알고 있으나 태양광선과 지자기에 대해서는 관심을 갖지 않는
  것은 어찌 보면 당연한 일입니다.
  태양광선과 지자기를 차단하는 특수장치를 하여 그 속에 동·식물을 넣고 충
  분한 물과 공기, 음식물을 제공하여 실험을 하였을 때 실험대상의 동·식물은
  수 분 내지 수 시간 내에 죽는다는 것을 확인하였습니다.
  이것은 생명체는 물과 산소, 영양소가 아무리 충분해도 이것을 에너지화하여
  세포가 분자운동을 하는 데는 생명체가 필요로 하는 고유의 파를 받아야 됨을
  확인하는 것으로 이것이 기(에너지)인 태양광선의 빛과 원적외선 그리고 자력
  선입니다.

② 식물과 인체 사이의 에너지 순환(Energy cycle)

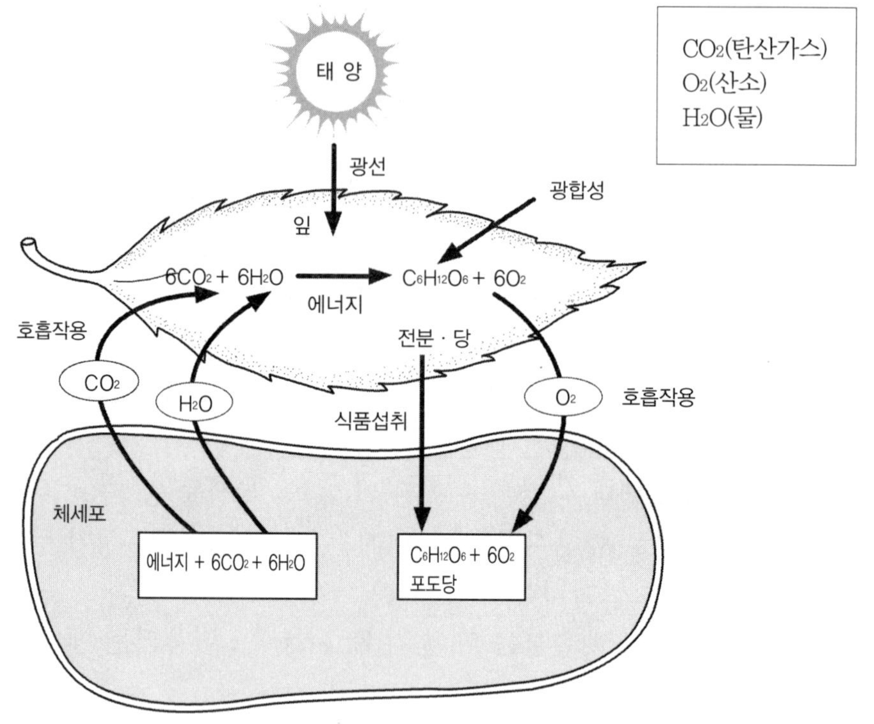

에너지 사이클(Energy cycle)

    식물의 엽록소는 공기 중의 탄산가스(CO_2)와 토양 중의 물(H_2O)을 흡수하여 태양광선인 에너지(氣)를 광합성(光合成)을 거쳐 포도당(Glucose)으로 합성하고, 이것이 효소의 작용을 받아 전분(Starch)이 됩니다.

    인간(또는 동물)은 식품을 섭취하며 공기 중의 산소(O_2)를 호흡작용을 통해 받아 대사과정을 거쳐 체세포 내에서 에너지(氣)로 사용하고, 탄산가스(CO_2)와 물(H_2O)은 체외로 배출합니다. 배출된 탄산가스와 물은 또다시 식물이 받아들여 이용함으로써 에너지 순환이 지속적으로 되고 있습니다. 이러한 에너지 순환은 식물과 인간뿐 아니라 지구상에 존재하는 생물들 사이에 먹이사슬로 연결되어 계속되는 것입니다.

③ 기와 인체파(Human wave)

인체구성의 기본단위인 세포가 모여 분자를 이루고 분자가 결합하여 조직을 만들어 기관과 장기를 이루는 기능을 합니다.

세포가 분자운동을 하기 위해서는 수분과 영양분, 산소 등이 공급되어야 하지만 공급된 영양소가 에너지인 열량이 되기 위해서는 태양광선 중 가시광선, 적외선과 지자기의 자력선에서 흡수하여야 하며, 에너지 보존의 법칙에 따라 흡수된 파는 이용을 하고 방출합니다. 이때 방출되는 파의 파장은 사람의 경우는 2~36micron(미크론)의 파장으로 적외선 파장(0.76~1,000micron) 범위 내이며, 인체에서 받고 내보내는 파를 **인체파(Human wave)**라 합니다.

인체 내에서 세포가 분자운동을 하여 생화학적 반응을 일으키는 데 필요한 주파장은 6~10micron이며, 체온이 36.5℃를 유지하기 위해서는 5~15micron의 파가 있어야 하며, 원적외선(파장범위 5.6~1,000micron)입니다.

㉠ 뇌파(腦波)와 뇌전도(腦電圖)

뇌의 대뇌피질에서 발생하는 인체파인 뇌파를 뇌전도로 확인할 수 있으며 뇌파의 주파수에 따라 알파(α)파, 베타(β)파, 시타(θ)파, 델타(δ)파의 4종류로 분류합니다.

진동수는 마음의 상태인 의식의 양과 질에 따라 변화가 있으며, 과학적으로 입증할 수 있는 뇌전도를 활용하면 이해가 쉬울 것입니다.

뇌파의 종류와 진동수

마음의 상태	뇌파의 종류	진 동 수	의 식 상 태
긴장하고 있을 때	β(Beta)파	14~30Hz	현재 의식
평온한 안전상태	α(Alpha)파	13~8Hz	잠재의식
완전한 휴식상태	θ(Theta)파	7~4Hz	무의식
삼매경, 깊은 잠상태	δ(Delta)파	3~0.5Hz	심오의식(무아경)

보통 사람의 뇌파는 편안한 상태에서 8~13Hz(헤르츠)이고, 염파(念波)는 30~50Hz이며, 명상(瞑想)과 기공(氣功)의 수련에 의해 뇌파는 θ파로 주파수가 낮아지고, 염파는 500Hz 이상이 되면 기(氣)를 느낄 수 있게 되며, 참선(參禪)으로 더욱 정진하여 뇌파가 δ파가 되고 염파가 1,300Hz 이상이 되면 신통력(神通力)인 천안통(天眼通), 천이통(天耳通), 숙명통(宿命通), 타심통(他心通), 신족통(神足通)이 열리고 참마음(眞心)의 자리를 깨달을 수 있습니다.

㉡ 오라(Aura)

　성인(聖人)들의 초상화 후면에 잘 나타나 있는 후광(後光)으로 표현되는 오라(Aura)는 인간과 모든 생명체에서 발생하는 전자기장(電磁氣場)인 생명 에너지장이며, 일반적으로 적외선파의 성질을 갖는 기(에너지)입니다.

　1939년 구 소련의 전기 기술자 킬리안(Kirlian)에 의해 개발된 킬리안 촬영법은 고주파 전압장치를 부착한 사진기를 통해 오라를 촬영하는 데 성공하여 과학적으로 관찰할 수 있게 되었습니다.

　오라는 인체에서 발산하는 인체파로 기(에너지)이며, 7종류의 층(또는 4종류의 층을 주장)으로 구성됩니다. 심신(心身)의 상태에 따라 광체(光體)의 크기, 모양, 색깔이 다른 특성을 가지고 있는 것을 응용하여 몸과 마음의 상태를 파악하여 질병과 성품, 성격, 체질의 진단에 활용하는 의료장치를 개발하여 임상에 응용할 수 있게 되었습니다.

　생물체는 적외선파를 발생하므로 적외선을 가시광선으로 변환시켜 어둠 속에서도 볼 수 있는 녹토비전과 열감지 적외선(야간 투시경)을 개발하여 군사용·상업용으로 활용할 수 있으며, 특히, 생명 에너지장의 심령체의 촬영을 위한 연구가 진행되고 있어 성공하게 되면 선악(善惡)의 마음을 측정할 수 있게 되어 얼마만큼 진실한 인생을 살았는지 가면을 쓰고 살았는지를 알 수 있게 될 것입니다.

오라색의 의미

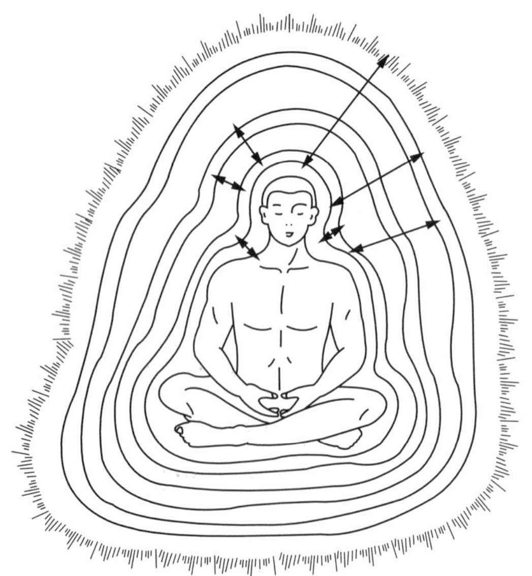

색	의　　미
적색계	분노, 정열적, 활력, 에너지, 원기, 파괴욕, 증오
오렌지색계	직관과 지혜, 의지, 건강한 힘, 이기주의 극복
청색계	과로, 자신의 체험, 신앙심
녹색계	적응성, 아이디어, 치료력, 질투력, 겸손
자색계	자유, 순수, 높은 영성, 영력
고동색계	나쁜 색, 오라의 다른 색을 방해, 이기주의, 금전력이 강함
회색 – 흑색계	우울 상태, 무기력, 불안, 집착, 나쁜 생각

(4) 기(Energy)의 특징

에너지인 기(氣)를 동양의학적 개념을 현대과학의 관점과 접목하여 기(氣)의 종류를 분류하면 다음과 같습니다.

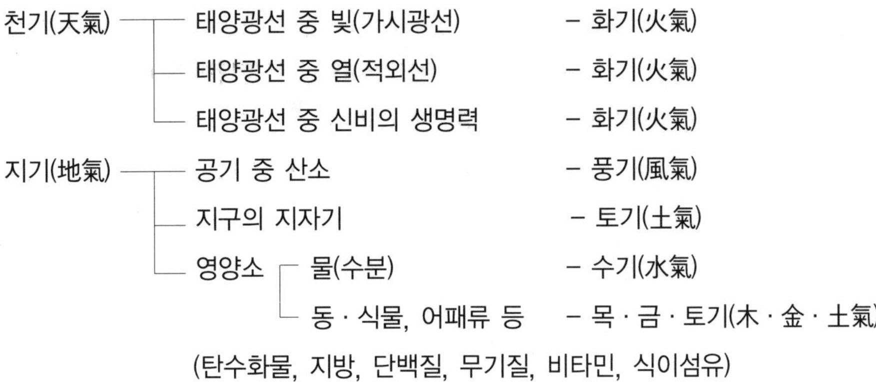

① 천기(天氣)

생물체가 생명력을 유지하는 데 필요한 절대요소인 천기는 태양광선에서 발생하는 여러 종류의 파 중에서 주로 빛(가시광선)과 열(적외선)입니다.

광대한 우주 속에는 아직까지 밝혀내지 못하는 무수한 소립자들이 존재하면서 신비한 작용을 하고 있을 것이며, 특히 새롭게 발견된 소립자인 뉴트리노가 생명력과 깊은 관계가 있을 것으로 추정되므로 간략하게 소개하겠습니다.

태양광선에서 발생하는 파의 종류와 파장

- 우주선 : 0.01nM
- 감마선 : 0.1nM
- X － 선 : 1.0nM(0.001Micron)
- 자외선 : 300nM(0.3Micron)
- 가시광선 : 400~760nM(0.4~0.76Micron)
- 적외선 : 760~1,000,000nM(0.76~1,000Micron)

┌ M : Micron(1/1,000mm)
└ nM : 1/1,000Micron

㉠ 빛(가시광선)

빛은 전자파의 일종인 0.4~0.76Micron의 파장을 갖는 가시광선(可視光線)이며 전자파가 전자궤도와 궤도 사이의 장소(전자마법통로)에서 형태를 바꾸어 빛이 됩니다. 빛은 전자파로 파동성이며 광양자(光陽子)로 입자성으로, 파동과 입자의 이중성을 갖고 있습니다. 전하와 자성을 갖고 있지 않지만 자기장의 영향을 받으며 전자파와 같이 진공속도는 30만Km/초입니다.

　빛은 전자파와 물리적 성질에는 많은 공통점이 있는 반면, 입자의 성질을 갖고 있어 전파, 굴절, 회절, 편광(偏光)과 물질에 전파되어 물질이 빛을 흡수해서 온도가 올라가면 물질이 적외선을 방사하게 하고 모든 생명체의 광합성(光合成)을 하는 등 생명유지의 필수적인 원기(元氣)인 것입니다.

ⓛ 열(적외선)

　적외선은 가시광선의 적색보다 긴 파장을 가진 전자파의 일종으로, 0.76~1,000Micron의 파장을 가진 강한 열작용을 하는 눈에 보이지 않는 전자파입니다.

　적외선 중 원적외선은 파장이 5.6~1,000Micron 범위로 생물체에서 발생하는 파장과 거의 같아 같은 파장대의 물질간에는 열에너지의 전달이 쉽게 이루어지는 공명현상이 생물체에 방출되면 쉽게 침투하여 물리적·생화학적 작용을 일으키는 중요한 기(Energy)입니다.

ⓒ 생명력(生命力)

　현재 지구상에는 인간을 포함한 200만 종 이상의 생물이 살고 있다고 합니다. 과학이 발달하여 생물체의 구조를 밝혀내 그의 구성성분을 재료로 하여 조합한다 해도 생명력을 갖는 생물체를 만들 수가 없습니다.

　현대과학과 인류에게 남겨진 과제인 생명의 신비를 풀기 위한 노력 중에서 생명과 생명을 유지하는 힘인 생명력을 이해하는 데 도움이 되게 가설로 진행중인 연구과제를 간략하게 소개하겠습니다.

　ⓐ 생물의 공통된 특징에서 유추해 나가는 연구과제

- 세포라는 구조를 지니고 있고 세포에 의해 외계와 구별되며,
- 세포 내에서는 물질이 갖가지로 변화하는 물질(에너지)대사가 이루어지며,
- 세포는 유전자의 짜임을 지니고 있으며 자손을 만들어 불어나갑니다.

　　원시세포의 탄생의 수수께끼를 해명하기 위한 화학적 진화와 공통조상의 세포가 지니고 있다고 생각되는 특징을 현생(現生)의 생물에서 유추해 나가는 방법을 집중 연구하고 있습니다.

ⓑ 생명력을 유지시키는 새로운 힘(Energy)의 발견

생명력도 에너지인 이상 자연계 내에서 어떤 미지의 에너지가 상호연관을 갖고 있을 것이며, 생명 에너지는 물질세계에 작용하는 4가지 힘과는 다른 특성을 가질 것으로 가상하여 추리하면

- 전기적, 자기적으로 중성(中性)일 것
- 생명체 이외의 물질과 상호작용을 일으켜 영향을 받는 일이 없을 것
- 어떤 조건하에서도 그 에너지의 흐름이 차단되지 않을 것(어떤 물체든 통과)
- 열역학 제2법칙(Entropy 증대의 원리)에 역행하는 마이너스 엔트로피 에너지(Minus Entropy Energy)일 것 등입니다.

현대 물리학의 범위 내에서 이러한 조건을 충족할 수 있는 에너지로서 가깝게 조건을 갖춘 것은 뉴트리노(Neutrino)라는 소립자를 발견하여 집중적인 연구가 진행중입니다.

💡 뉴트리노(Neutrino)

뉴트리노는 태양 에너지 안에서 태양광선과 거의 같은 양으로 방출하는 소립자의 하나이며 전기적으로 중성, 질량이 거의 없고, 물질과는 상호작용을 하지 않고, 어떤 물질이든 저항 없이 통과할 수 있으며, 온 우주공간에 충만하게 존재합니다. 우주공간에 있어서 빛과 에너지를 포함한 모든 물질을 전파시키는 매체일 가능성과 생명력을 갖게 하는 생명 에너지일 가능성이 가장 높은 에너지(氣)로 추정하고 있습니다.

② 지기(地氣)

㉠ 지자기(地磁氣 : Geomagnetism)

ⓐ 지구가 전자석이 되는 이유…지구의 중심부는 반경 약 2,900Km의 핵(코어)으로 고체인 내핵과 고온고압의 액체인 외핵으로 이루어져 있고 외부는 고체인 맨틀로 구성되어 있습니다.

지구의 자전에 의해서 외핵의 무거운 금속성분의 액체가 유동하고 열에 의해서 대류도 하여 전류가 만들어져 지자기의 근원이 되는 자장(磁場)이 생겨 지구 자체가 하나의 거대한 자기를 갖게 되는 것이며, 지구의 자장은 지핵 속의 다이나모(dynamo : 발전기)에 의해서 만들어진다는 지자기의 다이나모 이론입니다.

ⓑ 지자기의 신비한 현상
- 지자기의 감소 – 지자기의 관측은 1830년부터 본격적으로 이루어졌으며, 100년 동안에 약 5%의 비율로 지자기가 감소되고 있음이 확인되고 있으며, 이대로 간다면 약 2000년 후에는 지자기가 0(Zero)이 된다는 이론이 됩니다. 지자기의 감소는 지구에 살고 있는 생명체에 많은 영향을 주고 있으며, 특히 자율신경실조증의 중요한 원인으로 확인되고 있습니다.
- 지자기가 기울어짐 – 지구가 커다란 자석으로 자석의 축은 지구의 자전축보다 11.5도가 기울어져 있으므로 자석의 바늘은 장소에 따라 다르지만 보통은 정북을 가리키지 않는 셈입니다.
- 지자기의 남극과 북극의 뒤바뀜 – 수만, 수십 만년에 한 번씩 지자기의 남극과 북극이 뒤바뀌는 현상이 바다 밑의 암석에 남겨진 기록에 의해 확인되고 있습니다.

ⓛ 산소(Oxygen:O_2)

공기 중에 다량으로 함유되어 있는 산소는 호흡을 통하여 잠시라도 흡수하지 못하면 세포가 살지 못하므로 생명유지의 필수원소이며, 기(Energy)입니다.

에너지원으로 섭취하는 탄수화물, 지방, 단백질은 탄소(C)·수소(H)·산소(O_2)를 주 원소로 하여 구성된 유기화합물이며 영양소가 에너지화하기 위해서는 산소가 없으면 대사작용이 일어나지 않습니다.

$$\text{영양소(탄수화물, 지방, 단백질)} + O_2 \rightarrow Energy + CO_2 + H_2O$$

(산소)　(열량)　(탄산가스) (물)

ⓒ 영양소(Nutrients)

인체가 영양을 유지하기 위하여 외부로부터 섭취하는 식품의 성분 중 우리 몸에 이용되는 성분이 영양소이며, 탄수화물(당질과 섬유소), 지방, 단백질, 무기질, 비타민, 물(수분) 등입니다.

- 탄수화물, 지방, 단백질이 에너지원으로 이용되며, 식품이 갖고 있는 잠재 에너지와 체내에서의 소화율을 감안한 생리적 열량가의 경우 탄수화물은 9.0Kcal/g, 지방과 단백질은 4.0Kcal/g가 됩니다.
- 수분(물)은 체내 성분의 2/3를 차지하며, 음식 없이는 장시간 생존할 수 있어도 수분 없이는 며칠을 살기 어려운 영양소로서 대사과정에서의 촉매작용과 영양소와 영양분의 운반, 체온조절과 장기의 보호작용 등 생명유지의 필수요소인 기(Energy)입니다.

(5) 기(氣)와 자연환경

광대한 우주 속에 한 부분인 태양계 중에서 극히 작은 지구에서만이 인간과 많은 동·식물 등 많은 생명체가 살 수 있는 것은 지구가 생명체의 생존에 필요한 필수조건들을 갖추기 있기 때문입니다.

- 인간의 고유한 생명을 유지하는 데는 빛나는 태양, 신선한 공기, 맑은 물, 푸른 동산에서 싱그러운 초목들과 함께 뛰노는 동물, 바다 속에서 싱싱하게 자라는 어패류, 그리고 지구의 생명력인 신비의 힘인 지자기력 등이 없으면 안 되는 자연의 필수조건입니다.

- 그러나 인간 스스로의 방심과 현대 물질문명이 발전됨에 따라 천혜의 자연조건은 점점 파괴되어 갑니다. 우리들이 마구 버리는 폐수와 쓰레기, 그리고 가정용품, 공장과 자동차에서 뿜어내는 매연은 신선한 공기와 깨끗한 물을 오염시키며, 산성비(황산과 질산을 포함한 비, 눈, 안개, 구름)를 내리게 하고 지구 온난화와 오존층을 파괴시켜서 우리가 먹고 사는 동·식물과 어패류들이 살 수 없게 만들고, 지자기를 차단하는 생활환경으로 지구의 생명력인 지자기력이 점점 감소되어 우리 스스로가 파괴시킨 자연과 더불어 병들어 고통받고 있습니다.

  이러한 자연환경의 파괴는 질병뿐 아니라 물과 영양소와 태양광선과 지자기의 기(氣)를 감소시켜서 지구상 곳곳에서 많은 사람들이 기아와 빈곤으로 죽어가고 있으며, 이것은 남의 일이 아니고 자신과 가족을 비롯한 우리 모두의 일입니다.

- 너무 늦기 전에 나 자신부터 과소비를 줄이고 쓰레기를 함부로 버리지 않는 작은 일에서부터 시작하여 자연환경을 생각하는 건전한 생활양식을 습관화하고 이웃과 협동하여 자연보호 운동을 확산해야 합니다.

- 인생은 한마디로 표현하면, 기(氣)로부터 태어나 기(氣)로 인해 살아가다 죽으면 다시 기(氣)로 돌아가는 것입니다.

  만물의 영장인 인간으로 태어난 것에 감사하는 마음, 대자연인 기(氣)에 감사하는 마음과 생명을 존중하는 마음을 갖고 우리 스스로 파괴시킨 자연환경을 원상 회복시키고 보호하는 데 더욱 노력해야겠습니다.

제 2 편

질병과 대표적인 질환

제 1 장

질 병

1. 질병의 정의 및 분류

① 질병의 정의

- 질병이란 신체의 일부 또는 전신의 구조나 기능에 장애가 있어 건강하지 못한 상태, 즉 여러 가지 장애(질병발생의 내·외요인)에 의해 인체의 각종기관의 구조와 기능에 어느 한 가지라도 장애가 있어 고유기능에 이상이 발생하였을 때 인체 고유의 항상성(恒常性 : homeostatis)과 자연치유력으로 기능이 회복하지 못하여 건강을 유지할 수 없는 상태를 말합니다.
- 동양의학적으로 질병은 음양오행(陰陽五行)의 순행이 내적 요인(마음의 변화와 氣의 부족)과 외적 요인(환경적 변화와 생활습관)에 의해 문제가 생기면 오(육)장육부의 기혈순행(氣血順行)이 정상 이하인 병적인 상태(氣虛)이거나, 정상 이상인 병적인 상태(氣實)가 되어 장부의 허실(虛實)이 일어남으로써 오장육부, 오관(五官), 뼈와 근육 등의 기관들이 정상적인 기능을 할 수 없게 되는 상태를 말합니다.

② 질병의 분류

다양한 질환을 일반적으로 사용되고 있는 질병을 구별하여 분류하면 다음과 같습니다.

(1) 출생

- 선천성 질환－출생 전 시작
- 후천성 질환－출생 후 시작

(2) 경과

- 급성 질환 – 갑자기 시작. 수일~수주일 내 종식
- 만성 질환 – 염증기간이 수주일 이상 장기화

(3) 형태 변화

- 기질적 질환 – 장기조직에 형태적 변화
- 기능적 질환 – 장기조직에 형태적 무변화

(4) 병변의 범위

- 국소적 질환 – 신체의 일부에 국한
- 계통적 질환 – 장기계통에 걸쳐 진행

(5) 질병간의 인과관계

- 원발성 질환 – 인과관계 없고 속발성이 아닌 것
- 속발성 질환 – 인과관계를 가지며 속발성인 것

(6) 원인

- 특발성 질환 – 노화의 원인이 아닌 모든 질환
- 노인성 질환 – 노화의 원인으로 인한 질환

2. 질병의 원인(병인)

① 내인(內因)

생체 내 처음부터 내재하는 소인(내적인 원인)으로 질병에 대한 감수성이 높은 경향 또는 질병에 걸리기 쉬운 체질로 연령 · 인종 · 성별 · 유전에 따라 질병의 발생을 잘하는 원인을 말합니다.

(1) 연령

- 고령자 – 고혈압, 동맥경화, 암
- 소아 – 전염성 질환

(2) 인종

- 동양인 – 위암, 간암
- 서양인 – 유방암, 피부암

(3) 성별

- 남성 – 동맥경화증, 통풍
- 여성 – 류마티스 관절염, 빈혈

(4) 유전

혈우병, 색맹 등

② 외인(外因)

외부에서 인체를 향해 작용하거나 신체 내로 들어와 작용하는 요인을 말합니다.

(1) 물리적 요인

- 기계적 외상－찰과상, 좌상, 염좌, 골절, 총상, 교상
- 광선, 가전기－태양광선, 인공자외선, 고압전류로 인한 피부염, 피부암
- 온도변화－화상, 일사병, 동상　　　　• 음파－고막파열, 내이장애
- 기압－잠수부병, 고산병　　　　　　• 방사선－발암

(2) 화학적 요인

화학물질 접촉 또는 흡수로 인한 피부 점막의 괴사, 각종 중독증

(3) 생물학적 요인

병원미생물(바이러스, 세균, 진균, 기생충, 원충)의 감염

(4) 영양장애

탄수화물, 단백질, 지방질, 비타민, 무기질과 수분의 결핍 또는 과잉

(5) 환경요인

대기오염으로 인한 호흡기와 수질오염으로 인한 중금속의 중독증

(6) 심리적 요인

욕구불만, 스트레스 등으로 인한 신경 · 정신장애

3. 질병의 발생

① 인체 내 중요기능과 작용

인체의 구조와 기능 그리고 질병의 발생원인은 미묘하고 다양성을 가지고 있어 간단히 설명하기는 쉽지 않으나 동·서 의학적인 견해를 접목시키고 복잡한 인체의 기능을 중요기능 중심으로 체계화하여 혼란스러움을 막고 보다 쉽게 이해할 수 있게 임의적으로 요약하여 설명합니다.

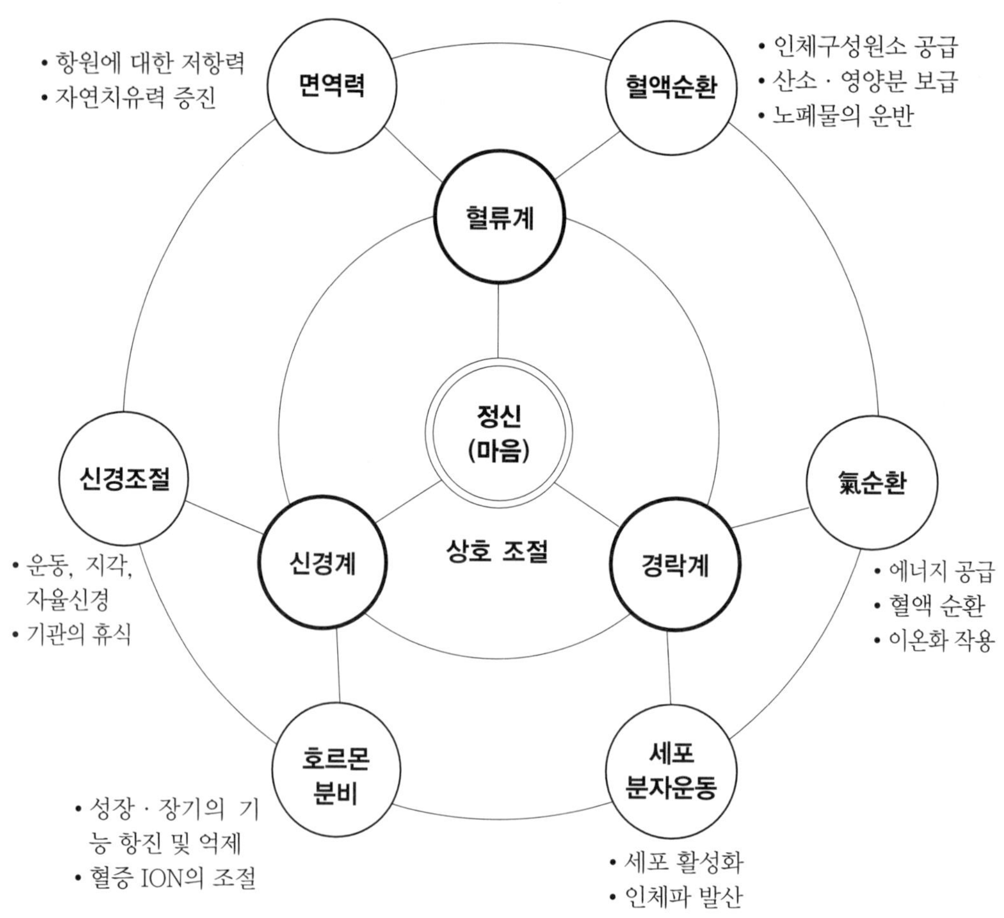

인체의 중요기능과 작용

- 인체를 구성하는 주요장기와 기관들 사이에는 거미줄처럼 정교하고 정밀한 대표적 3가지 통로(혈류계, 신경계, 경락계)가 연결되어 혈액과 신경 및 기(Energy)의 순환이 이루어지는 각각의 고유기능을 하며, 3가지 통로를 상호조절하는 기능은 정신(마음)이 하고 있습니다.
- 혈류계, 신경계, 경락계의 기능과 작용은 여러 가지가 있으나 중요한 작용은 혈류계는 혈액순환과 면역작용, 신경계는 신경조절과 호르몬 분비 작용, 경락계는 기의 순환과 세포의 분자운동으로 대별할 수 있으며, 이들의 작용을 마음이 조절하여 생명을 유지하므로 가장 핵심적이고 중요한 기능과 작용이 됩니다.

　특히, 마음이 근본이 되어 생명력을 갖고 인체를 유지하고 만상(萬象)을 만들어내므로 **일체유심조(一切唯心造)**라 하고 몸과 마음은 다르지 않고 둘이 아니므로 **심신불이(心身不二)**라 합니다.

② 질병발생의 중요원리

　질병은 어느 한 가지 요인에 의해 발생되기보다는 여러 가지 복합적인 다인성(多因性) 요인에서 일어나므로 단순화하여 설명하기는 쉽지 않으나 내·외 요인에 의해 인체 내에서 발병하는 중요원리를 이해하는 데 도움이 되도록 나름대로 요점만을 정리합니다.
- 인체는 여러 가지 방어기구가 마련되어 신체상태를 일정하게 유지하려 하는 항상성(恒常性:homeostasis)이 있기 때문에 질병의 원인(내·외인)이 인체에 가해져도 반드시 발병하는 것은 아닙니다.
- 인체에 가해진 유해한 병인을 배제 또는 싸워서 이기면 발병하지 못하지만 방어기구가 파괴되면 항상성(恒常性)이 무너져 퇴형성병변(위축, 변성, 괴사), 물질대사이상, 혈액순환장애, 진행성변화(비대, 증식, 화생, 이식, 이물의 처리), 염증과 감염증, 종양, 기형, 노화 등의 병변이 일어납니다.
- 이러한 병변 중 단독으로도 일어나지만 대개 몇 개의 병변이 합쳐져 이루어지며 장애가 적고 수복이 완전해지면 원래대로 치유되지만, 결손이 크고 방어기구가 기능이 현저히 저하되거나 파괴되어 항상성이 소실되면 병변은 진행되어 질병이 발생합니다.

　즉, 여러 가지 병인(내·외인)으로 인하여 혈류계, 신경계, 경락계의 고유 기능과 마음의 상호조절기능 중 어느 한 가지라도 이상이 생겨 인체의 자연치유력과 항상성이 무너질 때 질병이 발생한다고 요약할 수 있습니다.

- 혈류계, 신경계, 경락계와 정신(精神)인 마음은 여러 가지 기능과 작용이 있으나 질병발생의 중요요인을 중심으로 대별하면 다음과 같습니다.
  - 혈류계 : 혈액순환 장애와 면역부전
  - 신경계 : 신경조절이상과 물질대사이상, 호르몬 분비 이상
  - 경락계 : 기(氣)의 순환 장애와 세포의 분자운동 저하
  - 정신(마음) : 정신(마음)의 욕구불만과 스트레스

정신(마음)은 정신요법(299쪽)을 참조하시고 혈류계, 신경계, 경락계를 요약하여 설명합니다.

(1) 혈류계

① 혈액순환장애

혈액이 각종 영양분과 산소를 골고루 배급하고 대사산물은 몸 밖으로 내보내기 위한 기능을 하기 위해서는 혈액순환이 원활하게 이루어져야 합니다.

체순환인 대순환과 폐순환인 소순환이 순환기(심장과 혈관)의 기능저하와 신경계와 경락계의 기능이상 등으로 순환속도가 늦어져 단위시간당 각종 기관에 혈액과 산소의 공급이 부족해지고 노폐물의 체외배출의 문제 등 혈액순환의 장애가 일어나 허혈, 충혈, 울혈, 출혈, 측부순환 등의 증상이 유발되어 경색, 혈전, 색전, 쇼크, 부종 등의 병변이 일어나 질병이 발생합니다.

혈액순환장애는 모든 질병을 일으키는 원인의 중요한 요체가 됩니다.

㉠ 혈액순환의 중요 장애요인

ⓐ 심인성(心因性) – 스트레스와 욕구불만

- 독성 호르몬의 과다분비－과도한 스트레스에 의해 마음의 긴장상태가 지속되면 β-엔돌핀 호르몬의 분비 대신 독성물질인 노르아드레날린 호르몬이 과다분비되어 혈관을 수축하여 혈행을 장애합니다.
- 유해(활성)산소의 다량 생성－감정상태에 따라 호르몬 분비는 물론 유해산소의 생성이 증량되어 인체 내 해로운 과산화물(過酸化物 : superoxide)을 형성하고 혈액을 혼탁하게 하며, 혈관의 내피조직을 파괴하여 지방과 콜레스테롤

이 침착되어 혈관이 좁아져서 혈액공급이 감소 또는 단절되게 합니다.

ⓑ 고지질과 콜레스테롤의 증가…혈류 내 고지질과 콜레스테롤이 증가하여 혈액의 흐름이 늦어지고 혈관벽에 침착하여 혈관을 좁게 하여 고혈압, 심장병 등을 일으키는 요인이 됩니다.

ⓒ 신경계이상…신경조절이상으로 신경·정신계에 장애가 일어나거나 마음의 조절 기능이 직접적으로 장애를 받고 호르몬과 물질대사장애가 있으면 혈관의 수축 작용과 혈관 내 이물질의 생성으로 혈액순환장애가 일어납니다.

ⓓ 경락계이상…기(氣)의 순환의 장애가 일어나면 동시에 혈행장애가 수반되고 마음을 조절하는 기능이 저하되어 모든 질병을 일으키는 원인이 되며 특히, 성인병과 난치성 질환인 고혈압·중풍·심장병·당뇨병·암 등의 주요 요인이 됩니다.

ⓛ **혈액순환장애의 종류**

ⓐ 허혈…신체의 한 국소에 혈액공급이 감소되거나 단절된 상태입니다.

ⓑ 충혈…조직이나 장기로 유입되는 국소의 혈관이 확대되어 동맥혈의 양이 증가된 상태입니다.

ⓒ 울혈…정맥혈의 유출이 잘 되지 않아 혈액량이 증가된 상태(국소적 울혈, 전신적 울혈)입니다.

ⓓ 출혈…혈액이 혈관 밖으로 나가는 현상입니다.

ⓔ 측부순환…혈관이 협착이나 폐색 때문에 정상적인 혈류가 막혔을 때 혈류가 다른 혈관으로 우회하여 흐르는 현상입니다.

ⓒ **혈액순환장애와 관계있는 병변**

ⓐ 혈전증…혈액이 생체의 심혈관 내에서 응고된 덩어리(혈전)를 형성하는 것입니다.

ⓑ 색전증…혈관 내에 이물질이 혈류를 따라 순환하다가 혈관을 폐쇄시키는 것입니다.

ⓒ 경색…장기 또는 조직의 국소적인 혈액 공급이 감소 또는 단절되어 일어나는 허혈성 괴사입니다.

ⓓ 쇼크…심혈관계의 허탈로 순환혈액이 충분치 못하게 되어 생긴 조직관류의 심각한 이상상태, 혈액량 감소, 심박출량의 감소, 혈액 재분포의 이상

등으로 초래된 세포와 조직의 광범위한 저관류입니다.
ⓔ 부종(Edema)…세포 사이의 간질액이 비정상적으로 증가하거나 체강내에 수분이 저류되어 있는 것입니다.
- 정맥정수압의 증가－울혈성 심부전
- 혈관 내 삼투압의 감소－저단백혈증(신증후군), 간경변증 등 전신부종
- 나트륨저류－신장과 심장기능 저하나 염분 과다섭취로 나트륨(Na)가 체내에 정체되어 혈액량을 증가시켜 간질의 체액량을 증가
- 림프관의 폐쇄－림프배출의 장애로 간질체액의 양을 증가. 림프절의 방사선 치료와 근치유방절제술의 후유증, 기생충이 림프관을 폐쇄

㉣ 혈액순환장애의 대표적 질병

고혈압, 동맥경화증, 뇌졸중, 심부전, 협심증, 심근경색증, 동·정맥류, 부정맥 폐색전증 등

② 면역부전(免疫不全)

면역부전은 개체의 면역기능이 결핍 내지 저하된 상태를 말합니다.

면역장기와 면역작용을 하는 모든 림프계에 세포의 생산과 분화기능과 대식세포, 호종구, 보체계 등의 기능이 모두 건전해야 하나 그 기구 중에서 이상이 있어서 여러 가지 면역부전 상태가 됩니다.

면역부전은 기본적으로 면역계 자체의 결함에 의한 원발성 면역부전과 면역계 이외의 영향에 의한 속발성 면역부전으로 나눕니다.

㉠ 면역부전의 종류
ⓐ 원발성 면역부전
- 세포성 면역부전－T세포의 결손을 중심으로 세포성 면역에 관계하는 세포의 기능 결여로 일어나는 면역부전
- 체액성 면역부전－B세포와 형질세포의 결여 등 체액성 면역에 관계되는 세포의 기능 결여로 일어나는 면역부전
- 복합성 면역부전－T세포와 B세포계의 복합적인 장애로 인하여 일어나는 면역부전

ⓑ 속발성 면역부전
- 의원성 - 장기이식에 사용하는 면역억제제, 백혈병, 신증, 류마티스성 관절염 등에 사용하는 스테로이드 호르몬, 항간질제, 중금속중독에 사용하는 약물, 방사선 치료, 비장적출수술 등으로 인한 면역부전
- 바이러스감염과 면역증식증후군 - 후천성면역결핍증(AIDS)을 일으키는 HIV(Human immunodeficiency virus)와, 면역기능을 담당하는 림프구계의 세포가 종양성으로 증식하여 면역체계의 이상과 자가면역현상을 나타내는 면역증식증후군으로 인한 면역부전

ⓛ **면역부전의 대표적 질병**

체외에서 침입한 항원인 병원체(세균, 바이러스, 진균 등)와 체내에서의 항원(조직의 변성, 괴사, 종양 등)이 있을 때 인체 내에 있는 자연방어력으로 감염을 억제, 정지 또는 감염후유증이 없도록 치유하는 면역기능이 결핍 또는 저하되는 면역부전으로 질병이 발생합니다.

ⓐ 세균성…폐렴, 임질, 장티푸스, 대장염

ⓑ 바이러스성…감기, 간염, 대상포진, 피부병, 당뇨병, 광견병

ⓒ 알레르기성…피부염, 기관지천식, 장염, 결막염, 비염

ⓓ 진균증…무좀, 질염, 아구창, 설염

ⓔ 자가면역성…빈혈, 만성위축성 위염, 류마티스성 관절염, 중증근무력증

ⓕ **면역증식증후군**…골수종, 종양

(2) 신경계

① 신경조절이상

중추신경과 말초신경의 신경조절이상이 생겨 운동 · 지각 · 자율신경의 장애로 신경기의 질환뿐 아니라, 신경질환과 정신질환, 그리고 혈액순환과 호르몬 분비의 장애를 유발시켜 질병이 발생합니다(중추신경 및 말초신경의 질환, 자율신경 조증 정신질환).

② 호르몬 분비 – 대사이상

생명유지에 필요한 물질을 체내에서 이용하고, 불필요한 물질을 분해해서 체외로 배설하는 데 필요한 호르몬과 대사기능에 이상이 일어나 질병이 발생합니다.

㉠ 물질대사이상

ⓐ 단백질 및 아미노산 대사이상…영양물질 부족, 호르몬 생성장애, 분해항진, 상실 등으로 혈장 단백량이 감소하여 발생하는 저단백증 발생, 요소나 크레아틴 등의 배설장애로 중독증을 일으키는 요독증

ⓑ 당대사이상…혈당을 조절하는 작용(인슐린은 혈당하강, 글루카곤과 아드레날린은 혈당상승)에 이상이 일어나 저혈당 상태가 지속되는 당뇨병

ⓒ 지방대사이상…필요 이상의 지방이 축적되어 비만증, 지질침착증이 발생

ⓓ 요산대사이상…요산은 신장을 통해 배설되지만 대사과정에 이상이 일어나 혈중 요산치가 상승하여 손가락, 발가락의 관절에 통풍을 발생

㉡ 호르몬 분비이상

호르몬은 성장과 영양섭취, 영양물질의 저장과 사용, 생식과정 등 체내의 활동을 조절하는 기능으로 호르몬의 과대 또는 과소생성으로 이상이 생겨 질병이 발생합니다.

ⓐ 기능항진증…거인증, 쿠싱증후군, (부)갑상선 기능항진증

ⓑ 기능저하증…거단증, 당뇨병, (부)갑상선 기능저하증, 불임증

(3) 경락계(經絡系)

① 기((Energy)의 순환장애

㉠ 만병의 근원

기(Energy) 부족과 내·외 원인에 의해 기(氣)의 순환장애가 일어나면 인체의 기능 중에서 혈류계의 혈액순환장애와 면역력의 저하, 신경계의 자율신경과 호르몬 분비 조절의 이상을 촉발하여 기관 및 장기의 기능을 원활하게 할 수 없게 되고, 마음을 조절하는 능력이 저하되어 몸과 마음의 장애가 발생하므로 만병을 일으키는 근원이 되는 것이며 질병의 예방과 치료에 중점적인 요소가 되는 것입니다.

특히, 기(Energy)의 부족과 기혈순환장애로 세포의 기능 쇠퇴가 촉진되어 뇌신경과 근육세포의 감소, 혈관의 탄력성 상실, 신경조절능력 저하, 면역력 부족 등으로 질병이 발생하여 수명을 다하게 되는 것입니다.

그리고 병변 부위는 인체의 근원인 세포의 결핍과 세포분자운동이 약화되면, 세포결구를 유지하는 힘이 부족하고 세포의 전자궤도 변이가 일어나 세포의 전자운동이 무질서하게 되어 세포의 정상기능을 갖지 못하게 되므로 인체 내에서 일어나는 물리적·생화학적 작용에 장애가 일어나고, 세포의 재생능력 저하로 인체의 항상성이 회복되지 못하므로 만성 질병이 됩니다.

㉡ 기(氣)의 순환장애요인

ⓐ 내적 요인
- 마음의 변화－내상칠정(內傷七情)[노(怒 : 노여움), 희(喜 : 기쁨), 사(思 : 생각), 우(憂 : 근심), 비(悲 : 슬픔), 공(恐 : 공포), 경(驚 : 놀라움)]
- 기(氣)의 부족－부모로부터 받는 선천지기(先天之氣)와 천기(天氣)와 지기(地氣)에서 받아들이는 후천지기(後天之氣)인 영위기혈(營衛氣血)의 부족

ⓑ 외적 요인
- 환경적 변화－외감육음(外感六淫)[풍(風 : 바람), 한(寒 : 추위), 서(署 : 더위), 습(濕 : 습기), 조(燥 : 건조), 화(火 : 불기운)], 그리고 공기와 수질의 오염과 독극물질
- 생활습관－자세, 수면, 배설, 목욕, 성생활, 식사, 운동 등에서 잘못된 생활습관

② 노화(老化)

㉠ 노화의 정의

노화는 발육이 완성된 성숙기에서 쇠퇴기로 들어서 신체의 여러 기관의 능력이 쇠퇴하여 신체적 능력이 정상 수준으로 되돌아가는 항상성이 감퇴되어 가는 현상이며, 모든 유기체에 공통으로 발생하고 시간의 경과와 함께 진행되어, 죽음으로 향하는 과정입니다.

노화가 일어나는 연구는 생물학적, 사회심리적, 환경적 이론으로 다양하지만 노화는 인체 구성의 근원인 세포의 노화이며 여러 가지 원인에 의해 세포수와 크기 및 구조의 변화, 세포의 증식능력 저하, 효소활성의 변화 등으로 기관과 장기의 위축과 기능이 쇠퇴하는 현상입니다.

㉡ 인간의 수명

- 뼈의 형성기간(발육기간)의 5배－사람의 뼈가 완전히 형성되는 기간을 20~25년으로 볼 때 100~125세
- 세포의 분열기간 － 헤리프리크의 한계－인간세포는 약 50회 분열하고 1회 분열기간을 2.5년으로 125세
- 재생불능세포의 수명 － 뇌와 심장의 크기－뇌의 신경세포와 심장의 근육세포는 다른 세포와 달리 재생할 수 없어 이들 세포와 기능 상실, 생명유지 기능을 할 수 있는 기간은 120세

㉢ 노화가 일어나는 요인

ⓐ 생활환경 요인…유해환경(대기, 수질과 토양오염), 전자파 장애, 영양의 불균형과 운동부족, 과음과 흡연

ⓑ 생물학적 요인…병원균(박테리아, 바이러스 등), 세포의 수명한계, 노폐물의 축적(유해산소와 대사분해산물), 호르몬 분비 이상, 기혈의 순환장애(세포의 분자운동 저하)

ⓒ 사회심리적 요인…스트레스로 인한 정신장애, 불의의 사고

㉣ 노화로 인한 질환

ⓐ 장기의 기능 퇴화…동맥경화에 의한 고혈압 · 중풍 · 심장병(심근경색과 협심증), 골다공증, 퇴형성 관절염, 백내장, 치매

ⓑ 면역력 저하…폐렴, 독감, 류마티스 관절염, 당뇨병, 암 등 노인성 질병

제 2 장

대표적인 질환

1. 기관별 질환

기관별로 일어나기 쉽고, 일반적으로 잘 알려진 질병입니다.

(1) 호흡기

① **상기도** : 알레르기성 비염, 부비강염, 인후염, 편도선염, 종양
② **기관지** : 기관지염, 기관지천식, 기관지확장증
③ **폐** : 폐렴, 폐농양, 폐결핵, 진폐증, 폐암
④ **흉막, 횡경막** : 흉막염, 기흉, 횡경막마비, 농양, 딸꾹질

(2) 순환기

① **심장** : 심부전, 부정맥, 협심증, 심장판막증, 심근경색
② **혈관** : 고혈압, 저혈압, 동맥경화, 동맥류증, 정맥류증, 폐쇄성 혈전, 혈관염, 버
　　　거씨병, 동맥폐쇄증

(3) 소화기

① **구강** : 충치, 치주염, 구내염
② **식도** : 식도염, 아구창, 식도정맥류
③ **위장** : 위염, 소화성 궤양, 위암
④ **소장** : 십이지장염(궤양), 장염, 종양
⑤ **대장** : 대장염, 충수염, 장폐쇄증, 장결핵, 이질, 변비, 대장암
⑥ **항문** : 치질(치루, 치핵)
⑦ **간장** : 간염, 간경화증, 지방간, 간부전, 간암
⑧ **담낭** : 담낭염, 담석증, 담낭암
⑨ **췌장** : 췌장염, 당뇨병, 췌장암
⑩ **복막** : 복막염, 복수

(4) 면역기

① **골수** : 빈혈, 백혈병, 자반병, 형질세포증, 혈우병
② **림프절** : 림프절염, 림프관염, 종양
③ **비장** : 비장감염증, 종양
④ **흉선** : 형성부전증, 중증근무력증, 흉선증
⑤ **피부** : 피부염, 습진, 건선, 백선, 각화증, 진균증, 수포증, 두드러기, 매독, 피부암

(5) 신경기

① **중추신경** : 뇌경색, 뇌출혈, 뇌막염, 뇌염, 뇌성마비, 중독증, 뇌진탕, 뇌종양
② **말초신경** : 신경나병, 절단신경증, 신경섬유종
③ **자율신경** : 자율신경실조증, 신경초증
④ **정신계** : 노이로제, 우울증, 정신분열증, 불면증, 중독증(알코올 · 마약 · 약물),
　　　　　　　히스테리

(6) 내분비기

① **뇌하수체** : 거단증, 거인증, 쿠싱병, 시몬즈병
② **(부)갑상선** : (부)갑상선기능 항진증과 저하증, 갑상선염, 갑상선종
③ **부신** : 부신피질기능 항진증과 저하증, 종양
④ **췌장** : 당뇨병, 췌장염
⑤ **고환** : 남성불임증
⑥ **난소** : 여성불임증

(7) 감각기

① **눈** : 결막염, 각막염, 백내장, 녹내장, 색맹, 굴절이상, 시신경염
② **귀** : 중이염, 내 · 외이염, 이관염, 이명, 농아
③ **코** : 비염(비후성, 알레르기성, 위축성), 축농증, 부비강염, 비출혈
④ **혀** : 설염, 설궤양

(8) 비뇨기

① **신장** : 신장염, 네프로제증후군, 신우신염, 신결석, 신결핵, 신장암
② **방광** : 방광염, 야뇨증, 요실금, 방광암
③ **요도** : 요도결석, 요실금, 요도염, 임질

(9) 생식기

① **남성생식기** : 고환염, 부고환염, 전립선염, 전립선비대증, 임포텐스, 조루증
② **여성생식기** : 냉대하증, 질염, 자궁경관염, 자궁내막염, 여성불임증, 자궁암, 유
　　　　　　　　선종, 유방암

(10) 근 · 골격기

① **뼈** : 골수염(골결핵, 골괴사), 골다공증, 종양
② **관절** : 관절염, 통풍, 추간판 헤르니아(척추디스크), 류마티스관절염
③ **근육** : 근무력증, 근위축증, 근염

(11) 경락기

① **기(氣)순환장애** : 고혈압, 중풍, 심장병, 냉증, 감기, 혈액순환과 노화촉진 신경조
　　　　　　　　절에 이상으로 모든 질병 유발
② **세포분자운동 저하** : 노인성 질환, 모든 장기의 기능 저하로 만성 질병 유발

2. 증상별 질병

질병은 초기에는 가벼운 증세가 한 가지 또는 몇 가지로 나타날 수 있으므로 조기발견과 조기치료를 위하여 진료과별로 증상에 따라 일어날 수 있는 질환들을 요약하였습니다.

(1) 내과 질환

① **기침할 때** : 급성 기관지염, 감기

② **가래가 생길 때** : 기관지천식, 만성 기관지염, 기관지확장증, 폐수종, 폐화농증

③ **가슴이 두근거릴 때** : 심장판막증, 동맥경화증, 부정맥, 갑상선기능항진증, 폐렴

④ **가슴이 뻐근하고 아플 때** : 부정맥, 심근경색, 협심증, 폐경색증, 심근염

⑤ **열이 날 때(고열)** : 폐렴, 인플루엔자, 뇌염, 뇌농양, 간농양, 급성 기관지염, 이질
　　　　　　(미열) : 폐결핵, 교원병, 류마티스관절염

⑥ **구토 · 구역질이 날 때** : 급성 위염, 유문협착증, 간경변, 담석증, 식도염, 충수염, 장염

⑦ **나른하고 피곤할 때** : 간염, 갱년기장애, 고혈압, 저혈압, 심부전, 폐결핵

⑧ **땀을 많이 흘릴 때** : 자율신경실조증, 다한증, 비만증, 알코올중독증, 바세도우병

⑨ **몸이 부을 때** : 신염, 임신중독증, 갑상선기능저하, 임파관염, 혈전성 정맥염

⑩ **배가 만성적으로 아플 때** : 기생충 간염, 위 · 십이지장궤양

⑪ **소변색이 이상할 때** : 신우신염, 전립선농양, 당뇨병

⑫ **소변 보면 아플 때** : 요도결석, 방광염, 임균성 요도염, 전립선염

⑬ **소변이 저절로 나올 때** : 요실금, 요관개구이상, 방광염, 요로결석

⑭ **식욕이 없고 여윌 때** : 간경변, 신경성 식욕부전증, 알코올성 간장애, 폐결핵, 빈혈, 췌장염

⑮ **변비가 있을 때** : 변비, 간염, 담낭염, 만성 장염, 췌장염, 위 · 십이지장궤양

⑯ **설사를 할 때** : 과민성대장증후군, 음식알레르기, 이질

⑰ **머리가 아플 때** : 편두통, 고혈압, 수막염, 삼차신경통, 뇌농양, 감기

(2) 외과 질환

① **관절과 근육이 아플 때** : 류마티스관절염, 건초염, 염좌, 통풍, 고관절, 퇴형성관절염
② **목이 돌아가지 않을 때** : 갑상선염(종), 임파선종창, 퇴형성 경추염, 목디스크
③ **배가 갑자기 아플 때** : 늑간신경통, 담석증, 담낭염, 장패색, 장염, 요로결석
④ **배가 부를 때** : 급성 복막염, 만성 복막염, 장결핵
⑤ **손이 저릴 때** : 다발성 신경염, 경추후종인대골화증, 뇌졸중
⑥ **얼굴이 삐뚤어질 때** : 안면신경마비, 중증근무력증
⑦ **의식이 없을 때** : 뇌출혈, 뇌경색증
⑧ **항문이 아플 때** : 치질, 직장종양, 탈장
⑨ **허리가 아플 때** : 변형성 척추증, 척추디스크, 척추분리증, 급성 요통증

(3) 이비인후과 질환

① **귀가 아플 때** : 급 · 만성 중이염, 외이도염, 이하선염
② **귀울림이 있을 때** : 이명, 이관협착, 이경화증, 노인성 난청, 삼출성 중이염
③ **목구멍이 아플 때** : 감기, 삼차신경통, 인두염, 인후두이물감, 편도염, 후두염
④ **코가 막히고 콧물이 날 때** : 감기, 급 · 만성 비염, 부비강염, 비후성(알레르기성 · 위축성) 비염
⑤ **혀에 이상이 있을 때** : 설염, 설궤양

(4) 안과 및 치과 질환

① **눈이 아플 때** : 각막염, 녹내장, 누낭염, 다리깨, 각결막염, 출혈성 결막염
② **눈이 가려울 때** : 알레르기성 결막염
③ **시력이 약해질 때** : 당뇨병성 망막증, 백내장, 굴절이상, 시신경위축, 시신경염
④ **이가 시리고 아플 때** : 충치, 치수염, 과민성 치아
⑤ **잇몸이 붓고 피가날 때** : 치주염, 치은염, 사랑니주위염

(5) 피부과 질환

① **머리카락이 많이 빠질 때** : 원형탈모증, 암치료후유증
② **피부가 가려울 때** : 무좀, 옴, 피부염, 피부소양증, 두드러기, 풍진
③ **피부색이 변할 때** : 백납, 자반병, 주부습진, 황달
④ **피부에 종기가 날 때** : 건선, 홍반, 사마귀, 여드름, 헤르페스(포진)

(6) 비뇨기과 질환

① **남성기능이상이 있을 때** : 임포텐스, 조루, 지루
② **냉부정출혈이 있을 때** : 자궁근종, 자궁내막염, 캔디다, 트리코모나스질염, 자궁경
관염
③ **유방이 아플 때** : 유두종, 유선염, 낭포증, 유선종
④ **음부가 아플 때** : 성기헤르페스, 외음궤양, 외음소양주, 외음백반증

(7) 신경 정신과 질환

① **경련을 일으킬 때** : 간질, 히스테리, 파상풍
② **말하기 이상이 있을 때** : 실어증, 다발성 경화증, 말더듬이, 조울증, 노인성 치매
③ **손가락이 떨릴 때** : 파킨스병, 서경(글씨가 잘 쓰여지지 않는 상태)
④ **행동에 이상이 있을 때** : 알코올중독증, 정신분열증, 조울증, 노인성 치매, 히스테리
⑤ **현기증이 날 때** : 메니에르증후군(난청, 이명, 현훈증상), 저혈압, 자율신경실조
증, 빈혈

(8) 소아과(아기일 때) 질환

① **생후 6개월 경까지 많은 질환** : 유문협착증, 폐렴, 돌발성 발진, 장중첩증, 알레르기설사, 세기관지염

② **6개월 이후 많은 질환** : 뇌막염, 중이염, 열성 경련, 기관지염, 기관지천식, 홍역, 백일해, 수두, 풍진

③ **아기가 토할 때** : 소화불량, 뇌막염, 폐렴, 뇌증, 장중첩증, 유문협착증, 편도선염, 뇌진탕, 위·십이지장궤양

④ **경련을 일으킬 때** : 간질, 뇌염, 발진, 수막염, 소아당뇨병, 폐렴, 패혈증, 뇌성마비

⑤ **기침을 할 때** : 감기, 급성 기관지염, 폐렴, 백일해

⑥ **눈에 이상이 있을 때** : 급성 결막염, 누낭염, 굴절이상, 사시, 유행성 각결막염, 알레르기성 결막염

⑦ **설사를 할 때** : 소화불량, 이질, 젖당분해불능증

제 3 편

질병의 예방과 치료

제 1 장

건강과 질병예방

1. 질병예방의 기본

① 건강의 의미

(1) 건강에 대한 정의

세계보건기구(WHO : World Health Organization)의 헌장 전문에는 "건강(健康)이란 질병이나 단지 허약한 상태가 아닐 뿐 아니라 육체적·정신적 및 사회적으로 완전한 안녕(安寧)상태를 말한다"라고 정의합니다.

이는 몸과 마음이 모두 양호한 상태이면서 원만한 사회생활을 할 수 있는 양식을 가진 사회인으로서의 존재를 요구하는 것입니다.

건강하다는 것은 간단히 설명하면 맛있게 식사를 할 수 있고, 몸이 가볍게 느껴지고, 숙면을 할 수 있으며, 기분이 밝고, 즐거운 마음으로 가정과 사회에서 조화롭게 활동을 할 수 있는 것입니다.

(2) 건강의 종류

건강은 육체적·정신적 건강뿐 아니라 이를 토대로 하여 가정적·사회적 건강을 함께 영위할 수 있어야 하며, 이들의 건강을 유지 발전하기 위해서는 경제적 건강이라는 지반이 튼튼해야 조화롭게 되는 것입니다.

5가지의 건강 중에서 하나라도 문제가 되면 이상적인 건강의 평형을 이룰 수 없는 것이기에 어느 하나라도 소홀히 할 수 없는 건강을 위한 필수조건입니다.

- **육체적 건강** – 신체적으로 아무런 질병이 없는 상태
- **정신적 건강** – 마음에 병이 있지 않는 상태
- **사회적 건강** – 원만한 사회생활을 보내고 있는 상태
- **가정적 건강** – 애정이 깃들인 가족관계를 구축한 상태
- **경제적 건강** – 견실한 경제적 기반으로 가계가 흑자인 상태

자동차로 예를 들면 육체적 건강과 정신적 건강은 자동차 자체의 성능 상태이고, 가정적 건강은 운전자와 동승자이며, 사회적 건강은 자동차가 다닐 수 있는

환경여건으로 운행의 터전이며, 경제적 건강은 자동차가 운행할 수 있는 힘으로 연료와 유지비인 셈입니다.

자동차(건강)는 자동차의 기본적인 성능(육체적·정신적 건강과 체력)과 연료(경제적 건강 : 자본)의 토대 위에 자동차를 운행하는 운전자(가정적 건강 : 주체)의 인생관과 가치관에 따라 환경여건(사회적 건강)에 적절하게 대처하여 다른 사람의 자동차와 어울려 사고나 정체(질병) 없이 조화롭게 운행(생활)하는 것입니다.

② 병인과 질병예방의 기본개념

(1) 질병의 원인(병인의 요약)

질병의 원인은 앞에서 설명한 것을 요약하면 대체적으로 다음과 같습니다.

① 신체환경 병인

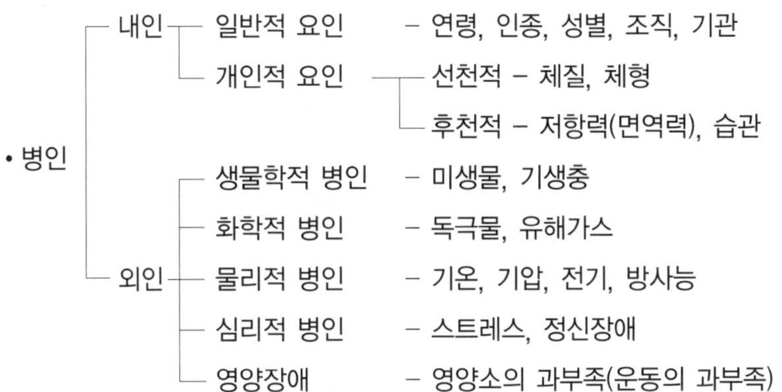

② 역학적 병인

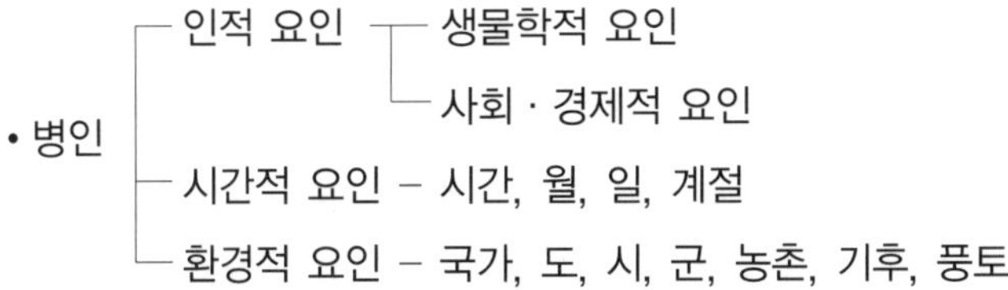

(2) 질병예방의 기본개념

질병의 발생요건은 병인을 종합적으로 정리하면 일반적으로 인체요인, 환경요인, 병인으로 대별할 수 있으며, 질병은 이들 3가지 요인이 복합적인 작용에 문제가 있어 상호 평형성이 무너져서 일어나는 것입니다.

질병의 예방은 인체요인, 환경요인, 병인 등 3가지 요인의 문제가 발생하지 않게 사전에 조치하는 것이 1차 예방으로 최선책이며, 한 요인이라도 문제가 일어나 평형성이 무너지면 조기에 발견하고 평형성을 회복하여 정상 유지시키는 것이 차선책이 되는 것입니다.

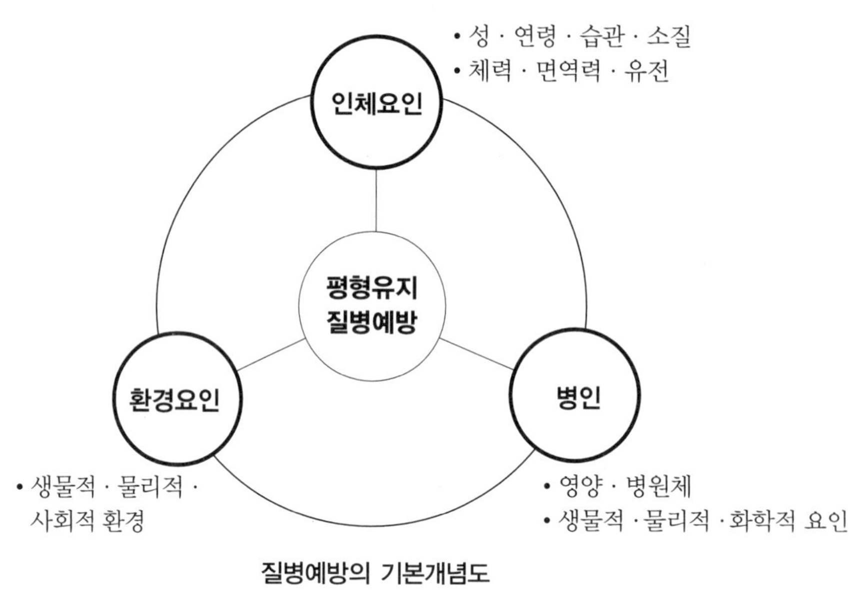

질병예방의 기본개념도

(3) 건강유지를 위한 필수요소

우리가 세운 인생의 목표를 달성하고 희망찬 내일을 위해서는 무엇보다도 건강이라는 토대를 굳건히 세워서 유지하여야 합니다.

건강을 유지하는 데에는 인체 내의 다양한 요소들이 각기 고유기능과 상호조절 작용이 일어나 내 · 외적 병인을 제거하고 일상생활을 무리없이 정상적으로 할 수 있어야 합니다.

정상적인 일상생활은 **알맞은 영양**과 **적당한 운동** 그리고 **적절한 휴양**을 조화롭게 실천함으로써 가능하며, 이를 위해서는 인체기능 중 중요한 혈류계, 신경계,

경락계의 고유기능과 상호조정기능이 삼위일체가 되어 정상 유지가 되는 것이 필수적인 요소가 됩니다.

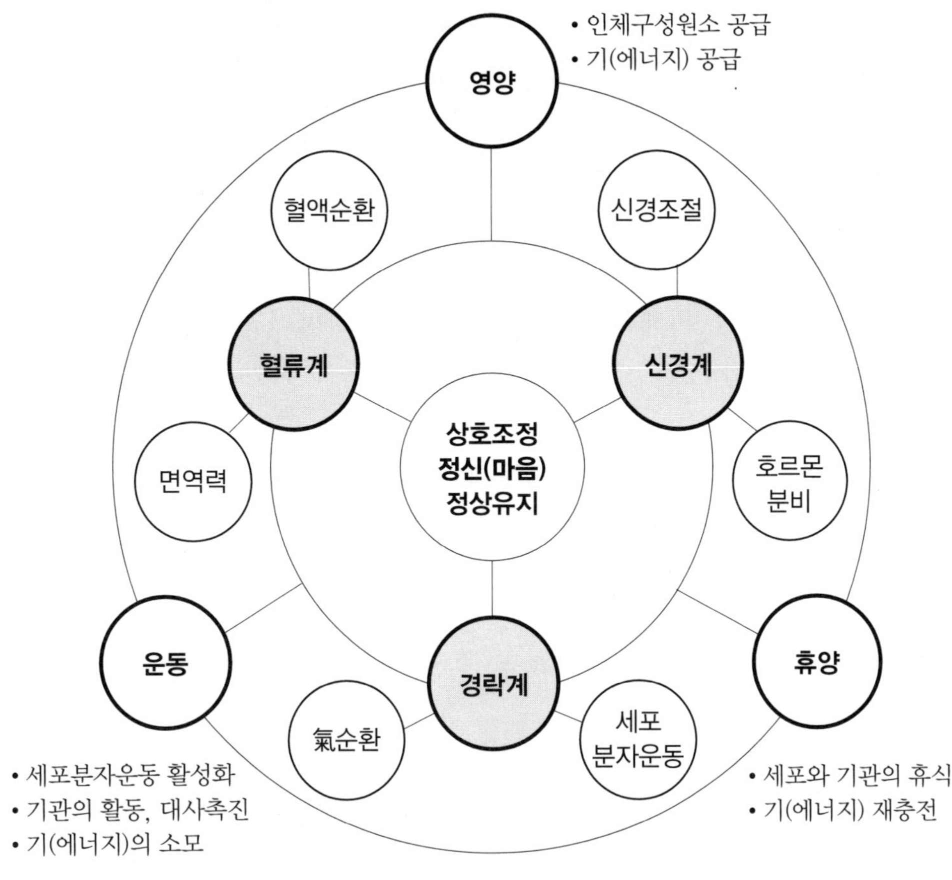

건강유지를 위한 필수요소

③ 건강과 체력

(1) 건강은 체력

복잡 다양한 현대생활 속에서 지적·정신적 활동, 학교생활과 직장생활, 성생활과 사회활동 등에 무리없이 잘 적응할 수 있는 체력(體力)을 가지고 인간다운 생활을 할 수 있는 것이 건강한 삶인 것입니다.

　　체력(Physical fitness)은 인간의 활동과 생존의 기초가 되는 신체적 능력으로, 생활의 과업을 능률적으로 수행하고 어떤 위기에 처했을 때 적절히 대처할 수 있는 신체조건이기 때문에 신체의 결함인 불구의 유무(有無), 질병의 유무만으로 인간다운 생활을 판단하는 것이 아니고 환경에 적응하여 무리없이 생명활동을 계속할 수 있는 체력의 유무가 중요하다는 것입니다.

(2) 체력의 구성요소

　　건강(健康)의 건(健)은 강하고 늠름하다는 뜻의 동적(動的)·공격적인 건강면이고, 강(康)은 장수하기 위해서 지키는 정적(靜的)·방어적인 건강면으로 건강은 공격적 건강과 방어적인 건강법의 양면성을 조화롭게 하는 것이 중요하다는 뜻이라 하겠습니다.

　　체력은 다양한 요소들이 인간의 활동에 관여하는 행동체력(行動體力)과 생존에 관여하는 방위체력(防衛體力)으로 구성되어 몸(신체)과 마음(정신)의 건강을 유지시켜서 개인과 사회에 기여할 수 있는 다양한 활동을 하게 하는 원동력입니다.

　　체력은 어느 한 부분의 특정적인 힘만이 아니고 몸과 마음의 조화에서 오는 생명력이며, 일상생활에서 끊임없이 하는 운동, 영양, 휴양 등의 실천을 통하여 얻어지는 생명력인 것입니다.

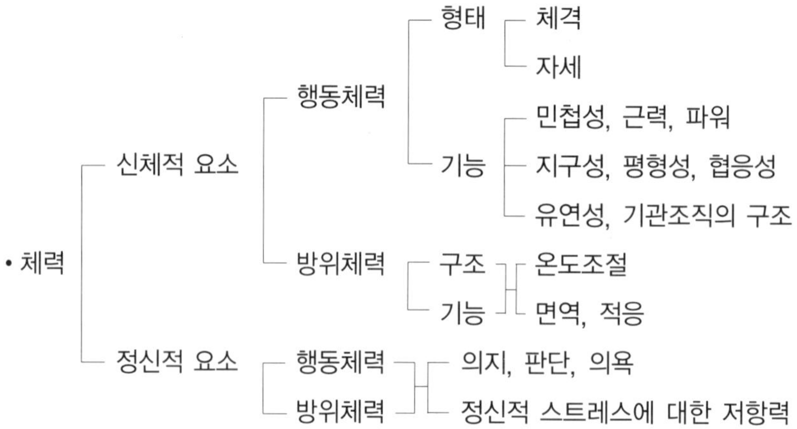

2. 질병예방의 구분

"건강은 건강할 때 지키고 치료보다는 예방이 앞서야 합니다"

누구나 알고 있고 해야 된다고 마음은 있지만 실천하지 못해서 질병이 발생하면 치료와 회복이 어렵고 치료가 되더라도 허약해져서 재발과 다른 질병을 잘 유발하기 때문에 건강을 잃고 나서야 건강의 중요성을 깨닫게 됩니다. 이때는 이미 시기를 놓쳐서 후회해도 소용이 없으며 치료하는 고통을 받고 사는 것이 우리들의 현실입니다.

질병의 예방은 일반적으로 다음과 같이 구분합니다.
- 1차 예방은 병의 원인(병인)을 회피 또는 제거하고 인체면역력과 체력을 증진시키는 과정이며,
- 2차 예방은 질병을 조기에 발견하여 조기치료하는 과정이며,
- 3차 예방은 질병의 악화를 방지하고 치료후유증의 재활로 사회생활을 영위할 수 있도록 하는 과정입니다.

① 1차 예방 - 최상책

(1) 병인의 회피와 제거

질병의 발생원인을 알아서 병인을 회피 또는 제거하는 것이 우선입니다. 질병의 발생원인은 밝혀진 것보다 규명되지 않은 것이 많으므로 질병을 예방하고 치료한다는 것은 어려운 과제이겠으나, 우리들의 일상생활 속에서 무지와 무관심, 설마 하는 방심, 부주의와 과욕 등으로 해서 질병은 시작된다고 해도 과언은 아닙니다.

질병의 유발인자는 공기와 수질의 환경오염, 불결한 생활환경, 술과 담배 그리고 기호품의 남용, 잘못된 식사습관, 운동부족과 정신적·육체적인 스트레스의 과다 등으로 우리들의 일상생활 속에서 일어나는 인체면역력과 체력을 저하시키는 것입니다.

(2) 면역력과 체력의 증진

병인을 완벽하게 회피 또는 제거하는 것은 불가능하며, 인체에 영향을 주더라도 인체 고유기능인 면역력이 있으면 질병으로의 진행을 막을 수 있기 때문에 병인이 있다 해도 누구나 병에 걸리는 것이 아닙니다.

면역력은 인체 고유의 기능으로 병인에 대한 방어력이며 항상성을 유지하는 힘으로, 강인한 체력(體力)의 정상유지이며, 면역력 증진은 체력의 증진입니다.

체력은 병이 없고 정상적인 정신상태 유지와 신체를 조절할 수 있는 능력이며 능률적이고 활동적으로 일을 처리할 수 있는 바탕이며, 육체적(생리적)·정신적(지적·정서적)·사회적인 면을 포함하는 신체적성으로 일상생활의 업무를 수행하고 비상시에 잘 대처할 수 있는 능력이므로 건강유지와 질병예방의 요체입니다.

(3) 건강관리의 기술습득과 실천

사람마다 개인적으로 가지고 있는 체격, 체질과 체력 그리고 소질과 살아가는 환경 등이 여러 가지 인자에 의해서 복잡 미묘한 변화를 일으키면서 건강상태를 유지해 나가므로, 건강을 저해하는 요인들을 제거한다는 것은 간단한 문제가 아닙니다. 그렇기 때문에 건강관리의 기술이 필요하고, 남이 대신해 줄 수 없으므로 자율적이고 능동적으로 습득하여 실천해야 합니다.

건강의 자기관리는 건강진단으로 체격, 체질, 체력 등을 검사하여 현재의 자기 건강상태를 점검함으로써 이를 기초로 하여 자기에 맞는 영양법, 운동법, 정신안정법 등의 생활요법을 효율적으로 실천할 수 있고 질병의 조기발견에도 필수적인 것이 됩니다.

② 2차 예방 – 차선책

공업발전에 수반한 공해문제, 편리하고 풍족해진 생활여건, 신종질병의 발생, 증가하는 각종 사고 등 건강생활을 저해하는 요인이 양적으로나 질적으로 증대해 가는 생활환경과 인체방어력보다 강한 병인이 인체에 침입하였을 때는 1차 예방법으로 한계가 있어 질병으로 진행합니다.

일반적으로 발병할 때는 여러 가지 자각증상이 수반되므로 종합검사를 통하여 조기발견하고 치료하면 정상기능 회복이 용이하여 후유증이 없는 완벽한 치료가 가능합니다.

조기발견은 건강의 자기관리를 철저히 하는 과정에서 위험인자를 갖고 있는 체질이거나 직업상의 위험생활환경에 있으면 정기적으로 건강진단을 받아야 가능한 것입니다.

③ 3차 예방 – 최하책

조기발견으로 조기치료가 되지 못하여 만성질환으로 진행하거나, 난치성 질병이 되어 현대의학으로 완치가 힘들어지는 경우는 질병의 악화를 방지하고 후유증을 해소하는 예방법입니다.

최하책인 3차 예방이 되지 않기 위해서는 건강관리의 기술을 습득하여 최상책인 1차 예방과 차선책인 2차 예방을 철저히 스스로 실천해야 합니다.

재물을 잃으면 조금 잃는 것이요, 명예를 잃으면 반을 잃는 것이며, 건강을 잃으면 전부를 잃는 것입니다.

건강한 삶 속에서만이 재물과 명예가 더욱 가치가 있으므로 재물과 명예를 얻고 지키기 위해 건강을 잃는 어리석음을 범하지 맙시다.

제 2 장

질병 예방법

1. 효과적인 질병예방

① 질병예방을 위한 생활요법

질병의 발생원인과 질병의 종류가 다양하고 아직까지 밝혀지지 않은 것이 많으므로 질병의 예방법을 간단히 설명하기는 불가능하겠지만 많은 과학자들의 연구의 덕택으로 의학이 발전되어 질병의 예방법을 체계화시킬 수 있어, 여기서는 질병의 1차 예방법을 중심으로 하여 설명하겠습니다.

질병의 예방법은 모두 질병의 발생요건인 인체요인, 환경요인, 병인의 3가지 요인을 복합적으로 가지고 있으나, 부분별로 특이점이 많은 쪽으로 편의상 분류하겠습니다.

- **생활환경요법** – 3가지 요인을 제거 또는 회피할 수 있는 생활습관 중심
- **영양(식이)요법** – 인체요인, 병인 중에서 영양의 과부족이 없는 식생활 중심
- **운동요법** – 인체요인의 체력, 면역력 등 생활활동 중심
- **정신요법** – 3가지 요인에 영향을 주는 심리적 · 사회적 생활 중심
- **대체요법** – 병인과 인체요인 중 다른 요법의 보조 또는 다른 요법을 할 수 없는 요인의 제거수단 중심

사람마다 다른 체질과 체력의 조건을 갖고 있기 때문에 5가지 요법은 어느 한 가지만으로 질병의 예방효과를 기대할 수 없으며, 정도에 따라 전부를 동시에 또는 2~3가지를 함께 하여야 합니다.

우선 신체검사를 받아 현재의 건강상태와 체력상태, 질병의 유무를 정확히 진단받아 전문가와의 상담을 통해 자기에게 알맞은 건강요법을 결정하고 실천해야 합니다.

② 건강을 위한 생활요법의 기본방향

■ 생활요법이 추구하는 5쾌(五快)
- **쾌식(快食)** – 즐겁고 알맞은 식사(영양(식이)요법)
- **쾌활(快活)** – 즐겁고 적당한 운동(운동요법)
- **쾌념(快念)** – 즐겁고 긍정적인 생각(정신요법)
- **쾌면(快眠)** – 편안하고 깊은 수면(생활환경요법)
- **쾌변(快便)** – 기분좋은 대소변(생활환경요법)

(1) 생활환경요법의 기본방향

- 심신(心身)의 조화를 이루는 생활습관
- 잘못된 습관을 회피 또는 제거
- 설마 하는 안이한 생각을 버림
- 주위환경과 몸의 청결을 유지
- 자연을 보호하고 지킴

(2) 영양(식이)요법의 기본방향

- **규칙적**(아침, 점심, 저녁 3식)으로
- **골고루**(1일 3색의 식품을 3일에 30가지)
- **균형적**(영양의 과부족이 없이)으로 하며
- **즐거운**(가족과 함께) 마음으로
- **천천히**(20회 이상 씹어서) 하는 것

💡 식품선택과 섭취의 요점 ─────────────

- 5소식 – 백미, 밀가루, 설탕, 소금, 육류
- 7다식 – 채소, 과일, 해조류, 생선, 우유, 콩, 버섯
- 5회피 – 술, 담배, 카페인음료, 가공식품, 나쁜 물

(3) 운동요법의 기본방향

- 체질에 맞는 운동법을 선택
- 단계적으로 여유를 갖고 시작
- 규칙적으로 꾸준히 실행
- 즐거운 마음으로 적극적으로 실천
- 운동 후 피로를 그때 조기해소

(4) 정신요법의 기본방향

- 헛된 욕심을 갖지 말고 자기 분수를 지킴
- 성(화)내고 교만하고 아첨하는 마음을 버림
- 나쁜 생각을 하지 말고 좋은 생각을 함
- 마음을 한 곳에 집중하여 명상을 함
- 가족과 대화의 시간을 많이 가짐

(5) 대체요법의 기본방향

- 대체요법은 예방과 치료에 도움이 된다는 인식의 전환
- 전문의의 처방과 상담으로 기본요법과 병용하여 치료효과를 높이면서 부작용이 없는 요법의 결정
- 병(의)원에서 사용되는 검증된 요법을 우선적으로 선택
- 흑색선전과 과장된 효과로 유혹하는 '돌팔이' 조심

💡 일병장수의 격언을 살리자

무병단명(無病短命), 일병장수(一病長壽)라는 중국의 격언과 일본에서는 건강에 대한 사고방식으로 일병식재(一病息災)라는 격언이 있습니다.

하나의 질병을 가지고 있는 사람이 질병이 전혀 없는 사람보다 자기의 건강을 더 소중히 여길 줄 알아 질병을 예방하는 건강관리를 잘 실천하여 오히려 더 건강하게 장수할 수 있다는 뜻으로 많은 의미를 가지고 있습니다.

병이 전혀 없기는 힘들고 알게 모르게 질병과 함께 사이좋게 지내면서 살고 있는지도 모릅니다.

지나친 완벽을 바라는 것은 불가능하며, 오히려 건강을 염려하여 정신장애를 일으켜서 병을 불러올 수 있으므로 하루하루 즐거운 마음으로 올바른 식사와 적당한 운동, 적절한 휴양 등 자신에 맞는 길을 찾아 꾸준히 실천하는 것이 무엇보다 중요합니다.

💡 백문이불여일행(百聞而不如一行)

백 번 듣고 알아도 한 번 행하는 것보다 못한 법입니다.

알지 못해도 병이요 알아도 실천하지 않으면 또한 병이 되는 것입니다.

평소에 알고 있더라도 질병예방법을 다시 한 번 숙지하시고 건강한 삶을 위한 평생투자에 하루 빨리 첫걸음을 출발하여 작심삼일(作心三日)이 되지 않고 묵묵히 실행하여 건강한 천수(天壽)를 다하시기 바랍니다.

2. 생활환경요법(회피와 제거요법)

① 기본요소

(1) 생활환경요법의 의미

질병의 예방법은 넓게 보면 모두가 생활요법이지만 영양(식이)요법, 운동요법, 정신요법, 대체요법은 부문별 전문성이 있으므로 별도로 나누어서 설명하고, 여기서는 4가지 요법에서 언급하지 못한 일상생활과 환경 부문을 중심으로 설명하겠습니다.

생활환경요법은 부주의로 인한 사고와 잘못된 습관을 회피 또는 제거함으로써 건전한 생활을 도모하여 질병의 예방과 건강 증진에 도움이 되게 하는 데 그 뜻이 있습니다.

생활환경요법은 영양 · 운동 · 정신 · 대체요법으로 할 수 없는 부주의로 오는 외적인 환경요인은 회피하고, 4가지 요법을 하는 데 필수적인 것으로 잘못된 생활습관을 제거하는 데 목적이 있습니다.

(2) 생활환경요법의 분류와 상호관계

생활환경의 장애는 어느 한 가지만의 요인이 아니고 복합적인 요인이 상호 연관되어 있음을 알고 이들을 주의 깊게 관찰하여 부주의와 생활습관의 잘못을 바로잡는 작업을 생활화하여야 합니다.

① 생활요인(내적) – 생활습관장애 – 제거요법
- 영양적 요인 – 영양과 운동의 과부족의 영양장애
- 심리적 요인 – 욕구불만, 스트레스, 피로 누적 등 정신장애
- 사회적 요인 – 사회적 · 경제적 활동장애

② 환경요인(외적) – 부주의장애 – 회피요법

㉠ 물리적 요인

- 기계적 외상(찰과상, 좌상, 염좌, 골절, 총상, 교상)
- 전자파(태양광선, 인공자외선, 고압전류로 인한 피부염, 피부암)
- 온도변화(화상, 일사병, 동상)
- 기압(잠수부병, 고산병)
- 방사선(발암)
- 음파(고막파열, 내이장애)

㉡ 화학적 요인

- 화학물질 접촉 또는 흡수로 인한 피부점막의 괴사, 각종 중독증
- 대기오염으로 인한 호흡기와 수질오염으로 인한 중금속의 중독증

㉢ 생물학적 요인

- 병원 미생물(바이러스, 세균, 진균, 기생충, 원충)의 감염

(왼쪽 세로: 상호 연관관계)

② 회피와 제거요법

부주의로 인한 각종 사고와 불결한 주변환경에서 오는 각종 감염 그리고 잘못된 생활습관인 자세, 수면, 목욕, 성생활, 술과 담배, 기호품 등을 중심으로 일상생활 속에서 할 수 있는 건강을 위한 지혜를 발휘하는 방법입니다.

주로 외적인 요인으로 우리들의 의지(마음)만으로 완전히 제거하기 어려운 것은 회피(기피)요법으로 하고, 생활습관과 같이 우리들의 마음가짐으로 바르게 할 수 있는 것을 제거요법으로 편의상 나누어 설명합니다.

(1) 회피요법

① 사고의 유형

개인의 안전에 영향을 주는 스트레스, 약물복용, 안전불감증, 준비성의 부족, 스릴 추구 등의 부주의에 의하여 각종 사고가 일어나 상해나 죽음을 유발하며, 우리나라의 경우 사고에 의한 사망이 사망이유 중 암, 심장질환, 뇌졸중에 이어 4번째가 되는 불명예스러운 사고의 나라가 된 셈입니다.

㉠ **교통사고**

　전 세계적으로 가장 높은 사고발생 국가이며, 1년에 사망 사고가 10,000명을 넘어 재산과 인명 피해가 날로 증가되고 있습니다.

㉡ **가정과 관련된 사고**

　가정을 중심으로 생활하면서 부주의로 발생하는 낙상, 화상, 약물중독, 질식, 감전 등의 사고입니다.

㉢ **노동과 관련된 사고**

　직업이나 노동과 관련된 사고로 농어촌(농기계, 잠수, 익사, 농약 등), 산업재해(토목, 건축, 공작 기계, 화재, 감전) 등에 의한 사고입니다.

㉣ **옥외에서의 사고**

　야외에서 주로 여가선용을 하다 생기는 사고이며, 익사, 추락, 잠수, 태양광선의 과다노출, 동상, 운동상해 등의 사고입니다.

② **사고의 예방**

　천재지변도 어떻게 보면 인재(人災)이지만 개인의 힘으로 어쩔 수 없는 것을 제외하면 대부분이 부주의로 인하여 생기는 사고이므로 얼마든지 주의하면 사고를 예방할 수 있으며, 요인을 정확히 알아 사전 조치를 취하는 기피(회피)요법이 사고예방의 기본이 됩니다.

㉠ **위험을 줄이는 생활태도**

- 스트레스는 그때그때 풀어 항상 즐거운 마음을 갖는다.
- 젊음의 발산과 지루함의 탈출방법은 스릴의 추구가 아니다.
- 음주와 약물복용을 했을 때는 위험요소가 있는 활동은 하지 않는다.
- 기계, 가전제품 등을 사용하기 전에 사용법과 안전수칙을 지킨다.
- 남에게 먼저 양보하고 남의 잘못에 관용하여 시비와 경쟁심을 피한다.
- 위험을 예상하고 항상 방어적 공간을 확보하는 생활습관을 갖는다.

㉡ **사고 요인별 주의사항**

　ⓐ 물리적 요인…각종 사고(교통사고, 화재, 폭발, 감전, 화상, 동상, 가스중독, 독극물, 방사능 등)는 개인의 부주의로 자기만의 피해가 아니라 많은 사람들을 다치게 하는 것이므로 철저한 사전예방조치로 사고의 위험이 없게 합니다. 특

히, 교통사고와 화재는 항상 어느 곳에서나 일어나는 것이므로 안전수칙을 지켜서 생명과 재산을 지키는 데 우선하여야 합니다.

ⓑ 화학적 요인…위험한 물질(방부제, 살균제, 소독제 등)과 의약품은 잘못 사용하면 치명적이므로 수시로 점검하여 필요없는 것은 없애도록 하여야 합니다. 보관을 할 때에는 용기나 봉투에 품명과 사용법을 꼭 표기하여 눈에 띄지 않는 곳과 어린이들이 접촉할 수 없는 곳에 잘 두어야 오용과 남용을 막을 수 있습니다.

ⓒ 생물적 요인…우리는 건강을 해치는 건축자재, 각종 생활유해용품, 냉·난방기 등 가전제품과 병원균, 먼지, 중금속, 일산화탄소 등으로 오염된 공기와 물 등 독성물질의 저장소에서 살고 있는 셈입니다. **- 주변환경의 청결**

• 실내 공기오염을 예방하는 것은 공기오염 요인을 제거하는 것이지만 현실적으로 불가능하므로 청소와 환기를 자주 하여 오염된 공기를 회피하는 길이 최선의 방법입니다. 특히, 냉·난방기는 에너지 절약을 이유로 공기의 순환을 막아서 공기오염을 더욱더 심화시키며, 병원균·먼지 등의 온상이 되므로 자주 청소하고 철저히 관리하여야 합니다.

• 불안전한 음용수는 감염성 미생물, 중금속 등 화학물질이 포함되어 냄새가 이상하고, 색깔 또는 침전물이 있으므로 바로 마시면 여러 가지 질환을 일으킬 수 있습니다. 정기적으로 수질검사를 하고 물을 받아 침전물을 분리시키고, 가능한 물을 끓여서 이용하거나 정수기를 사용하여 안전한 음료수를 사용하여야 합니다.

• 병원성 미생물은 불결한 환경과 위생적인 몸 관리가 되지 못하면 감염이 쉬워지므로 집안 청소와 집밖의 주변환경을 깨끗이 하고 항상 다른 물품을 만지거나 외출 후 귀가하는 즉시 손발을 깨끗이 씻어야 합니다.

• 남은 음식의 보관은 철저히 하고, 냉장고를 믿고 장기 보관하는 것은 위험하며, 변질이 되거나 조금이라도 이상하면 아깝다고 먹지 말고 버려야 합니다.

• 신선한 야채를 제외한 육류나 생선은 가능한 익혀서 먹고, 음식이 남아 음식을 버리거나, 쓰레기가 나오지 않도록 합니다.

(2) 제거요법

일상생활 중에서 무심코 넘어가고 있는 잘못된 습관은 수일 내로 고칠 수 없는 것으로 올바른 방법을 알아 꾸준히 노력하여 잘못된 것을 제거해 나가는 습관을 새로이 길러야 합니다.

생활의 기초가 되는 자세와 목욕, 대·소변의 배설, 수면과 피로회복, 술과 담배, 그리고 성생활, 약물 오·남용 등 기호품을 중심으로 올바른 방법을 제시해서 기본에 맞지 않는 부분은 하나하나 제거해 나가는 데 도움이 되게 합니다.

💡 습관을 바꾸는 효율적인 방법

인간은 수많은 세월을 이어오면서 익혀 온 습관을 변화시키기 어렵다고 생각하지만 습관은 만들어지는 것이기에 올바른 습관으로 고치는 기술을 알아 실천하면 바꿀 수 있는 것입니다.

아무리 좋은 약도 먹지 않으면 효과가 없듯이 익혀 온 습관을 하루아침에 고칠 수는 없으나 올바른 습관을 형성하지 않으면 훌륭한 생활건강요법을 알아도 소용이 없는 것이므로, 습관을 바꾸는 효율적인 방법을 참조하여 스스로 실천하는 것이 건강한 생활을 유지하는 데 결정적인 요소임을 명심하시기 바랍니다.

- 잘못된 습관은 바꿀 수 있다는 확신을 갖는다.
- 올바른 습관과 잘못된 습관이 무엇인지를 확인한다.
- 잘못된 습관은 스스로 인정한다.
- 목표와 행동계획을 구체적으로 세운다.
- 한 번에 한 가지씩 선택하여 실천한다.
- 마음속으로 자기가 보고 싶은 변화가 일어나도록 한다.
- 즐겁고 편안한 마음으로 꾸준히 여유있게 실천한다.
- 불편함과 부정적 요소 등 장애가 있어야 성취감이 높아진다.
- 장애가 없기를 바라지 말고 그대로 받아들여 극복한다.
- 실패는 성공으로 가는 사다리이므로 다시 도전한다.

① 올바른 자세

우리는 갖가지 행동인 서고, 앉고, 걷고, 달리고, 들고, 나르고, 밀고, 끌고, 던지고, 잠자고 등을 하면서 일상생활을 유지합니다.

이러한 여러 가지 행동은 기본적인 자세가 있으며 잘못된 습관으로 기본자세가 좋지 않으면 외모도 좋지 않게 되고 고유기능이 저하되어 능률이 오르지 않고 쉽게 피로해지며, 혈행과 척추에 영향을 미쳐 신체적·정신적으로 장애가 일어나 질병을 일으키는 원인이 됩니다.

㉠ 선 자세(Standing)

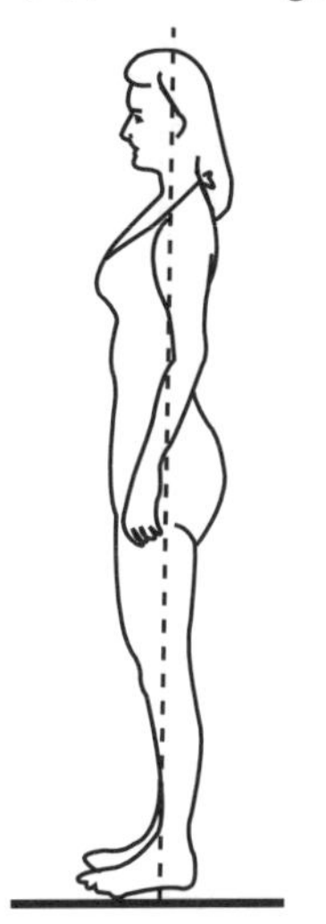

- 긴장을 풀고 몸을 쭉 펴고 선다.
- 체중은 다리의 중앙 후부에 균형을 위치시킨다.
- 무릎은 펴고 딱딱하지 않도록 한다.
- 엉덩이가 수축되거나 쳐지지 않도록 골반을 자연스럽게 앞으로 넣는다.
- 아랫배는 평평하게 하고 등은 쳐지지 않게 한다.
- 가슴은 적당히 끌어올리고 어깨는 평평하게 약간 뒤로 끌어올린다.
- 목을 뒤로 끌어들인다.
- 턱을 잡아당겨서 눈과 수직이 되도록 한다.
- 머리는 곧게 세운다.

㉡ 앉기(Sitting)

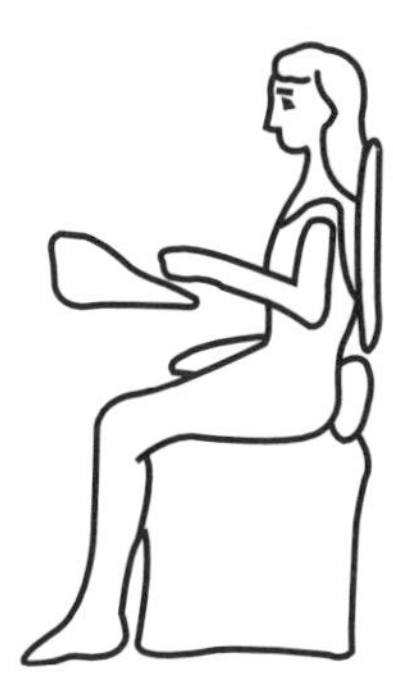

- 머리와 목은 선 자세와 같이 한다.
- 엉덩이는 등이 굽지 않도록 척추가 최대로 받혀지도록 의자에 밀착시킨다.
- 의자와 엉덩이 후부 사이에 공간이 생기지 않는 것이 중요하다.
- 가슴은 가벼운 작업을 할 수 있게 융통성을 둔다.
- 허벅다리는 무릎이 굽혀지도록 의자받침에 댄다.
- 발은 마루 위에 편편하게 딛는다.
- 독서를 하거나 글을 쓸 때 고개를 떨구거나 등을 구부리는 것은 척추의 받침이 굽기 때문에 삼가야 한다.

ⓒ 들기(Lifting)

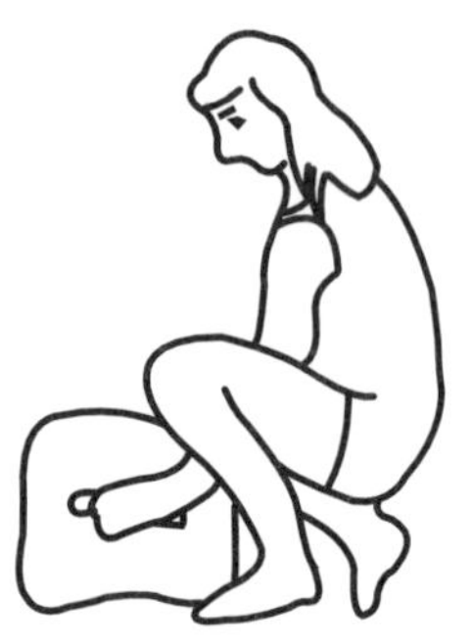

- 물체에 가까이 가서 발을 앞뒤로 하여 서거나, 무릎 사이에 물건을 위치시키고 발을 옆으로 벌려 서거나 한다.
- 등을 펴고 무릎과 엉덩이를 굽힌다. 다시 말해 상체를 세운다.
- 무게에 따라 팔을 펴든 굽히든 물건을 움켜쥔다.
- 실제로 들어올리는 것은 다리를 펴서 올린다. 물건이 신체에 가까이 있도록 해야 한다.
- 머리 위로부터 물건을 들어올릴 경우 앞발에 체중을 지탱하게 하고, 들 때는 밸런스 유지를 위하여 뒷발을 빨리 옮긴다. 너무 빨리 머리 위로 들어올리다가는 통과할 때 뒤로 넘어지기 쉽다.

ⓔ 물건 나르기(Carrying)

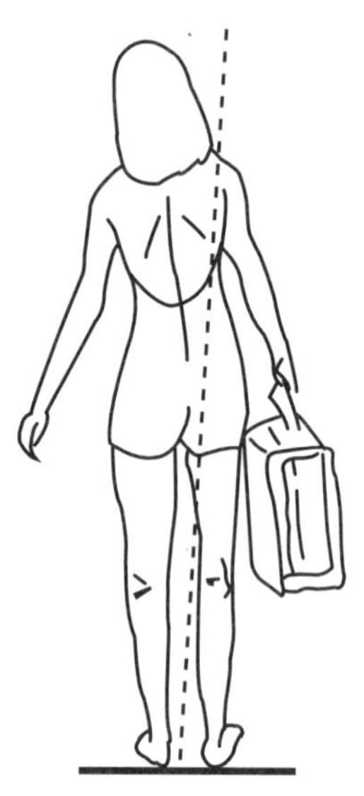

- 가능한 한 몸의 가까이에서 물건을 운반한다.
- 등이 굽는 것을 피하기 위해 허리보다 높지 않게 운반한다.
- 무거운 쪽으로부터 멀리 기댄다. 예를 들면 상자를 운반할 때 반대편 팔을 편다든지 혹은 반대편으로 몸을 기울이는 것은 척추를 곧게 하는 데 도움이 된다.
- 가능하면 짐을 나누거나 양손으로 번갈아 가며 나르도록 한다.
- 남자나 여자에게 가장 경제적인 짐은 자신의 체중의 35% 가량이라 한다. 다리를 펼 때 엉덩이가 몸통 아래에 있을 수 없다면 그 짐은 운반하기에 너무나 무거운 짐이다.

㉤ 밀기(Pushing)와 끌기(Pulling)

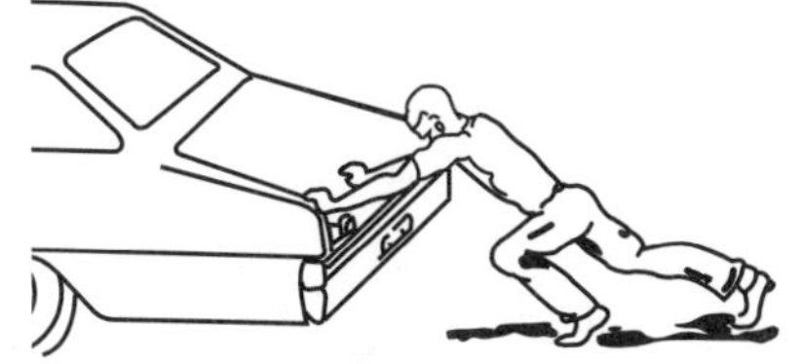

- 물체의 높이에 힘을 가한다. 너무 높은 곳에 힘을 쓰면 기울어진다. 표면에서 생기는 마찰이 크면 중심보다 낮은 곳에 힘을 가하도록 한다.
- 기저면을 넓게 하고 될 수 있으면 등은 곧게 펴야 한다. 등이나 팔보다는 다리근육을 사용해야 한다.
- 밀 때는 발을 앞뒤로 하여 어깨 폭만큼 벌리며, 이때 앞발을 물체에 가까이 하도록 한다.
- 끄는 것은 앉는 것처럼 뒤와 밑으로 몸을 기대며 빨리 그리고 교대로 미끄러져 오듯이 한다.
- 회전운동을 할 경우에는 먼 곳에 힘을 가해야 한다. 이러한 원리는 냉장고와 같은 무거운 물체를 움직일 때 적용될 수 있다.

㉥ 던지기(Throwing)와 치기(Striking)

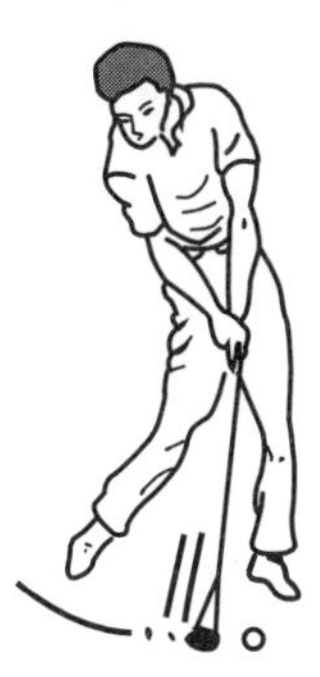

- 던지는 것은 비교적 물체의 방향과 속도를 조정할 수 있기 때문에 쉽지만, 치는 것은 치는 손과 기구가 물체의 방향과 속도를 잘 판단해야 한다.
- 빠른 속도를 필요치 않으면 짧은 백스윙을 하고, 보다 긴 백스윙을 원하면 몸을 많이 돌리거나 발을 벌려서 한다.

② 숙변법(宿便法) – 변비와 치질

섭취한 음식물은 소화작용으로 에너지화하여 활동하고 생명을 유지하는 데 사용하고, 남은 찌꺼기는 몸 밖으로 배설(섭취음식물 = 에너지(氣) 사용 + 배설)하는 에너지 등가법칙이 성립되지 않으면 영양 과잉 또는 결핍이 일어나며, 배설되지 않은 노폐물은 체내에 잔류하여 음식물의 재섭취를 방해하고 세포와 기관의 기능을 저하시키는 요인이 되어 질병을 유발시키게 됩니다.

㉠ 변비의 원인과 예방

ⓐ 변비의 원인…변이 장 내에 오랫동안 머물러 변의 수분이 감소하여 변이 굳고 딱딱해져서 배설이 어렵게 되어 1주일에 3회 미만 또는 날마다 배변을 하더라도 충분한 배설이 되지 못하여 여러 가지 자각증상을 일으키는 것입니다.
- 위장관의 질환(특히, 신경성 위염·장염, 치질, 장폐쇄증, 종양 등)
- 고열을 수반하는 염증성 질환
- 기혈(氣血)의 순환장애와 부족으로 허약체질
- 스트레스에 의한 자율신경의 실조
- 생활환경요인 – 화장실 구조와 온·냉의 기후변화
- 잘못된 생활습관
  - 일상생활의 불균형과 불규칙적인 배변습관
  - 과식과 과음, 식이섬유와 수분의 섭취부족
  - 기호품과 약물의 오·남용

ⓑ 변비의 예방법…쾌변이 잘 되지 않는 것은 질병과 생활습관의 잘못이며, 특히 변비는 치질의 주범이고 심장병과 고혈압 환자에게는 불상사를 일으키므로 철저한 예방과 초기 증상일 때 완치하여야 합니다.
- 변비를 유발하는 질환의 조기진단과 치료를 한다.
- 대·소변은 억지로 참지 않으며, 가능한 규칙적으로 한다.
- 조급하게 하지 말고 좌변기에서 편안하고 느긋한 자세에서 한다.
- 통변이 힘들 때는 억지로 힘을 들이지 말고 관장액을 사용한다.
- 위생관리를 철저히 하여 감염증이 오지 않게 손과 항문을 세척한다.
- 식이섬유질인 야채와 과일을 천연상태로 많이 섭취한다.
- 하루의 수분 섭취량을 2,000~3,000㎖로 하고, 매끄럽고 수분이 많은 식품

(참깨, 들깨, 미꾸라지, 뱀장어 등) 섭취와 식전에 우유를 마신다.
- 운동으로 땀을 많이 흘린 때는 충분한 수분을 섭취한다.
- 과음과 과식을 피하고 카페인 음료를 줄이며, 식사는 규칙적으로 거르지 않고 매끼 적당량을 일정하게 섭취한다.
- 장의 연동운동이 잘 되게 적당한 운동과 장 마사지를 규칙적으로 한다.
- 물구나무서기 운동은 내장기능을 강화하는 데 효과가 있다.
- 바닥에 누워 벽에 비스듬이 다리를 올려서 장에 충분한 휴식을 주게 한다.
- 약물의 오·남용으로 부작용이 일어나지 않게 조심한다.
- 생활의 리듬이 유지되도록 일상생활을 균형있게 한다.
- 호흡법과 명상법을 생활화하여 스트레스를 조기 해소한다.

㉃ 치질의 원인과 예방

ⓐ 치질의 종류

- 우리나라 성인의 약 30% 이상이 항문 질환을 갖고 있고, 여성은 60% 이상이 치질로 고생하며, 변비증이 있는 사람의 90%가 치질에 걸려 있거나 걸릴 가능성이 있는 고질적인 질환입니다.
- 항문 주위의 질환은 다양한 종류가 있으며, 치핵과 치루, 항문이 갈라지는 치열, 항문곤지름, 항문폴립, 항문습진, 항문암 등이 있습니다.
- 치질은 항문 주위의 혈류장애로 인한 정맥류증으로, 통증과 가려움이 동반되고 출혈까지 일으키는 것으로 여러 가지 종류가 있으나, 항문 속에 치핵이 형성되는 내치(암치질)와 항문 끝부분에 치핵이 형성되는 외치(수치질), 그리고 항문 주위에 염증이 일어나는 치루가 대표적입니다.

ⓑ 치질의 원인

- 과로하거나 지속적인 마찰과 자극
  - 만성변비
  - 장시간 앉아 있거나, 차고 딱딱한 바닥에 오래 앉아서 생활
  - 출산시 항문주위 혈관의 확장 – 산후조리의 태만
  - 항문에 부담을 주는 음식 과다섭취
- 항문 주위가 청결하지 못함으로 인한 감염증 또는 비만과 간경화
- 무절제한 성생활로 기혈(氣血)의 부족으로 오는 노화

- 과음과 스트레스로 인한 기혈(氣血)의 순환장애

　특히, 남들이 모르게 고생하는 치질이 여성에게 많이 발생하는 것은 변비와 임신 후 출산 때에 골반정맥 압박과 문맥압 항진 등으로 항문 주위의 정맥층이 확장해서 정맥류를 만드는 것으로 산후조리를 잘못하여 일어납니다.

ⓒ 치질의 예방과 악화 예방법…치질은 쾌변을 할 수 없고 출혈과 이차 감염 유발 등과 심신의 장애로 쾌적한 생활리듬을 잃게 되므로 예방이 무엇보다 중요하며, 치질이 생긴 경우는 악화를 막고 조기치료를 하여야 합니다.

- 변비의 예방법을 숙지하여 생활화한다(변비예방법 184쪽 참조).
- 온수로 항문을 청결하게 하는 좌욕을 매일 습관화한다.
- 항문에 힘을 많이 주는 배변은 삼가고, 배변시간은 5분 이내로 가능한 한 짧게 한다.
- 좌변기를 사용하여 편안하고 느긋하게 하는 배변습관을 기른다.
- 항문에 자극을 주는 자전거 타기, 계속 앉아 있기, 오래 서 있는 일, 찬 곳에 앉거나 찬물로 씻는 것은 피한다.
- 하루 1시간 정도 걷고 항문을 조였다 펴기를 여러 번 반복한다.
- 건전한 성생활로 기혈(氣血)의 순환장애와 기(氣)의 부족이 일어나지 않도록 주의한다.
- 증상이 호전되지 않으면 조기에 수술요법으로 근본치료를 하고 후유증과 재발이 되지 않도록 영양(식이)요법과 대체요법인 인체파치료 Aladdin-H 요법(332쪽 참조)을 병행한다.

③ 목욕법(沐浴法)

- 피부를 항상 청결하게 유지하고 심신의 피로를 풀기 위해 가장 손쉬운 목욕을 많이 이용합니다.

- 운동으로 땀을 흘리는 것이 바람직하며 운동 후 목욕을 하면 상쾌함이 느껴지고, 피로가 풀리며 생활에 활력을 줍니다. 운동을 못했을 때에는 온욕이나 사우나로 땀을 냅니다. 땀을 흘리면 체내의 유독물질, 노폐물을 배출시키기 때문에 혈액 정화작용을 하는 신장과 해독작용을 하는 간의 기능을 도와주고, 염분의 나트륨을 배출하여 체내 삼투압 조절을 유지시키며, 심장운동이 촉진되어 심근을 강화시켜서 혈액순환 촉진이 되어 신진대사가 원활하게 됩니다.

  혈행이 개선되면 근육, 피부, 관절에도 좋고 긴장 완화가 되므로 스트레스 해소와 숙면에도 큰 도움이 됩니다.

- 그러나 목욕하는 습관이 잘못되면 목욕효과를 올리기보다 건강을 해롭게 할 수 있으므로, 올바른 목욕법을 익혀 잘못된 목욕습관을 제거할 수 있게 몇 가지 주의사항과 중요 요점을 알아봅시다.

㉠ 이상적인 목욕법

ⓐ 목욕시간은 길게 하지 말 것

- 직업상 또는 활동의 양에 따라 흘리는 땀이나 피부가 더러워지는 정도와 여자의 경우 화장의 정도에 따라 변수가 있지만, 원칙적으로 겨울철의 목욕은 1주일에 한 번 정도가 적당하고 20~30분이 넘지 않도록 하여야 합니다.

- 땀을 많이 흘리는 때와 직업상 더러워져 자주 목욕을 하는 경우는 10~20분이 넘지 않게 간단한 입욕과 샤워 정도로 하는 것이 좋습니다.

- 목욕을 1~2시간 하게 되면 산소 부족과 근육의 이완현상으로 피로감이 더 올 수 있고 더욱이 피부의 보호기능이 상실되어 피부병을 유발하게 됩니다.

ⓑ 목욕은 미지근한 물에 느긋하게 할 것

- 탕의 온도와 입욕시의 몸의 자세는 인체에 많은 영향을 미칩니다.
  탕의 온도는 보통 **저온욕(38℃~40℃)**, 중온욕(40℃~42℃), 고온욕(42℃~45℃)으로 구분하며 저온욕이 가장 이상적입니다.

- 저온욕에서는 혈압이 내려가고 고온욕에서는 혈압이 상승하며, 목욕의 자세에서도 발을 뻗은 상태에서와 무릎을 굽히고 웅크린 모양의 자세를 비교하면

웅크린 자세에서 혈압이 올라가게 됩니다.

- 머리에 수건을 얹거나 머리띠를 하고 열탕에서나 사우나 독크에서 참고 있는 것은 크게 잘못된 생각으로 자살적인 입욕방법이라는 것이 의학적으로 입증되고 있습니다.
- 미지근한 물(저온욕)에서 천천히 들어가서 발을 뻗고 느긋한 자세와 편안한 마음이 되면 고혈압 예방 치료가 될 뿐 아니라 빈혈, 저혈압이 개선되고 심장 기능도 좋아지며 피로가 빨리 풀어집니다. 또한 탕에서 나온 후에도 정상 체온(36.5℃)과 외부 온도와의 차이가 많지 않아 피부가 긴장하지 않고 한기가 들지 않게 됩니다.

ⓒ 때 미는 수건을 사용하지 말 것

　때를 벗긴다고 때 미는 수건을 사용하여 피부를 문지르면 피부의 각질층이 벗겨져 피부보호의 능력이 떨어지고 눈에 보이지 않는 상처가 생겨서 바이러스, 세균 등 해로운 물질이 쉽게 침입합니다. 때는 죽은 세포가 자연스럽게 벗겨지는 것으로 억지로 벗기지 않아도 됩니다.

ⓓ 비누를 잘 선택하고 사용 후 깨끗이 세척할 것

　피부가 건조한 사람이 매일 비누로 세수를 하면 피부 표면의 지방질이 없어져서 점점 더 건조해집니다. 비누를 사용해야 청결함이 느껴진다면 피부보호 성분이 있는 비누를 선택하여 사용하고 사용 후에는 비누가 남아 있지 않게 해야 합니다.

ⓔ 냉수마찰을 자주 할 것

- 입욕, 샤워, 세면을 할 때 온수 외에 냉수를 사용하면 피부가 단단하고 팽팽해져서 감기도 잘 들지 않게 됩니다.

　아침마다 맨손체조와 줄넘기 또는 달리기를 하고 난 다음 냉수를 뒤집어쓰고 냉수마찰을 하면 온몸의 피부가 혈행이 좋아지고 피부의 탄력성이 좋아져서 붉고 매끈하게 윤기가 나고 젊은 피부를 유지하게 됩니다.

- 냉·온탕을 번갈아 반복할 경우 심장과 혈관의 수축과 이완을 촉진하여 기능을 증진하므로 고혈압, 심장병이 없는 경우는 활용하는 것이 효과적입니다.

㉡ 고혈압과 심장병인 사람의 올바른 목욕법

목욕은 방법만 올바르면 고혈압과 심장병인 사람에게 좋은 영향을 주지만, 그렇지 못한 목욕은 혈압을 높이고 심장에 부담을 가중하는 악영향을 주게 됩니다.

ⓐ 욕탕에 들어가기 전 온도적응부터 실시하고 천천히 들어간다

　욕조에 들어가기 전에는 심장에서 먼 부위인 손과 발로부터 차례로 물을 끼얹어 온도를 적응시킨 다음 탕 속에는 발부터 천천히 들어갑니다.

ⓑ 온탕의 온도는 38~40℃ 정도의 미지근한 온도로 한다

　문제는 온도입니다. 42℃ 이상 뜨거운 물에 들어가면 혈압이 일시에 상승합니다.

　그러나 40℃ 이하인 온탕에 발끝부터 천천히 들어가면 끝난 후 2시간 정도 이후는 오히려 혈압이 내려갑니다.

ⓒ 가슴까지만 잠기게 하고 편안한 자세에서 느긋하게 한다

　탕 속에서는 가슴 위까지 잠기지 않도록 하는 것이 좋고 목까지 잠기면 수압을 받는 부분이 늘어나 오히려 혈압이 상승하기 때문입니다. 편안한 자세에서 느긋하게 하며, 입욕시간은 5분 정도로 짧게 합니다.

ⓓ 때를 힘을 들여 벗기려고 하지 않는다

　때 미는 수건으로 피부를 문지르는 것도 좋지 않으며, 더욱이 힘을 들이는 것은 위험하므로 부드러운 수건으로 비누칠하여 가볍게 닦는 것으로 충분합니다.

ⓔ 욕조에서는 천천히 일어나며 바로 서지 않는다

　욕조에서 갑자기 일어나면 현기증, 비틀거림이 생겨 의식을 잃거나 뇌허혈을 일으키기 쉬우므로 천천히 일어서는 것이 안전합니다. 특히, 강압제를 복용하는 경우에는 위험하므로 천천히 일어나 탕 모서리를 잡고 밖으로 나와 앉아서 차가운 물수건으로 얼굴을 식혀 주고 난 후 일어서는 것이 가장 효과적입니다.

ⓕ 사우나 독크는 사용하지 않는다

　사우나 독크에서 땀을 내는 것은 절대로 할 수 없음을 명심하고 열이 높지 않은 원적외선실은 주의하여 이용합니다.

ⓖ 목욕 후 체온변화를 줄인다

　목욕을 끝낸 뒤에는 물기를 완전하게 닦아내고 다시 마른 수건으로 피부를 닦은 후 빨리 옷을 갈아입어 체온의 변화를 줄여야 합니다.

　덥다고 해서 선풍기나 에어컨 앞에 앉거나 밖에 나가 시원한 바람을 쏘이는 것 등은 피하고, 방안의 냉방상태도 체온이 내려가지 않도록 실내온도를 유지합니다.

ⓗ 목욕탕과 방의 온도는 비슷하게 한다

　추운 계절에는 실내나 목욕물의 온도가 차다면 몸 전체가 한기를 받기 때문에 혈관이 갑자기 수축해서 혈압이 상승합니다. 또한 욕탕이 따뜻하고 거실이나 방이 차다면 결과는 마찬가지입니다. 집안 전체에 온도차가 없도록 하는 것이 이상적입니다.

ⓘ 음주 후 목욕과, 음주 후 성행위는 자살행위이다

　술을 마신 후에 목욕을 하거나 목욕이 끝난 직후에 냉수를 뒤집어쓴다든가 하는 일은 스스로 고혈압을 불러들이는 것과 같습니다.

　또한 음주 후 성행위도 자살행위임을 명심하셔야 합니다.

④ 숙면법(宿眠法) – 수면의 밀도(수면의 질)를 높이는 법

이상적인 수면은 현실적으로 어렵지만 잘못된 생활습관의 제거와 숙면법을 알아서 꾸준히 노력하여 수면밀도를 100% 가깝게 끌어올리면 하루에 3~4시간 수면으로도 충분하게 되어서 보통사람보다 3~4시간은 활용할 수 있는 시간이 있게 된다면 삶의 밀도는 얼마나 올라갈까요?

그 해답은 실천한 사람만이 얻을 수 있습니다.

㉠ 외적 요인의 제거법

- 침실은 방음이 잘 되고, 조명은 어둡거나 약하게 할 것
- 실내온도는 18℃~22℃와 적당한 습도를 유지할 것
- 요와 매트리스, 이불은 얇은 것으로 하고 바닥은 평평할 것
- 요는 일어나서 곧 개지 말고, 주 1회 직사일광에 1~2시간 말릴 것
- 베개는 너무 높거나 딱딱하지 않고, 어깨까지 오는 약간 대형일 것
- 잠옷은 겨울에는 홑겹, 여름에는 어깨, 허리, 동체까지 감싸는 미니 잠옷을 사용할 것. 잠옷은 주 2회, 이불호청과 베개 커버는 주 1회 세탁할 것

잠자는 자세

수면의 밀도는 피로가 완전히 풀릴 수 있는 바른 자세를 취하여야 하며, 신체적 · 정신적으로 어딘가에 압박하는 부자연스러운 자세에서는 높일 수 없습니다. 잠자리의 나쁜 자세는 기혈(氣血)순환의 장애를 일으켜서 근육 · 골격 · 관절과 신경계에 영향을 주어 목과 허리가 뻐근하고 팔과 다리가 저리고 두통과 어지러움 등의 증상이 나타나며, 요통, 디스크, 관절염, 수족마비의 원인이 됩니다.

올바른 잠자기 자세는 완전히 긴장을 풀 수 있는 자세로 숙면의 출발이면서 마무리인 중요한 포인트입니다.

〈바로 누운 바른 자세〉

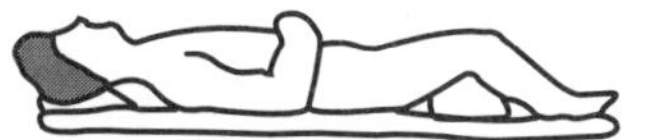

- 바로 누운 자세와 옆으로 누운 자세 중에서 편리한 자세를 선택한다.
- 바로 누운 자세는 무릎과 엉덩이를 약간 굽혀서 등을 낮게 하는 것이며, 베개를 무릎 밑에 괴면 편한 자세가 된다.

〈옆으로 누운 바른 자세〉

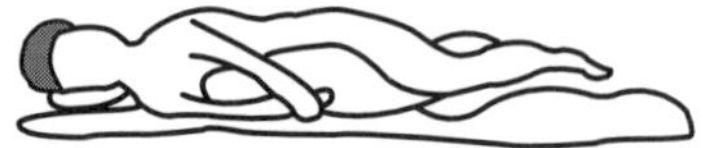

- 누운 자세는 엉덩이와 무릎을 구부리고 양무릎 사이에 베개를 안는다.
- 머리는 약간 높이고 목과 어깨에 걸치게 베개를 벤다.
- 팔은 힘을 빼고 손가락을 자연스럽게 편다.
- 온몸의 근육을 이완시켜 편안한 자세가 되도록 하고 불편한 점이 없는지 확인한다.

ⓛ 내적 요인의 제거

ⓐ 수면에 대한 잘못된 사고방식…수면에 대한 잘못된 사고방식이 잘못된 습관이 되어 올바른 수면을 방해하므로 이들의 제거가 수면의 밀도를 높이는 데 큰 효과를 줍니다.

- 숙면은 양적인 시간의 길이에 있는 것보다는 질적인 수면의 밀도에 있는 것입니다. 수면시간이 길면 과잉된 에너지를 닫아 두어 기혈의 순환이 되지 못하여 오히려 심신의 피로가 풀리지 못하므로 활동시간을 연장시켜서 에너지를 충분히 발산시킨 후에 졸려서 하품이 나오고 자연히 눈꺼풀이 내려질 때 잠자리에 들어야 수면의 밀도가 높은 숙면이 됩니다.
- 기상(일어날)시간을 정해 두고 자명종이나 자기 암시법(일어나는 시간을 4~5회 반복하여 잠재의식에 암시시킴)을 이용하여 습관화하고, 잠이 깨면 우물쭈물 이불 속에서 뜸을 들이지 말고 즉각 일어나 앉습니다. 일어서기 전 간단한 유연체조(생활운동의 체조 281쪽 참조)로 가볍게 심신을 풉니다.
- 하루에 8시간 이상은 자야 된다는 생각으로 일찍 잠자리에 들어 바로 잠이 오지 않거나 깨어난 후 시간이 모자란다고 다시 잠을 청하는 것은 잘못된 사고방식으로, 1~2시간 잠을 자지 못해도 평상 활동에 아무런 부담이 없다고 인식해야 합니다.
- 수면의 외적인 요인으로 조금 불편한 것쯤은 상관이 없다는 안이한 생각은 큰 잘못이며, 잠자는 시간이 길어지는 만큼 수면의 장애가 더 늘어나서 정상적인 활동에 많은 영향을 준다는 사실을 깊게 인식하여 수면의 습관에 대한 사고의 대전환이 필요합니다.

ⓑ 심신의 피로상태…부주의에 의한 장애의 근본 원인은 피로로 인한 심신의 불안정 상태입니다. 사고는 순간적으로 일어나기 때문에 심신이 피로하면 판단력과 적응력이 떨어져 위험에 대한 대처능력이 떨어지므로 사고의 예방은 물론 작은 사고도 대형 사고로 연결되며 질병의 발생 원인도 되기 때문에 피로는 그때 빨리 회복시켜야 합니다.

💡 피로의 원인과 증상 및 피로회복법

• 피로의 원인

피로는 육체적 피로와 정신적 피로로 구분하나 대부분 복합적인 요소가 함께 하는 피로입니다.

육체적 피로는 에너지와 산소의 과다 사용으로 근육계와 호흡·순환계의 피로로 에너지와 산소의 결핍과 산화 작용으로 만들어지는 노폐물의 축적으로 일어나고, **정신적 피로**는 에너지와 산소의 소비 없이 감각계와 신경계의 피로이며, 주로 스트레스에 의해 대뇌와 간뇌에 자극이 집중되어 피로물질이 모여서 일어납니다.

- 에너지 방출을 계속하여 체내에 보유한 에너지가 소모되면 글리코겐(glycogen)의 부족이 생겨 근육 내의 크레아틴(creatine)의 감소, 산소의 결핍에 의한 분해 합성의 이상, 유산(lactic acid) 배출의 장애, 그리고 정신적 권태감, 대사능률 저하 등이 일어나기 때문

• 피로의 증상

- 주관적 증상 : 권태감, 무력감, 소모감 등이 느껴지고, 심해지면 자고 싶고, 의지력·판단력·기억력·추리력 등이 저하하여 불쾌감, 긴장보다는 이완, 흥분보다는 마음이 가라앉는 경향
- 객관적 증상 : 안면, 자세, 태도 등에 나타나고 동막 둔화, 감각기능인 시력, 청력 등의 식별력 저하
- 생물학적 증상 : 세포막에서 전해질(Na, K, Ca, P 등)의 이온농도 변화로 혈액, 뇌의 성분, 호르몬의 분비 변화 등으로 작업(일)의 양과 질 모두가 변화

• 피로회복법

피로회복은 각 조직에 산소와 영양공급을 원활하게 하며, 대사배출을 촉진하고 휴식효과를 높이는 신선한 공기, 쾌적한 외부환경, 일광욕, 목욕, 정신적 안정 등을 효과적으로 활용하는 것이며, 피로의 원인과 종류에 따라 올바른 식사, 적당한 운동, 휴양을 조화롭게 선택하는 것입니다.

- 심신의 피로는 신체적·육체적 과다한 사용으로 인해 영양소의 소모가 발생하므로 에너지의 과부족이 없는 영양(식이)요법으로 알맞은 영양식을 제때에 공급하는 것이 우선.

- 피로회복법의 선택은 사용하지 않았던 곳을 사용하는 것이 사용한 곳을 쉬는 것보다 훨씬 효과적이므로 육체적 피로는 정신활동으로, 정신적 피로는 육체적 활동으로 풀어 주어 동적·정적 활동의 조화를 이루는 것이 중요(육체노동에 의한 피로는 독서·음악감상 등 정신활동을 하고, 정신노동에 의한 피로는 걷기, 달리기, 맨손체조 등 가벼운 신체적 운동으로 피로를 해소).

- 국소적인 피로는 피로하지 않은 부분에 자극을 주는 방법을 사용(서류작성을 위해 컴퓨터 작동과 펜을 많이 쓰는 경우 뇌의 후두부 시각야와 오른손잡이면 대뇌의 좌반구의 운동야에 피로가 모이므로 휴식시간에는 전신체조, 걷기, 계단 오르기 또는 달리기로 옥외에서 혹사한 근육과 다른 곳을 사용하여 피로를 해소. 또한 장시간 서 있는 판매원, 교사, 검사원 등은 무릎과 발목의 관절이 피로하므로 다리를 움직이는 제자리걸음을 수시로 하고 휴식시간에는 달리기, 맨손체조, 배드민턴 등을 하는 것이 좋음)

- 전신의 육체적·정신적 피로는 충분한 수면이 필요하지만 과로하면 잠을 잘 수 없기 때문에 수면장애를 해소하는 피로회복법을 활용(마사지와 목욕으로 혈액순환을 촉진하여 피로물질을 제거하고, 유연체조로 사용하지 않은 부분에 자극을 주며, 복식호흡으로 산소의 흡입과 노폐물 배출을 증가시켜서 심신의 안정을 도모)

- 복잡한 일로 피로한 사람은 코미디나 만담을 보고 웃는 것도 좋으며, 노래를 부르거나 음악을 듣는 것도 효과적

- 휴일에는 평소 일과와 어디를 가장 많이 사용하고 어디를 사용하지 않았는지를 스스로 판단하여 피로를 풀기 위한 여가선용법을 활용

- 스트레스 해소법을 참고하여 스트레스에 의한 피로는 그때그때 풀어 주어 심신의 장애를 해소함으로써 질병의 유발을 막는 것이 중요

항상 명랑한 마음과 바람직한 일에 몸과 마음을 다하여 열심히 실천하는 생활태도를 갖는 것이 피곤을 극복하는 지름길인 피로회복법이 됩니다.

운전과 피로회복

'문명의 이기'인 자동차는 '제2의 주거공간'이라 할 정도로 우리의 생활과 함께 합니다. 자동차의 증가와 교통환경의 악화는 운전으로 오는 피로를 가중하여 사고를 유발시켜서 많은 인명과 재산의 피해로 인한 후유증이 심각한 현실입니다.

교통사고는 안전수칙의 무시와 과로로 인한 피로의 축적 그리고 음주와 약물 복용 등이 가장 큰 요인입니다. 더욱이 고혈압, 심장병, 당뇨병 등이 있는 경우의 운전은 치료약의 작용과 피로가 겹쳐서 자기도 의식하지 못하는 사이에 전신이상이 올 수 있으므로 특별한 예방조치가 있어야 합니다.

안전운행을 위한 피로회복법의 중요한 요점은 다음과 같습니다.

- 밀폐된 공간에서는 산소 부족과 일산화탄소의 농도가 증가하므로 뇌기능이 저하되어 졸음과 피로가 쉽게 오며, 특히 차 안에서 금연을 하여야 하고 수시로 차 안의 공기를 바꿔 주어야 합니다.
- 안전운행의 한도는 정상적인 체력의 조건에서는 최고 6시간으로 보며, 2시간 이상 계속하는 운전은 피로도를 급격하게 증가시킵니다. 장시간 운전을 할 때는 졸음이나 피로감을 조금이라도 느끼면 차를 세워서 휴식을 취하고 차 밖으로 나와 심호흡과 간단한 유연체조로 긴장된 근육과 신경을 풀어야 합니다. 차 밖으로 나올 수 없을 경우는 정지시간을 이용하여 간단한 운동인 허리를 펴는 동작, 어깨 두드리기, 목운동, 발목 돌리기, 팔운동을 합니다.
- 질병이 있는 경우는 의사의 지시를 받아 사전 조치를 취하고 약을 복용합니다. 약을 복용하고 바로 운전하는 것은 위험하며, 차내에는 음료수와 알사탕 등을 준비하여 공복감이나 갈증이 나면 먹을 수 있도록 합니다.
- 음악을 즐기면서 운전하는 것이 좋으며, 집중력을 방해하는 것은 좋지 않으므로 기분이 상쾌한 음악을 부담없이 들을 수 있어야 합니다.
- 안전벨트 착용과 제한속도 등 법규를 준수하여 조급하지 않게 편안한 마음으로 안전운행하는 것이 심신(心身)의 피로가 적게 오고 위급한 상황이 닥쳤을 때 대처능력이 좋아 사고를 예방할 수 있으므로 자신은 물론 여러 사람의 생명을 지켜 주는 바른 길이며 기본운전법입니다.

⑤ 음주법(飮酒法)

적당량의 술(alcohol)은 혈액순환을 도와주고 심장질환의 위험을 줄여 주며 일상생활에 활기와 스트레스 해소에 도움을 주는 좋은 약과도 같으나, 과음은 생애의 각 단계마다 여러 가지 장애와 참혹한 결과를 가져오므로 올바른 음주습관을 가져 삶에 윤택을 주는 활력소가 되게 해야 합니다.

㉠ 혈중 알코올 농도의 효과

혈중 알코올 농도(BAC : Blood alcohol concentration)는 혈액 100㎖당 알코올의 mg비로 측정되며, 약 100㎖에 해당되는 혈액 1,000방울당 10㎖에 해당되는 알코올 10방울의 비는 0.10%의 혈중 알코올 농도이며, 이것은 법적으로 취한 것의 기준입니다.

혈중 알코올 농도(BAC)는 성별, 체중, 주어진 잔 수와 시간, 술의 종류 등에 따라 차이가 있으며, 72Kg 체중의 남자가 2시간 내에 맥주 6잔을 마셨다면 BAC는 0.01%가 됩니다.

혈중 알코올 농도의 효과

혈중 알코올	농도의 효과
0.02% BAC	이완, 들뜬 기분, 약간의 행동변화
0.04% BAC	좀더 이완, 약간의 근육협응능력의 감소, 아직은 취했다고 하지 않음
0.06% BAC	판단 장애, 좀더 수다스러움, 어둔한 말, 운전이나 기계작동 능력이 있는지 판단이 어려움
0.08% BAC	균형과 시각장애, 근육협응 감소
0.10% BAC	확실한 정신기능과 판단능력의 장애, 알코올 대사를 위해 5시간이 필요
0.12% BAC	이것은 60Kg의 남자가 한 시간에 6병의 맥주를 마신 것과 동일한 혈중 농도. 운동협응의 상실, 판단부족, 구토
0.14% BAC	비틀거리는 걸음걸이, 아주 어둔한 말, 시야 흐림
0.20% BAC	판단과 협응 상실, 감각기능의 마비, 의식을 잃을 수도 있음
0.30% BAC	혼돈상태, 도움 없이는 보행 불가능
0.40% BAC	0.40~0.50%에서는 거의 혼수상태 0.60~0.70%에서는 사망 가능

ⓛ 알코올 관련 질환

과음을 지속적으로 하였을 때 신체적·정신적 장애가 수반되어 자신뿐 아니라 태어나는 아이에게도 치명적인 영향을 주는 질환을 발생시킵니다.

- 간 장애 — 급성 지방간, 알코올성 간염, 간경변
- 위·장관장애 — 위염, 위궤양, 과민성대장증후군, 췌장염, 당뇨병
- 심장·혈관장애 — 고혈압, 동맥경화증, 부정맥, 뇌졸중
- 성적 장애 — 남자(발기부전, 정자생산 저하, 불임)
　　　　　　　　여자(성기능장애, 월경불순, 유산)
- 신경·정신장애 — 기억상실, 운동능력장애, 학습장애, 신경마비, 정신혼동
- 태아 알코올 증후군 — 전신지체와 중추신경장애, 성장부진과 안면기형

ⓒ 올바른 음주법

음주의 선택과 책임은 분위기가 조성한다기보다 개인의 의지와 선택에 있으며, 자기의 체질과 체력을 감안하여 자신의 음주법을 갖는 것입니다. 많은 사람들은 취하기 위해서 열심히 마시고 알코올의 힘으로 문제를 해결해서 술에 도리어 먹혀서 치명적인 잘못으로 후회하기도 합니다.

ⓐ 술을 다른 약과 혼합해 사용하지 말 것

질병이 있어 치료약을 복용할 때는 절대 금주해야 합니다. 특히 안정제, 진통제 또는 수면제 같은 다른 억제제와 혼합하면 단 한번 취한 것으로 죽고 사는 심각한 문제가 발생할 수 있습니다.

ⓑ 술은 안주와 함께 하고 공복에 술을 마시지 말 것

공복에 술을 마시거나 아무 것도 먹지 않고 술만 마시는 것은 숙취와 질병을 불러오는 출발입니다.

'후래자(後來者) 3배'라 하여 술자리에 도착하자마자 바로 마셔대는 경우, 공복에 술이 들어가면 위벽을 심하게 자극하여 위 운동의 장애로 소화불량과 구토, 염증을 일으켜서 내출혈의 원인이 됩니다.

ⓒ 술은 어울려 마시고 혼자서 마시지 말 것

사업상이건, 사적인 사귐이건 어울려 함께 마시며 이야기를 나누는 즐거움은

각별하여, 느긋하게 마시면서 스트레스도 해소하고 마음을 풍요하게 해주는 신경 안정제의 역할을 하지만, 혼자서 고독을 씹으며 마시는 술은 스트레스만 가중시키고 더욱 많이 마시게 되어 심신(心·身)은 더욱 피로하게 됨으로써 숙취가 됩니다.

ⓓ 술은 섞어 마시지 말 것

술을 섞어 마시는 것은 악취, 숙취의 근원이 됩니다. 여러 가지 종류의 술을 섞어 마시면 생각보다 많이 마시게 되어 과음이 되고, 혈중 알코올 농도가 높아져 악취가 되고, 간장에서 다량의 알코올을 분해하지 못해 반드시 숙취가 됩니다.

술은 위와 장에서 흡수되어 혈액 속으로 들어가 간장에서 분해되어 열량을 내고 물과 탄산가스로 되는데, 해독작용이 잘 되지 않으면 아세트알데히드라는 독성물질의 양이 많아져 숙취의 원인이 되기 때문입니다.

ⓔ 술은 천천히 느긋하게 마시고 빨리 마시지 말 것

술의 흡수는 소화과정이 필요 없어 마시자마자 20% 정도는 구강, 식도, 위장에서 모세혈관을 통해 일어나고 나머지는 소장에서 일어나며, 바로 간, 심장, 뇌 등 전신으로 운반되기 때문에 마신 지 2분 후면 혈류에서 알코올을 탐지할 수 있습니다.

대사는 흡수와 달리 정해진 속도로 하며, 95%가 간에서 1시간에 1잔 정도의 양의 대사를 하므로 1시간에 6잔의 맥주를 마실 경우 알코올을 체내에서 제거하는 데는 5시간 이상이 필요합니다.

알코올 양(도수)을 감안하여 독한 술을 얼음이나 물을 이용하여 희석시켜 마시는 것은 알코올의 양을 조절할 수 있고 소비 속도를 줄이는 것이 됩니다.

ⓕ 다른 사람에게 억지로 술을 권하지 말 것

술은 즐기면서 마시는 것이지 괴로운 상태에서 억지로 마실 수는 없는 것이므로 상대방의 의사가 존중되어야 합니다.

억지로 마시면 술을 마시는 것이 아니고 술에 먹히게 되므로 억지로 권하고 또는 권한다고 억지로 받아 마시는 것은 절대로 하지 말며, 분위기가 어쩔 수 없는 경우는 비알코올성 음료로 대처하는 슬기가 필요합니다.

㉣ **숙취예방을 위한 영양(식이)요법**

- 술은 포도주, 브랜디를 제외하고 산성이기 때문에 알칼리성인 야채, 해조류, 버섯, 죽순, 과일, 우유, 벌꿀 등이 술에 좋은 식품이므로 술을 마시기 전이나 안주로 먹습니다.
- 술에 나쁜 식품은 지방분이 많은 것과 산성이 강한 식품이나 향신료 등이며, 계란의 노른자, 백미, 국수, 파, 양파, 생강 등은 피하는 것이 좋습니다.
- 치즈, 우유, 오징어, 낙지, 조개류, 콩류, 생선 등 양질의 단백질과 지방은 알코올의 흡수속도를 늦추고 알코올이 흡수되는 위장과 소장의 부위에 보호막을 형성시키는 효과가 있으므로 안주로 활용합니다.
- 술을 마신 뒤는 탈수상태나 저혈당이 되므로 수분이나 단것을 보급하여 악취와 숙취를 방지할 수 있게 해야 합니다.

㉤ **숙취해소를 위한 영양(식이)요법**

- 두통, 메스꺼움 또는 구토가 있을 때는 소금물, 된장국, 레몬수, 꿀차 등 염분, 당분, 비타민C를 보급합니다.
- 누워 있지 말고 가벼운 맨손체조와 걷기로 몸을 움직여 혈중 알코올 성분을 소모하여 빨리 정상화되도록 합니다.

⑥ 금연법(禁煙法) – 담배 끊는 법

㉠ 금연이 어려운 이유

흡연의 이유에는 자극을 원하는 마음, 스트레스 완화, 호기심과 남다르게 보이려는 마음, 날씬해지고자 하는 욕망 등이며, 일단 피우면 습관이 되고 중독이 되기 때문에 흡연을 하게 됩니다.

담배를 끊는 것이 매우 어려운 것은 알코올, 코카인, 헤로인만큼이나 중독성이 매우 강한 니코틴 성분 때문이며, 담배를 끊으면 금단증상으로 신경질, 불안, 집중곤란, 식욕증가, 성급함, 불면증 등이 일어나고 담배를 피우고 싶은 욕망이 강력하여 금단의 불쾌감을 이기지 못해 다시 피우기 때문입니다.

㉡ 흡연 관련 질환

사망의 원인 중 담배로 인하여 발생하는 사망이 20%을 차지할 정도로 인체에 미치는 영향은 지대하고 백해무익한 것으로, 10대에 흡연을 시작하여 깊이 마시는 흡연자는 1분 흡연할 때마다 1분의 생명을 포기하는 것과 같습니다.

- 호흡계 질환 – 만성 기관지염, 폐기종, 폐암
- 심 · 혈관계 질환 – 고혈압, 동맥경화증, 심근경색, 협심증, 뇌졸중
- 성적 장애 질환 – 남자(발기부전, 정자 손상으로 기형아 위험 증가)
  여자(조기 폐경, 골다공증, 자궁경부암)
- 임신중 태아장애 – 자궁 외 임신, 유산, 조산, 기형 · 미숙아 위험
- 간접흡연장애 – 흡연자와 똑같은 질환 유발

㉢ 금연법의 선택

금연을 하는 사람이 70~80%가 금연 후 6개월 이내에 재흡연을 하고 또다시 금연을 합니다. 금연을 성공할 수 있는 열쇠는 얼마나 간절하게 담배를 끊고 싶은가 하는 동기와 지속성 그리고 자신에게 적합한 방법의 선택입니다.

　ⓐ 간절하고 확고한 담배 끊는 동기를 찾을 것
- 자식이 태어나 부모가 되는 시점 또는 손자가 태어나는 시점에서 책임을 느낄 때
- 질병이 있어 건강에 해롭다는 시점
- 나도 할 수 있다는 의지력을 보이고 싶은 시점
- 자식의 금연을 위하여 모범을 보이고 싶은 시점
- 종교에 귀의하여 기도와 수행을 실천하는 시점

ⓑ 자신에게 적합한 방법을 찾을 것

다른 사람의 방법이 자신에게는 맞지 않을 수 있으므로 다음의 방법에서 자기에게 적당한 한 가지 방법을 선택하여 일단 시작하는 것입니다.
- 서서히 끊기
- 갑자기 흡연을 중단하기
- 금연 그룹에 참여하기
- 기타 보조방법(니코틴껌, 패치, 금연초, 침술, 혐오치료법, 입원치료)

ⓔ **금연실천법**

흡연은 자신의 건강뿐 아니라 간접흡연으로 가족의 건강도 위협하므로 한국금연실천법을 참고하여 결심하고 곧바로 실행합시다.

ⓐ 금연 1단계
- 금연을 위한 기간으로 약 2개월을 잡되 중요한 일이 없는 시기를 택하고 담배 끊는 날을 정한다.
- 처음 2주간은 하루 7개비까지 흡연량을 줄이고 니코틴 함량이 적은 순한 담배로 바꾼다.
- '담배 끊는 날은 ○월 ○일' 이라고 크게 써서 집과 직장의 잘 보이는 곳에 붙인다.
- 은단, 껌, 사탕 등을 가지고 다니며 담배를 피고 싶을 때 대신 사용한다.

ⓑ 금연 2단계
- 담배, 재떨이, 라이터, 성냥을 모두 버린다.
- 식사 후에 바로 담배를 피던 사람은 즉시 양치질한다.
- 카페인 음료는 담배 피우고 싶은 충동을 일으키므로 피하고 주스 등으로 대체한다.
- 가족이나 친지들에게 금연했다는 사실을 알리고 도움을 받는다.
- 담배 피우는 사람이나 장소를 되도록 멀리하고 술좌석도 피한다.
- 입이 심심하면 기도문, 염불을 하거나 은단, 껌을 사용한다.
- 흡연 욕구가 발생할 때마다 다른 일을 하고, 스트레스를 받았을 때는 약간의 휴식이나 산책을 하도록 한다. 취침 전과 기상 후에는 가벼운 체조를 하고, 평소 하고 싶었던 운동이나 취미생활 등으로 일상생활을 바꾸어 본다.
- 치과에 가서 스케일링을 해 입 속에 있는 모든 담뱃진을 깨끗이 없앤다.
- 채식 위주의 생활을 한다.

⑦ 성(Sex)생활

㉠ 사랑하는 능력

인간은 사랑의 결실로 축복 속에서 태어나서 사랑을 나누며, 진정한 사랑을 위해 모든 것을 버릴 수 있는 삶을 살기 위해 노력하다 사랑의 축복 속에 죽음을 맞기를 소원하며 살아갑니다.

우정 같은 사랑, 낭만적인 사랑, 성애적 사랑, 의존적 사랑, 이타적(利他的) 사랑 등 이 모두가 완전한 사랑이며, 이러한 완전한 사랑을 이루기 위해서 사랑하는 능력이 있어야 합니다.

- 사랑하는 능력은 자기애(自己愛)와 외로움에 대한 보상에서 시작하여 사랑의 궁극적인 절대 사랑(Agape : 아가페)과 절대자비(Mettata : 메타)를 이룰 수 있는 힘입니다.

- 자기애(自己愛)는 이기적이거나 자만심이 강하다는 뜻이 아니며, 자신이 누구이며, 자신의 잠재력을 제대로 파악하여 자신감을 갖는 것을 뜻합니다.

자신을 학대하지 않고, 삶에 적극적으로 참여하고, 자신을 억누르지 않고, 열정적으로 생각하고, 긍적적으로 가치관을 세워서 외롭고 사랑받지 못한다는 느낌과 여러 가지 장애에 직면하였을 때 이겨내는 자신감을 말합니다.

자신을 사랑할 수 있어야 남을 사랑하고 친밀감을 가져 외로운 상태에서 사랑의 상태로 바꿀 수 있으며, 사랑의 궁극점인 무조건적인 이타적 사랑과 자비심에 도달할 수 있습니다.

㉡ 성욕의 변화

인간의 일생은 본능인 성욕에 의해 태어나서 성장하고, 자식을 낳고, 삶을 살다가 성욕이 떨어지면 죽음을 맞는다' 해도 과언이 아닙니다.

- 성욕(性欲)은 간단하게 분석하면 정욕(情欲)과 육욕(肉欲)입니다.

정욕(情欲)은 남녀가 함께 물질과 정신을 알게 될 무렵부터 생겨나며, 육욕(肉欲)은 남자의 경우는 사춘기가 되어 정소가 성숙하여 남성 호르몬이 많아지면 성욕의 본태인 육욕이 본격화되어 밤낮을 가리지 않고 생산되는 정자는 그 배출구를 찾게 됩니다.

여자의 경우는 사춘기가 되어도 성욕의 주체는 아직도 정욕에 있고 남자를 정으로 사모하고 동경하여 마음이 끌리지만, 육욕이 관계하지 않으며, 남자와 결합된 다음 육욕이 발달하고 아이를 낳고 나서야 진짜 육욕을 느낍니다.

- 장년기인 40대가 넘으면 남자의 경우 육욕이 서서히 쇠퇴의 단계로 들어가지만, 여자의 경우 정욕이 떨어지고 육욕이 높아집니다. 이는 육욕의 원동력인 남성 호르몬이 남자의 경우 생산량이 저하되고, 여자의 경우 여성 호르몬이 줄어 남성 호르몬이 비율상 우위에 서기 때문입니다. 이 때가 남자는 정욕이 풍부한 젊은 여자를 찾고, 여자는 육욕이 풍부한 젊은 남자를 찾게 되어 부부간에 욕구불만이 표출되는 위험한 시기입니다.
- 노년기가 되면 여성은 자식이나 손자에게 마음을 주고 성생활 없이 살아갈 수 있으나, 남자는 혼자 사는 것은 장수에 불리하고 심신을 지탱해 주는 여자가 있어야 되는 것은 육욕만이 아닌 여자의 마음이 필요하고 자신의 성욕을 유지할 수 있어야 장수에 유리하기 때문입니다.

ⓒ **성적 반응**

ⓐ 성적 반응의 단계…인간의 성적 반응은 흥분기, 정체기, 절정기(오르가슴), 해제기의 단계를 걸쳐 진행하며, 시간과 절정기의 횟수는 개인별로 뚜렷한 차이가 있습니다.

성적 반응의 단계

성별	흥분기	정체기	절정기	해제기
남 성	고환은 커지고 상승, 음경은 부분적으로 발기	고환의 완전상승, 음경의 완전발기, 분비샘은 부풀어 약간의 액체분비	요도 평활근이 이완되고 음경이 수축되면서 정자가 사출	발기상태가 사라지고, 고환은 내려옴
여 성	질내부 확대, 음액과 음순이 부풀어오름	질내부 완전확대, 질외부 부풀어 오름, 음핵은 음순 밑으로 움츠림	항문, 자궁 및 질외부가 수축	자궁은 내려오고, 질은 원상태로 회복

ⓑ 남녀의 성적 반응 차이…남성은 흥분기와 정체기가 빠르고 절정기(오르가슴)도 한 번뿐이며, 곧바로 해제기로 돌아갑니다.

여성은 흥분기와 정체기를 거쳐 절정기에 오르는 데는 시간이 길며, 절정기는 여러 번 가질 수 있으며, 해제기로 서서히 돌아갑니다.

여성 중에는 10% 정도가 오르가슴을 느낄 수 없는 불감증이며, 여러 원인 중에서 성행위시 절정기를 느끼지 못하고 정체기에서 끝나는 것이 계속되는 좌절감과 스트레스가 요인이 됩니다.

ⓒ 발기의 원리…흥분기에서 일어나는 발기는 중추성과 반사성의 두 종류가 있습니다.

남성의 경우 여성의 나체, 에로틱한 문장, 요염한 것의 상상 등 심리적 자극이 대뇌피질의 성욕중추를 거쳐 요추의 발기중추를 자극하여 일어나는 중추성 발기와, 마스터베이션·패딩 등 외부자극과 감각기의 성애적 자극이 발기중추를 자극하여 일어나는 반사성 발기가 있습니다.

음경 속의 스펀지 같은 모세혈관의 덩어리인 해면체 조직이 혈액으로 충만되고 근육의 긴장이 증가되어 혈액이 나가는 정맥이 압박되기 때문에 단단하고 크게 팽창되는 것입니다.

여성의 경우도 중추성과 반사성의 자극에 의하여 소음순과 음핵이 혈액으로 충만되고 근육의 긴장이 증가되어 부풀어오르게 되는 것입니다.

성호르몬은 에스트로겐(난포 호르몬), 프로게스테론(황체 호르몬), 테스토스테론으로, 남성 여성 모두가 이 세 가지 호르몬을 가지고 있으나 상대적으로 남성은 테스토스테론이 많으며, 여성은 에스트로겐과 프로게스테론이 많습니다. 정소(고환)에서 남성 호르몬인 테스토스테론을 분비하고, 난소에서는 여성 호르몬인 에스트로겐과 프로게스테론을 분비하여 남성·여성의 생식기의 발육과 2차 성징을 발달케 합니다.

ⓓ 사정의 원리…성적 흥분이 절정에 달하면 요도괄약근, 해면체근, 좌골해면체근, 회음횡근 등의 근육이 규칙적으로 수축을 반복하여 압력이 강해져서 정액이 요도 전립선부에서 요도구로 밀려나와 사출시킵니다.

젊을수록 근육근이 강력하게 작용하기 때문에 사출도 강하나 나이가 들면서 사출력이 감소되어 사정의 쾌감도 서서히 저하되며, 남성의 사정은 80세가 되어도 30%는 가능하다고 합니다.

㉣ 성행위의 선택

성애(性愛)의 행위만큼 몸과 마음을 연소시켜서 흡족함과 편안함으로 이르게 하는 것이 없는데, 서로 사랑하는 사람과 정상적인 성생활을 계속할 수 있는 것은 심신의 메마름을 달래고 쉬게 하며, 어떠한 장애도 뛰어넘을 수 있게 서로 격려하며 더불어 살아가는 건강 장수의 비결이 된다 해도 좋을 것입니다.

그러나 성행위의 잘못된 선택은 장수의 비결이 되지 못하고 자신은 물론 단란한 가정을 파탄시키는 결정적인 원인이 되기 때문에 한번의 실수라도 하지 않는 현명하고 자제하는 성생활을 해야 합니다.

성행위는 절제된 성과 안전한 성 그리고 위험한 성으로 구분이 되며, 절제된 성과 안전한 성을 조화시키고 위험한 성은 영원히 제거해야 합니다.

ⓐ 절제된 성…스스로 성교를 금하는 금욕(禁慾)과 마사지, 포용하기, 애무, 키스(침을 교환하지 않음), 자위행위, 서로 성기를 손으로 자극하는 등이 포함되는 것으로 점액, 침분비물, 침, 혈액교환을 피하는 것입니다.

ⓑ 안전한 성…1부 1처의 정상적인 부부간의 성행위입니다. 외도(혼외정사)가 전혀 없고, 성병의 감염도 일으킬 수 있는 요인이 없는 것으로 신체적·정신적 건강을 해치지 않는 성행위입니다.

ⓒ 위험한 성…부부간의 성병 전파에 위험이 큰 무방비 상태의 성행위인 오랄, 항문성교 그리고 혼외정사이며, 특히 성을 팔거나 사는 사람과의 성행위는 가장 위험하고 파멸을 초래하는 성행위입니다.

💡 성감염 질환

에이즈(ADIS : 후천성 면역결핍증), B형 간염, 헤르페스(단순포진), 유두종 바이러스, 클라미디아, 임질, 매독, 트리코모나스증, 칸디다증, 세균성 질염, 기생충(치모슬과 옴)

※ 에이즈(AIDS) – 후천성 면역결핍 증후군

20세기의 흑사병이며, 21세기 인류의 재앙으로까지 불리는 에이즈(AIDS : Acguied Immune Deficiency Syndrome)는 HIV(Human Immunodeficiency Virus : 면역결핍성 바이러스)에 의하여 유발되는 면역계통의 질환으로 선천성이 아닌 후천성 질환입니다.

HIV 바이러스의 특성

- HIV 바이러스는 면역계통이라는 오케스트라의 지휘자 역할을 하는 T임파구에 특별한 친화성이 있어 T임파구 표면에 붙어 세포 내로 침투, 역전사 효소에 의하여 RNA부터 DNA 합성을 개시함으로써 자손 바이러스를 생산하고, 정상세포는 바이러스 생산공장으로 변해 세포기능이 상실되어 세포가 파괴됩니다.
- T임파구의 면역력이 강하면 6개월~10년의 잠복기에서 증식하는 활동을 못하다 저항력(면역)이 부족하면 증식하여 정상세포를 파괴하여 면역기능을 저하시키므로 감염에 대한 면역부전으로 대부분 폐렴과 암으로 사망하게 됩니다.

AIDS에서 나타나는 감염

매 개 물	병 명
바이러스(Virus)	국부궤양, 폐렴, 망막염, 결장염, 전파감염
박테리아(Bacteria)	패혈증, 결핵, 설사, 임파선질환, 전파감염
원생동물	폐렴, 뇌종양, 설사, 전파감염
진균	뇌막염, 식도염, 구강염, 폐렴과 전파간염

HIV 바이러스 감염경로

- 바이러스 보균자와의 성적 접촉에 의한 감염
- 혈액 또는 제조된 혈액응고 성분제제와 주사기에 의한 감염
- 임신중 분만과 수유과정에 의한 모자감염

에이즈(ADIS)의 예방법

- 건전한 성생활을 해야 하며, 노출 집단에 속하는 성 상대자(남성 동성연애자, 여러 성 상대자를 가진 이성, 마약상습자 등)와 성행위를 회피
- 건전하지 못한 성행위를 할 때는 콘돔을 사용
- 약물 주사기를 사용할 때는 공동 사용을 금하고 1회용 주사기 단독 사용
- 수혈을 할 때는 검증된 것을 사용
- HIV 항체 검사를 하여 보균 여부를 확인
- HIV 항체 양성자는 타인에게 절대로 감염시키지 않게 하기 위하여 스스로 성행위를 피하거나, 성 상대자에게 알려 이해를 얻고 콘돔을 사용

㉤ 성생활의 지속연수와 빈도

ⓐ 지속연수…미국의 성학자 킨제이의 업적에도 성생활의 연수와 빈도, 건강도와 장수율과의 연관성은 결론이 나오지 않으며, 어떤 유명하다는 연구가도 결론이 없습니다.

• 킨제이보고서 중에는 남성의 경우는 같은 연령층에서는 교육 정도가 높을수록 성교의 횟수가 많고 아내가 젊을수록 노년기에도 성생활이 유지됩니다.

　단조롭고 무사 평온한 생활을 좋아하는 사람은 노년기에 들어서면서 쇠퇴가 빠르고, 개성이 강하고 사회적 활동을 계속하는 사람은 성욕이 유지되어 오래 계속된다고 합니다.

• 성행위는 강하고 긴 사람, 그다지 강하지 않지만 긴 사람, 강하고 짧은 사람, 약하고 짧은 사람 등 개인차가 있어서 100인 100가지입니다. 토끼와 거북이의 시합을 상기하여 보면 강하고 긴 사람이 무리하는 것보다 약하고 짧은 사람이 슬기롭게 대처하는 것이 오래 지속할 수 있습니다.

　사람은 저마다 운명이 있는 것처럼 누구나 저마다 개인차에 따라 지혜로운 성생활을 연장할 수 있어 정년이 없다는 것을 알 수 있습니다.

ⓑ 성교의 빈도…부부간에도 성차와 개인차가 있고 체력, 생활환경과 여건에 따라 많은 변화가 있으므로 성교의 횟수를 일률적으로 결정하는 건 절대 불가능합니다.

　다음 표는 절대적인 것은 아니지만 의미가 있기 때문에 소개합니다. 평균횟수와 자신의 연령을 비교하여 참고하는 재료로 보기 바랍니다.

9의 법칙(Nine's Law)

연령	주와 횟수	평균횟수	비 고	
10세 이하	0×9=0	0	불능	
10대	1×9=09	0주 9회	불능 또는 무제한	• 30대 이후는 건강도와 전기연령과 후기연령에 따라 평균횟수±1을 감안하여 참조
20대	2×9=18	1주 8회	매일 1회	
30대	3×9=27	2주 7회	매주 3회	
40대	4×9=36	3주 6회	매주 2회	
50대	5×9=45	4주 5회	매주 1회	• 50대 이후에 평균 횟수 또는 +1회수를 유지할 수 있는 부부는 금혼식을 갖는 장수부부?
60대	6×9=54	5주 4회	매월 2회	
70대	7×9=63	6주 3회	매월 1회	
80대	8×9=72	7주 2회	2달 1회	

⑧ 약물 오·남용(誤·濫用)

약물은 정상적인 건강유지에 필요한 식품 이외의 화학물질을 말하며, 약(藥)은 잘 사용하면 건강을 돕는 양약(良藥)이 되지만 잘못 사용하면 건강을 해치는 독약(毒藥)이 됩니다.

다음의 내용은 약물에 대한 이해 부족으로 잘못 사용하는 오용(誤用)과, 질병의 치료 및 진단의 목적 이외의 의도를 지닌 약물 사용인 남용(濫用)을 철저하게 제거하는 데 도움이 되도록 한 것입니다.

㉠ 약물의 종류

ⓐ 의학적 목적의 약물(의약품)

- 처방된 약물−질병의 진단, 예방, 치료를 목적으로 의사의 처방을 필요로 하고 약국에서 구입할 수 있는 약물
- 접두판매약물(OTC : Over The Counter drug)−의사의 처방 없이 약국, 슈퍼마켓 등에서 합법적으로 구입할 수 있는 약물

ⓑ 비의학적 목적의 약물…인체에 유해하여 재배, 제조, 판매, 사용이 불법인 약물

㉡ 약물의 오용과 남용

ⓐ 오용(誤用)…약물의 사용 목적에 합당한 의도나 처방된 양만큼의 합법적인 사용이 아니고 본래 의도에 어긋나거나, 처방된 방식인 양과 횟수를 초과하여 사용하는 것입니다(진통제, 신경안정제, 항생제, 비타민 등의 모든 의약품).

ⓑ 남용(濫用)…비의학적인 목적을 위하여 비합법적으로 사용하는 것입니다. 남용되는 약물은 중추신경에 작용하여 흥분성과 마비성, 쾌감과 도취감이 생기거나 환각이 생기는 약물입니다(마약과 향정신성 의약품).

㉢ 마약과 향정신성 의약품

ⓐ 마약의 정의…세계보건기구(WHO)의 마약류에 대한 정의는 다음과 같습니다.

- 약물사용에 대한 욕구가 강제적일 정도로 강한 것
- 사용 약물의 양이 증가하는 경향인 것
- 금단현상이 나타나는 것
- 개인에 한정되지 않고 사회에 해를 끼치는 것

　마약은 대뇌 중 마약만 선택적으로 받아들이는 수용체(Opioid recepter)에 특이적으로 결합하여 비교적 쉽게 정신적 사회적으로 중요한 해독을 끼치는 약물입니다.

　의료용으로는 주로 진통제, 마취제 등으로 사용되고 있으나 약물의 의존성이 높아 연용하려는 욕구가 강하게 일어나 약 용량이 증가하여 사용을 중단하면 금단현상이 심하게 나타나는 약물입니다.

ⓑ 마약의 종류

- 천연물 – 앵속(양귀비류)식물, 아편, 코카엽(코카 관목의 잎)
- 천연추출물 – 천연물에서 추출되는 모든 알카로이드(Alkaloid) 33종(코데인, 헤로인, 모르핀 등)
- 화학합성품 – 천연물, 천연추출물과 같은 남용과 해독작용을 일으킬 우려가 있는 화학적 합성물 73종(펜타닐, 메타돈, 메페리딘, 설펜타닐 등)

ⓒ 향정신성 의약품…대뇌의 중추신경에 작용하는 것으로 이들을 오용 또는 남용할 경우 인체에 현저한 유해작용이 인정되는 물질로서, 중추신경계에 자극을 주어 인간의 사고·행동·감정 등에 변화를 가져오게 하는 약물을 총칭하여 향정신성 의약품이라 합니다.

의학적 유용성과 유해도에 따른 분류

구분	분류기준	물질수	주요물질
제1군(환각제류)	의료용으로 사용하지 않고, 안정성 결여, 심한 신체적·정신적 의존성 유발	23개	LSD, 메스칼린, 사일로 사이빈
제2군(각성제류)	제한된 의료용구 사용, 심한 신체적·정신적 의존성 유발	20개	암페타민, 코카인, 필로폰
제3군(수면제류)	의료용으로 사용, 그리 심하지 않은 의존성 유발	60개	디아제팜 등 트랭퀼라이저
제4군(진정제류)	의료용으로 사용, 제3군보다 심하지 않은 의존성	62개	피라비탈 + 알로바를비탈
제5군(복합제류)	제1~4군 물질을 함유하는 혼합물질		

　제1~2군 물질은 원칙적으로 제조가 금지된 물질이며, 제3~5군 물질은 품목허가를 받고 생산 전에 원료사용 허가와 생산완료 후 생산완료 보고, 판매량 관리 등을 하도록 하는 물질입니다.

㉣ 약물남용의 제거법

일시적인 호기심과 충동, 고통으로부터의 탈출수단, 진통제와 수면제의 오용 등 자신도 모르게 약물에 의존하게 되고, 중독이 되어 신체적·정신적 모든 영역에 자신은 물론 사회 전반에 악영향을 미치게 됩니다.

특정계층(유흥업종사자, 연예인 등)에 국한된 마약류의 남용의 문제는 이젠 가정 속 깊숙이 스며들고 심지어 농촌까지 침투하여 우리들 모두의 심각한 현실이 되고 있습니다.

약물남용의 피해를 올바르게 인식하고 경각심을 높여 스스로 마약의 유혹을 뿌리치고 주위를 관심을 갖고 지켜보아야 합니다.

이러한 약물남용을 막기 위해서 다음 사항에 유의합시다.

- 약물남용의 심각성을 알고 사전에 철저히 회피하는 생활습관을 기른다.
- 욕구불만과 스트레스의 해소법을 알아 합리적으로 해결한다.
- 진통제, 신경안정제 등 약물복용을 가능한 한 회피하고 다른 요법과 병행하여 근본적인 치료를 한다.
- 일시적으로 오·남용한 경우는 스스로 문제를 인정하고 전문가 또는 가족이나 친구와 상담하여 치료를 받는다.
- 취미활동, 종교활동, 운동 등 약물을 대처할 다른 즐거운 일을 찾는다.
- 명상법을 지도받아 마음의 안정과 자신의 참모습을 재발견한다.
- 심각한 중독현상일 때는 전문적인 재활치료를 받는다.
  - 중독된 약물을 해독하고 심리치료와 약물 금단증상 치료를 위하여 전문의료시설에 입원을 하여 완벽한 치료와 재활·사회복귀를 위한 종합 프로그램을 받는다.

3. 영양(식이)요법

건강한 체력유지로 활동적인 생명력을 갖기 위해서는 영양, 운동, 휴양이 조화롭게 유지되어야 합니다.

인간은 영양소인 기(Energy)를 음식물을 섭취하여 인체 내에서 기(Energy)로 이용함으로써 생명력을 갖게 되고, 활동하고 운동도 할 수 있는 필수요소이기 때문에 건강관리의 주체가 영양관리입니다.

한국인의 식생활은 경제발전으로 생활수준이 향상되고 편리해짐에 따라 식생활이 서구화되어서 편식에 따른 영양의 불균형, 과식과 운동부족으로 영양과잉이 되어 영양장애를 일으키고 있으므로 비과학적인 식생활을 개선하는 합리적인 영양관리인 건강식이 절실하게 요구되고 있습니다.

식생활은 집단생활과 사회적 · 경제적 요소, 그리고 가족 · 개인의 기호 등 복잡한 요인들에 의해 영향을 받으므로 영양관리를 위한 식생활요법은 하기 어려운 일입니다.

다음에서 영양관리에 기본적인 영양소의 기능, 급원식품, 잘못된 식사습관, 영양장애로 오는 질병 등 과학적이고 합리적인 기초방법을 올바르게 알아 실천하는 데 도움이 되게 합니다.

① 기본요소

(1) 영양소와 영양소의 중요사항

① 영양과 영양소

영양(營養)은 물질이 외부로부터 들어와 동화와 이화 작용인 대사를 통해 칼로리(열량)를 방출하여 신체를 유지하고 생활을 영위하는 모든 것을 말합니다.

영양소(營養素)는 영양을 유지하기 위하여 외부로부터 섭취하는 성분 중 우리 몸에 이용되는 성분으로 탄수화물(당질), 지방, 단백질, 무기질, 비타민 및 물 등 6종류입니다(식이섬유를 새로운 영양소로 주장).

- **열량소** : 3대 영양소인 탄수화물, 지방, 단백질이며, 에너지를 생산하는 영양소
- **구성소** : 단백질, 무기질, 수분이며, 체구성과 조직수선을 하는 영양소
- **조절소** : 무기질, 비타민, 수분이며, 인체생리작용을 조절하는 영양소

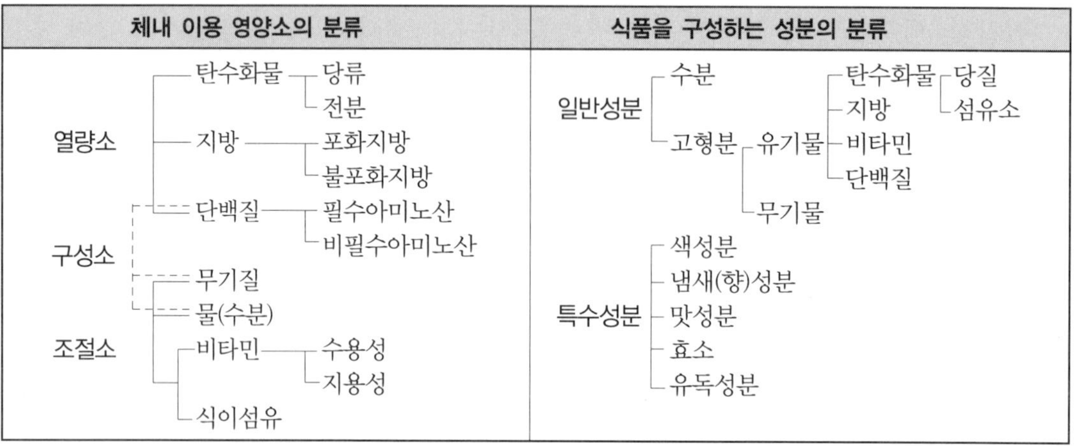

② 영양소와 급원식품

영 양 소		급 원 식 품
탄수화물	**당질**	전분, 설탕, 밥, 빵, 캔디, 곡물, 과일, 채소
	섬유소	채소, 과일, 곡물
지방	**포화지방**	쇠기름, 돼지기름, 버터, 마가린
	불포화지방	콩기름, 들기름, 참기름, 어유
단백질	**동물성**	육류, 생선, 치즈
	식물성	곡물, 소맥류, 콩류, 견과류
무기질	**다량**	채소, 과일, 우유, 치즈, 육류, 두류
	미량	
비타민	**지용성**	우유, 과일, 채소, 육류, 달걀
	수용성	

(2) 영양소의 기능

① 탄수화물(Carbohydrate)

인체 내에서 만들지 못하고 식물의 탄소동화작용에 의해 만들어지는 곡류, 채소류, 과일류 등의 식품에서 섭취하는 가장 쉽게 사용하는 에너지원이며, 탄수화물은 열량을 내는 당질(糖質)과 인체 내에서 열량을 내지 않는 섬유소(Cellulose)로 구분됩니다.

당질은 흡수되어 대부분 글리코겐(glycogen)의 형태로 간과 골격근에 저장되고 일부는 피하지방이 됩니다.

정상인의 공복시 혈당량은 혈액 100㎖ 중 70~90㎎의 일정량을 유지해 신경세포의 열량 공급원으로 공급되어 두뇌의 활동과 각종 장기의 기능을 유지하며, 저장된 글리코겐은 포도당으로 분해되어 에너지원으로 사용합니다.

아침이나 저녁을 먹지 않으면 혈액 속의 포도당이 모자라 혈당이 일정하게 유지되지 못하여 근력이 떨어져 무기력해지고, 신경세포에 영향을 주어 집중력이 감소되어 신경질이 나고 일의 능률이 떨어지게 됩니다.

혈액 100㎖ 중 150㎎ 이상이 되면 과잉의 포도당은 지방조직에 축적되어 비만증이 되거나 신장을 통해 오줌으로 배설되며, 인슐린 호르몬이 제대로 작용하지 못하면 당뇨병이 됩니다.

섬유소는 식물의 잎과 줄기 등에 함유된 성분으로 인체 내에서는 섬유소를 분해하는 효소가 없어 소화되지 않아 에너지원으로는 이용되지 않으나, 채소류, 나물류, 과일류 등을 섭취하면 포만감이 있어 다이어트 식품으로 좋으며, 장관 내에서 장의 연동작용을 촉진하여 숙변을 제거하고 배설을 용이하게 하므로 변비예방에 효과가 있습니다.

② 지방질(Lipid)

지방은 탄수화물과 단백질의 2배가 되는 중요한 열량원이며, 유산소적 활동(운동)은 지방의 이용에 좌우되며, 비만과 관계가 있는 영양소입니다.

지방질(Lipid)은 상온에서는 액체상태인 유(油 : oil)와 고체상태인 지(脂 : fat)로 유지(油脂)라 하며, 포화지방과 불포화지방산으로 구분합니다.

포화지방산은 고체지방으로 쇠기름·돼지기름 등 동물성 지방과 야자유·팜유·코코넛유 등 식물성 지방이 있으며, **불포화지방산**은 불포화도가 큰 액체기름으로 액체유인 콩기름 · 들기름 · 참기름 · 옥수수기름 등 식용유인 식물성 기름과 동물성인 어유(魚油)가 있습니다.

인체 내에서는 불포화지방산을 합성하지 못하기 때문에 꼭 필요한 필수지방산은 식품으로 공급받아야 합니다. 따라서 지방섭취는 동물성 지방은 30% 정도, 나머지는 필수지방산이 함유된 식물성 기름이나 어유(魚油)를 섭취하는 것이 바람직합니다.

- 지방질은 체내에서 담즙산에 의해 소화하기 쉬운 유화액으로 되고 리파아제 효소에 의해 분해되어 지방산으로 지방조직에 보내져서 대부분 열량으로 쓰이고, 나머지는 체지방에 저장되거나 인지질과 콜레스테롤 합성에 이용됩니다.

- 지방질은 물에 녹지 않아 혈액 중에서 단백질과 결합하여 LDL(저밀도 지단백)과 HDL(고밀도 지단백)인 지단백(脂蛋白 : Lipoprotein)이 되어 지방, 인, 콜레스테롤의 운반 역할을 합니다.

  LDL은 농도가 높거나 기능부전 등에 의해 세포 내로 침입하여 과잉의 콜레스테롤을 축적하여 동맥경화증을 유발하므로 혈중 LDL-콜레스테롤을 나쁜 콜레스테롤이라 합니다. HDL은 조직의 세포막에서 유리된 콜레스테롤을 포함하여 간으로 운반하여 분해시켜 제거작용을 하므로 HDL-콜레스테롤을 좋은 콜레스테롤이라 합니다.

  콜레스테롤(Cholesterol)은 인지질과 함께 세포막의 중요한 구성분이고 부신피질 호르몬과 성선 호르몬을 만드는 물질이며, 적혈구 막을 튼튼하게 유지시키는 생리적 기능 등을 하므로 고 콜레스테롤 혈중 환자를 제외하고는 콜레스테롤이 나쁘다고 섭취를 제한할 필요가 없습니다.

🔅 콜레스테롤이 많은 식품

- 육　류 : 기름이 많은 쇠고기와 돼지고기, 소간, 닭내장
- 유지류 : 버터, 마요네즈, 생크림
- 생선류 : 뱀장어, 오징어, 정어리, 새우, 꽁치, 미꾸라지, 문어, 건어물, 방어
- 난　류 : 달걀 노른자, 메추리알, 명란 등의 어란

③ 단백질(Protein)

단백질은 에너지원이면서 체구성과 조직수선 및 기능을 조절하는 필수 영양소입니다. 단백질은 탄수화물과 지방과는 다르게 질소(N)를 함유하는 복잡한 유기화합물로, 현재 식품 중에서 발견되고 우리 체내에서 영양소로 이용되는 아미노산은 22종이 있습니다.

단백질이 분해되면 아미노산을 얻을 수 있는데, 체내에서 합성되지 않는 필수아미노산은 육류·어류·난류·유제품류 등 동물성 단백질과, 콩류·소맥류 등의 식물성 단백질의 식품을 통해 섭취하여야 하며, 비필수 아미노산은 탄수화물이나 지방질의 중간 대사물과 질소를 이용하여 간에서 아미노산을 만들어낼 수 있습니다.

단백질의 소화는 위에서 펩신(Pepsin) 효소에 의해 소화되기 쉬운 유미즙의 형태로 여러 종류의 단백분해효소에 의해 아미노산으로 되어 혈액을 통해 간장으로 운반되어 손상되거나 소모된 단백질을 보수하고 적혈구의 헤모글로빈, 효소, 호르몬, 혈장단백 등 중요한 물질을 합성하고, 일부 아미노산은 간에서 당질과 지방질로 전환되어 체내에 저장합니다.

단백질이 분해되면 최종적으로 탄산가스, 물 그리고 유독한 암모니아(NH_3)가 생성되며, 간장에서 해독작용에 의해 탄산가스와 암모니아는 요소(Urea)로 합성되어 신장을 통해 오줌으로 배설됩니다.

3대 영양소의 성분과 특성

영양소	성 분	열 량 (kcal/g)	기 능	결핍증	과잉증	1일총열량중 권장구성비
탄수화물 (당질)	탄소(C) 수소(H) 산소(O)	4	에너지원(열량소), 혈당유지, 장운동촉진 중추신경 조직기능 유지, 피로회복, 감미료	발육불량, 원기부족	비만, 동맥경화	65% (60~68%)
지 방	탄소(C) 수소(H) 산소(O)	9	에너지원(열량소), 필수지방산공급, 체구성 성분, 체온유지, 장기보호	발육부진, 피부건조	비만, 고혈압, 간지방	20% (20~25%)
단백질	탄소(C) 수소(H) 산소(O) 질소(N)	4	에너지원(열량소), 조직의 합성과 보수, 효소·호르몬 및 항체형성, 혈장단백 생성, 대사조절	발육정지, 빈혈, 면역력저하, 부종	동맥경화, 신장병, 비만, 고혈압	15% (12~15%)

④ 무기질(Mineral)

인체구성원소 중 유기물질을 제외한 나머지 원소이며, 생명유지에 필요한 중요 생리작용에 관여하는 필수적인 물질입니다.

무기질은 약 20여 종이며, 신체 안에 있는 함량과 필요량에 따라 체중의 0.01% 이상 존재하고 1일 식사에서 100mg 이상 섭취해야 되는 **다량원소**와 체중 0.001% 이하 존재하는 **미량원소**로 분류합니다.

무기질은 체내에서 각각 다른 생리작용을 하지만 대체로 크게 나누면 체조직의 형성, 수분과 산·염기의 평형조절, 효소와 호르몬 등을 합성하여 체작용 조절, 신경충동의 전도와 근육수축을 용이하게 하는 기능을 합니다.

🔅 산성식품과 알칼리성 식품

인체의 약 60~70%는 체액성분으로 구성되어 있으며, 정상적인 체액의 pH는 7.44 약알칼리성으로 유지되어야 건강한 생활을 할 수 있습니다.

무기질의 양이온인 칼슘, 마그네슘, 나트륨, 칼륨, 철, 구리 등은 과일류, 채소류, 해조류 등에 많이 함유되어 있으며 이들 식품이 체내에서 분해되어 산성(酸性)이 됩니다.

혈액이 산성화되어 산성혈증(acidosis)이 되면 세포의 노화와 빈혈, 골격의 약화 등 여러 가지 질병을 유발하므로 산성식품을 주식으로 하는 우리들은 알칼리성 식품을 많이 섭취해야 합니다.

산성 식품

- 동물성 식품 – 달걀 노른자, 닭고기, 참치, 고등어, 치즈, 돼지고기, 연어, 쇠고기, 햄, 버터, 마가린, 장어, 미꾸라지, 굴, 문어, 대합, 새우, 게, 오징어, 전복
- 식물성 식품 – 곡류, 땅콩, 완두, 파, 아스파라거스
- 기타 – 비스킷, 초콜릿, 코코아, 당류, 사탕, 주류(술), 식초

알칼리성 식품

- 해조류(미역, 다시마, 김 등), 오이, 간장, 건포도, 토마토, 감, 오렌지, 무, 당근, 포도, 감자, 복숭아, 포도즙, 버섯류, 시금치, 살구, 배추, 양배추, 바나나, 배, 수박, 딸기, 우엉, 적포도주, 사과, 연뿌리, 양파, 대두, 강낭콩, 홍차, 가지, 달걀흰자, 우유

무기질의 체내함량, 기능, 결핍증 및 함유식품

무기질		체내존재량	기 능	결핍증	함유식품
다 량 원 소	칼슘(Ca)	1,050~ 1,540g	골격과 치아형성, 혈액응고, 근육의 수축이완작용, 신경기의 전달	성장정지, 골격의 약화, 치아의 기형화, 구루병	우유, 치즈, 푸른잎 채소, 콩류
	인(P)	560~ 840g	골격과 치아형성, 산·염기평형, 효소와 조효소의 구성성분	허약, 식욕감퇴, 골격통증	우유, 치즈, 육류, 가금류, 전곡
	칼륨(K)	245g	수분평형, 삼투압조절, 산·염기평형, 신경근육의 흥분 조절과 근육수축	근육쇠약, 마비	육류, 우유, 채소 와 과일, 전곡
	유황(S)	175g	세포단백질의 구성요소, 해독작용		유황을 함유하는 아미노산, 비타민
미 량 원 소	철(Fe)	3,000~ 5,000mg	혈색소의 구성, 산소운반, 육색소 구성, 근수축작용, 호흡 효소의 구성분	빈혈	쇠간, 쇠고기, 굴, 계란, 완두콩, 시금치, 검정콩
	아연(Zn)	2,000~ 3,000mg	효소 및 호르몬의 구성분, 인슐린 합성에 관여, 면역기능에 관여	성장장애, 성기능 부전, 기형유발, 미각감퇴	해산물, 붉은 살코기, 우유, 견과류, 콩
	구리(Cu)	80~ 100mg	콜라겐의 합성, 면역작용, 조혈촉진	저색소성 빈혈, 골격이상, 부종백혈구감소, 성기능장애	동물의 내장, 어패류, 굴, 계란, 전곡, 두류
	요오드(I)	30mg	갑상선 호르몬의 구성분, 기초대사의 조절	갑상선종, 점액수종	해산물, 요오드 강화염
	셀레늄(Se)		항산화작용, 지방대상에 관여	Keshan질병, 기형유발	곡류, 해산물, 육류
	불소(F)		충치의 예방, 골격과 치아의 기능의 유지	충치	
	망간(Mn)	10~20mg	당질·단백질·지질 대사에 관여, 요의 형성		
	코발트(Co)		비타민 B의 구성	악성빈혈	
	크롬(Cr)		당질대사		

⑤ 비타민(Vitamine)

비타민(Vitamine)은 여러 형태의 유기물로 모든 동물세포의 정상적인 대사작용에 필수적인 물질로서 정상성장, 신체유지, 생식 등에 필요하며, 비타민 자체가 에너지를 발생하거나 세포의 구성물질은 아닙니다.

각 비타민은 고유 화학구조와 신체 내 대사작용에 독자적인 기능을 갖고 있으며, 용해도에 따라 지용성 비타민과 수용성 비타민으로 대별합니다.

지용성과 수용성 비타민의 일반적 성질

성 질	지 용 성 비 타 민	수 용 성 비 타 민
용 도	지방과 지방용매에 용해되고, 물에는 불용이다.	물에 용해되고, 지방에는 불용이다.
흡수와 이 송	지방과 함께 흡수되며 임파계를 통하여 이송된다.	당질·아미노산과 함께 소화되고 흡수된다. 문맥순환으로 들어간다(간).
방 출	담즙을 통하여 체외로 매우 서서히 방출(좀처럼 방출되지 않음)된다.	특히 요($尿$)를 통하여 빠르게 방출된다.
저 장	간 또는 지방조직에 저장된다.	신체는 스펀지같이 일정한 양을 흡수하면 초과량은 배설하고 저장하지 않는다.
공 급	필요량을 매일 절대적으로 공급할 필요성은 없다.	필요량을 매일 절대적으로 공급하여야 한다.
전구체	존재한다.	존재하지 않는다.
조리동안 손 실	산화를 통하여 약간 손실이 일어나나 조리하는 물 안에 용해되지는 않는다.	조리하는 물에 용해되어 조리손실에 문제가 있다.

비타민의 기능, 결핍증, 과잉증 및 급원식품

비타민		생리적 기능	결핍증	과잉증	급원식품
지 용 성 비 타 민	A	상피조직의 형성과 유지, 항산화제로서의 작용, 다량 : 독성	안구건조증, 야맹증, 상피조직의 각질화, 불완전한 치아형성	두통, 머리카락 빠짐, 창백	간, 난황, 버터, 강화마가린, 녹황색의 야채, 황색의 과일
	D	Ca과 P의 흡수촉진, 골격의 석회화, 다량 : 독성	어린이 : 구루병, 골격성장부진 성인 : 골연화증	구토, 피로, 신장결손	생선기름, 강화우유, 대구간유, 버터, 달걀

	비타민	생리적 기능	결핍증	과잉증	급원식품
지용성 비타민	E	세포막 손상을 저해하는 항산화제로서 비타민 A와 불포화지방산의 항산화제 Se와의 관련, 동물의 생식능력	적혈구의 응혈작용, 빈혈, 신경학상의 영향, 불임증(쥐)		식물성 기름 그 제품들, 푸른 채소
	K	혈액응고 : prothrombin 합성에 필수적, 인산화과정에 보조효소로 작용, 단백질형성에 작용	신생아의 출혈병, 혈액응고 결여로 상처에 심한 출혈		녹황야채와 차, 치즈, 난황, 간
수용성 비타민	thiamin B₁	당질대사의 생리적 기능	식욕저하, 메스꺼움, 구토, 부종, 심장확장, 각기병	일반적으로 과잉증은 보고된 적이 없음	돼지고기, 콩류, 땅콩, 전곡류, 쇠간, 강화 곡류
	riboflavin B₂	당질 · 지질 · 단백질의 에너지 대사의 보조효소로 작용, 전자전달계에 작용	구순구각염, 설염, 눈이 부시는 현상, 피부염		낙농제품, 고기, 달걀, 곡류, 채소
	niacin 나이아신	당질산화, 지방산생합성, 전자전달계에 작용	설사, 피부염, 신경장애, 전신쇠약	구역질, 토사, 설사, 얼굴 · 목 · 손이 붉어짐	땅콩류, 육류, 간, 대부분의 단백질 식품
	pyridoxine B₆	아미노산대사의 보조효소, tryptophan에서 niacin 전환	유아(발작) 지루성 피부염, 빈혈, 신경염	보고된 바 없음	간, 육류, 어류, 콩류
	pantothenic acid 판토텐산	에너지대사의 보조 효소, 케논체 합성	피로, 불면증, 복통, 수족의 마비	무독성, 가끔 설사유발	동물성 식품, 곡류 등 모든 식품
	folic acid 엽산	RNA와 DNA대사의 보조효소, 단일 탄소 전달의 보조효소	거대적 아구성 빈혈, 위장계 혼란		간, 녹색채소, 오렌지주스, 콩류
	biotin 비오틴	당질, 지방대사에서 탄소 길이를 늘이는 데 필요한 보조효소	비늘이 벗겨지는 피부염	무독성	간, 마른 콩류 견과류, 곡류, 신선한 채소
	cobalamin B₁₂	RNA와 DNA 보조효소, 단일 탄소이용	거대적 아구성 빈혈, 신경계질환	무독성	동물성 식품
	ascorbic acid C	collagen합성, 항산화제, 철분흡수	괴혈병, 신경쇠약, 상처회복의 지연, 면역체계 손상		과일, 채소류, 브로컬리, 배추, 컬러플라워, 딸기, 감귤류, 키위

⑥ 수분

수분(H_2O)은 체내 성분의 2/3를 차지하는 영양소로 생명유지에 중요 성분이며, 인체 원소는 성인의 경우 산소(65%), 탄소(18%), 수소(10%), 질소(3%) 그리고 무기질(약 4%)로 구성되어 있으며, 산소와 수소 중에는 수분(H_2O)이 대부분을 차지함을 알 수 있습니다.

수분은 가장 활동적인 조직인 혈액, 심장, 폐, 콩팥, 근육 등에 약 30%, 지방조직에 약 20%, 골격과 연골에 약 10% 함유되어 있으며, 세포내액과 세포외액에 나누어 분포되어 있습니다.

㉠ 수분의 기능

ⓐ 용매로서의 역할…물은 물질을 녹이는 용매로서 영양소, 호르몬, 항체 등은 혈액의 혈장에 의해 세포를 둘러싸고 있는 간질액으로 운반됩니다. 세포 내에 만들어진 노폐물은 물에 의해 세포 밖으로 배출될 수 있습니다.

ⓑ 영양소와 노폐물의 운반…혈액과 임파액의 주성분으로 영양소와 노폐물 운반과 소변, 땀과 호흡 등으로 배설됩니다.

ⓒ 분비액의 성분과 대사과정의 촉매작용…타액, 위액, 담즙, 췌액, 장액 등의 주성분입니다. 체내 대사과정인 화학반응은 수분 없이는 일어나지 못합니다.

ⓓ 체온조절과 보호작용…세포는 에너지의 공급과 36.5℃의 체온을 유지하기 위해 영양소를 분해하고 분해속도가 증가되어 체온이 상승할 때와 기온과 신체적 활동의 정도에 따라 수분의 감각적 발산으로 체온을 조절합니다. 수분의 액성과 탄력성이 내부장기, 관절, 중추 뇌신경조직 등을 보호합니다.

㉡ 수분의 필요량

수분의 필요량은 체중에 비례하며, 연령에 따라 큰 차이가 있으며, 온도의 변화와 활동에 따른 에너지 소비량과도 깊은 관계가 있습니다. 갈증은 수분의 요구에 대한 안전지표라 할 수 있으며, 이럴 때는 충분한 수분섭취를 하여야 합니다.

체중에 대한 수분의 필요량

연령별	필요량(ml/Kg)	연령별		필요량(ml/Kg)
신생아	110	성인	기온 22℃	22
10세 어린이	40		기온 38℃	38

성인의 수분공급과 배설

수분의 공급	수분량(ml)	수분의 배설	수분량(ml)
액체음료 고형식품 대사수	1,000~1,400 500~1,000 300~400	소변 증발(피부) 증발(호흡) 대변	900~1,500 500~600 400~500 100~200
합 계	1,900~2,000	합 계	1,900~2,000

ⓒ **수분의 결핍과 이상증상**

ⓐ 수분의 결핍

- 설사, 구토, 수분섭취 부족 등에 의하여 체액의 손실이 일어나는 것을 탈수 (Dehydration)라 하며, 사람은 체중의 1% 정도 수분이 손실되면 갈증을 느끼고, 4~5% 손실되면 피로, 무력감, 식욕감퇴, 소변량이 감소되고, 6~10% 손실되면 두통, 호흡곤란, 언어장애 등이 일어나고, 12~14% 손실되면 음식을 삼키는 작용을 하기도 어려워지고, 20% 정도의 손실은 죽음에 이릅니다.
- 탈수현상은 혈장, 간질액(세포 사이의 물), 세포 내의 물 등 신체의 여러 부위의 물이 상실되는 것입니다. 혈장이 감소되면 혈액의 양이 감소되어 산소와 영양소를 근육세포에 전달하고 분해된 노폐물을 체외로 배설시키는 작용을 하지 못하며, 심장은 부족한 혈액을 보충하기 위해 수축을 많이 하여 심장기능에 이상이 생기게 됩니다.

  신장은 수분 함량이 적어지면 수분 손실을 최소화하기 위해 농축된 소변을 배설하게 되고, 잔류 노폐물이 신장의 기능에 나쁜 영향을 주게 됩니다.
- 수분이 많이 부족할 때는 체온이 상승하고 혈액의 점성이 커져 농도가 진해지고 혈액순환장애가 옵니다.

  심한 운동이나 노동 등으로 땀을 많이 흘린 뒤 물을 마실 때 염분과 같이 보충하여 주지 않으면 체내에서 세포외액의 삼투압이 낮아져 수분이 세포 내로 이동하여 혈액량이 감소하고 혈압이 저하되어 허약감, 근육경련을 일으키며, 너무 많이 염분을 보충하면 세포외액의 삼투압이 높아져서 세포 내의 수분이 세포외액으로 이동되어 운동능력이 감소되고 혈압을 상승시키기 때문에 0.3~0.5%의 식염수를 섭취하는 것이 좋습니다.

ⓑ 수분에 의한 이상증상
- 체내의 각 조직의 수분은 끊임없이 교류하면서 출납평형을 이루고 있으나 심장병, 신장병, 영양실조 등으로 평형이 깨져서 실질조직에 수분이 남는 상태인 수종(水腫)과 피하조직에 수분이 증가하는 상태인 부종(浮腫)이 일어납니다.
- 정상인의 혈액과 체액의 농도(pH)는 7.44이며, 보통 혈액 pH가 7.55에 달하면 알칼리성증(alkalosis)이 되고, pH 7.3 이하일 때는 산성증(acidosis)이 됩니다. 혈액의 점도는 물을 1이라 할 때 5 : 1이고, 혈액 중의 수분은 약 80%가 됩니다. 혈액의 수분량을 검사하여 영양상태와 질병의 진단에 응용할 수 있습니다.

영양상태와 혈액수분량

영양상태	혈액수분량(%)	혈청수분량(%)
정상인	79.39	90.83
잠재성 영양실조증	80.41	91.59
경증 영양실조증	81.30	91.70
중증 영양실조증	84.58	93.94

(3) 에너지 대사

① 에너지의 생성기구

섭취한 음식물을 소화 · 흡수해서 사용할 수 있는 에너지로 바꾸어 주는 역할은 세포가 하며, 생물체 내의 에너지를 내는 단위 물질은 세포 내에 있는 ATP(adenosine tri-phosphate : 3인산 아데노신)입니다. 인체의 모든 세포에서 ATP를 만드는 에너지의 생성기구는 다음의 3가지 경우가 있습니다.

㉠ 근육 수축을 통한 에너지 생성

근육 수축에 의해 ATP의 인산 3분자 중 인산분자 하나가 나가서 2분자의 인산을 가진 ADP로 될 때 에너지를 방출하는 것으로 그 힘은 강하지만 에너지의 저장량은 극히 적기 때문에 몇 초 동안 폭발적인 힘을 낼 수 있는 근력이 됩니다.

㉡ 무산소 반응에 의한 에너지 생성

에너지 생성 반응에는 주로 당질과 지방질 식품이 관여하며, 단백질 식품은 체내에서 새로운 단백질 합성에 이용됩니다.

탄수화물은 소화 · 흡수되어 간 또는 근육세포에 글리코겐(glycogen)으로 저장되어 에너지를 생성시키기 위해 포도당으로 분해되며, 포도당이 산소가 없는 상태(불충분한 상태)에서 젖산으로 전환될 때 에너지를 생성하며 발생량은 적지만 그 힘은 강합니다.

산소가 부족한 상태가 계속되면 젖산의 생성이 증가되어 근육 내 피로물질로 축적되어서 피로가 생기며, 젖산의 혈중 농도가 높아지면 체액을 산성화시키게 되므로 무산소 반응에 의한 에너지 생성은 바람직하지 못합니다.

운동을 할 때 숨이 차고 힘든 것은 산소의 공급이 부족하다는 것을 의미하고 피로가 쉽게 오므로 충분한 휴식을 취하거나 혈액순환을 원활히 하기 위해 목욕을 하여 축적된 젖산을 제거함으로써 피로가 해소됩니다.

㉢ 유산소 반응에 의한 에너지 생성

탄수화물의 포도당과 지방질의 지방산은 유산소 운동의 주원료가 되어 산소가 충분히 공급될 때 세포 내의 미토콘드리아(mitochondria) 안에서 산화, 분해되어 많은 에너지를 생성하고 분해산물인 탄산가스와 물을 체외로 배설시킵니다.

유산소 반응(운동)은 생성반응 중 가장 많은 양의 에너지를 생성(무산소 반응의 약 16배)하지만, 그 힘은 가장 약하며 체지방 연소에 에너지를 많이 소비하기 때문에 체중조절에 적당한 운동이 됩니다.

② 식품의 열량가

식품의 열량가는 신체가 식품을 섭취했을 때 얼마만큼의 열량을 발생하는가를 말하는 것으로, 신체 내에서 식품이 완전히 소화·흡수되지 않거나 단백질의 경우 질소는 연소되지 않기 때문에 소화율과 불연소율이 감안된 열량가로서 생리적 열량가라 합니다.

열량소	탄수화물	지방	단백질
생리적 열량가(Kcal/g)	4	9	4

에너지의 단위

식품이 가지고 있는 잠재 에너지와 신체 내에서 일어나는 에너지 대사에 사용되는 에너지 단위는 칼로리(calorie)로 나타냅니다. 1칼로리는 물 1g의 온도를 $15℃$에서 $16℃$로 $1℃$ 올리는 데 필요한 열에너지의 양이며, 일반적으로 영양학에서는 대단위인 Kilocalorie(Kcal)를 사용합니다.

Kilocalorie=1,000calorie, Kcal, Calorie로 표시

③ 신체의 에너지 필요량

㉠ 대사의 종류

ⓐ 기초대사…신체 내에서 생명현상인 심장박동, 두뇌활동, 호흡작용, 혈액순환의 유지, 근육과 신경의 유지를 위해 필요한 최소한의 에너지 요구량을 기초대사량이라 하며, 식품의 소화·흡수작용 및 근육의 활동에 필요한 것은 제외한 것입니다.

기초대사량 산출법

기초대사량=체표면적 $1m^2$에 1시간당 발생되는 열량×체표면적(A)×24시간

체표면적(A)=$W_{0.425}×H_{0.725}×71.84$ W : 체중(Kg) H : 신장(cm)

예) 신장 160cm, 체중 50Kg, 나이 20세 여자, 체표면적=$1.50m^2$

기초대사량=36.18(Kcal/m^2/h)×1.50(m^2)×24(hr)=1,302Kcal

ⓑ 휴식대사…하루생활 중 1/3은 휴식상태로 보내고 있고, 쾌적한 생활환경에서 휴식하고 있을 때의 에너지 대사로 식품의 특이동적 작용을 포함하므로 영양권장량을 정하는 데는 기초대사율보다는 휴식대사율을 근거로 이용합니다.

ⓒ 식품의 특이동적 작용으로 인한 대사…음식을 섭취한 직후 신체에 열이 나면서 훈훈한 기(氣)가 도는 것은 식품의 소화, 흡수, 대사될 때 에너지를 필요로 하기 때문으로, 체내의 에너지대사율은 기초대사량의 5~30%가 증가하는데 이때 대사의 증가를 식품의 특이동적 작용이라 합니다.

영양소의 양과 질에 따라 차이가 있으며, 3가지 열량소의 혼합된 식사를 할 경우 열량상승은 총에너지 섭취량의 10% 정도로 봅니다.

ⓓ 활동대사…일상생활 중 10~15시간은 걷거나 서 있거나 운동을 하는 활동을 하는 데 필요한 에너지의 대사량을 나타내는 것으로 활동의 종류, 강도와 활동지속시간, 개인의 체위와 체중 등에 따라 소비량이 달라집니다.

ⓛ 신체의 1일 총에너지 소요량

사람의 몸이 1일 동안 소요되는 총에너지를 측정하는 데는 목적에 따라 여러 가지 방법이 있으나 기본적으로 기초대사량, 활동대사량, 식품의 특이동적 작용으로 인한 대사량을 합하여 구할 수 있습니다.

ⓐ 기초대사량…신장, 체중에 근거한 체표면적을 구한 후 24시간 동안의 기초대사량을 구합니다.

ⓑ 활동대사량…하루 동안의 여러 활동의 종류와 시간을 기록하여 각 활동에 소요한 열량을 구하여 각각 합합니다.

ⓒ 특이동적 활동으로 인한 대사량…ⓐ와 ⓑ 합의 1/10을 구합니다.

ⓓ 1일 총에너지 소요량…ⓓ=ⓐ+ⓑ+ⓒ입니다.

신장 160cm, 체중 50Kg, 연령 20세 여자의 1일 총에너지 소요량 산출 예

산　　출　　근　　거	에너지 소요량(Kcal)
ⓐ 기초대사량 36.18 (Kcal/m²/hr)×1.50(m²)×24(hr)	1,302
ⓑ 활동대사량　　활동시간 Kcal/h Kg(체중) Kcal 걷　　　기： 1 × 2.0 × 50 = 100 식 사 하 기： 1 × 0.4 × 50 = 20 청 소 하 기： 2 × 2.7 × 50 = 270 공 부 하 기： 8 × 0.4 × 50 = 160 피아노치기： 2 × 0.8 × 50 = 80 T V 보 기： 2 × 0.4 × 50 = 40	670
ⓒ 특이동적 작용 : 기초대사량(1,302) + 활동대사량(670)×10%	197
1일 에너지 소요량 (ⓐ + ⓑ + ⓒ)	2,169

ⓒ 에너지 권장량

WHO(World Health Organization : 세계보건기구)는 에너지 권장량이란 개인의 체위와 체구성 및 지속적으로 좋은 건강을 유지하는 신체적 활동량을 감안한 때의 에너지 소비량과 균형을 이루는 식품으로부터의 에너지 섭취량을 말하며, 어린이와 임신부, 수유부의 에너지 권장량은 조직의 축적 또는 젖의 분비에 필요한 에너지를 더 포함한다고 정의하고 있습니다. 한국인 표준 성인의 체중은 남자 66Kg, 여자 53Kg, 신장은 남자 172.0cm, 여자 160.0cm, 권장량은 다음과 같으며, 체위와 체구성 그리고 신체적 활동에 따라 변화가 있으므로 참고하여 활용하기 바랍니다.

한국인 성인의 활동별 에너지 권장량

구 분	남 자			여 자		
	활동계수	에너지 권장량		활동계수	에너지 권장량	
		Kcal/Kg	Kcal/일		Kcal/Kg	Kcal/일
가벼운 활동	1.30	33	2,200	1.30	32	1,700
보통 활동	1.52	38	2,500	1.52	38	2,000
심한 활동	1.78	45	3,000	1.64	40	2,100
격렬한 활동	2.10	55	3,600	1.82	45	2,400

일상생활에서 본 생활활동강도의 구분(기준)

생활활동강도와 지수	생활동작	시간	일상생활의 내용
I (가벼움)	수면 앉는다 서 있다 걷는다	8 12 3 1	통근·쇼핑 등 1시간 정도의 보행과 가벼운 손작업이나 가사 등으로 서 있는 것 외에는 대부분 앉아서 사무·공부·담화 등을 하고 있는 경우
II (중등도)	수면 앉는다 서 있다 걷는다	8 7~8 6~7 2	통근·쇼핑 외에 일 등으로 2시간 정도로 보행과 사무·독서·담화 등으로 앉아 있는 것 외에 기계조작·접객·가사 등에 의해 서 있는 시간이 많은 경우
III (약간 힘듦)	수면 앉는다 서 있다 걷는다 근육운동	8 6 6 3 1	농경·어업·건축 등으로 앉거나, 서거나, 걷는 것 외에 하루 중 1시간 정도의 힘든 근육운동에 종사하고 있는 경우
IV (힘듦)	수면 앉는다 서 있다 걷는다 근육운동	8 4~5 5~6 4 2	하루 중 2시간 정도는 격렬한 트레이닝이나 목재의 운반, 농번기의 농경작업 등과 같은 힘든 근육작업에 종사하고 있는 경우

한국인 1일 영양권장량(1995년 제6차 개정)

연 령		체중 (kg)	신장 (cm)	에너지 (kcal)	단백질 (g)	비타민A (ug)	비타민D (RE)	비타민E (ug)	비타민C (mga-TE)	비타민B_1 (mg)	비타민B_2 (mg)	나이아신 (mg)	비타민B_6 (mg NE)	엽산 (mg)	칼슘 (ug)	인 (mg)	철분* (mg)	아연 (mg)
영아	0~4(개월)	6.0	59	650	20	350	10	3	35	0.3	0.4	5	0.3	40	500	380	6	5
	5~11	9.1	71	850	25	350	10	4	35	0.4	0.5	6	0.5	50	500	420	10	5
소아	1~3(세)	13.3	91	1,200	30	350	10	5	40	0.6	0.7	8	0.6	80	500	500	10	10
	4~6	18.5	108	1,600	40	400	10	6	40	0.8	1.0	11	0.8	100	600	600	10	10
	7~9	26.6	126	1,800	50	500	10	7	40	0.9	1.1	12	1.0	150	700	700	12	10
남자	10~12(세)	37	142	2,200	60	600	10	8	50	1.1	1.3	14	1.2	200	800	800	12	15
	13~15	50	159	2,400	70	700	10	10	50	1.2	1.4	16	1.4	200	900	900	18	15
	16~19	63	172	2,600	80	700	10	10	55	1.4	1.6	18	1.6	250	900	900	18	15
	20~29	66	172	2,500	75	700	5	10	55	1.3	1.6	17	1.5	250	700	700	12	15
	30~49	67	170	2,500	75	700	5	10	55	1.3	1.5	17	1.5	250	700	700	12	15
	50~64	67	168	2,400	75	700	10	10	55	1.2	1.4	16	1.5	250	700	700	12	15
	65~74	64	167	2,000	70	700	10	10	55	1.0	1.2	13	1.5	250	700	700	12	15
	75 이상	60	166	1,800	70	700	10	10	55	1.0	1.2	13	1.5	250	700	700	12	15
여자	10~12(세)	36	142	1,900	60	600	10	8	50	1.0	1.2	13	1.2	200	800	800	18	12
	13~15	48	155	2,000	65	700	10	10	50	1.0	1.2	13	1.2	200	800	800	18	12
	16~19	54	160	2,100	65	700	10	10	55	1.1	1.3	13	1.5	250	800	800	18	12
	20~29	53	160	2,000	60	700	5	10	55	1.0	1.2	13	1.5	250	700	700	18	12
	30~49	55	158	2,000	60	700	5	10	55	1.0	1.2	13	1.5	250	700	700	18	12
	50~64	57	157	2,000	60	700	10	10	55	1.0	1.2	13	1.5	250	700	700	12	12
	65~74	54	154	1,700	60	700	10	10	55	1.0	1.2	13	1.5	250	700	700	12	12
	75 이상	51	152	1,600	60	700	10	10	55	1.0	1.2	13	1.5	250	700	700	12	12
임신	전 반			+150	+15	+0	+5	+0	+15	+0.3	+0.3	+1	+0.5	+250	+300	+300	+8	+3
	후 반			+350	+15	+0	+5	+2	+15	+0.4	+0.4	+2	+0.5	+250	+300	+300	+12	+3
수 유				+500	+20	+300	+5	+3	+35	+0.5	+0.6	+5	+0.6	+100	+400	+400	+2	+7

* 식품으로 충당할 수 없을 때는 철 보충제로 보충할 수 있음.

② 건강식 실천법

(1) 건강식을 위한 기본식사 지침

① 다양한 식품을 자기 체질에 좋은 음식으로 골고루 먹자

건강한 생활을 영위해 나가는 데 필요한 영양소는 약 40여 종으로 이들 영양소의 체내 역할은 다양하고 상호간에 유기적인 관계가 있으므로 한 영양소라도 과부족이 되어 영양균형이 깨지지 않게 하기 위해서 다양한 식품을 골로루 섭취하여야 하며, 가능한 자기 체질에 좋은 음식을 알아서 선택하는 것이 좋습니다.

식품마다 영양소의 종류와 함량이 다르고 다양하게 섭취하기 때문에 계산하기 어려워서 영양소의 조성이 비슷한 식품을 6가지 식품군으로 묶어 활용하는 식품교환표를 활용하여 영양균형이 잡힌 영양소를 섭취하도록 합시다.

② 정상 체중을 유지하자

경제수준의 향상으로 생활양식이 서구화되어 가는 경향과 체중과 신장이 증가되면서 성인병의 발병률과 사망률도 증가 추세입니다.

체중은 섭취한 열량과 소비된 열량이 서로 균형을 이룰 때 그대로 유지되므로 체중을 줄이고 싶을 때에는 열량만 높은 설탕, 탄산음료 등 단 음식과 튀김 같은 고열량 음식을 적게 먹어 우선 열량 섭취를 감소시켜야 하고, 일상생활에서 활동량을 높여 열량의 소비를 늘려야 합니다.

③ 단백질을 충분히 섭취하자

단백질의 결핍은 체조직의 손상을 일으켜서 성장부진과 체력의 약화를 초래합니다. 단백질은 여러 식품에 상당량이 함유되어 있으면서도 일상생활에서 부족하기 쉬운 영양소이므로 필수아미노산이 많이 들어 있는 질이 좋은 단백질의 섭취를 늘려 합니다.

식물성 식품은 인체의 요구량에 비해 한두 가지 아미노산이 부족하며 육류, 어류, 계란, 우유 등 동물성 식품은 아미노산의 보완 기능이 높으므로 골고루 여러 가지 식품을 섭취해야 합니다.

④ 지방질은 총열량의 20% 정도를 섭취하자

식물성과 동물성 유지 섭취의 균형을 지키면서 질적인 면에서는 필수 지방산 섭취의 균형을 유지하도록 하며, 총열량 섭취의 20% 정도를 지방질로 섭취할 것을 권장합니다.

⑤ 우유를 매일 마시자

비타민 B_2를 0.36mg 정도 함유하는 우유 1컵(200ml)에는 칼슘 250mg와 리보플라빈(B_2) 함량이 높아 우리나라 식사에서 특히 부족한 두 가지 성분을 보충해 주며, 단백질은 양적으로는 적으나 필수 아미노산의 함량이 높아 단백질의 질과 섭취량의 증량에 크게 도움이 되므로 매일 우유를 한 컵씩 마시도록 합시다.

⑥ 짜게 먹지 말자

식염의 성분인 나트륨(Na)은 체내 대사에서 꼭 필요한 무기질이지만 과잉의 섭취는 고혈압 발생빈도가 높아 여러 가지 합병증을 유발시켜서 건강상 문제가 됩니다.

한국인은 식습관상 매우 짜게 먹어 1일 평균 식염 섭취량이 20g이 넘으므로 10g 이내로 줄여야 하며, 이를 위해 된장·간장·고추장 등의 사용을 줄이고 식염을 이용한 가공식품의 사용을 제한하여야 합니다.

⑦ 술, 담배, 카페인 음료 등은 절제하자

알코올 음료는 열량을 제공하지만 다른 영양소가 거의 없고, 식욕을 저하시키며, 필수영양소의 흡수도 방해하고, 비타민·무기질 등이 부족하게 되기 쉬워서 만성적 과음자는 간경변, 지방간, 정신장애 등의 발생 위험이 큽니다.

흡연은 폐포 대식세포에 과산화수소의 발생을 증가시켜 폐기종과 항단백질 효소의 부족을 가져와 폐를 상하게 하여 폐암을 유발하기 쉬우며, 혈중의 HDL(좋은 콜레스테롤)의 수준을 떨어뜨리고 혈청의 중성지방을 상승시켜 심장병과 말초혈관의 질병을 발생시키는 경향이 높습니다.

카페인은 커피·홍차·콜라 등에 많으며 중추신경을 자극하고, 이뇨촉진효과 이외에도 혈압을 상승시키고, 철분흡수를 방해하며 불면증을 유발합니다.

⑧ 치아 건강을 유지하자

건강한 치아는 장수의 필수요건이고 건강미의 상징입니다. 우리나라 사람의 90% 이상이 충치를 가지고 있는 이유는 설탕이 많이 함유된 식품의 과다섭취, 치아청정작용을 하는 신선한 과일이나 야채의 섭취 부족, 치아건강에 소홀한 점 등입니다.

⑨ 식생활과 일상생활의 균형을 이루자

하루 일과는 먹고, 활동하고, 쉬고 하는 것으로 식생활과 다른 일상생활과의 균형을 이루기 위해서 식사의 양과 질은 그 날의 일과량과 건강상태에 따라 결정하여 섭취하는 열량과 활동에 소비하는 열량 사이에 균형을 맞추는 식사를 합니다.

규칙적으로 식사하고 배설하며, 적극적인 활동과 적당한 휴식, 안락한 수면을 취함으로써 일상생활의 항상성을 유지합니다.

⑩ 식사를 즐겁게 하자

가족들이 한 자리에 모여 정성껏 만든 음식을 섭취할 때 가족들의 즐거움은 한층 증가합니다.

신선하고 소화가 잘 되고 영양소가 골고루 포함된 식품을 선택하여 영양의 손실을 막는 요리법으로 가족들의 기호를 만족시킬 수 있게 조리하여 즐겁게 식사를 합시다.

(2) 건강식의 실천방법

① 식품교환표의 목적

다양한 식품 속에 어떤 영양소와 열량이 얼마나 되는지 또는 식품의 종류와 양을 어떻게 선택하여야 영양균형을 이룰 수 있는지 정확히 알 수 없기 때문에 매일 다양한 식품을 골고루 섭취하여 영양소와 열량의 균형을 맞추는 건강식을 하기가 쉬운 일은 아닙니다.

이러한 문제를 보다 쉽게 해결하기 위하여 일상적으로 많이 사용하는 식품을 주성분과 영양소의 특성을 살려 6개 군으로 분류하고, 군별로 사용하는 식품의 양에 따른 열량을 참고하여 체질과 건강상태에 따라 식단표를 작성하고, 쉽게 응용할 수 있도록 표준적인 식품교환표를 만들었습니다.

식품교환표

식품군		단위당 열량(Kcal)	1식품교환 단위당 분량(g)
I 곡류군		100	쌀밥(보리밥) 1/3공기(70), 식빵 1쪽(35), 국수 삶은 것1/2공기(90), 율무 3큰술(30), 현미(찹쌀) 3큰술, 인절미 4개(50), 옥수수(중)1/2(50), 크래커 7개, 고구마(중) 1/2개(70), 밀가루 5큰술(30), 미숫가루 5큰술(30), 감자(대) 1개(150)
II 어·육류군	저지방	50	참치(소) 1토막(=조기, 갈치, 도미, 가자미)(50), 쇠고기(돼지고기) 썰어서 3~4쪽(40), 광어(소) 1토막(50), 건오징어채 1/4컵(15), 생굴 1/3컵(80), 북어 1/2토막(15), 닭고기(소) 1토막(40)
	중지방	75	삼치(소) 1토막(=병어, 꽁치, 민어, 이면수)(50), 검정콩 2큰술(20), 두부 1/5모(80), 햄 1쪽(40), 달걀(대) 1개(50), 돼지족(50), 곱창(40)
	고지방	100	참치통조림 1/3컵(40), 소갈비(소) 1토막(30), 프랑크소시지 1개(40), 치즈 1.5장(30), 뱀장어(50), 런천미트 1쪽(40), 쇠꼬리(40), 고등어(꽁치)통조림 1/3컵(50)
III 지방군		45	식용유(참·들기름) 1작은술(5), 참깨 1큰술(8), 마요네즈 1.5작은술(7), 호두(잣) 1큰술(8), 땅콩버터 1작은술(7), 땅콩 1큰술(10)
IV 채소군		20	시금치(=무, 숙주, 쑥갓, 근대) 익혀서 1/3컵(70), 배추김치(깍두기) 2/3컵(70), 생오이 1/2개(70), 당근(4×5cm 1토막)(70), 양송이(중) 3개(70), 풋고추(중) 7~8개(70), 상추(대) 8~10장(70), 콩나물(양배추) 익혀서 2/5컵(70)
V 우유군		125	목장우유 1컵(200), 탈지우유 1컵(200), 두유 1컵(200), 탈지(전지)분유 5큰술(25), 무당연유 1/2컵(100), 조제분유 5큰술(25)
VI 과일군		50	수박(대) 1쪽(250), 사과(중) 1/2개(100), 토마토 1개(250), 딸기(중) 15알(200), 복숭아(중) 1개(200), 참외(중) 1/2개(120), 배(중) 1/3개(100), 바나나(중) 1/2개(60), 귤(중) 1개(100), 오렌지주스 1/2컵(100), 자몽(그레이프후르츠) 1/2개(120)

② 식품교환표의 활용

- 식품교환표는 1단위를 80Kcal로 하며, 만약 하루 2,400Kcal의 섭취가 필요하면 30단위로 계산합니다.
- 6군에서 당질(곡류군과 과일군), 단백질(어·육류군과 우유군), 지방질(어·육류 중 고지방과 지방군), 비타민·무기질(채소군) 등의 영양소별로 6개 종류로 분류합니다.
- 1단위(80Kcal)당 각 영양소 함량의 평균치를 참고하여 식품의 교환할 수 있는

종류와 양을 계산합니다.
- 1일 6개의 표에서 1가지 이상의 식품이 들어가도록 골고루 고르면 영양균형이 유지됩니다.
- 3일 주기로 매일 3식의 식단표를 작성하는 것이 바람직합니다.

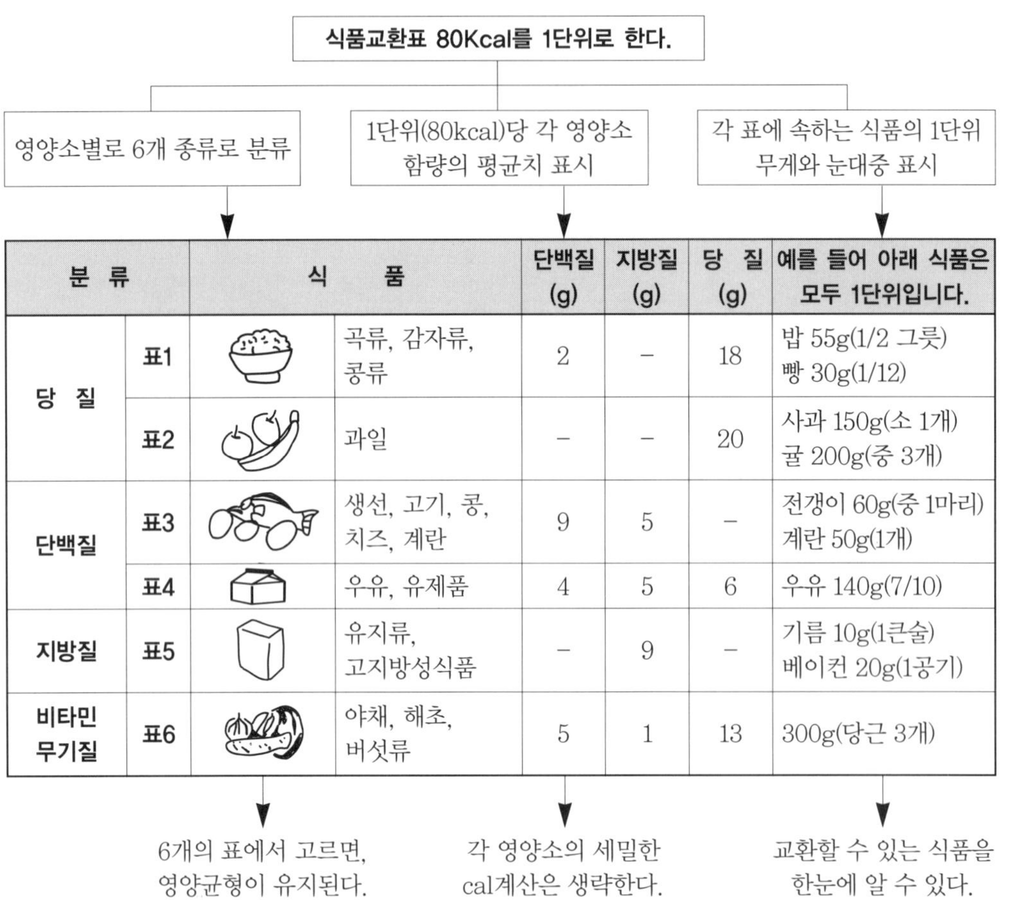

분　류		식　　품	단백질 (g)	지방질 (g)	당 질 (g)	예를 들어 아래 식품은 모두 1단위입니다.
당　질	표1	곡류, 감자류, 콩류	2	–	18	밥 55g(1/2 그릇) 빵 30g(1/12)
	표2	과일	–	–	20	사과 150g(소 1개) 귤 200g(중 3개)
단백질	표3	생선, 고기, 콩, 치즈, 계란	9	5	–	전갱이 60g(중 1마리) 계란 50g(1개)
	표4	우유, 유제품	4	5	6	우유 140g(7/10)
지방질	표5	유지류, 고지방성식품	–	9	–	기름 10g(1큰술) 베이컨 20g(1공기)
비타민 무기질	표6	야채, 해초, 버섯류	5	1	13	300g(당근 3개)

- 일상생활에서 음식을 조리할 때나 섭취할 때 영양소별로 열량과 용량을 일일이 계산한다는 것은 어렵고 계속하기는 불가능합니다. 영양가와 열량을 동시에 고려하면서도 쉽게 응용할 수 있도록 도와주는 것이 식품교환군이므로 식품군별 1교환 단위를 익혀두시고 1~2주 정도만 신경을 써서 익숙해지면 식품교환표를 외우지 않아도 편리하게 활용하여 올바른 영양(식이)요법을 할 수 있습니다.

　대표적인 식품을 식품군별로 1단위의 중량과 어림치로 나타낸 다음의 자료를 참고하기 바랍니다.

㉠ 표 1 곡류군(당질 23g, 단백질 2g, 열량 100Kcal)

식 품 명	1 단 위 중 량 (g)	어 림 치
백미, 현미, 보리쌀, 찹쌀	30	3큰술
율무, 차수수	30	3큰술
팥	30	3큰술
밀가루, 녹말가루	30	5큰술
보리미숫가루	30	7큰술
건국수, 당면	30	
식빵	30	1쪽
인절미, 시루떡, 흰떡	30	
옥수수	30	중 6개
밤	30	중 1/2개
쌀밥, 30% 보리밥	30	1/3공기
삶은 국수	30	1/2공기
고구마	30	중 1/2개
토란	30	1컵
감자	30	대 1개
도토리묵	30	1/2모

㉡ 표 2 과일군(당질 12g, 열량 50Kcal)

식품명	1단위 중량(g)	어림치	식품명	1단위 중량(g)	어림치
딸기	200	중 12알	사과(후지)	100	중 1/2개
살구	150	4~5개	감(단감)	80	중 1/2개
토마토	250	1개	귤	100	중 1개
앵두	120	1컵	오렌지	10	1/2개
참외	120	중 1/2개	배	100	중 1/3개
멜론	120	중 1/4개	건대추	20	중 8~9알 소 12알
자몽	120	1/2개	생대추	30	중 8~9알
수박	250	대 1쪽	건포도	20	1.5큰술
자두	80	중 2개	파인애플	100	1/2컵
복숭아 (황도)	150	소 1개	오렌지주스 (무가당)	100	1/2컵
포도	80	15알	사과주스 파인애플주스	100	1/2컵
바나나	60	중 1/2개	토마토주스	200	1컵

ⓒ 표 3 어·육류군

– 저지방 어·육류군(단백질 8g, 지방 2g, 열량 50Kcal)

식품명	1단위 중량(g)	어림치	식품명	1단위 중량(g)	어림치
쇠고기	40	로스용 1장 (12×10×0.3cm)	고등어	50	소 1토막
돼지고기	40	3.5×3.5×3.5cm	도루묵	50	소 1토막
닭고기	40	소 1토막 (탁구공 크기)	전갱어	50	소 1토막
소간, 닭간	40		복어	50	소 1토막
토끼고기	40		광어	50	소 1토막
개고기	40		새우	50	깐새우 1/4컵 중새우 4마리
굴비	15	1/2토막	조개(재치)	50	3/5컵
뱅어포	15	1장	전복	50	1개(8.5×6cm)
북어	15	1/2토막	깐홍합	50	1/4컵
건오징어채	15		꽃게	50	중 1/2마리
잔멸치	15	1/4컵	물오징어	50	중 1토막 (7.5×8.5×0.7cm)
동태, 도미	50	소 1토막	생굴	80	1/3컵
조기, 참치	50	소 1토막	낙지	80	1/3컵
가자미	50	소 1토막	조갯살	80	1/3컵

– 중지방 어·육류군(단백질 8g, 지방 5g, 열량 75Kcal)

식품명	1단위 중량(g)	어림치	식품명	1단위 중량(g)	어림치
계란	50	대 1개	참치통조림	50	소 1토막
메추리알	50	중 5개	꽁치통조림	40	4×12cm
햄	40	1쪽 (8×6×0.8cm)	칠면조	40	
꽁치, 민어	50	소 1토막	돼지족	50	
병어, 삼치	50	소 1토막	검정콩	20	2큰술 (불려서 1/4컵)
이면수, 연어	50	소 1토막	두부	80	1/5모 (7.5×4.5×2cm)
장수, 준치	50	소 1토막	순두부	200	1컵

– 고지방 어 · 육류군(단백질 8g, 지방 8g, 열량 100Kcal)

식품명	1단위 중량(g)	어림치	식품명	1단위 중량(g)	어림치
치즈	30	1.5장	참치통조림	40	1/3컵
소갈비	30	4×6×0.8cm	꽁치통조림	50	1/3컵
소꼬리, 우설	40		고등어통조림	50	1/3컵
런천미트	40	5.5×4×1.8cm	뱀장어	50	
프랑크소시지	40	1개	유부	20	긴유부 5장

㉣ 표 4 우유군(당질 11g, 단백질 6g, 지방 6g, 열량 125Kcal)

식품명	1단위 중량(g)	어림치	비　　고
목장우유	200	1컵	
두유	200	1컵	
탈지분유	200	1컵	
무당연유	100	1/2컵	+1 유지교환
전지분유	25	5큰술	
탈지분유	25	5큰술	+1 유지교환

㉤ 표 5 지방군(지방 5g, 열량 45Kcal)

식품명	1단위 중량(g)	어림치	식품명	1단위 중량(g)	어림치
들기름, 참기름	5	1작은술	베이컨	7	1조각
식용유(대두유)	5	1작은술	참깨	8	1큰술
마가린, 버터	6	1.5작은술	잣	8	1큰술
마요네즈	6	1.5작은술	호두	8	대 1개
땅콩버터	7		땅콩	10	1큰술

㉥ 표 6 채소군(당질 3g, 단백질 2g, 열량 20Kcal)

식　품　명	1단위중량(g)	어림치
무말랭이	10	불려서 1/3컵
고춧잎(생), 더덕, 우엉	25	
케일, 깻잎, 냉이, 도라지(생), 두릅, 무청, 생표고, 아욱, 양파	50	
가지, 고구마순, 고비(삶은 것), 고사리(삶은 것), 근대, 깍두기, 콩나물, 느타리, 단무지, 달래, 당근, 무, 물미역, 미나리, 부추, 상추, 숙주, 시금치, 싸리버섯, 쑥갓, 양배추, 양상추, 양송이, 연근, 열무, 오이, 애호박, 포기김치, 풋고추, 피망, 취(생)	70	생것 2/3컵 익혀서 1/3컵

③ 식단표 작성의 중요사항

㉠ 매식에 3색의 종류로 3일에 30가지 식품을 선택

식품교환표의 6군이 골고루 들어가게 하는 가장 기본적인 선택법입니다. 영양소 중에서 가장 중요시되는 단백질군 식품은 지방, 당질, 비타민, 미네랄 등을 골고루 갖추어져 있으므로 먼저 선택하고, 다음은 비타민과 무기질이 많은 채소군을 결정하고 이를 기본으로 당질과 지방을 열량을 감안하여 식단표를 작성합니다.

☀ 3색(적·황·녹)의 식품

- 적색은 육류, 생선 등 동물성 단백질(철분 함유)
- 황색은 대두, 당근, 계란(노른자), 옥수수, 호박, 고구마 등 식물성 단백질과 비타민
- 녹색은 푸성귀, 양배추, 시금치, 상추 등 녹색 야채와 산나물, 김, 미역 등 해조류로 식물성 단백질, 미네랄(칼슘, 철 등)과 비타민

㉡ 체질에 따른 식품을 가능한 선택

- 체질과 식품(음식)과의 관계에 대한 중요성은 여러 가지 실험과 경험으로 확증이 되어 있으므로 자신의 체질과 질병의 여부에 따라 좋은 식품을 선택하고 해로운 식품은 회피하는 영양(식이)요법을 기본으로 삼는 것이 바람직하며, 특히 질병이 있는 경우는 해로운 식품을 섭취하면 병을 악화시키거나 치료에 장애가 됨을 인식하여야 합니다.
- 사상의학에서 한 걸음 더 발전을 시도하여 체계화시키고 있는 팔상의학은 사상의학의 4가지 체질인 태양인, 소양인, 태음인, 소음인을 각 체질별로 맥상의 차이점 등의 방법으로 진단하여 각각 Ⅰ형과 Ⅱ형으로 나누어 팔상으로 진단하는 것입니다.
  넓은 의미의 사상체질을 보다 세분화함으로써 진단과 예방 그리고 치료에 진일보한 발전입니다.
- 모든 음식이 우리 몸 안에서 어떻게 작용하는지는 정확하게 규명되지 않고 있으나, 체질에 따른 식품의 좋고 나쁨은 체질 영양학의 연구로 많은 연구결과가 있어 임상적으로 응용이 가능하게 되었으며, 앞으로 더욱 체계적이고 과학적인 연구가 과제로 남은 것입니다.
- 경락기의 사상의학에서 사상체질의 특성과 생활요법을 대략적으로 설명하였으므로 참조하시고, 팔상의학의 창시자인 권도원 박사께서 발표한 논문에서 체질에 유익한 식품과 해로운 식품의 일람표를 소개합니다.

　이 식품일람표는 체질별로 가장 자세하고 우수한 것으로 유명 한의원에서 환자에게 체질 식생활 지도와 만성질환, 특히 성인병에 적용하여 일반 환자보다도 우수한 치료경과가 있음이 입증되었습니다. 자신의 체질이 무엇인지 확실히 모르면 한의사를 찾아 진찰을 받아보고 알아서 건강유지를 위한 질병예방과 치료에서 가장 중요한 영양(식이)요법을 하는 데 참고하시기 바랍니다.

팔상체질 식품일람표(권도원 박사안, 1996)

사상	팔상	해 로 운 　것	유 익 한 　것
태 양 인	태 양 인 Ⅰ 형	모든 육류와 기름, 인공 조미료, 밀가루, 수수, 콩, 우유, 설탕, 커피, 율무, 복숭아, 수박, 밤, 잣, 은행, 도라지, 연근, 무, 당근, 마늘, 굴, 녹용, 장어, 영지버섯, 비타민A·D·E, 모든 약물, 술과 담배	메밀, 쌀, 모든 조개, 모든 생선, 모든 채소, 김, 젓갈, 포도, 앵두, 겨자, 후추, 코코아, 포도당 주사
	태 양 인 Ⅱ 형	인공 육류와 기름, 커피, 차류, 인공 조미료, 가공 음료수, 밀가루, 수수, 고추, 마늘, 버섯, 설탕, 무, 율무, 당근, 도라지, 검정포도, 밤, 사과, 수박, 은행, 달걀 노른자위, 녹용, 인삼, 모든 약물, 비타민A·B·C, 영지버섯, 아트로핀 주사, 술과 담배	모든 조개, 쌀, 메밀, 보리, 팥, 달걀 흰자위, 쑥, 오이, 배추, 양배추, 기타 푸른 채소, 게, 새우, 굴, 젓갈, 기타 대부분의 생선, 코코아, 초콜릿, 복숭아, 바나나, 파인애플, 딸기, 포도당 주사
소 양 인	소 양 인 Ⅰ 형	감자, 미역, 닭고기, 염소고기, 개고기, 노루고기, 후추, 겨자, 계피, 카레, 파, 생강, 사과, 귤, 오렌지, 망고, 인삼, 벌꿀, 녹용, 비타민B군, 페니실린, 담배	쌀, 보리, 팥, 배추, 양배추, 오이, 쇠고기, 돼지고기, 게, 복요리, 생굴, 새우, 감, 배, 참외, 파인애플, 포도, 딸기, 바나나, 얼음, 초콜릿, 비타민E
	소 양 인 Ⅱ 형	찹쌀, 현미, 감자, 파, 미역, 닭고기, 염소고기, 노루고기, 개고기, 후추, 겨자, 계피, 카레, 생강, 참기름, 사과, 귤, 오렌지주스, 인삼, 벌꿀, 비타민B군, 망고, 소화효소제, 스트렙토마이신	쌀, 보리, 밀가루, 콩, 팥, 배추, 무, 오이, 당근, 배, 쇠고기, 돼지고기, 장어, 달걀, 생굴, 새우, 게, 마늘, 감, 참외, 수박, 바나나, 비타민E, 구기자차, 영지버섯
태 음 인	태 음 인 Ⅰ 형	모든 종류의 조개, 술, 메밀, 고등어, 게, 새우, 오징어, 배추, 망고, 초콜릿, 인삼, 포도당 주사	모든 육류, 쌀, 콩, 밀가루, 수수, 두부, 장어, 미꾸라지, 우유, 호박, 무, 도라지, 연근, 밤, 배, 잣, 호두, 은행, 수박, 율무, 버섯, 설탕, 마늘, 비타민A·B·D, 녹용, 스쿠알렌

사상	팔상	해 로 운 것	유 익 한 것
태 음 인	태 음 인 Ⅱ형	모든 종류의 조개와 푸른 채소, 술, 게, 새우, 낙지, 오징어, 배추, 코코아, 초콜릿, 모과차, 포도당 주사, 메밀, 수영	모든 육류, 쌀, 콩, 밀가루, 수수, 두부, 무, 당근, 도라지, 연근, 우유, 커피, 장어, 미꾸라지, 마늘, 배, 사과, 수박, 호두, 잣, 밤, 버섯, 설탕, 비타민A · D, 알칼리성 음료수
소 음 인	소 음 인 Ⅰ형	모든 냉한 음식, 보리, 팥, 오이, 돼지고기, 달걀 흰자위, 생굴, 조개, 새우, 게, 참외, 바나나, 딸기, 맥주, 얼음, 비타민E, 수은, 담배	찹쌀, 현미, 감자, 옥수수, 눌은밥, 시금치, 무, 닭고기, 염소고기, 노루고기, 참기름, 파, 생강, 마늘, 겨자, 후추, 계피, 카레, 토마토, 사과, 귤, 망고, 벌꿀, 인삼, 비타민B군, 산성 음료수
	소 음 인 Ⅱ형	보리, 팥, 오이, 돼지고기, 달걀 흰자위, 생굴, 게, 새우, 감, 참외, 바나나, 맥주, 얼음, 비타민E, 수은	찹쌀, 현미, 감자, 옥수수, 미역, 김, 닭고기, 염소고기, 노루고기, 쇠고기, 참기름, 상추, 무, 파, 생강, 마늘, 겨자, 후추, 계피, 카레, 토마토, 귤, 오렌지, 사과, 망고, 복숭아, 벌꿀, 인삼, 컴프리, 비타민B군

Ⓒ **식품의 효과적 선택과 섭취방법**

식품 속에는 저마다 영양소인 기(Energy)가 들어 있어 이들을 효과적으로 활용하기 위해서는 식품의 선택과 섭취하는 방법이 중요하므로 많이 섭취하는 식품을 중심으로 참고가 될 사항을 소개합니다.

ⓐ 쌀 – 현미로 먹을 것

밥맛을 좋게 하고 소화가 잘 되게 벼의 피막을 제거한 정맥미를 대부분 먹는데 정맥미는 탄수화물의 섭취가 될 뿐입니다.

피막 속에 있는 배아와 배유는 영양가뿐 아니라 섬유질로 장의 연동운동을 촉진시켜 변비를 예방하는 역할과 유해물질을 흡착하여 배설시키는 작용, 당분의 흡수 속도를 저하시켜 혈당치의 상승을 막아 주는 작용 등 인체에 유효한 작용을 하므로 현미를 먹는 것이 좋으며, 보리 · 수수 · 좁쌀 등 다른 곡류와 섞어서 사용하면 더욱 이상적입니다.

그러나 소양인 체질에는 현미가 좋지 않으므로 유의하여야 합니다.

ⓑ 야채 – 통째로 먹을 것

같은 야채도 잎과 줄기, 뿌리 부분 그리고 껍질과 안쪽에 따라 영양소가 차이가 있으므로 가리지 말고 한꺼번에 모두 먹는 것이 좋습니다.

열에 가하면 영양소가 파괴될 수 있는 것은 가능한 한 생야채로 섭취하여야 하며, 껍질을 벗기고 요리하면 물에 의해 영양소가 파괴되므로 깨끗이 씻고 되도록 그대로 조리하는 것이 고유의 맛과 기(氣)를 살려서 효과적으로 먹는 법입니다.

ⓒ 과일 – 제철에 나는 과일을 먹을 것

과일은 제철에 나오는 것이 온실에서 계절과 관계없이 나오는 것보다 자연의 에너지를 그대로 간직하므로 고유의 맛과 기능이 최대한 살아있게 되는 것입니다.

ⓓ 육류 – 살코기 위주로 기름을 제거하고 먹을 것

육류는 동물성 지방이 많은 식품으로 단백질과 비타민 등 영양소의 결핍이 되지 않게 적정량을 섭취하여야 하므로 살코기 위주로 선택하여 기름을 제거하는 요리법으로 먹는 것이 원칙입니다.

ⓔ 생선 – 불포화 지방산이 풍부한 '등푸른' 생선을 먹을 것

고등어, 꽁치, 청어 등 손쉽게 먹을 수 있는 등푸른 생선은 혈액 속의 콜레스테롤 농도를 저하시키고, 동맥경화를 예방하는 역할을 하는 불포화 지방산이 풍부하고, 단백질과 미네랄 성분은 많고 지방이 적기 때문에 건강과 다이어트를 위한 최고의 식품에 속합니다.

그러나 태음인 체질에는 등푸른 생선이 좋지 않으므로 유의하여야 합니다.

ⓕ 콩 – 식초콩을 만들어 먹을 것

'밭에서 나는 쇠고기'로 불리는 콩(대두)은 육류와 생선 못지않게 단백질이 풍부하고 탄수화물, 지방, 무기질 등을 골고루 함유하는 영양 덩어리입니다. 또한 혈중 콜레스테롤의 억제로 고혈압과 심장병을 예방하고, 혈당을 상승시키는 탄수화물이 적고 식사 후 혈당상승을 억제시키는 식이섬유가 풍부하여 당뇨병 환자의 영양(식이)요법으로도 이상적인 식품입니다.

💡 식초콩 요법

〈필요한 재료〉

콩(대두), 천연식초(감식초, 쌀식초, 현미식초 등), 밀폐용기

〈만드는 법〉

- 콩은 생것으로 준비하여 깨끗이 씻은 후 물기를 없애고 밀폐용기의 1/3높이까지 콩을 담는다.
- 용기의 2/3까지 식초를 붓고 덮개를 단단히 덮는다. 햇빛이 닿지 않는 어둡고 찬 곳에 보관하거나 냉장고에 넣어, 콩이 식초를 빨아들여 부풀어 병의 2/3까지 올라올 때까지 2~3일 둔다.
- 콩이 병의 2/3까지 올라오면 1cm 정도 식초를 더 붓고 이틀 정도 두고, 다시 콩이 식초를 빨아들이면 또 식초를 1cm 정도 붓는다. 이것을 몇 번 반복하면 콩이 식초를 흡수하지 않게 된다. 그러면 밀폐용기를 꼭 막고 일주일 내지 10일 정도 두면 식초콩이 완성된다.
- 완성된 식초콩은 소쿠리에 담아 식초를 따라서 냉장고에 보관하여 먹는다.
- 이 과정이 너무 번거로우면 생콩을 천연식초에 7~10일 정도 담가 두었다가 콩을 건져 먹는 방법을 사용해도 효과가 있다.

〈먹는 법〉

하루에 5~6알씩 식초(소주잔)와 함께 복용한다.

☀ 검은콩요법

법주 스님이 심한 당뇨병, 폐병과 관절염으로 고생을 하다 손수 개발한 요법으로, 다른 사람들도 이용할 수 있게 요법을 보급하고 있으므로 소개합니다.

〈필요한 재료〉

검은콩, 천연식초, 마늘, 부추, 대파, 생강, 벌꿀, 송진

〈만드는 법〉

마늘, 부추, 대파, 생강 등의 재료를 즙을 낸 다음 감식초, 토종꿀, 옻진, 송진과 섞어 액체를 만든 다음에 검은콩을 씻어 잘 말린 후 이 액체에 담가 둔다. 일주일이 지나면 건져서 온돌방에 널어 10일 동안 잘 말린다.

이 과정을 한번 하기도 하고 2~3번 반복하기도 한다.

〈먹는 법〉

아무 때나 물과 함께 연령과 증상에 따라 먹으면 된다.

- 5~10세의 어린이는 6알씩 하루에 6번
- 31~50세까지의 어른은 20알씩 하루에 6번
- 51세 이상은 20알씩 하루 10번 정도

(3) 비만(Obesity)과 영양(식이)요법

① 비만의 기본요소

㉠ 비만의 정의

비만은 체지방이 개인의 체중에 대한 최적 상태를 초과하는 중량을 말하며, 또한 대사장애를 동반하는 경우입니다. 체지방의 정도 표시로 정상적인 성인 남자는 체지방이 체중의 18%, 여자는 24~26%로, 그 이상이면 비만으로 정의합니다.

㉡ 비만의 측정법

비만의 정도를 정확히 측정하기는 어려워 여러 가지 방법으로 판단하는데, 가장 널리 사용하는 측정법을 소개합니다.

ⓐ 브로카 공식에 의한 측정법

- 남 성 : 신장 − 100 × 0.9
- 여 성 : 신장 − 100 × 0.95
- 비만도 : 실체중(Kg) ÷ 표준체중(Kg) × 100 − 100

  비만도(%)가 ±10%이면 정상, 10~20%는 과체중, 21% 이상은 비만

ⓑ 카우푸 지수(신체질량지수)에 의한 측정법

- 카우푸 지수 = 체중(Kg) ÷ (신장m)^2
- 남자는 28, 여자는 30을 넘으면 비만으로 정의

구 분	마른형	표준형	과체중형	비만증	병적 비만
20대	17.9 이하	18~23	24~30	30 이상	40 이상
30대	18.4 이하	18.5~25	25~30	30 이상	40 이상

ⓒ 허리와 엉덩이 또는 허벅지 둘레의 비만…간편하고 복부 비만의 측정에 가장 좋은 방법입니다.

- 배꼽중심 허리둘레÷엉덩이 둘레 : 정상 남자 0.8~10, 여자 0.7~0.9
- 허벅지 둘레÷허리 둘레 : 0.6 이상이 정상

  ※ 일반적으로 기본 체중에서 10~20% 초과하면 과체중(overweight), 20% 이상의 중량을 비만이라 합니다.

  기본체중=(신장−100)×0.9 : 신장과 골격 크기에 기본을 두고 산출

ⓒ **비만의 생리와 원인**
- 우리 몸에는 지방세포가 증대하는 작용과 지방세포수가 증가하는 과비후작용이 있으며, 정상인은 출생에서 성장시까지 두 작용이 조화를 이루면서 지방 저장을 증가시킵니다.
- 일반적으로 정상 성인의 지방세포수는 200~300억 개인 데 비해 비만인은 900~1,500억 개로 그 수가 3~5배 이상이 되면서 각 세포마다 증대 상태를 나타내고 있습니다.
- 비만의 원인은 증후성과 단순성 비만으로 원인이 다양하며, 그 중 가장 많이 발생하는 원인은 과식으로 인한 열량 섭취의 과다와 운동 부족으로 인한 열량 소비의 과소에 있으며, 이렇게 남은 열량이 체지방으로 축적되기 때문입니다.
- 과다한 지방이 축적되면 지방층이 열량의 소모를 느리게 하는 절연현상과 당질 대사를 하기 위해 호르몬의 과다분비가 촉진되어서 지방세포의 증대가 더욱 일어나게 되어 비만이 발생합니다.

ⓔ **비만의 분류**
　ⓐ 증후성 비만
- 조절성 비만 – 시상하부 조절중추의 장애 또는 이상
- 대사성 비만 – 지방조직 자체의 선천적 또는 후천적인 대사이상
　ⓑ 단순성 비만…병적 증상을 수반하지 않는 일반적인 비만, 유전적인 체질, 활동 습관(운동부족, 식사습관), 정신적·사회적 인자, 과식과 운동부족에 의한 것이 약 95%를 차지하는 중요한 요인입니다.

ⓜ **비만으로 일어나기 쉬운 질병**
　ⓐ 순환기계 질환…고혈압, 동맥경화증, 허혈성 심장병(협심증, 심근경색), 뇌졸중
　ⓑ 소화기계 질환…지방간, 간경화증
　ⓒ 기타 질환…당뇨병, 퇴형성 관절염, 부인병(월경불순, 냉·대하증, 임신중독증 등)

ⓗ **비만의 예방**
　비만의 예방은 올바른 영양(식이)요법, 적당한 운동요법이 최고입니다. 비만의 예방은 비만의 원인이 단순성 비만일 경우는 약물요법은 부작용이 많으므로 할 수

없으며, 일반적으로 식사와 운동을 조화롭게 해야 하며, 정신장애가 수반되는 경우는 정신요법을 같이 활용합니다(영양(식이)요법과 운동요법, 정신요법을 참조).

② 비만의 영양(식이)요법

㉠ 비만 치료를 위한 프로그램 작성

영양(식이)요법과 운동요법을 시행하려면 먼저 신체검사를 하여 비만정도, 질병 유무, 체력 등을 기초자료로 삼아 실행 프로그램을 작성합니다.

특히, 관상동맥 질환과 밀접한 위험요인인 혈중 콜레스테롤량, 고혈압, 심장병과 당뇨병 등의 정밀 검진이 필수적이므로 질병이 있을 시는 특별한 프로그램을 만들어 시행하여야 합니다.

한 달에 2Kg 정도 무리하지 않게 체중조절

과체중을 줄이기 위하여 음식 섭취만 제한하여 일시에 체중을 줄이려고 무리하면 비만으로 인한 장애보다 더 큰 문제가 발생할 수 있으므로 한 달에 2Kg 정도 줄이는 것이 좋습니다.

하루 500Kcal를 적게 섭취하거나 운동으로 소모시키면 체지방은 70g 감소되고, 5Kg을 감소하는 데 약 70일이 소요됨을 감안하면 불필요한 열량 증가만 막고 가벼운 운동으로도 골고루 여러 식품을 평소와 같이 섭취하면서도 얼마든지 체중을 줄일 수 있으므로, 건강식을 하면서 다음 사항을 유의하여 식사생활을 개선하면 비만을 치료하여 건강한 체력을 유지할 수 있습니다.

㉡ 체질에 따라 식품을 선택

사상의학은 체질의 분류에만 그치는 것이 아니라 건강과 질병에 따른 체질적인 건강관리와 치료 방향까지도 제시하고 있으므로 활용하면 체중조절에 큰 효과가 있습니다.

ⓐ 태양인 – 담백하고 찬 음식이 좋다

태양인은 조급한 성격을 조절하기 위해 더운 것보다는 담백하고 찬 음식이 좋습니다. 채소류는 모두 좋으나 기름진 것과 단 것, 자극성 있는 음식은 주의해야 합니다.

ⓑ 태음인 – 단백질 식품을 많이 섭취한다

태음인은 평소 땀이 잘 나와야 건강을 유지할 수 있고 의외로 소심해지고 가슴이 두근거리는 증세가 나타난다면 심각한 병이 있을 수도 있으므로 체질관리에 특별히 신경을 써야 합니다. 체질에 적합한 음식으로 육회, 우유, 버터, 곰탕, 설렁탕 등이 좋으나 기름기보다는 단백질을 섭취하는 것이 좋으며, 닭고기나 돼지고기를 너무 오래 먹으면 변비, 설사, 충수염, 신경통, 심장병, 고혈압 등이 유발됩니다.

태음인은 비교적 식성이 좋고 대식가가 많으나 성격상 규칙적인 생활을 하지 못하는 수가 있으므로 폭음, 폭식은 삼가야 합니다.

ⓒ 소양인 – 해물이나 돼지고기가 좋다

성격이 활발하여 사람과 잘 사귀며, 두뇌가 명석하고 판단력이 빨라 사무에 능하지만 지구력이 약해 끝을 맺지 못합니다. 소양인은 위장에 열이 있어 찬 음식은 좋아하고 기름지고 자극성이 있는 음식은 좋아하지 않으며, 수박, 참외, 오이, 호박 등과 해물 종류를 섭취하는 것이 바람직하고 육류로는 돼지고기가 좋습니다.

ⓓ 소음인 – 맵고 더운 음식이 좋다

성격은 침착하고 내성적이며 얌전하고 순한 편이나 평소에 위장병을 잘 앓고 냉수를 좋아하지 않으며, 손발을 잘 떨고 가끔 한숨을 쉬는 버릇이 있습니다. 소음인은 찬 것보다 따뜻한 음식이 좋고 매운 음식이 소화에 도움이 되며, 육류로는 닭고기나 개고기를 먹으면 소화가 잘 되고 몸이 따뜻해집니다.

그러나 돼지고기를 먹으면 소화가 안 되고 몸 안에 식독이 남을 수도 있으므로 주의하여야 합니다.

ⓒ 저칼로리 조리법 이용

ⓐ 기름 대신 물로 볶는다

기름을 사용하는 대신 물로 볶거나 조리면 고소한 맛이 덜하지만 식품 자체의 순수한 맛을 살릴 수 있다는 장점도 있습니다.

ⓑ 싱겁고 담백하게 간을 한다

건강한 사람이 다이어트를 할 때는 소금을 적당량 사용해도 별 문제는 없으나 간이 진하면 밥을 많이 먹게 되고 반찬을 적게 먹기 때문에 다이어트의 기본원칙에 어긋나게 됩니다. 그러므로 가능한 한 싱겁고 담백하게 먹을 필요가 있습니다.

ⓒ 식초를 많이 사용한다

식품의 맛과 향기를 더해 주는 조미료 중에서 식초는 비만증뿐 아니라 당뇨병, 고혈압, 신장염 등 환자에게 식염과 설탕을 줄이는 가장 이상적 조미료입니다. 매일 나물을 식초에 무친 것, 약간의 간장을 섞어서 만든 식초를 채소샐러드에 끼얹어 먹으면 다이어트에 좋은 식단이 됩니다.

ⓓ 고기는 살짝 데쳐 조리한다

단백질과 탄수화물의 에너지가 1g당 4Kcal인 데 비해 지방은 9Kcal로 2배 이상입니다. 음식을 만들 때 사용하는 재료는 되도록이면 지방분이 적은 것을 이용하는 것이 좋으며, 특히 눈에 띄는 지방분은 잘라낸 후 요리하고 그 외의 부분은 살짝 데쳐 기름기를 뺀 후에 조리하도록 합니다.

㉣ 피해야 할 음식

ⓐ 기름에 튀긴 음식은 피한다

밀가루나 빵가루에 묻혀 기름에 튀겨낸 음식은 기름흡수율이 높아 한꺼번에 15~20g 정도의 기름을 쉽게 섭취하게 됩니다. 특히, 튀김옷을 두껍게 입힌 튀김은 기름을 더 많이 흡수한다는 사실을 잊지 말아야 합니다.

ⓑ 마가린 섭취를 제한한다

마가린이나 마요네즈 같이 식물성 기름으로 만든 가공식품은 동물성 지방에 비해 동물성이 적게 들어 있는 것이라고 생각하기 쉬우나, 마가린은 식물성 기름에 수소를 첨가하여 버터처럼 만든 것이고, 마요네즈는 식물성 기름을 달걀 노른자로 유화시켜 크림처럼 가공한 것이므로 몸 속에서의 역할은 동물성 지방과 마찬가지이므로 음식을 만들 때 이런 식품을 듬뿍 넣는 것은 살이 찌는 원인이 됩니다.

ⓒ 간식으로 땅콩은 피한다

한번 먹기 시작하면 고소한 맛에 이끌려 계속 손이 가 많이 먹게 됩니다. 땅콩 1큰술, 호도 큰 것 하나, 잣 20알이 기름 1작은술과 같은 45Kcal의 에너지를 낸다는 사실을 기억하고, 다이어트를 시작한 사람이라면 피하도록 합니다.

ⓓ 맛이 진한 패스트푸드 음식은 피한다

간단하게 식사를 해결할 수 있다는 이점 때문에 피자파이, 햄버거, 닭튀김, 도넛, 핫도그, 감자튀김, 밀크쉐이크와 같은 패스트푸드에 손이 가기 쉽지만 이런 식품들의 대부분은 당분과 지방이 많이 들어 있고 맛이 진한 게 특징입니다.

아이들이 이런 음식 맛에 익숙해지면 진한 맛에 길들여져 나쁜 식생활 습성이 생기고, 살찐 사람들에게는 더욱 살찌는 원인이 됩니다.

ⓔ 과음을 피한다

알코올은 소화과정이 없이 위에서 흡수되며 대부분 산화되며, 1g당 7Kcal 의 열량을 발생합니다. 술을 마시면 자연히 안주로 지방질과 단백질을 섭취해야 하고 체지방의 축적을 증가시키므로 과음은 절대로 피해야 합니다.

술의 종류별 열량 및 당질

술종류	1잔(ml)	열량(Kcal/g)	당질(g)
청주	50	55.5	2.0
맥주	200	96.0	8.8
단포도주	30	36.6	3.9
막걸리(1사발)	300	40.0	3.6
위스키	30	83.1	0
브랜디	30	69.3	0
소주	50	86.5	0

ⓕ 기호식품을 피한다

기호식품은 에너지만 내는 열량 식품으로, 설탕이 많이 들어가는 농축된 음료는 식욕을 저하시키고 충치 유발, 골격의 연약함 등을 초래하므로 피하는 것이 좋습니다.

기호음료의 열량

식품명	분량(ml)	어림치	당질(g)	열량(kcal/g)	비 고
커피	100	1잔	6.3	41	
코코아	100	1잔	7.1	33	커피 1.5g
인삼차	100	1잔	9.6	33	프림 7g
유자차	100	1잔	9.1	32	코코아가루 10g
사이다	100	1/2컵	9.1	36	인삼가루 10g
콜라	100	1/2컵	10.0	40	
식혜	100	1/2컵	22.7	100	

⑩ 여성을 위한 다이어트법

성공적인 다이어트로 날씬한 몸매와 건강을 보장받도록 하기 위하여 대한영양사회에서 권장하는 여성을 위한 다이어트 성공법을 알아봅시다.

- 결심을 굳게! 날씬해질 자신의 모습을 상상해 보자.
- 체중을 줄이고 싶은 이유가 무엇인지 그 목록을 작성해 본다. 가끔씩 그 목록을 보면 자극이 될 것이다.
- 식사 일기를 매일 쓴다. 언제, 어디서, 무엇을, 어떻게, 왜, 누구와 먹었는지 또 그 시간에 느꼈던 기분을 함께 적으면 과식의 원인을 밝혀낼 수 있다.
- 시장에 갈 때는 꼭 사야 할 식품목록을 적어서 가고, 배가 고플 때 시장에 가는 일은 피한다.
- 이야기를 하거나 TV를 보면서 식사하지 않도록 하고, 책상이나 이부자리로 음식을 가지고 가는 일을 피한다.
- 음식은 되도록 눈에 띄지 않는 곳에 놓아 둔다.
- 집에서 조리를 할 때는 꼭 식구수만큼 만들고 1인분씩 덜어 식탁에 놓는다. 조리중에 음식을 맛보지 않도록 한다.
- 음식에 대해 생각하는 시간을 줄이고 먹는 일 대신 산책이나 운동을 한다.
- 좀더 효과적인 다이어트를 원한다면 운동을 병행하고 1주일에 4번 이상, 한 번에 40분 이상씩 조깅, 테니스, 수영 등의 유산소 운동을 하면 지방조직을 효과적으로 줄일 수 있다.
- 식사를 거르지 않도록 하며, 식사를 한 후에는 곧바로 이를 닦는다.
- 식사는 천천히! 적어도 20번은 씹은 후 삼킨다.
- 먹는 것에 대한 유혹을 이겼을 때는 자신에게 상을 준다. 단, 먹는 것이 아닌 것으로.
- 너무 많은 금지 식품을 정해 놓지 않고 한 가지 식품에 대한 유혹을 물리치는 것보다 전체 식품에 대한 유혹을 물리치는 것이 더 좋다.
- 생각보다 체중이 빠지지 않았다면 실망해서 포기할 수도 있으므로 체중을 너무 자주 달아보지 않는다. 줄어든 지방조직의 자리가 물로 채워져 오히려 체중이 늘거나 그대로인 기간이 있다.
- 목표 체중에 도달하는 날을 못박아 두지 않는다.

4. 운동요법

운동(Sports)은 휴식을 제외한 모든 활동이며, 영양이 체력의 유지와 증진을 위한 에너지(Energy)원이라면 운동은 체력을 구성하는 신체적·정신적 요소에 생명력을 주는 활동이면서 사회적 활동에 영향을 주는 요소입니다. 그러므로 운동은 소수의 운동선수나 특정한 시기에 하는 것이 아닌 모든 사람들이 평생 동안 실천하는 것이므로 운동에 대한 올바른 이해와 적극적인 자세로 생활화하여 자기 스스로 실천해야 하는 평범하면서도 필수적인 활동입니다.

각종 공해와 생활환경의 변화로 성인의 전유물이라 하여 이름 붙여진 성인병이 청소년층 아래까지도 발생하는 추세가 증가하고 있으므로 청소년은 물론 어린이들부터 건강관리를 위한 운동의 생활화를 실천해야 합니다.

① 운동의 원리

신체의 운동은 골격근의 수축과 이완작용으로 신체의 구조 중 근·골격계, 신경계, 호흡계, 순환계를 주축으로 모든 신체기관과 조직이 협력하여 이루어집니다.

- **근·골격계**는 206개의 뼈와 이들을 연결하는 관절과 근육으로 구성되어 신체운동을 일으키는 주체적 역할을 합니다.

  근섬유로 구성된 골격근이 뇌의 명령에 따라 운동신경을 통해 근육말단에 전달될 때 수축과 이완을 하며, 보통 근육은 $1cm^2$당 5~9Kg 정도의 근력(筋力)을 내어 근육의 운동이 일어납니다.
- **신경계**는 감각기와 근육 내의 감각수용기에서 받은 정보를 대뇌가 판단하여 근육에 수축명령을 하는 의식적으로 일어나는 수의적 반응입니다.
- **호흡계**(기관지와 폐)는 체내의 대사작용에 필요한 산소를 흡입하고 이산화탄소(탄산가스)를 배출하는 기능을 하며, 안정시 성인의 호흡수는 분당 16~18회, 1회 호흡량은 약 0.5ℓ 정도이나 운동을 하면 산소의 소모가 증대하므로 심한 운동의 경우는 호흡수와 호흡량이 10~20배까지 증가합니다.

- **순환계**(심장과 혈관)는 운동에 필요한 에너지와 산소공급, 불필요한 탄산가스와 노폐물을 운반하는 기능을 하며, 안정시 심박수는 분당 60~80회, 심박출량은 약 4~5ℓ 정도지만 격렬한 운동시는 안정시보다 심박수가 거의 3배(180~200회), 심박출량은 5~6배(20~30ℓ)까지 증가합니다.

  심장의 수축에 의하여 생기는 혈압은 안정시에는 수축혈압(최고혈압)이 120~140mHg이지만 운동량에 따라 변화하여 최고 200mHg까지 올라가며, 최저혈압은 거의 변화가 없습니다.

- **정신계**는 외형적으로 운동과는 관계없는 것 같지만 신체를 움직이는 내적인 심리적 정신과정을 수반하므로 신체활동은 정신활동과 불가분의 관계입니다. 마음(의식)이 움직여 뇌에서 근육수축을 지시하는 근육의 수의적 반응으로 뇌와 척수의 기능이 촉진되어 중추신경, 말초신경과 자율신경이 활성화되어 정신계의 작용이 원만하게 이루어지므로 마음의 조절과 신체의 기능을 정상적으로 유지할 수 있습니다.

② 운동부족이 인체에 미치는 영향

① 체력과 인체 예비력의 저하

체력이 좋다는 것은 일상생활에 필요한 체력 이외에 운동 또는 긴급시에 사용할 수 있는 여유 있는 체력인 인체의 장기(심장, 폐, 간장, 신장 등)의 인체예비력을 많이 가지고 있다는 것입니다.

운동이 부족하면 체력이 떨어지고 인체의 예비력이 저하되어서 조금 지나친 운동이나 스트레스 등 외부자극에도 피로가 쉽게 오고 심하면 불상사(외상, 질병발생, 쇼크, 사망 등)가 일어납니다.

특히, 심장 · 폐 · 근육의 예비력 저하는 심근경색, 고혈압, 동맥경화, 협심증, 당뇨병 등을 일으키는 중요 요인이 됩니다.

② 면역력 부족으로 질병 유발

체력 저하로 예비력이 떨어지면 생리적 기능에 영향을 미쳐서 인체 방어능력인 면역력이 부족하여 내 · 외의 병인에 의하여 질병이 발생하게 됩니다.

③ 비만과 노화 촉진

비만은 에너지 불균형과 대사장애로 체지방의 과다로 체중이 최적 상태를 초과하는 것으로 과다한 에너지의 섭취도 문제이지만 특히 섭취한 에너지를 균형있게 소모하지 못하는 운동부족이 더 큰 원인입니다.

④ 정신적 · 사회적 활동의 장애

운동부족은 신체적 장애에다 정신적인 불안심리, 불면증 등의 장애를 일으켜서 사회적 활동에 영향을 주므로 정신적 · 사회적 활동 장애는 건강을 잃어가는 데 촉매작용을 합니다.

③ 운동의 효과

운동은 체력을 증진시켜서 신체기능과 인간이 지닌 본능적 욕구를 충족시켜 줌으로써 신체적 활동의 원활화와 즐거움과 기분전환으로 정신적(심리적)인 마음의 안정을 조절시켜서 운동부족으로 오는 체력저하와 인체 예비력의 저하를 막아 불의의 사고와 질병을 예방하고 사회적 활동의 폭을 넓혀서 능동적이고 활동적인 성격을 육성시켜 주는 효과가 있습니다.

(1) 신체적(생리적) 측면

① 기(Energy)의 균형 유지

우리 몸은 기(Energy)를 받아서 세포외 기관의 조직들이 사용하고 받은 만큼 밖으로 내보내어 에너지의 균형을 유지합니다.

그러나 현대 물질문명의 발달과 더불어 생활이 편리해지면서 인체의 활동범위는 줄어들고, 식생활의 서구화로 에너지 공급은 증가됨에 따라 에너지의 불균형이 심화됩니다. 과식으로 에너지 섭취량이 소모량보다 상대적으로 많거나, 운동부족으로 섭취량에 비해 소모량이 상대적으로 적어 에너지 균형이 무너져 혈액 내와 조직에 지방이 축적되면 백해무익한 비만을 비롯하여 심장병, 당뇨병 등의 많은 질병을 발생시킵니다.

체중조절을 위해 많은 사람들이 영양(식이)요법으로 섭취량을 제한하는데, 피하에서의 지방축적은 줄일 수 있으나 근육조직의 위축과 중요 장기들의 기능저하가 일어나고 섭취한 영양분이 모두 지방으로 변화하여 피하에 다시 축적되는 역작용을 합니다.

운동요법은 에너지의 소모량을 증가시켜서 체중조절을 하고, 에너지의 균형을 유지하며, 각 기관의 기능활성화로 예비력을 증가시켜서, 체력과 면역력을 증진시킵니다.

② 기혈(氣血)의 순환 촉진

운동은 심폐기능의 증대로 기혈의 순환이 촉진되어 골격근과 신경, 내부장기와 피부 등 모든 기관의 기능을 원활하게 하고, 혈액과 조직 속의 노폐물을 체외로 신속히 배출하는 정화(청소)작용을 훌륭히 하므로 질병의 예방과 건강증진의 역할을 합니다.

심폐기능이 저하되어 혈액순환이 원활하지 못하면 근육이나 장기들에게 산소와 영양분이 제대로 공급되지 못하여 근육이 약해져 쉽게 피로하고 기운이 떨어져 운동을 기피하게 됩니다.

아무리 좋은 성능을 가진 기계도 사용하면서 손질해야 녹이 안 쓸고 고장이 나지 않으며, 가만히 있는 돌은 이끼가 끼고, 흐르지 않고 고여 있는 물이 썩어가듯이 인체도 적당히 사용하여 기능을 발휘하지 않으면 기능저하가 오고 고장(병)이 생기는 것입니다.

(2) 정신적(심리적) 측면

우리들은 이 시간에도 복잡하고 다변화된 환경 속에서 걱정, 근심, 고민, 망상, 슬픔, 기쁨, 놀라움, 절망감, 공포심, 노여움, 두려움, 즐거움, 그리고 고통 등 많은 스트레스를 받고 있습니다.

신경증은 마음에서 일어나는 심인성(心因性)으로 주로 과다한 정신적 피로, 스트레스의 축적과 감정의 격화로 시작되어 차츰 진행하면 정신증으로 발전합니다.

운동은 육체적 활동의 증가로 몸의 기능 활성화는 물론 스트레스의 해소와 감정을 순화시키므로, 마음을 조절하는 역할을 합니다.

① 뇌세포의 활성화

운동을 하면 뇌에 혈액순환을 원활하게 하여 산소와 영양공급이 잘되어 뇌세포가 활성화되고 뇌기능이 향상되어 다음과 같은 작용이 발생합니다.

- 과다한 스트레스와 육체적 · 정신적 피로의 빠른 해소
- 염분량 증가로 오는 감정의 격화, 긴장감 고조 등의 순화
- 숙면(불면증 해소)으로 효율적인 피로회복
- 자신감, 만족감과 성취감으로 정서적 안정
- 건강에 대한 불안심리의 제거
- 정신장애의 예방과 치료법으로 활용

② 자율신경 조절과 호르몬 분비 촉진

운동은 기분을 좋게 만드는 뇌의 화학물질인 엔돌핀(Endorphin)과 세로토닌(Serotonin)의 분비를 촉진합니다.

엔돌핀 호르몬은 인체 내에서 만들어지는 몰핀(Morphine)과 같은 진통 및 신경안정 작용은 물론 면역력을 증가시키며, 세로토닌 호르몬은 뇌의 주요한 신경전달물질이면서 편안함과 맥박 조절을 하고 우울증, 분노, 불안 및 긴장감을 낮추어서 기분을 전환시키고 창의적 사고를 향상시킵니다.

운동은 신경계의 기능을 증대시켜 자율신경과 호르몬 분비를 촉진함으로써 운동부족으로 일어나는 증상을 초기에 해소하여 질병으로의 진행을 저지하는 효과가 있으므로 건강한 삶을 유지하는 데 기여합니다.

(3) 사회적 측면

사람은 부모로부터 태어나면서 자연스럽게 사회의 과정을 거쳐서 사회의 구성원으로서 자신에 적합한 지위와 역할을 맡아 상부상조하는 사회적 동물이므로 혼자서는 생활할 수 없게 되어 있습니다.

신체적 · 정신적 결함으로 사회생활에 적응하지 못하여 남과 어울리지 못하거나 따돌림을 받는 일이 날로 증가하고 있는 것은 사회환경적인 원인 등의 남의 탓이라기보다 나의 탓이 더 많으며, 그 중에서도 자신감인 의지력의 부족입니다.

인간의 행동은 외적인 자극에만 의하는 기계적 반응으로 일어나는 행동이 아닌

내적인 동인(動因)과 외적인 자극유인의 관계에서 일어나는 것으로 욕구 또는 충동과 의지, 지성, 정서 등의 심리적 특성에 따라 여러 가지 형식으로 나타나는 것입니다.

현재 사회적으로 문제가 심각한 학교에서의 '왕따' 현상이 사회생활에 적응하지 못하여 발생하는 대표적인 사례로 이것은 학생들만의 문제가 아닌 사회 전반에 걸쳐 있는 우리 모두가 풀어야 할 당면 과제입니다.

운동(Sports)은 굳센 의지적 노력과 정서적 긴장이 되어 수반되는 적극적인 운동을 통하여 의지력 부족과 정서적 장애로 인한 자신감을 갖게 하여 신체기능의 증진과 정신적 결함을 해결하는 데 효과가 있으며, 특히 운동을 지속적으로 하면 스포츠맨십, 도덕심, 모험심을 통해 내성적이고 부정적인 성격에서 활동적이고 긍정적인 성격으로 변화시켜 가정, 학교와 직장 등 사회생활에 자신감을 갖게 하는데 어떤 방법보다도 효과가 있습니다.

운동의 선택은 원만한 대인관계를 이루기 위해서 개인운동보다는 자신의 마음과 다른 사람의 마음이 교류하는 기회를 자연스럽게 갖게 하는 단체운동이 좋으며, 자기가 하고 싶은 운동 또는 소질이 있는 운동법을 찾아 주어야 합니다.

자발적인 실천으로 신체적·정신적 결함을 극복할 수 있도록 운동을 권유하고 지도하여 당당한 사회의 일원으로서 역할을 다하도록 합시다.

(4) 운동강도의 결정시 참고사항

① 운동강도의 상한과 하한

운동부족이 심장의 예비력 저하를 일으키며, 허혈성 심장질환이 전형적인 운동부족과 깊은 관계가 있음을 고려하면 산소섭취량을 증가시키는 강한 운동이 필요하며, 최대 산소 섭취량의 50% 이상이 되어야 효과가 있습니다. 심박수의 최대한계를 감안하면 운동강도의 하한은 50%, 상한은 70%로, 50~70% 사이가 가장 적당한 운동이 됩니다.

일반적으로 최대 심박수는 숫자 220에서 자신의 나이를 감하여 추정합니다.

(나이 60세는 220 − 60 = 160)

운동강도별 예측 맥박수

운동강도(%) 연령(세)	0	10	20	30	40	50	60	70	80	90	100
20	60	74	88	102	116	130	144	158	172	186	200
30	60	73	86	99	102	125	138	151	164	177	190
40	60	72	84	96	98	120	132	144	156	168	180
50	60	71	82	93	94	115	126	137	148	159	170
60	60	70	80	90	90	110	120	130	140	150	160
70	60	69	78	87	86	105	114	123	132	141	150

② 운동시간

강도 50~70% 운동을 시작하면 호흡·순환계의 기능이 상승하는 데 3~5분이 소요되므로 5분 운동으로는 충분한 자극을 줄 수 없습니다.

운동에너지 소비가 1분간 약 4Kcal로 보면 남자는 200Kcal로 50분, 여자는 150Kcal로 38분이 소요되나 주 3회 이상 할 때는 운동시간 20~30분이 유효성과 안전성을 고려해도 타당한 운동시간이 됩니다.

하루에 필요한 운동시간은 가벼운 운동은 40~50분, 중증도 운동은 30분, 강한 운동의 경우는 15~20분 정도라는 결론입니다.

③ 운동빈도

체력의 조건(초기조건)과 운동내용에 따라 다르나 주 1회 운동으로는 효과를 기대하기 어렵고, 주 2회 하면 효과가 나타나며, 횟수를 주 5~6회 하면 가장 이상적이지만, 가능한 주 3회 정도로 6개월 이상을 해야 효과가 확실합니다.

(5) 중년, 노인의 운동선택

중년 이후가 되어 노화가 시작되어 가면 마음은 아직 청춘이겠으나 몸은 옛날 같지 않으므로 젊은 시절의 마음으로 급격한 운동을 하면 건강에 도움이 되는 것이 아니라 불의의 사고로 건강은 물론 목숨을 잃게 됨을 아시고 다음의 사항을 다시 한 번 참고하여 주시기 바랍니다.

① 중년 · 노년기의 운동기능 특징

- 체력, 생리적 기능의 저하 – 체력, 호흡, 심장, 신장, 감각기능의 노화
- 개인차의 확대 – 50대부터 개인적 편차가 심하며 병력, 운동경험, 직업등을 고려
- 조직의 허약화 – 유연성과 탄력성의 저하로 뼈의 석회화, 혈관의 경화가 심화되어 조직이 허약
- 회복속도의 둔화 – 탄력성과 면역력이 부족하여 항상성이 떨어짐
- 혈압의 상승 – 혈압의 급격한 상승요인을 갖고 있으므로 혈압의 측정 필요
- 최대 심박수의 저하 – 노인은 최대 심박수의 여력이 적어지고 최고 산소 섭취량도 떨어짐
- 운동허용 범위의 제한 – 안전한계와 유효한계의 허용범위가 적어지므로 운동한계를 엄격히 규정

② 운동처방의 요령

- 움직임이 불규칙한 운동은 주의 – 조깅, 유연체조를 몇 개월 이상 실시한 후 가벼운 구기종목 시작
- 혈압상승이 현저한 운동을 피함 – 근력운동(턱걸이, 역도, 물구나무서기, 철봉 등)이나 등척성 운동은 피함
- 개인의 운동능력 수준을 지킴 – 개인의 운동능력을 채득하고 지키는 마음가짐
- 충분한 휴식과 영양관리 – 매일간의 휴식과 철저한 영양관리를 지킴

③ 운동 중 발생하기 쉬운 질환과 급사사고의 예방

운동시 숨이 차거나 심장이 심하게 뛸 때는 다음의 질환이 있으므로 정밀진단으로 확인하고 질병이 없더라도 유의하여 불상사가 일어나지 않도록 운동법을 잘 숙지하시기 바랍니다.

운동 중 발생하기 쉬운 질환

분 류	병 명
심장질환	부정맥
호흡기 질환	급 · 만성 감염증(폐렴, 기관지염, 흉막염)
정신신경 질환	신경순환무력증, 심장신경증, 기립성 저혈압
기 타	빈혈, 갑상선기능항진증, 발열, 비만 등

운동 중 발생하는 급사사고는 중년 이후 노년기에 관상동맥질환에서 가장 빈도가 높으며, 젊은 층도 선천성인 경우와 체력저하로 예비력이 적은 상태에서 급격한 운동에서 올 수 있으므로 유의하여야 합니다.

심장급사를 일으키는 기전은 급성 관부전, 급성 심부전, 중증부정맥이며, 운동급사의 빈도는 관상동맥경화, 심근염, 뇌동맥질환(선천성), 선천성 관동맥이상, 판막증 순서가 됩니다.

④ 생활운동종목의 선정

㉠ 생활운동의 기본조건

정상운동, 리드미컬한 운동, 전신운동을 만족(안전성과 유효성 만족)

ⓐ 정상운동…호흡 · 순환계 기능이 일정 수준을 유지하고 산소의 수요와 공급이 평형을 유지하며 체내의 제 조건이 평형상태를 계속 유지하는 운동

ⓑ 리듬(리드미컬한)운동…2박자 또는 4박자의 규칙적인 리듬에 맞추어 신체를 움직이는 리듬 있는 운동

ⓒ 전신운동…축소 운동인 정적 운동보다 전신 운동인 정적 운동

- 정적 운동−등척성 운동−무산소적 운동−혈압 상승
- 동적 운동−등장력성 운동−유산소 운동−심박출량 증가

㉡ 목적별 운동종목

ⓐ 고칼로리 소비형 운동…체지방과 혈중 지질 감소, 당질대사의 내성 증가, 산소 소비 저하

ⓑ 단시간의 강한 운동…심근내측부의 혈행도 발달

ⓒ 중증도 강도의 지속운동…심박수 감소, 혈압 저하, 심근 효율 상승, 신경 호르몬의 평형, 혈중 Catecholamin 감소, 혈액량 증대, 혈류 분포 증대, 갑상선 호르몬 증대

ⓓ 가벼운 신체 활동…스트레스(Stress) 해소, 레크레이션적 효과

㉢ 3가지 조건을 만족시키는 운동종목

걷기, 빨리 걷기, 조깅, 달리기, 제자리 달리기, 계단 오르내리기, 줄넘기, 맨손체조, 에어로빅체조, 수영, 등산 등

건강 만들기를 위한 운동과 주의사항

운동종류	1일 운동시간(매일 할 경우)	주 의 사 항
걷 기	25분	매분 100m 정도(2Km)
에어로빅	25분	숨이 찰 때까지 하지 않는다.
자전거타기	25분	시속 18Km정도(8Km)
수 영	25분	다리 힘을 의지 않고 천천히
조 깅	20분	매분 120m정도(2Km)

※ 참고 : 30대를 대상으로 한 수치이므로 고령자는 속도와 시간을 어느 정도 줄이는 것이 좋음.

㉣ 체질과 특성에 알맞은 운동종목

• 개인의 체질과 특성에 따라 다르겠으나 운동의 종목에 따라 시작할 수 있는 연령을 출발기, 기량의 향상이 높아져서 쇠퇴가 시작되기까지 연령은 최성기, 쇠퇴하여 운동을 할 수 없는 연령을 정지기로 보았을 때 다음의 표준적인 예를 참고하시고 자기에게 알맞은 운동을 찾아 인생목표 100년(百年), 운동 80년, 걷기 99년(白年)이 되도록 합시다.

스포츠명	출 발 기	최 성 기	정 지 기
야구	10세 ~	30대 ~	60대
테니스	10 ~	30 ~	70
배구	12 ~	30 ~	70
탁구	10 ~	30 ~	70
달리기(단)	3 ~	25 ~	50
달리기(장)	5 ~	30 ~	70
검도	10 ~	30 ~	70
유도	10 ~	30 ~	70
씨름	10 ~	30 ~	50
스키	5 ~	30 ~	50
스케이트	5 ~	30 ~	50
수영	5 ~	25 ~	60
등산	5 ~	30 ~	70
골프	15 ~	40 ~	80
걷기	1 ~	30 ~	100

- 수명이 연장되어 감에 따라 운동의 수명도 연장되어 노년기의 운동의 필요성이 더욱더 요구됩니다. 젊을 때 시작하여 전성기를 맛보고 중단하지 않고 계속하면 운동을 할 수 없는 정지기가 연장되어 그러지 못한 사람보다 10~20년의 수명의 차이가 있음을 명심하시기 바랍니다.

사람의 두 가지 연령

초 적 연 령	기 능 적 연 령	차 이
45세	39~51세	12년
55세	48~62세	14년
65세	57~73세	16년
75세	66~84세	18년
85세	75~95세	20년

④ 기본운동법

(1) 기본자세

① 타인이 대신할 수 없는 평생사업

재물과 명예는 남의 도움으로 이룰 수 있고 자기 스스로 포기할 수도 있지만, 자신의 건강은 남에게서 빌릴 수도 없고, 음식을 섭취하고 배설하는 것을 남이 대신해 줄 수 없듯이 운동도 남이 대신해 줄 수 없어 자신이 스스로 결정하고 실천해야 합니다.

운동은 소수의 선수만이, 특정한 시기에 하는 것이 아니고 모든 사람들이 생명을 유지하며 생활을 하는 동안 평생을 통해서 실천하는 것입니다.

건강증진을 위한 영양(식이)요법과 운동요법은 누구나 해야 된다고 알고는 있으나 실행이 어려운 것은 재물과 명예를 어느 정도 얻고 난 뒤에 해도 된다는 안이한 생각과 운동요법이 어렵고 시간이 없다는 이유 때문입니다.

영양(식이)요법과 운동요법은 재물과 명예를 갖기 위한 사업과 같이 투자하지 않아 건강을 잃으면 재물이고 명예고 소용이 없으며, 건강이 뒷받침되어야 이룰 수 있는 것이기에 최우선적으로 투자를 하여야 하는 포기할 수 없는 평생사업입니다.

운동에 대한 올바른 이해와 적극적인 마음만 가지면 일상생활 속에서 돈과 시간의 과소비 없이 할 수 있으며, 절대적으로 충실히 해야 되는 평생투자 사업임을 명심하시고 지금 바로 결의와 행동으로 실행하는 기본자세를 갖는 것이 무엇보다 중요합니다.

② 인생목표 100년(百年), 운동 80년, 걷기 99년(白年)

인간은 수명을 최소한 100년을 갖고 태어나 하루 하루 수명을 먹고 사는 것이며, 불의의 사고와 질병 등으로 주어진 수명을 채우지 못하고 단명하는 것은 자기의 운명이 결정되어 있어 운명에 따라 살 수밖에 없는 것이라 생각하고 사는 것이 인간의 일생입니다.

일체유심조(一切唯心造 – 모든 것은 마음이 만들어내는 것)

자기의 운명은 마음의 자세에 따라 열심히 운명을 개척할 수 있다는 것이기에 누구나 인생목표 100년(百年)을 세우고 목표달성을 위해 몸과 마음을 건강하게 유지하는 운동 80년을 하여 99년(白年)을 걷고 사는 일생을 만들 어갈 수 있다는 것입니다.

부모에게서 받은 수명을 보람되고 건강한 삶으로 채우고 가는 것이 부모에 효도하고 자식에게 도리를 다하는 것이므로 시작이 반이라 했듯이 지금이라도 늦지 않도록 운동을 시작합시다.

(2) 운동선택법

① 전문가 상담

운동(Sport)은 육체를 단련하고 근력과 순발력, 지구력과 유연성 등을 키워서 체력을 향상시키기 위한 트레이닝(Training)으로, 웨이트(Weight)트레이닝, 스태틱(Static)트레이닝, 인터벌(Interval)트레이닝과 이들의 트레이닝법의 효과를 극대화시키기 위해 반복하는 리피트(Repeat)트레이닝 등의 방법이 있습니다.

운동의 종류, 운동량, 시기, 환경, 신체상황 등을 적절히 하여 운동으로 인한 신체생리기능 저해나 상해 등을 예방하고 운동효과를 올리고 즐거움을 얻어 정신적 안정을 도모하여 건강을 증진하는 것이므로 운동법의 선택에 신중해야 합니다.

스포츠의 열풍이 생활체육으로 확산되어 동호인클럽, 각종 스포츠클럽이 많이 생기는 것은 바람직한 일입니다만 인기종목, 남들이 많이 하는 또는 친구가 권하므로 어쩔 수 없이 따라하는 경우가 많습니다.

아무리 좋은 기계도 무리하게 가동하면 고장이 나고, 좋은 음식도 많이 먹으면 도리어 몸에 해를 입히고, 좋은 약도 잘못 복용하든지 남용하면 도리어 독약이 되듯이 운동 역시 자신의 건강상태나 체력을 고려하지 않는 지나친 운동은 위험을 초래할 수 있습니다.

타인이 대신할 수 없는 운동은 자기의 체질과 건강상태를 점검하여 자신에게 알맞은 운동의 종류와 강도, 운동시간과 빈도 등 종합적인 운동기법을 결정해야 되므로 신체검사를 받고 전문가의 처방을 받아 결정하는 것이 제일 우선적으로 필요합니다.

② 건강진단

건강관리의 기본이 되는 건강진단은 운동법의 선택, 영양(식이)요법의 선택뿐 아니라 병의 조기 발견에도 도움이 되므로 종합적인 검사를 하여 기준으로 삼고, 일년에 1~2회 정기적으로 진단을 받아 비교 분석하여 체력에 따라 운동법을 수정 또는 보완하여 운동의 효과를 극대화시킵니다.

- 체격검사 – 신장, 체중, 흉위 등으로 신체의 충실지수 산출, 영양상태 판정
- 체질검사 – 신체의 각 기관의 기능이상 여부 진단(생리학적으로 감각기관, 신경, 근육, 호흡, 순환 및 소화기능 중심)
- 체력검사 – 체력장제 등을 활용하여 체능의 정도 판정과 운동적성검사(평형성, 유연성, 민첩성, 근력, 순발력, 지구력 등), 심폐적성검사(폐활량, 심전도 등)을 진단

(3) 자기체력 검사

① 유연성 검사 – 앉아서 스트레치하기

㉠ 실시하는 법

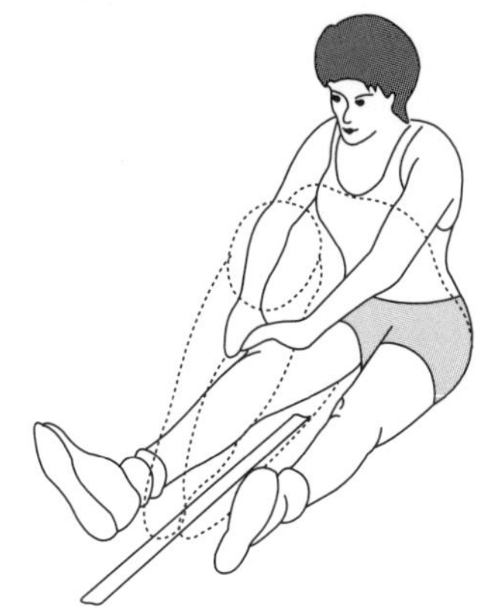

㉮ 막대자를 쭉 편 상태의 다리 사이에 놓고 바닥에 앉는다. 15인치(15×2.54cm)가 발뒤꿈치에 오도록 하든지, 테이프로 바닥에 붙인다.

㉯ 천천히 양손을 앞으로 밀면서 손가락 끝으로 가능한 한 멀리 막대자에 닿도록 한다.

㉰ 뛰어드는 것처럼 하거나 내밀지 않도록 한다. 3초간 유지하고 세 번 반복하여 가장 좋은 기록을 적는다.

㉡ 유연성의 평가와 연령별 유연성 지침

성 별	연 령	스트레치한 길이(인치)				
		우수	높음	평균	낮음	매우 낮음
여 자	30 이하	24 이상	20~23	18~19	14~17	0~13
	30~39	24 이상	20~23	18~19	14~17	0~13
	40~49	23 이상	19~22	17~18	12~16	0~11
	50~59	23 이상	19~22	17~18	11~16	0~10
	60 이상	23 이상	19~22	17~18	10~16	0~9
남 자	30 이하	23 이상	19~22	12~18	9~11	0~8
	30~39	23 이상	19~22	12~18	9~11	0~8
	40~49	22 이상	18~21	12~17	8~11	0~7
	50~59	22 이상	18~21	11~17	8~9	0~7
	60 이상	22 이상	18~21	11~17	8~9	0~7

② 유산소 지구력 검사-3분 스텝 검사

㉠ 실시하는 방법

㉮ 스트레치는 해도 되지만, 시간을 재기 전에 미리 연습하지 않는다.

㉯ 3분 동안 계단을 네 가지 순서로 오르락내리락한다.
   왼발부터 올린다 → 오른발을 올린다 → 왼발을 내린다 → 오른발을 내린다

㉰ 어느 발로 시작하건 1분간 24회의 속도를 유지한다(1회는 오르고내리는 네 동작을 완전히 끝내는 것을 말한다).

㉱ 3분이 지나면 앉아서 맥박을 측정한다. 10초간 맥박을 잰 다음, 6을 곱하면, 1분간의 운동 심장률을 구할 수 있다.

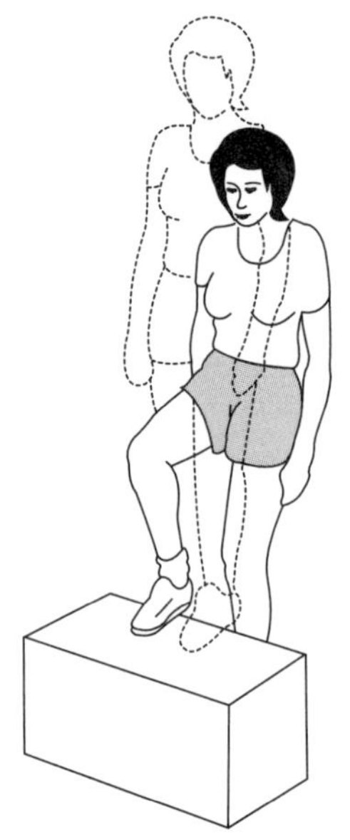

㉡ 유산소 지구력의 평가와 연령별 심박수 지침

성 별	연 령	스텝 검사-심장률(맥박수)				
		우수	높음	평균	낮음	매우 낮음
여 자	30 이하	72~84	85~108	109~116	117~135	136~155
	30~39	74~86	87~107	108~117	118~136	137~154
	40~49	74~90	91~112	113~118	119~131	132~152
	50~59	76~92	93~112	113~120	121~134	135~152
	60 이상	74~90	91~109	110~119	120~133	134~151
남 자	30 이하	70~78	79~97	98~105	106~126	127~164
	30~39	72~80	81~100	101~109	110~126	127~168
	40~49	74~82	83~103	104~113	114~128	129~168
	50~59	72~84	85~104	105~115	116~130	131~154
	60 이상	72~86	87~101	102~110	111~128	129~150

㉢ 숨멈추기 측정 - 호흡량의 측정

검사방법은 약 30cm 높이의 계단을 1분간 오르내린 후에 얼마동안 숨을 멈출 수 있는가를 재는 것으로 적어도 30초 동안은 숨을 멈출 수 있어야 합니다. 만일 30초 이상을 멈출 수 없으면 심장과 혈관이 좋은 상태가 아님을 나타냅니다.

③ 근력과 지구력 테스트

㉠ 팔굽혀펴기 – 상체근력

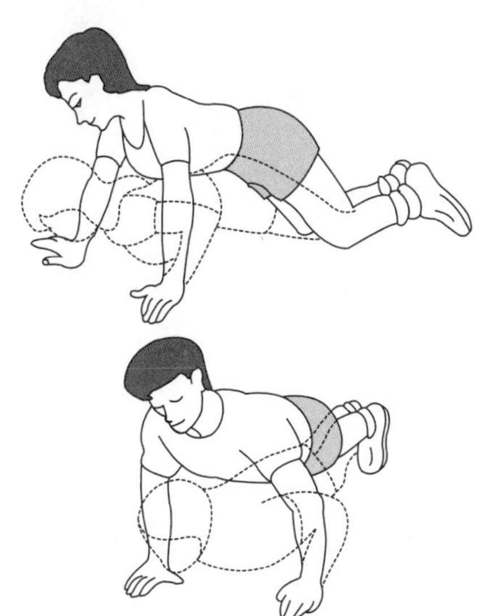

㉮ 얼굴은 바닥쪽으로 보게 하고 어깨 넓이로 두 팔을 바닥에 댄다. 허리를 빳빳하게 하고 팔이 똑바로 펴질 때까지 바닥에서 몸을 밀어올린다.

㉯ 완전한 팔굽혀펴기가 어려우면, 지지를 위해 무릎을 마루에 댄다. 하지만 허리는 꼿꼿하게 한다.

㉰ 표준 팔굽혀펴기에서는 엎드린 자세로 바닥에서 5cm인 곳에서 멈춘다. 무릎을 대고 하는 변형 팔굽혀펴기에서는 가슴을 닿게 한다.

㉱ 내려갔다 올라오는 것이 한 번이다. 휴식없이 할 수 있는 만큼 많이 한다.

성 별	연 령	팔굽혀펴기 실시 횟수				
		우수	높음	평균	낮음	매우 낮음
여 자	30 이하	49 이상	34~48	17~33	6~16	0~5
	30~39	40 이상	25~39	12~24	4~11	0~3
	40~49	35 이상	20~34	8~19	3~7	0~2
	50~59	30 이상	15~29	6~14	2~5	0~1
	60 이상	20 이상	5~19	3~4	1~2	0
남 자	30 이하	55 이상	4~564	35~44	20~34	0~19
	30~39	45 이상	3~544	25~34	15~24	0~14
	40~49	40 이상	3~039	20~29	12~19	0~11
	50~59	35 이상	2~534	15~24	8~14	0~7
	60 이상	30 이상	20~29	10~19	5~9	0~4

ⓛ **윗몸일으키기와 비틀어일으키기 – 복근력**

㉮ 등을 대고 바로 누워 다리를 세운다.

　발꿈치를 엉덩이로부터 13cm 정도 떼어 놓는다.

　두 팔로 가슴을 끌어안듯이 하고, 비틀어일으키기에서는 양쪽으로 조금 넓힌다.

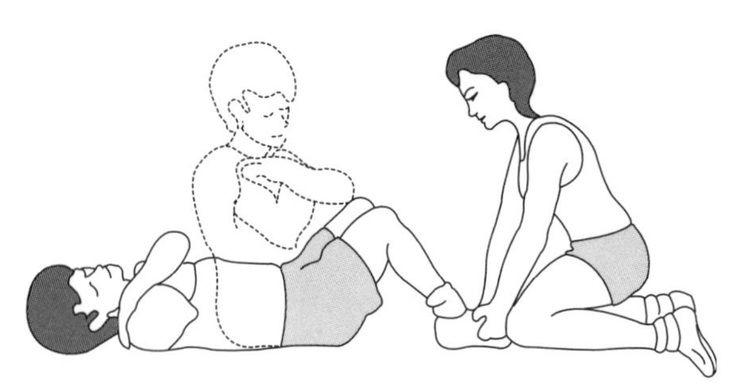

㉯ 발을 바닥에 대고, 상체만을 위로 비튼다. 윗몸일으키기를 하면서 반대편 팔꿈치를 무릎에 닿게 한다.

　비틀어일으키기를 할 때는 약 10cm 정도 손을 미끄러지게 해야 한다.

㉰ 1분 30초 동안 할 수 있는 한 많이 한다.

성 별	연 령	윗몸일으키기 실시 횟수				
		우수	높음	평균	낮음	매우 낮음
여 자	30 이하	45 이상	35~44	25~34	15~24	0~14
	30~39	45 이상	35~44	25~34	15~24	0~14
	40~49	40 이상	30~39	20~29	14~19	0~13
	50~59	35 이상	25~34	15~24	10~14	0~9
	60 이상	35 이상	25~34	15~24	8~14	0~7
남 자	30 이하	50 이상	40~49	30~39	20~29	0~19
	30~39	50 이상	40~49	30~39	20~29	0~19
	40~49	45 이상	34~44	25~43	19~24	0~18
	50~59	40 이상	30~39	20~29	15~19	0~14
	60 이상	40 이상	28~39	19~27	14~18	0~13

④ 신체적성 측정의 실례

본 검사는 미국의 큐리톤 박사가 고안하여 많은 시험을 거쳐 확정한 것으로 모두 10가지 종목이 있고, 각각 항목마다 점수가 배정되어 200점 만점으로 되어 있습니다. 만일 100점 미만을 받는 사람은 체력이 빈약하다는 것을 알아야 합니다.

■ 25점

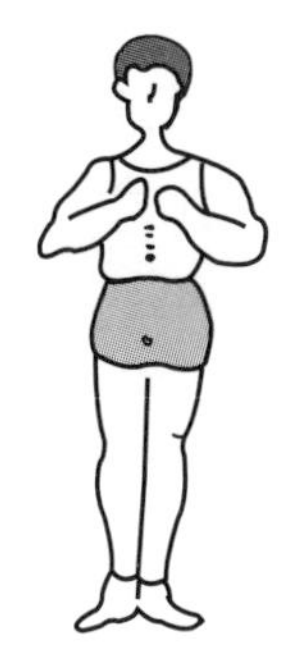

어깨를 뒤로 젖히고 서서 가슴을 최대로 팽창시킨다. 겨드랑이 밑의 가슴둘레를 측정한다. 그리고 배를 부르지 않게 하고 허리둘레를 측정한다. 가슴둘레가 허리 둘레보다 12.7cm(여자는 25.4cm) 커야 한다.

■ 10점

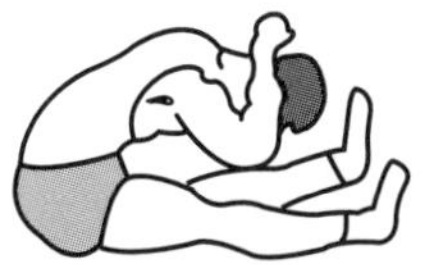

마루 위에 다리를 뻗고 앉는다. 양 무릎 사이에 20cm 높이의 책을 놓는다. 몸을 앞으로 굽혀 책의 윗부분에 앞이마를 댄다.

■ 15점

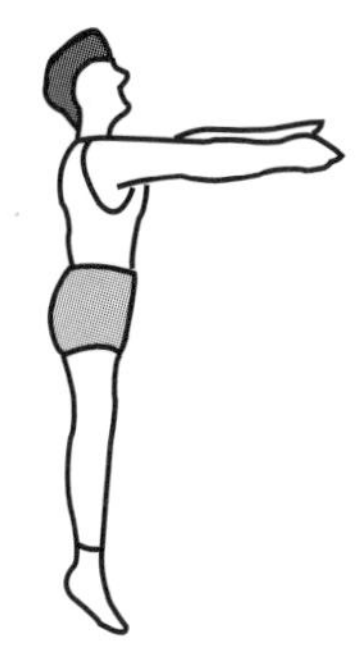

발가락으로 서서 뒷꿈치를 함께 모으고 눈을 감고 두 팔을 어깨 높이로 앞을 향해 뻗는다. 이와 같은 자세로 발을 움직이거나 눈을 뜨지 않고 20초간 머무른다.

■ 20점

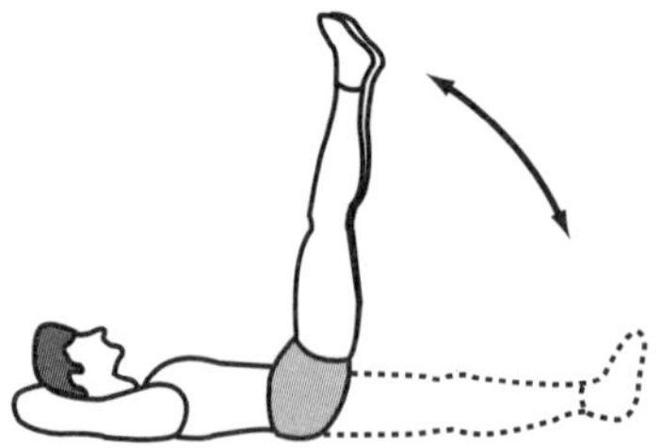

손을 목 뒤에 대고 눕는다. 양다리를 무릎이 굽혀지지 않도록 해서 수직이 되는 위치에까지 들어올렸다가 다시 마루에까지 내린다. 이것을 20회 반복한다.

■ 15점

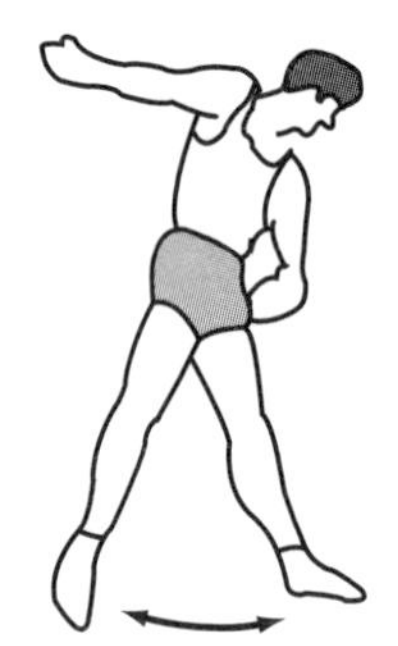

몸을 한 손과 한 발의 바깥쪽으로 지탱하여 곧게 편다. 이때 팔은 곧게 하고 다른 한 손은 엉덩이에 놓고, 윗쪽 다리를 지면과 수직이 되도록 25회 들되 다른 무릎을 굽혀서는 안 된다.

■ 25점

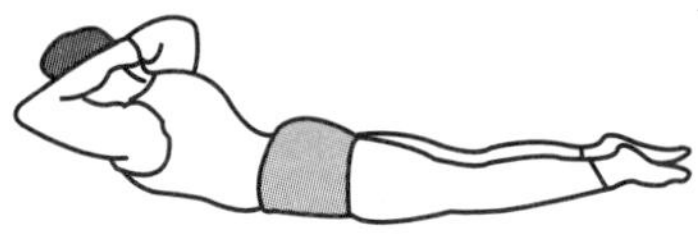

배를 대고 얼굴이 바닥을 보도록 엎드리고, 두 손은 목 뒤로 깍지 낀다. 발은 마루에 움직이지 않게 하고, 턱을 마루로부터 45cm 될 때까지 쳐 든다.

■ 10점

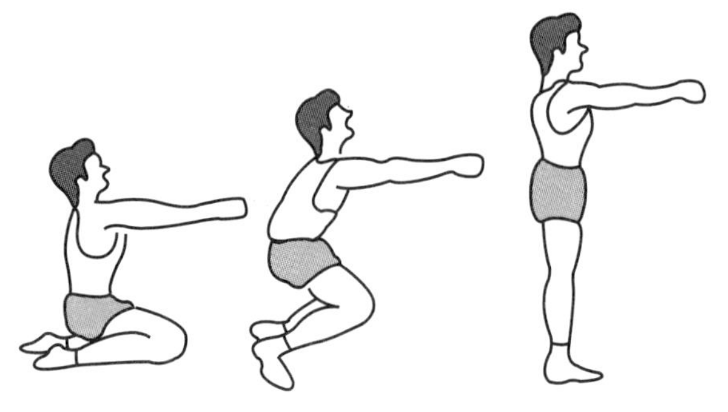

무릎을 꿇은 자세에서 발바닥이 위를 보게 하고 또 팔을 아래로 내렸다가 흔들어 들면서 서 있는 자세로 뛰어 균형을 잡는다. 앞발은 함께 올라와야 한다.

■ 25점

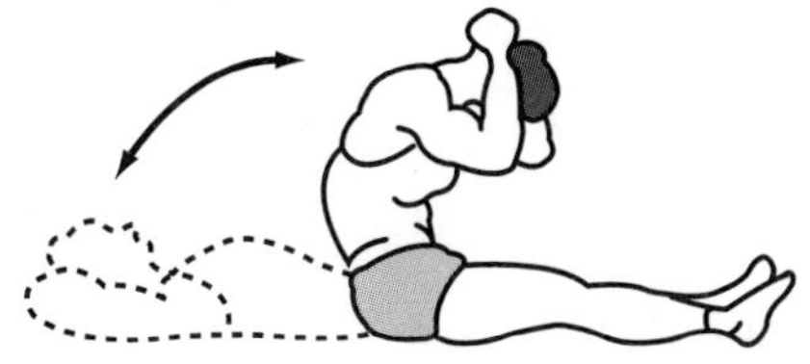

손을 목 뒤에 대고 뒤로 눕는다. 다리는 곧고 자유스럽게 놓는다. 쉬지 않고 상체를 25회 일으켰다 눕는다.

■ 10점

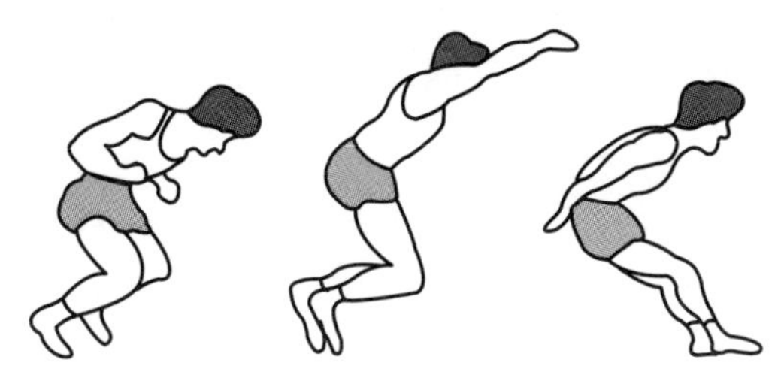

제자리넓이뛰기를 한다. 요령은 체능검사에서 흔히 실시하는 방법과 동일하다. 넓이뛰기의 기록은 최소 신장과 일치해야 한다.

■ 10점

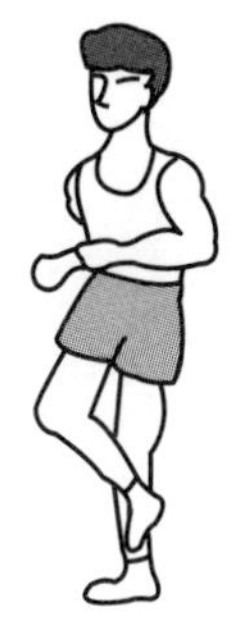

마루로부터 최소한 10cm, 높이로 발을 들어 60초간 제자리뛰기를 한 다음, 3번 심호흡을 하고 60초간 숨을 참는다.

개인 점수 통계가 100점 미만이면 신체의 조건은 좋지 않으며 시급히 신체훈련계획이 필요합니다.

마지막 검사에서 실패하거나 혹은 다른 종목의 2가지 이상에서 실패하였을 경우, 신체훈련계획을 신중히 하지 않으면 안 됩니다.

또한 검사에서 좋은 성적을 낸 사람도 현재의 좋은 신체조건을 유지하고 더욱 향상시키기 위해서는 신체훈련계획이 필요한 것입니다.

⑤ 여가선용(Recreation)

(1) 여가선용이란?

① 여가선용의 뜻

바쁜 생활 속에서도 누구나 일상의 업무 외에 여유시간을 갖고 취미생활을 통하여 건강증진과 원만한 인간관계를 유지하고자 하며, 가장 보편화된 것이 건전한 여가이용입니다.

여가선용이란 여가시간을 잘 활용하여 심신의 피로를 해소하고 스스로 만족을 구하며, 심신의 능률을 한층 더 높여서 개인의 행복을 증대시키며 사회를 발전시키기 위하여 여가를 잘 이용하는 것입니다.

여러 가지 방면에 흥미를 가지는 습관을 가지고 여가선용의 능력을 체득하여 둔다는 것은 무미건조한 생활에서 벗어나 명랑하고 쾌활하며 희망에 찬 생활과 건강 유지에 큰 도움이 되는 것입니다.

② 여가선용의 종류

여가활동의 종류는 헤아릴 수 없을 정도로 많으나 여가선용이란 대의에서 구분하면 다음과 같습니다.

- 지적 여가활동 – 독서, 조사, 연구, 탐사, 수집 등
- 신체적 여가활동 – 등산, 낚시, 야영, 각종 스포츠 등
- 사회적 여가활동 – 봉사, 간담회, 회화, 사교 등
- 예술적 여가활동 – 음악, 미술, 영화, 연극, 수예 등

각자의 취미와 소질에 따라 누구나 언제든지 마음을 내어 실천하면 할 수 있어서 신체적, 정신적, 사회적으로 성숙한 개인의 완성에 크게 기여하고 있습니다.

③ 여가선용의 생활태도

여가선용은 먼저 여가를 만들어낼 수 있는 생활태도가 필요합니다. 근로와 여가의 한계를 분명히 하기 위하여 일할 때는 열심히 하고 그 밖의 시간은 휴식, 오락, 운동 등으로 긴장을 풀고 기분전환을 정확히 할 수 있는 시간의 사용방법이 합리적으로 행해져야 합니다. 일하기 위해서 레크리에이션이 있고, 레크리에이션에 의하여 일에 능률이 상승된다고 하는 생활관과 생활태도를 가지는 것이 중요한 것입니다.

④ 여가선용의 문제점

- 학습, 직장생활 또는 사업을 하게 되면 여가선용에 대한 기회를 잃는 경향이 있는 것이 현실적인 문제 중 하나입니다.

  학창시절은 여가선용의 태도와 기술을 준비하는 시대인데, 여가선용의 의의, 가치, 방법, 태도를 이해하지 못하면 사회인이 되어도 올바른 여가선용을 하지 못하게 됩니다.
- 여가활동은 자유의사에 의하여 각자의 취미와 흥미에 따라 즐거움을 구하거나 오락과 휴양에 이용되기 때문에 쾌락을 추구하는 대로 흘러 많은 문제를 일으켜서 신체적 · 정신적 · 사회적으로 개인과 사회를 병들게 합니다.

(2) 건강과 여가선용

건강은 공격적 건강과 방어적인 건강법의 양면성을 조화롭게 하는 것이 중요하다는 뜻이라 했습니다.

여가활동은 과중한 업무의 집중에서 오는 피로축적을 해소하고 신체적 · 정신적으로 새로운 활력을 충전하는 데 뜻이 있는 만큼 평소에 많이 사용한 부분은 방어적인 방법으로, 사용하지 않았던 부분은 공격적인 방법으로 피로해소와 활력의 충전을 하는 것이 바람직합니다.

- 정신적 피로나 육체적 피로가 많은 일을 하는 사람의 경우 멍하니 아무 일 하지 않고 쉬는 것은 바람직하지 않으며, 쾌적한 자극(음악감상, 좋은 경치 구경, 친구와 정담 등)을 주는 것이 좋습니다.
- 정신적 피로가 많은 사람은 정적인 것보다 동적인 육체활동을 하여야 하며, 육체적 피로가 많은 사람은 동적인 것보다 지적인 정신활동을 하여야 합니다.
- 어디를 가장 많이 사용하고 어디를 전혀 사용하지 않았는지를 스스로 판단하여 동적(공격적)과 정적(방어적)인 여가활동을 선택하는 것입니다.

(3) 신체적 여가활동

① 운동(Sports)과 레크리에이션(Recreation)

체육운동은 스포츠와 유희로서 건전한 활동이면서 흥미진진하여 기분전환을 하는 가장 적절한 활동으로 에너지 소모를 통하여 에너지의 균형을 이루면서 더 많은 에너지원을 생산하여 생활에 활력을 가져다주며, 자주적으로 행하여지는 자기표현이며 자기실현을 할 수 있으면서 타인과의 협력을 도모하는 등 가장 이상적인 여가선용 중 하나입니다.

② 레크리에이션으로서 운동의 선택법

일반 체육운동과 달리 여가선용으로서의 운동은 강력한 힘이나 지구력을 필요로 하는 것, 너무 경쟁적이고 정서적 자극이 강한 것과 너무 격렬한 것들을 하지 않는 것으로 경쟁심과 민첩성을 강요하지 않는 것이 바람직합니다.

- 신체적 여가활동인 운동은 적극적이고 동적이므로 소극적이고 정적인 업무를 하는 사람은 물론 육체적 노동이 심한 사람도 많이 사용하지 않는 부분의 조화를 위해 정적인 여가선용과 병행하는 것이 좋습니다.
- 대기오염은 심폐기능에 영향을 주어 신체적·정신적 피로는 물론 만성질병을 일으키므로 휴일을 이용한 신체적 여가활동은 공기와 경치가 좋은 장소를 선택하여서 심폐기능을 활성화하고 공해에 찌든 몸과 마음의 피로를 해결합니다.
- 운동은 평생을 하여야 하므로 조급하게 서두르지 말고 자기에게 알맞은 것을 찾아 즐겁게 하여야 합니다. 가능하면 가족과 함께 즐기면서 할 수 있는 운동법을 찾아 나이가 들어가면서도 운동을 계속한다면 행복한 인생의 참맛을 보태어 갈 수 있습니다.

③ 운동이 체력에 미치는 효과

적절한 운동은 인체기관의 기능 향상으로 체력을 증진시키며 운동종목에 따라 인체에 미치는 영향은 차이가 있으므로 다음의 표를 이용하여 운동법의 선택에 참조하기 바랍니다. 생활체육의 관점에서 체력이 뒷받침되고 휴일과 일과 후 여유시간을 이용하는 **여가운동**과 일상생활 중에서 마음을 내면 할 수 있는 **일상운동**을 구분하였으며, 운동가능연령은 평균수명이 연장되고 있어서 평소 운동을 계속하는 사람은 5~10년 상향할 수 있습니다.

운동이 체력에 미치는 효과

● 효과가 있다　　●● 효과가 좀더 있다　　●●● 효과가 크다

운동종목			근력	순발력	지구력		신경계		가능연령
					근육	심폐	민첩성	교차성	
여가운동	육상	단거리 달리기	●●	●●●	●	●	●●●	●	~40
		장거리 달리기		●	●●●	●●●			~50
		뜀 뛰 기	●●				●●	●●	~50
		던 지 기	●●●	●●●			●●	●●●	~50
	구기	축　　구	●	●●	●●		●●	●●	~50
		농　　구	●	●●	●●	●●	●●	●●	~50
		배　　구	●	●●	●		●●	●●	~50
		핸 드 볼	●	●●	●●	●●	●●	●●	~50
		야　　구	●	●●	●		●●	●●●	~60
	투기	유　　도	●●	●●	●	●	●●	●●	~50
		태 권 도	●●	●●	●	●●	●●	●●	~60
		레 슬 링	●●	●●	●●	●●	●●	●●	~50
	평생 스포츠	탁　　구			●	●	●●●	●●	~60
		배 드 민 턴	●	●●	●	●	●●●	●●	~60
		테 니 스	●	●●	●●	●	●●	●●	~50
		수　　영	●●	●●●	●●	●●●	●	●●	~60
		궁 도 (양 궁)	●		●●			●●	~평생
		볼　　링	●		●		●	●	~60
		골　　프	●	●	●	●●	●	●	~평생
		스 케 이 팅	●●	●●	●●		●●	●●	~60
	야외 스포츠	등　　산	●●	●	●●●	●●●		●	~60
		조　　깅	●●	●●	●●	●●	●●	●●	~평생
		사 이 클 링	●	●		●●	●●	●●	~50
		낚　　시		●			●●	●●	~평생
		캠　　핑	●	●●	●	●	●●	●●	~평생
일상 운동	생활 운동	걷　　기	●●	●●	●●	●●	●●	●●	~평생
		맨 손 체 조	●	●	●	●	●●	●●	~평생

6 생활운동법

여러 가지 운동종류 중에서 남녀노소 누구나가 쉽게 할 수 있어 많은 사람들이 애용하는 일상생활운동법인 걷기와 맨손체조와 여가선용의 야외활동 평생운동인 조깅과 등산을 설명합니다.

평소 꾸준히 운동을 계속하신 분은 체력에 맞게 계속하면 되겠으나 운동기회를 갖지 못한 분들과 질병이나 다른 이유로 운동을 새롭게 시작하시는 분은 최소한 일상생활 중에서 걷기와 맨손체조는 매일 규칙적으로 하면서 주말이나 휴일을 이용하여 조깅 또는 등산을 정기적으로 하면 운동부족으로 오는 질병의 예방과 체력 유지는 할 수 있기 때문입니다.

일반적으로 장년기 이후 여가선용 운동으로 이용하는 수영, 테니스, 배드민턴, 에어로빅 댄스 등의 평생운동과 야외활동을 적절히 혼용함으로써 체력을 증진시켜 질병 없는 건강한 생활의 활력을 되찾기 바랍니다.

(1) 걷기(Walking)

일상생활 속에서 걷는다는 행위는 평범하고 상식적인 활동이므로 운동이라고 생각하지 않는 경향이 있습니다.

나이가 들어가면서 마음대로 몸을 움직이며 여가를 즐기고 일할 수 있는 것은 모두 체력의 바탕이 있어야 하며, 체력의 기초 증진은 하체(다리)와 심폐기능의 보강에서 시작됩니다.

걸을 수 없으면 스스로 이동할 수 없고 생활을 즐길 수 없으며, 아무리 좋은 운동도 할 수 없으므로 걷기운동은 모든 운동의 기초이며 가장 기본적인 전신운동입니다.

① 걷기운동의 효과

걷기의 목적은 다리를 단련하고 신체의 모든 근육을 강화하는 전신운동으로 체력을 증진시키고 매력적인 몸매를 가꾸는 데 있습니다.

㉠ 심폐기능의 활성화로 혈액순환이 촉진

발끝으로 서면 다리의 동맥이 열려서 혈액이 흐르기 쉽게 되고, 뒤꿈치를 밟으면 정맥이 눌려서 혈액이 심장 쪽으로 흘러가므로, 걷기는 다리의 반복 운동으로 혈액순환을 촉진하여 심장의 부담을 줄이게 되므로 다리는 곧 제2의 심장역할을 합니다.

심장기능이 잘되면 혈액이 전신조직의 각 세포에 골고루 공급되므로 새로운 에너지의 생산과 세포의 기능이 정상적으로 일어나 전신운동을 활발히 할 수 있게 합니다.

ⓛ **전신운동으로 신체의 평형을 유지**

'나이는 다리에서' 또는 '노화는 다리부터'라는 말이 있듯이 다리가 허약하면 신체의 바른 자세와 밸런스를 유지하기 힘들기 때문에 활동하기를 기피하게 되고 그러면 운동부족으로 더욱 체력은 약화되어 건강을 잃게 되는 것입니다.

② **걷기운동의 방법**

걷기는 활동을 한다면 누구나 하는 것이고 마음만 먹으면 어디에서도 당장할 수 있는 것이지만, 잘못된 걷기 자세는 운동효과의 저하는 물론 체형의 변화에 영향을 미쳐 근육, 신경, 골격 등에 문제를 일으켜서 통증 유발과 다른 질병을 발생시키는 요인이 되므로 유의하여야 합니다.

잘못된 걷기자세는 상체의 무게를 엉덩이 위에 두는 자세와 가슴과 복부를 앞으로 내미는 자세로, 발의 볼에 하중이 놓이지 않고 발의 뒤꿈치에 하중이 놓여 몸의 무게 중심이 앞에 있

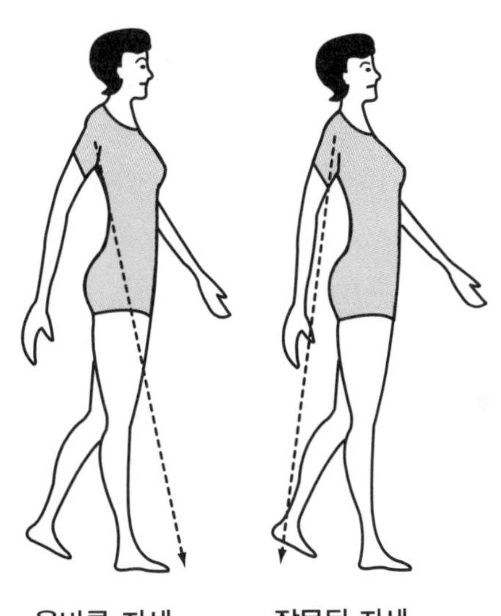

지 않고 몸의 뒤에 두는 자세이며, 무릎을 너무 곧게 펴 구부리지 않은 상태로 리드미컬하지 않게 걷는 자세와 발목의 안쪽이 서로를 향해 휘어지는 평발형의 자세로 걷는 것입니다.

걷기는 가장 하기 쉬운 기본적인 운동으로 함부로 걸어도 되는 것이 아닙니다. 걷기는 전신운동이므로 하기에 따라 상당한 체력을 요구하게 되므로 평소 걷지 않던 사람이 성급한 효과를 보기 위해 무리하게 걷기운동을 해서는 안 됩니다.

바른 걷기(步行)는 아름다운 보행입니다

아름다운 보행은 배를 내밀지 않고 턱을 당기고 가슴을 펴 바른 자세를 취하여 무릎을 펴고 보폭을 최대한 넓혀서 발은 발꿈치부터 땅에 대고 발가락에 옮겨 다섯발가락을 조화있게 사용하고 팔을 적당히 흔들어 리드미컬하게 하여 복식호흡으로 편안하고 즐거운 마음으로 앞을 향해 똑바로 걸어가는 것입니다.

㉠ 복부를 들이밀고 가슴을 펴서 기본자세를 바르게 하자

벽에 등을 대고 서서 후두부, 양어깨, 허리, 장딴지, 발꿈치의 각 부분이 모두 가볍게 벽면에 닿는다면 바른 걷기를 위한 기본자세가 됩니다. 비만으로 복부가 튀어나온 사람은 복대를 사용하여 바른 자세를 유지하는 것이 좋습니다.

㉡ 무릎은 펴고 보폭을 넓히자

상체를 약간 앞으로 쏠리게 하고 뒷발을 차는 듯이 걸으면 자연히 무릎이 펴지며 발걸음을 넓게 잡도록 노력하여 보폭을 넓게 잡아야 합니다.

㉢ 눈은 전방을 보고 팔을 흔들며 걷자

머리를 떨구어 발 앞을 보고 걸으면 보폭이 일정하지 않고 짧아지므로 눈을 지평선보다 조금 높게 보고 어깨, 손, 발은 힘을 빼고 팔은 자연스럽게 흔들면서 걸으면 근육의 피로도 덜하고 활기찬 보행이 됩니다.

㉣ 몸을 흔들면서 걷지 말고 똑바로 걷자

몸을 상하 또는 좌우로 흔들면서 걸으면 에너지 손실과 쓸데없는 근육이 움직여 바른 보행이 이루어지지 않으며, 발끝을 걷는 방향과 평행을 이루도록 똑바로 걸어야 합니다.

㉤ 발바닥의 아치를 살려서 리드미컬하게 걷자

인간의 보행의 특징은 발바닥의 인대가 만들고 있는 아치가 보행을 돕는 용수철의 역할을 담당하여 보행의 피로를 덜게 합니다.

뒷다리에 체중을 실어서 가볍게 차내는 폭을 크게 하면 가슴을 펴고 리드미컬하게 걷는 요령을 잡을 수 있습니다.

㉥ 피로하지 않은 속도로 걷자

보행부족을 해소하기 위해서는 매일 최소한 약 2Km는 걸어야 합니다.

오래 걸을 수 있는 알맞은 속도인 경제속도는 개인의 체력에 따라 차이는 있지만 2Km 정도 계속 걸어서 피로를 느끼지 않는 속도를 유지하는 것입니다(매분 100m 기준).

㉦ 발에 맞는 신발을 신고 걷자

신발의 뒤꿈치가 너무 높거나 너무 얇은 것과 너무 딱딱한 것은 근육과 척추신경에 무리한 자극을 주기 때문에 피로가 빨리 오고, 신발이 작아 조이는 것은 혈액순환에 장애를 초래합니다.

여성의 굽높이는 2~3cm가 적당하고 부드러운 재질과 잘 맞는 신발을 선택하여 즐거운 마음으로 걸읍시다.

◎ 심장과 폐장으로 걷자

다리의 보행동작이 원만하게 이루어지기 위해서는 폐에서 섭취한 신선한 산소를 각 근육에 공급을 계속해야 하므로 심장과 폐장으로 걷는 것입니다.

호흡은 입을 가능한 사용하지 말고 코만을 이용하는 복식호흡으로 코로 연속으로 들이마시면서 2발짝을 걷고 코로 연속으로 두 번 내쉬면서 2발짝 걸음을 가는 방법입니다. 숨을 들이마시고 내쉬고 할 때는 가슴호흡이 아닌 복식호흡으로 일정한 리듬을 갖추어서 하는 것이 심장과 폐장으로 걸으면서 하는 이상적인 걷기운동입니다.

㉧ 편안하고 즐거운 마음으로 걷자

건강을 위하여 할 수 없이 걷는 것이 아니고 걷는 순간만큼은 잡념을 잊기 위하여 자기 나름대로 구령 또는 경쾌한 음율로 호흡과 보폭에 맞추어서 걸으면 편안하고 즐거운 마음이 됩니다.

③ 연령별 걷기운동

㉠ 10대와 20대의 걷기운동

10대는 한창 발육이 왕성한 세대이고 삶의 방향이 결정되는 인생의 분기점으로 스포츠에는 새로운 흥미를 느끼면서 보행 따위는 관심이 없다는 것은 문제가 됩니다.

인격형성뿐 아니라 체격이 형성되는 시기이므로 바른 자세를 형성하는 걷기는 이때부터 올바르게 하여야 하며, 이 세대에서 보행의 즐거움과 멋짐을 체험하면 한 평생 기회가 있으면 걸으려 할 것입니다.

㉡ 30대의 걷기운동

30대는 사회의 중심에서 활동하는 충실한 세대로서 인생의 기초가 굳건히 확립되는 시기이기 때문에 일에 열중하고 바빠서 운동에 소홀히 하게 됩니다.

아직 체력에는 자신이 있어 달릴 수도, 헤엄칠 수도, 등산도 겁날 것이 없지만 실행하지 못하여 운동부족으로 노화의 시작이 일어나므로 걷고 뛰고 하는 운동을 열심히 해야 합니다.

ⓒ 40대의 걷기운동

40대는 사회적 신용과 경제적 실력을 쌓아 확고 부동한 위치를 확보하는 세대입니다. 체력이 자연적으로 퇴화되는 시기인데다 머리를 많이 쓰고 운동부족이 심화되어 비만, 당뇨, 고혈압, 요통 등이 잘 발생합니다.

40대에 건강유지를 잘하지 못하면 10년 이상 노화가 빨리 오므로 식사의 개선과 더불어 자기에게 알맞은 운동을 하여야 하며 등산, 조깅, 걷기운동이라도 지금부터 시작합시다.

ⓔ 50대의 걷기운동

50대는 인간으로서 원숙한 경지에 들어선 제2의 인생의 세대입니다. 모든 직종에서 책임을 지는 입장이므로 경제적 기복이 심하고 정신적 · 육체적 스트레스를 많이 받아 피로가 쌓여서 체력의 쇠퇴가 가속되어 갑니다.

특히, 정년으로 일정한 일이 없으면 긴장된 마음이 풀리고 생활리듬이 흐트러져서 갑자기 노화가 촉발되어 활동하기가 싫어져서 운동부족으로 인한 성인병이 가장 많이 발생하는 시기입니다.

초조해하지 말고 지금부터 큰 발걸음으로 유유자적하게 걸어봅시다.

ⓜ 60대 이후의 걷기운동

60대 이후는 인생체험을 남과 나누며, 못다한 일들을 새롭게 시작하여 인생을 마무리하여 열매를 맺는 인생결실의 세대입니다.

요즘 60대, 70대가 되어도 정정한 기운을 자랑하는 사람들이 많아지고 있음은 운동의 결과이며, 65세 된 사람이 운동을 하면 50대의 젊음을 유지하는 것이고 운동을 하지 않으면 노쇠한 70대가 되는 것입니다.

심한 체력을 소모하는 운동을 할 수 없는 시기이므로 가장 적합한 운동은 걷기운동으로 달리기도 할 수 있는 강인한 체력을 유지하여 인생의 마무리를 위해 상쾌한 기분으로 걸어 주길 바랍니다.

(2) 맨손체조(Free exercise)

체조는 태어나면서 시작하는 동작이며 움직이고, 서고, 앉고, 눕고 하는 모든 동작을 신체의 균형잡힌 체격유지와 체력증진을 위하여 역학적·해부학적 면에 입각한 과학적인 체계를 갖추어서 전신운동으로 발전시킨 인체의 기초운동입니다.

체조에는 기계와 용구인 철봉, 평행봉, 링, 안마, 뜀틀, 평형대, 매트 등을 사용하는 기계체조와 용구를 사용하지 않는 맨손체조 그리고 준맨손체조인 곤봉, 줄, 공, 리본, 후프 등을 이용하는 리듬체조 등이 있습니다.

남녀노소가 일상생활 중에서 어떤 좁은 공간(집안, 직장 등)에서 짧은 시간에 효과적으로 할 수 있는 맨손체조를 중심으로 설명합니다.

① 맨손체조의 응용

㉠ 생활체조

아침에 일어나면서, 기상 후, 학교와 직장생활 중 흔들기, 휘두르기, 굽히기, 돌리기 등의 가벼운 운동을 통하여 몸을 풀어주는 체조

㉡ 준비 및 정리체조

주운동을 하기 전에 근육에 자극을 주어 부상을 예방하고 운동 후 근육을 이완시켜 몸의 긴장을 풀어주는 체조

㉢ 교정체조

나쁜 자세를 교정하기 위하여 결함있는 부위를 집중적으로 자극하는 체조

㉣ 기초체력향상 체조

전신적 체력을 강화시키기 위하여 기구 또는 보조자 등을 이용하여 강도 있게 실시하는 체조

② 맨손체조의 효과

맨손체조는 걷기와 같이 어떤 운동에 못지않은 신체의 기능 증진에 기여합니다.
- 신체의 바른 자세 유지와 교정으로 균형 잡힌 체격을 유지시킵니다.
- 전신운동으로 신체 각 기관을 고르게 활동시켜 체력증진으로 건강유지에 기여합니다.
- 근육의 유연성과 관절의 기동성을 높여 운동의 기술과 활동 능력을 높입니다.
- 각종 운동의 준비, 정리, 보조운동으로 응용하여 운동 전후 사고를 예방합니다.

③ 맨손체조의 방법

누구나 쉽게 할 수 있다 하여 마음대로 하는 것이 아니므로 운동의 형식과 순서, 주의사항 등을 목적에 따라 적절히 적용함으로써 체조운동의 효과를 극대화시킬 수 있습니다.

맨손체조의 실시순서와 운영형식의 종류

순서	운 동 명	운 동 형 식
1	다리운동	들기, 흔들기, 흔들어들기, 굽혀펴기, 휘돌리기, 뜀뛰기
2	목운동	굽히기, 돌리기, 휘돌리기
3	팔운동	들기, 흔들기, 흔들어들기, 굽혀펴기, 휘돌리기, 비틀기, 벌리기
4	가슴운동	오므리기, 펴기
5	옆구리운동	굽히기, 눕히기
6	등운동	굽히기, 눕히기
7	배운동	굽히기, 눕히기
8	몸통운동	돌리기(비틀기), 휘돌리기
9	온몸운동	평균운동 동체부위 운동에다가 팔다리 운동을 복합한 복합운동
10	뜀뛰기운동	팔을 앞·위·옆으로 들어 흔들면서 행하는 뜀뛰기운동
11	팔다리운동	팔을 앞 또는 옆으로 흔들며 다리들기와 무릎을 굽혔다 펴면서 행하는 다리운동(정리운동)
12	숨쉬기	옆·위·비껴 아래로 들어내리면서 호흡을 조정하는 숨쉬기 운동

- 먼저 목적에 따라서 유연성, 근력양성, 교정, 예방의 체조를 선택하고 그에 맞는 체조실시순을 정합니다.
- 동작은 강약을 고려하고 긴장, 이완의 힘의 배분과 리듬을 중시하여 미적 표현이 되도록 합니다. 특히, 여성은 절도 있는 동작보다 리듬 있는 동작을 중시합니다.
- 처음은 복잡한 동작은 피하고 단순한 운동을 한 다음 점진적으로 행하며, 운동량도 점진적으로 부하량을 고려하여 증가시킵니다.
- 동적인 근육의 운동만을 계속하지 말고 일시적으로 멈추는 정적인 근육수축운동인 등척성 운동을 행하는 것이 더 효과적입니다.
- 체조의 실시순서는 심장에 산소요구량을 급히 주지 않게 심장에서 먼 부위로부터 실시하여야 합니다.

④ 일상생활 중의 특별체조

평소 운동을 하지 못하거나 매일 같이 걷기와 달리기마저도 제대로 하지 못하는 경우 누구나 잠을 자고 일어나야 하며, 직장에서 일은 하여야 하므로 이 시간을 잘 활용할 수 있는 체조를 소개합니다.

㉠ 스트레칭(Stretching)

ⓐ 스트레칭의 효과…신체 각 부위의 근육과 인대를 의식적으로 신장시켜 유연성을 향상시키는 운동으로, 관절의 가동범위를 넓혀주고 근육의 긴장을 완화하여 몸의 활력을 주는 운동기능과 근육과 일대의 부상방지와 피로회복에 도움을 주는 효과가 있습니다.

ⓑ 운동기본법…스트레칭 운동은 야외운동을 할 기회가 없는 사람 외에도 평소 운동을 하지 않던 사람이 운동을 시작할 때의 예비운동으로도 적당합니다.

- 효과를 보기 위해선 1주일에 적어도 3회는 해야 한다.
- 무리하지 않고 자신의 유연성에 맞게 한다.
- 운동 중에는 평소 호흡을 유지한다.
- '기분 좋은 통증'을 느낄 때까지 쭉 펴준다.
- 20~30초 동안 펴주면 근육이 이완된다.

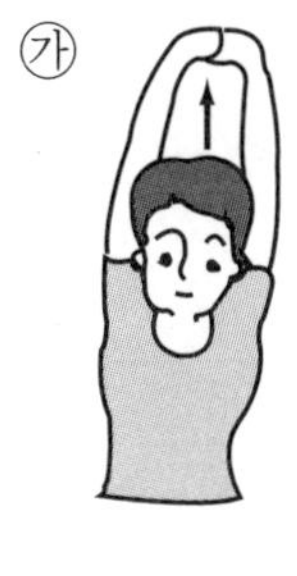

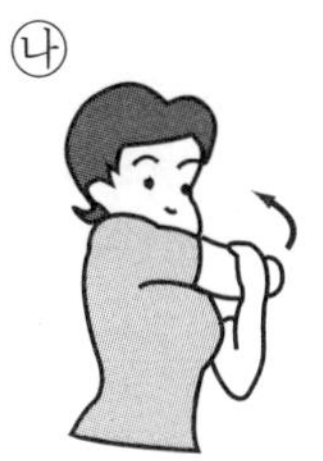

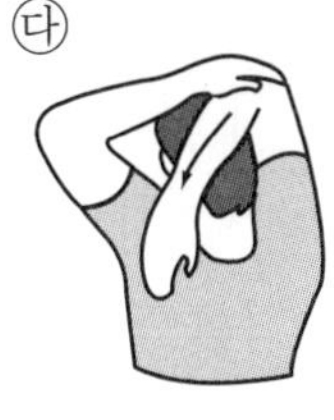

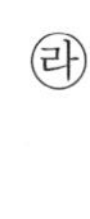

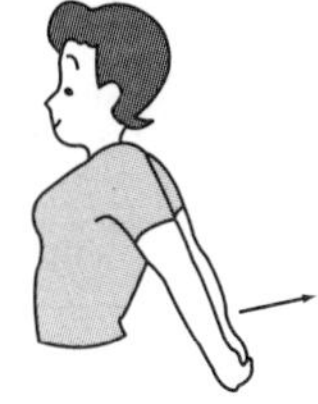

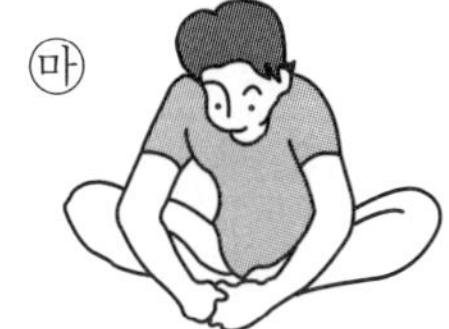

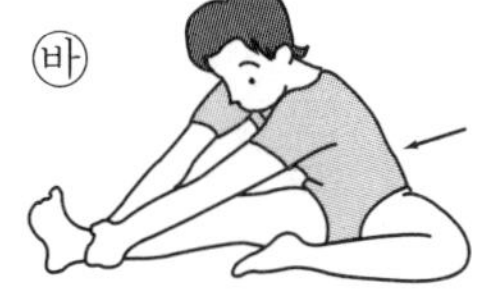

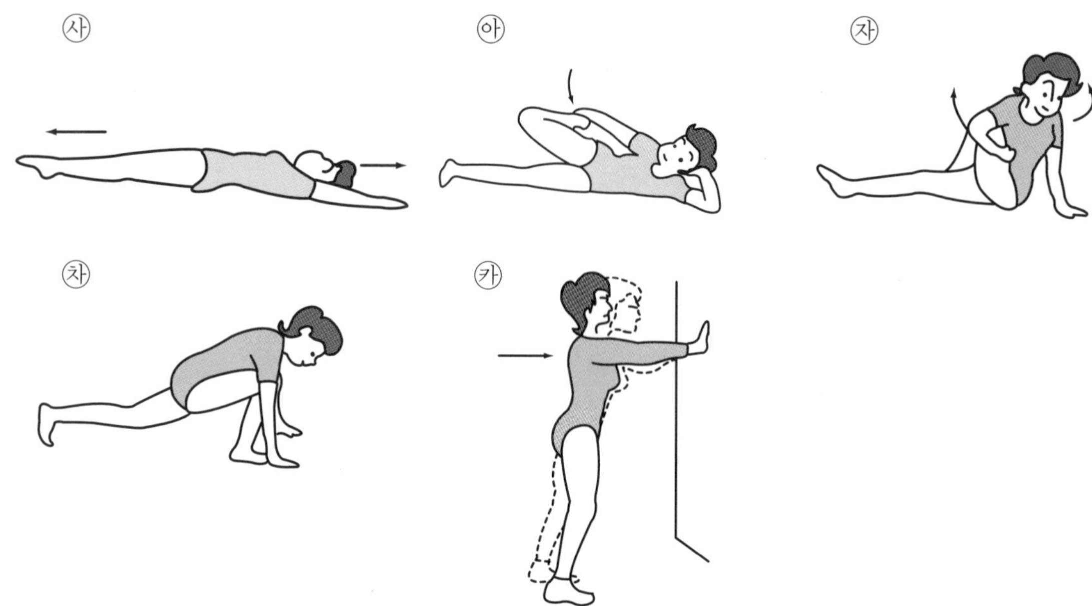

대표적인 스트레칭의 실시순서(가나다 순)

㉡ 척추의 유연성체조

우리 몸의 지주역할을 하는 척추가 경화되어 유연성이 떨어지면 활동하기 어렵고 싫어져서 운동부족이 오게 되어 다리가 빈약해지고 전신적 장애가 일어나서 체형의 변화와 노화가 촉진됩니다.

ⓐ 척추의 유연성의 효과
- 등뼈를 에워싼 인대나 연골을 부드럽게 하여 골조직으로 가는 혈행을 좋게 하여 뼈의 노화를 예방하고 부상시 절골, 탈골을 방지합니다.
- 척추신경을 끌어당기므로 신경의 노화 예방과 내장기관에 자극을 주게 되므로 소화기능과 분비선기능을 촉진하는 효과가 있습니다.
- 목줄기와 어깨, 동체, 허리근육의 혈액순환을 촉진하여 신경통, 요통, 디스크 등을 예방합니다.

ⓑ 척추의 유연성 자기 TEST법…양 발끝을 八자 형으로 발가락 끝을 벌리고 직립하여 발가락 끝을 향해 최대로 굽히는 자세를 취하였을 때
- 손바닥이 모두 바닥에 닿으면 생리적으로 35세
- 세워서 중지의 뿌리까지 오면 45세
- 중지끝이 간신히 닿으면 50세
- 그것도 닿지 않으면 척추의 경화도는 환갑이 넘은 것입니다.

ⓒ 척추의 유연성 운동법…아침에 기상할 때와 저녁의 잠자기 전에 다음의 동작을 최소한 실시하여 척추의 유연성을 유지하도록 합니다.

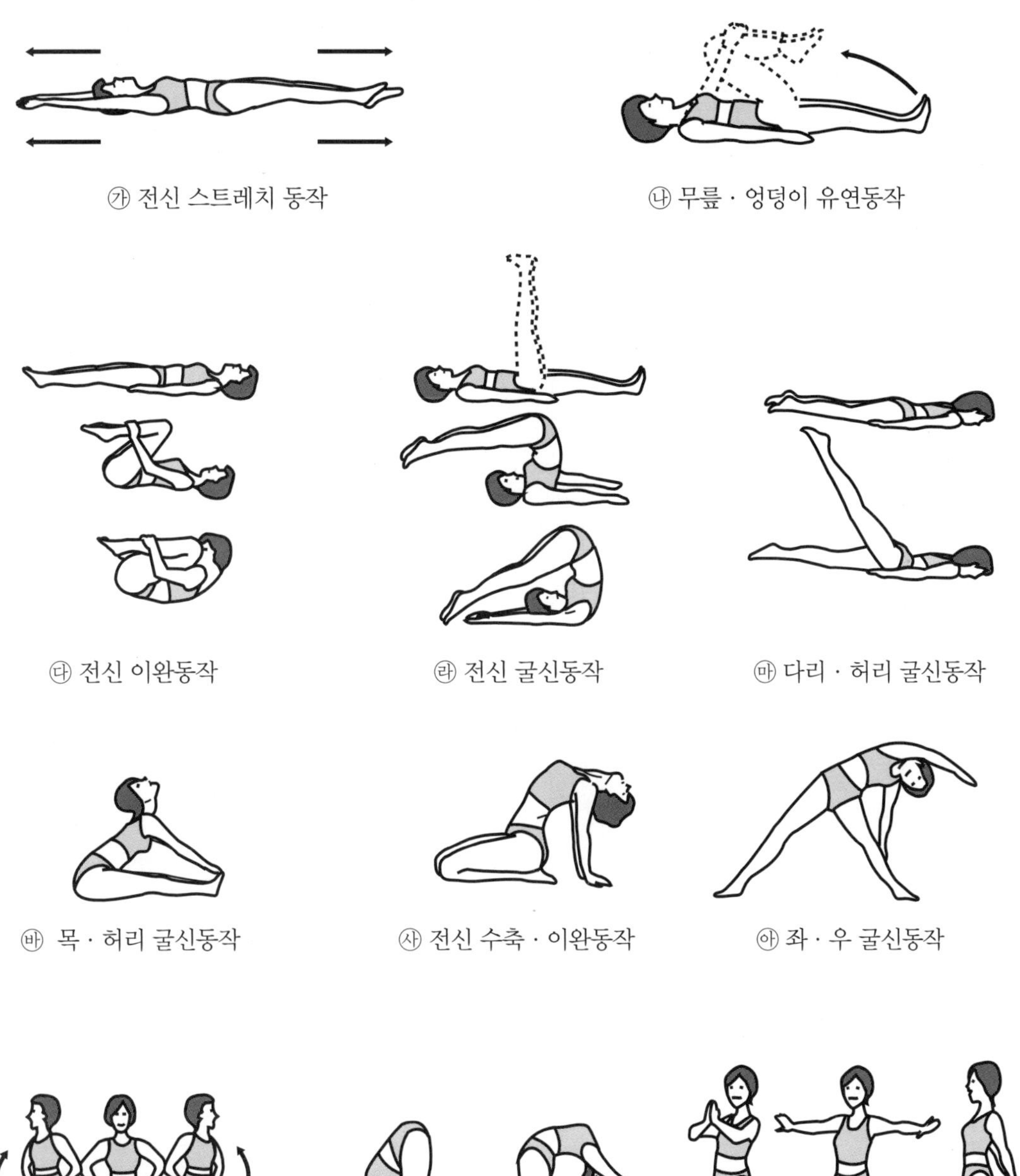

㉮ 전신 스트레치 동작

㉯ 무릎·엉덩이 유연동작

㉰ 전신 이완동작

㉱ 전신 굴신동작

㉲ 다리·허리 굴신동작

㉳ 목·허리 굴신동작

㉴ 전신 수축·이완동작

㉵ 좌·우 굴신동작

㉶ 허리·엉덩이 회전동작

㉷ 전·후 허리 굴신동작

㉸ 마무리 동작

ⓒ 전신체조 – 벤네트식 운동

미국의 벤네트 씨가 물리적 자연요법에 착안하여 십수년간의 연구 결과로 완성한 벤네트식 운동법은 온몸운동으로 몸의 유연성과 중요 장기의 기능을 증진시키고 특히 얼굴, 목, 머리, 복부 등을 합리적으로 마찰하여 혈액 순환의 촉진으로 노화현상을 막을 수 있는 효과가 있으므로 매일 아침·저녁으로 20~30분씩 2회 거르지 않고 실시하여서 신체의 올바른 발달을 도모하여 건강한 삶을 유지하는 데 도움이 되게 소개합니다. 단, 이 운동을 할 때 주의를 요하는 것은 열이 있는 환자, 임신 5개월 이상인 사람, 심장병, 고혈압이 있는 사람은 실시하지 않는 것이 안전합니다.

ⓐ 복부(위장)의 건강운동

㉮

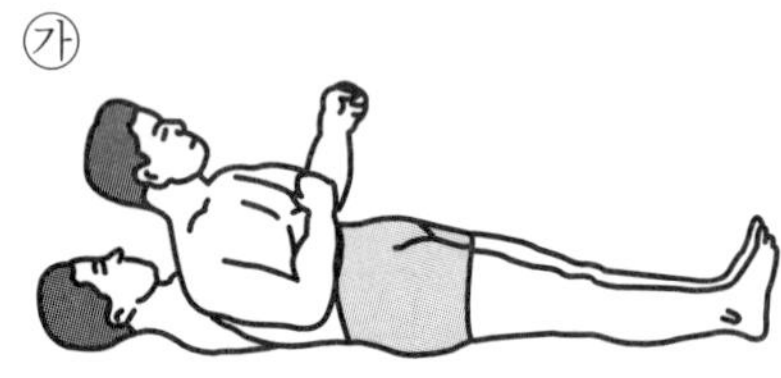

- 베개를 베지 않고 바로 누워 숨을 하복부에 들이쉬면서 단전(丹田 : 배꼽 아래 약 4~5cm인 곳)에 힘을 넣은 다음, 두 손을 단단히 쥐고 팔꿈치를 대지 않고서 머리와 어깨를 힘껏 들어올림과 동시에 양 주먹으로 단전을 북을 치듯이 친다.
- 숨을 서서히 내쉬면서 머리와 어깨를 본래의 위치에 되돌리면서 배의 힘을 뺀다.
- 속도는 깊은 숨쉬기 정도로 하며, 이것을 약 20회 이상 계속한다.

㉯ 

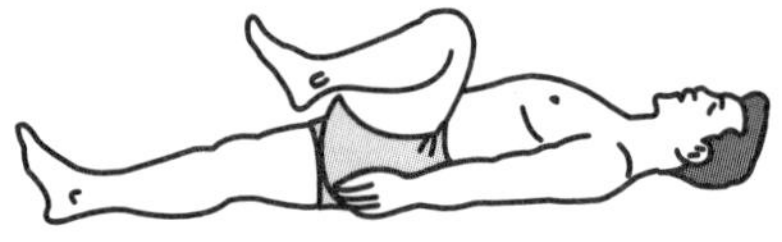

- 앞의 본래의 위치로 되돌아간 다음 한쪽 다리의 무릎을 굽힘과 동시에 같은 쪽의 엉덩이를 들어올리는 것처럼 해서 무릎이 배에 닿도록 세게 굽힌다. 이때는 손을 쓰지 않는다.
- 본래의 위치로 되돌아간 다음 힘을 빼고 또 반대쪽의 다리를 이용하여 앞에서 한 것과 같이 한다.
- 좌우 10회 이상 실시하여 무릎에 손을 대지 않고 배와 무릎에만 힘을 넣고서 무릎이 배에 닿도록 힘을 세게 넣어 굽힌다.
  이 운동은 무릎을 굽히는 것이 목적이 아니라 배의 힘살을 움직이는 운동이다.

ⓑ 간장의 건강운동

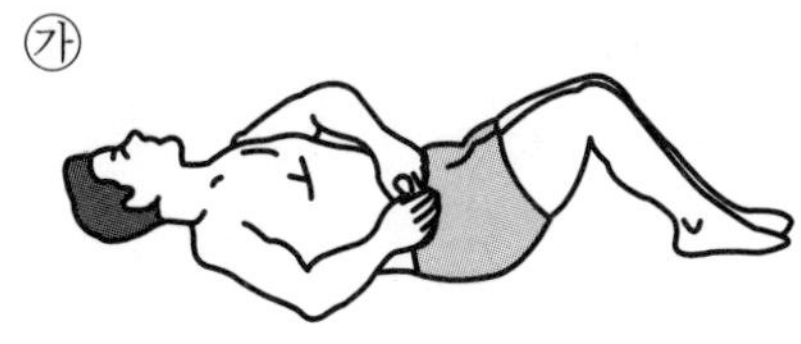

㉮

• 바로 누워 있는 위치에서 양쪽 손의 손가락을 오른쪽 옆배(갈비뼈 아래쪽)에 댄 다음, 오른손은 오른쪽 젖통을 향하여 갈비뼈 위를 문질러 줌과 동시에 갈비뼈 밑쪽에 있는 간장을 누르면서 문질러 올라간다.

  이것을 50회 이상 실시하고, 이때는 양쪽 다리의 무릎을 굽혀 세우고서 배의 힘살을 늦추어 준다. 간장은 오른쪽 옆 배의 갈비뼈 밑에 위치하고 있다.

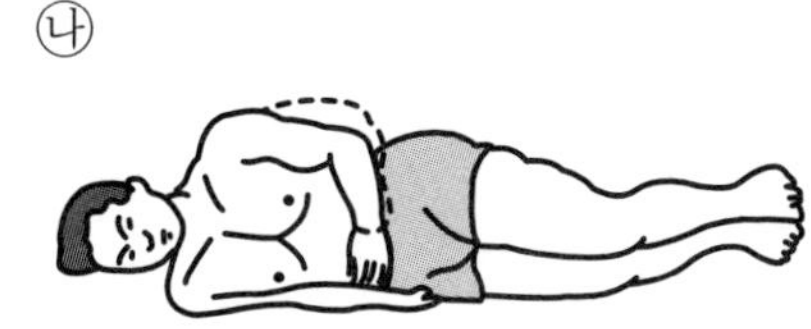

㉯

• 오른손을 놓고, 몸을 오른쪽으로 눕힌 다음 양쪽 무릎을 조금 굽혀 간장을 앞쪽으로 약간 밀어낸다. 그리고 왼손으로 오른쪽 옆배로부터 갈비뼈 밑을 누르는 것처럼 해서 마찰한다. 이것은 간장의 아래쪽면을 마찰하는 일이며, 30회 이상 실시한다.

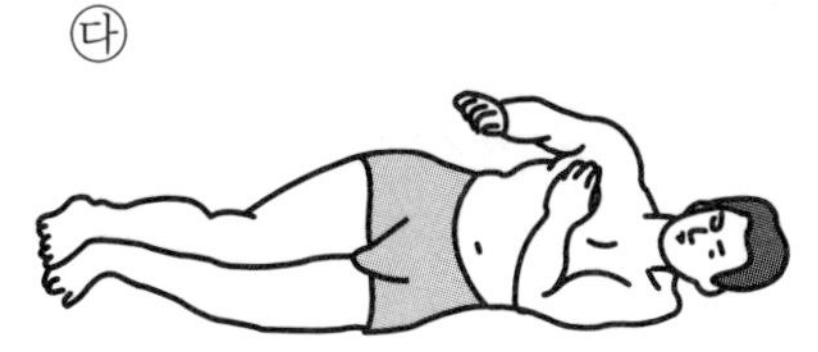

㉰

• 이번에는 왼쪽으로 누워 왼손을 쥔 다음, 간장부분을 재빠르게 두들긴다. 그리고 오른쪽 배의 갈비뼈 아래로부터 시작하여 아래위 전면을 두들기는 일을 50회 이상 실시한다.

ⓒ 인후부(咽喉部)의 신축운동

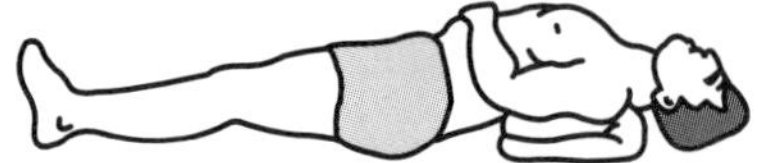

- 어깨 밑에 방석을 3겹으로 접어 끼우고 바로 누워서, 숨을 들이쉬면서 머리를 뒤쪽으로 세게 굽혔다가 다시 원상태로 되돌린다. 이것은 목구멍의 피부를 긴장시키게 되며, 이때 아래 턱을 위쪽으로 올려 힘살이 당겨지도록 한다.
- 본디의 위치로 되돌아간 다음 숨을 내쉰다. 이것을 20회 정도 하며, 의자에 앉아 실시할 때는 입을 다물고 천장을 쳐다보는 것처럼 하면 된다.
- 이 운동은 목이나 목 밑의 주름을 없게 하는 데 가장 필요하며, 젊어지는 방법 중 가장 중요한 운동이 된다.

ⓓ 목줄기의 운동

㉮
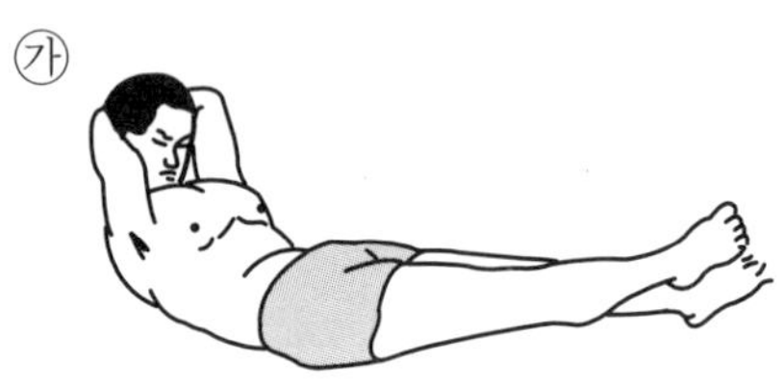

- 베개를 괴지 않고 바로 누워 양쪽 손으로 머리 뒷부분을 안은 것처럼 해서 잡고서, 머리를 앞쪽 위로 힘껏 구부린다.
  이렇게 하면 양쪽 어깨가 올라가 젖통이 보이게 된다.
- 본디의 위치로 되돌아간 다음 숨을 내쉰다. 이 운동을 10~20회 정도 행한다.

㉯
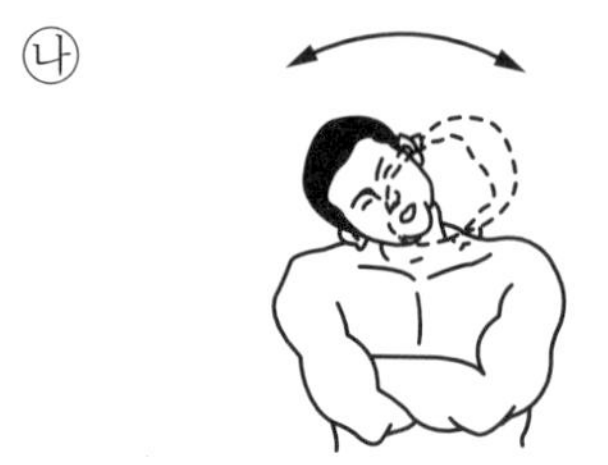

- 바로 누워 있는 위치에서 목을 좌우로 굽혀 귀가 어깨에 닿도록 구부린다. 이때 목뼈에서 빠닥빠닥 소리가 나게 되는데 좌우로 번갈아 20회 실시한다. 이것으로 목과 어깨의 근육이 신축되어 목뼈가 정정(正整)된다.

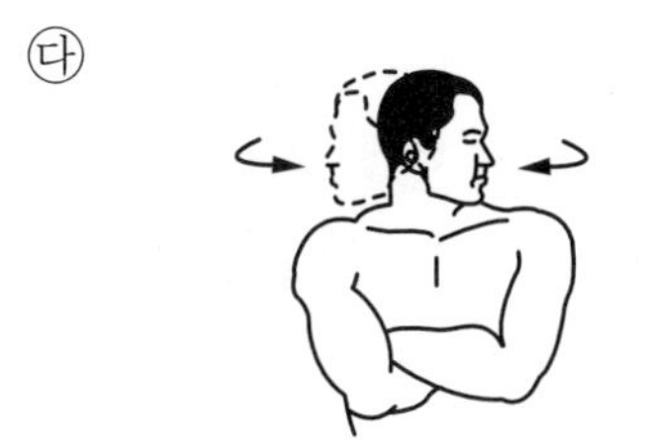

- 앞의 위치에서, 목을 좌우로 비틀어 턱이 어깨에 닿을 정도로 돌리는데, 어깨를 올리지 않도록 주의해야 한다.
- 이와 같은 일을 좌우로 20회 이상 실시하는데, 이때 턱이 어깨에 닿지 않는 것은 근육이 경화되어 있는 탓이다.

ⓔ 어깨의 운동

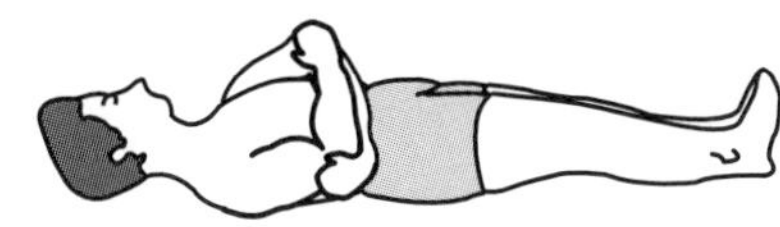

- 이 운동은 베개를 괴지 않고 실시한다. 바로 누워 있는 채로 오른손으로 왼쪽 팔꿈치를 잡음과 동시에 왼손으로 오른쪽 팔꿈치를 잡는다.
- 왼손으로 오른쪽 팔꿈치를 힘껏 잡아 당긴다. 이것은 오른쪽 어깨와 등줄기를 잡아당기는 목적이 되는 것이다.
  다음에는 반대로 왼쪽 팔꿈치를 오른쪽으로 잡아당긴다. 좌우 각각 10회 이상 행한다.

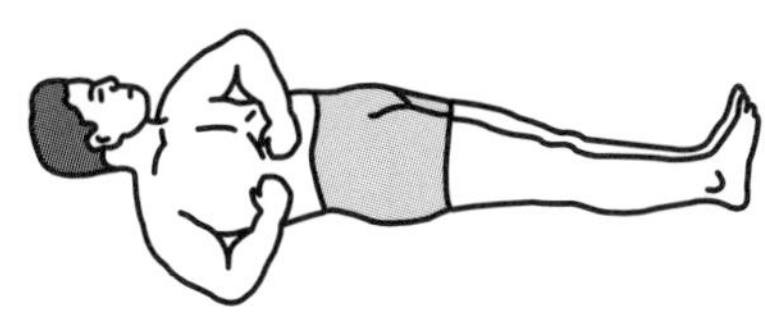

- 바로 누워서 양쪽 팔꿈치를 굽혀 양쪽 가슴에 대고 손을 쥐고서 팔꿈치를 굽힌 대로 관절을 움직임과 동시에 양쪽 손을 쥐고서 팔꿈치로서 좌우 한번에 양쪽 가슴의 갈비뼈를 친다. 새가 날개를 치듯이 양쪽 팔꿈치의 안쪽으로 갈비뼈를 친다. 10회 이상 행한다.

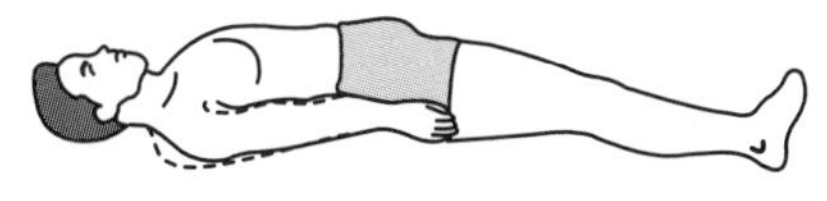

- 바로 누워서, 오른쪽 어깨를 힘껏 올리고(머리쪽으로) 본래의 위치로 되돌린다.
  다음에 왼쪽 어깨를 움직인다. 이것을 50회 이상 행한다. 어깨는 7~8cm 정도 올라가게 되며, 이때 상반신을 조금 반대쪽으로 기울여 하복부의 힘줄까지 힘껏 잡아당기는

것처럼 해서 어깨를 끌어올린다. 이 운동은 척추신경과 교감신경 전체를 움직이는 일이 되기 때문에 온몸에 많은 영양을 주며, 보건상 가장 중요한 일이 되므로 집무중이나 좌담중 또는 보행 중에도 때때로 실행하는 것이 좋다.

ⓕ 허리의 운동

㉮

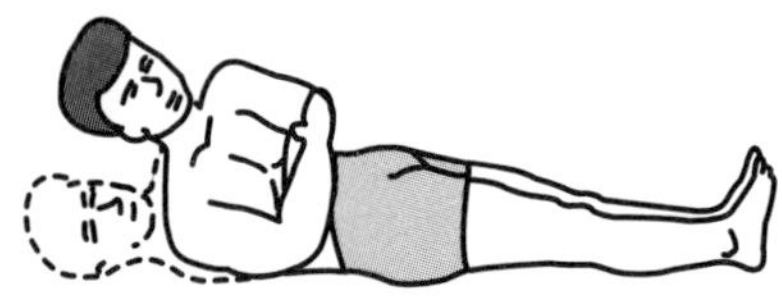

- 베개를 치우고 바로 누워서 팔짱을 낀 다음 머리를 들어올리는 한편 허리에 힘을 넣고, 상반신을 오른쪽으로 힘껏 기울인다.
- 본래의 위치로 되돌아간 다음 또 왼쪽으로 기울인다. 약 20회 실시한다.

㉯

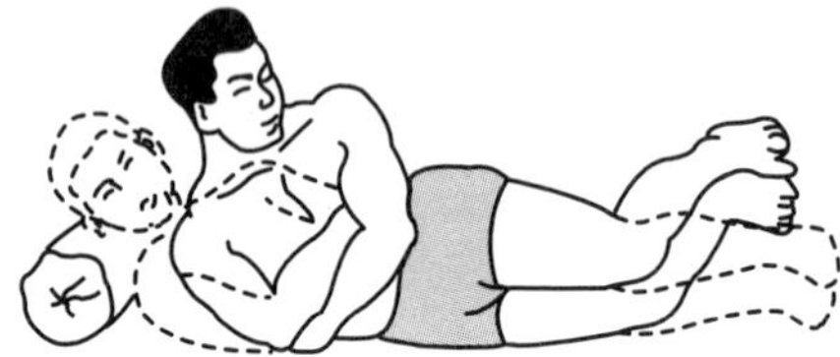

- 베개를 베고 오른쪽 어깨를 아래로 해서 옆으로 누워 팔짱을 낀 다음, 오른 쪽 팔꿈치로 몸을 받치고서, 양쪽 무릎을 조금 굽힌다. 그리고서, 숨을 아랫배에 들이마시면서 다리와 머리를 힘껏 들어올린다.
- 숨을 내쉬면서 본래의 위치로 되돌아간다. 이것을 5~10회 실시한 다음, 왼쪽 어깨를 아래쪽으로 해서 실시한다.
- 이 운동은 머리를 들어올림과 동시에 오른쪽 팔꿈치에 힘을 넣어 어깨 위쪽을 들어올리고서 목을 비트는 것처럼 하여 발가락 끝을 쳐다본다.

　그리고 무릎을 굽히는 동시에 발꿈치를 올린 다음 다리를 사타구니로부터 들어올린다. 이렇게 해서 머리와 다리가 한껏 오른 다음에 이를 놓고서 힘을 빼는데, 이 운동을 되풀이한다.

ⓖ 폐의 운동

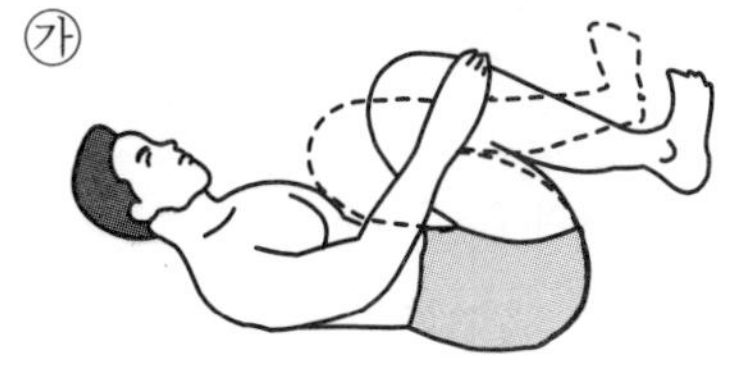

㉮

- 바로 누워서 양쪽 손으로 무릎을 잡고 숨을 한껏 들이쉬고서, 무릎이 배에 닿도록 힘껏 잡아당긴 다음 잠깐동안 지속한다.
- 다음에 이것을 본래의 위치로 되돌린 다음 숨을 내쉬고서 힘을 뺀다.

  이 운동은 좌우 각각 10회 이상 실시하며, 무릎이 가슴에 닿을 정도로 힘껏 당기면 어깨와 머리가 자동적으로 올라가게 된다.

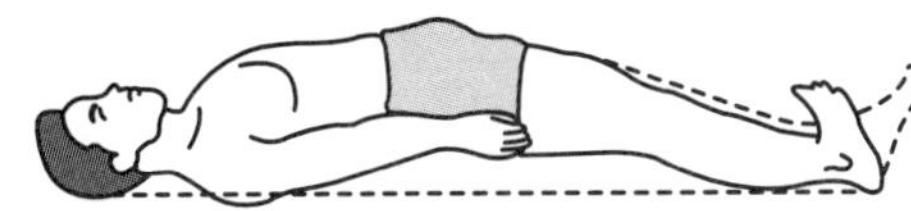

㉯

- 바로 누워서 다리를 편 다음 숨을 힘껏 들이마셔서 아랫배를 단단히 하고, 다리에 힘을 넣어 발끝을 무릎쪽으로 잡아당기듯이 하여 발목을 굽힌다. 이때에는 발꿈치가 위쪽으로 오르게 되며, 장딴지의 힘살이 당기게 된다.

  또 엉덩이를 들어올려 배를 높게 하고, 어깨와 발끝으로 다리를 놓는 것처럼 한다.

- 다음에 엉덩이를 내리고 다리의 힘을 늦춘 다음 숨을 내쉰다.
- 또 앞에서와 같이 숨을 들이쉰 다음, 발가락 끝을 앞에서와는 반대로 아래쪽으로 내리도록 하고서 배를 들어올려 다리를 놓는 것처럼 한다.

  이 운동은 번갈아 5~6회 실시하며, 앞에서 말한 발꿈치를 밀어올릴 때는 장단지의 힘살이 당기게 되고, 또 발가락 끝을 밀어내릴 때는 무릎 아래의 앞쪽 힘살이 당기게 된다.

- 이것을 다 마친 다음에는 발끝에서 장단지를 주무르고 위쪽으로 향하게 한 다음 마찰한다.

  이 운동법의 참뜻을 이해하고 일과표를 작성하여 매일 20~30분씩 거르지 않고 실시하는 것이 효과적이며, 보행이나 잡담 중의 시간을 이용하여 허리와 목의 굴신운동, 심호흡과 복부마사지 등을 실시하면 한층 더 유익한 운동법이 될 것입니다.

㉣ 직장생활 중의 체조

직장인들이 의자에 앉아서 장시간 작업을 하는 경우는 올바른 자세를 한다 하여도 활동이 부족하므로 의자에 앉아서 쉽게 할 수 있는 체조법을 알아봅시다.

ⓐ 가슴, 허리, 어깨, 팔의 피로회복

㉮ 의자에 앉은 채 두 손을 머리 위로 높이 올리고 기지개를 켠다.

㉯ 머리 위에서 양손의 손가락을 깍지 끼고 높이 올리면서 상체를 좌우로 충분히 구부려 몇 차례 반복한다.

㉰ 어깨와 팔의 피로에는 의자에 앉은 채 두 손을 의자 옆 끝을 쥐고, 등줄기를 곧게 펴 의자를 끌어올리는 것처럼 한다. 이때는 가능한 한 어깨에 힘을 빼고 그 상태로 4~5초간 정지한다.

ⓑ 팔, 배, 몸통의 근력회복

㉮ 의자에 앉아 있는 상태로 의자의 양끝을 꼭 잡고 의자를 누르듯이 팔에 힘을 주어 마치 팔로 몸의 무게를 지탱하듯이 하며 7~8초간 정지한다.

㉯ 의자에 앉은 채 등줄기를 곧게 펴고 양손의 힘을 빼고 팔을 아래로 늘어뜨린다. 그리고 왼쪽의 팔을 아래로 곧게 내려 손가락을 바닥에 댄다.

㉰ 무난히 손가락이 닿는다면 이번에는 손바닥을 펴 바닥에 닿게 한다.

얼마 후에 몸을 조용히 일으켜 다른 편의 손으로 옮긴 후 같은 동작으로 몇 차례 반복한다. 팔을 내릴 때 두 다리가 바닥에서 떨어지지 않을 것과 몸을 돌릴 때 손에 반동을 붙이지 않도록 한다.

ⓒ 상체의 근육조절과 군살빼기

㉮ 팔운동 : 책상 모서리를 짚고 팔굽혀펴기

㉯ 평형감각 : 의자의 뒤에서 의자를 바라보고 떨어져서 선 다음, 한쪽 다리를 올려 의자 위를 넘듯이 돌린다. 이때 반동을 이용하지 말고 천천히 발을 돌린다.

㉰ 어깨와 가슴의 근육 : 두 다리를 약간 벌려 책상 앞에 선 다음 허리를 구부려 양손을 어깨와 평행으로 곧게 하여 책상 위에 얹는다. 그것을 받침으로 하여 상체와 책상바닥이 평행이 되어 머리가 바닥을 향해 숙여져 있으므로 이때 목의 힘을 빼고 어깨를 상하로 흔든다. 의자에 앉은 자세로 팔을 높이 올려 손을 깍지 끼고 어깨와 가슴을 뒤로 젖힌다.

다음에는 머리의 뒤에서 손을 깍지 끼어 목덜미가 늘어나 펴지도록 하여 배 쪽으로 밀어내듯 누른다.

ⓓ 팔, 다리의 피로회복

㉮ 신발을 벗고 의자에 앉아 양다리를 책상에서 조금 떨어지게 하여 발목의 힘을 빼고 전후 좌우로 흔들흔들 한다. 다음에 양발을 쭉 뻗어 발목이 직각이 될 때까지 구부려 늘렸다 폈다 한다.

㉯ 의자에 앉은 채로 양발을 구부려 가슴까지 끌어올린 다음 손을 떼어 의자를 누르고 몸을 끌어올린 발을 이번에는 힘껏 앞으로 차낸다.

　발을 끌어올리고 차낼 때는 상체가 흔들려서도 안 되지만 얼굴이 뒤로 젖혀지거나 앞으로 숙여져서도 안 된다.

ⓔ 스트레스 해소 기공체조

〈팔 펴주기〉

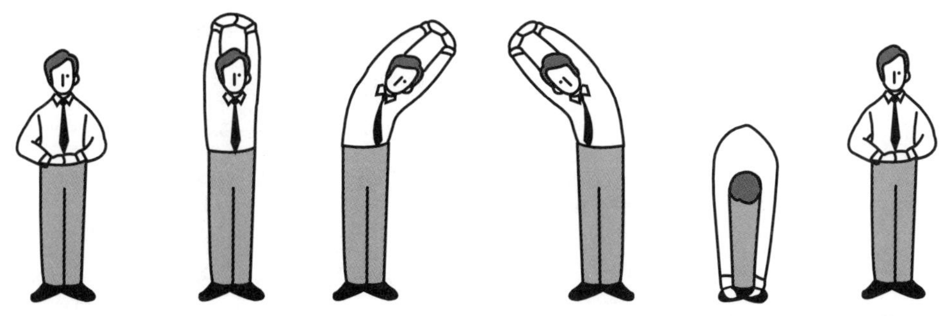

㉮ 양발 뒤꿈치를 모으고 배꼽 아래에서 양손 깍지를 낀다.

㉯ 배꼽 아래로 깊이 숨을 들이마시고 위로 올리며 숨을 내쉰다.

㉰ 숨을 들이쉬어 호흡을 멈추고 최대한 왼쪽으로 몸을 굽히며 숨을 내쉰다.

㉱ 숨을 다시 들이쉬며 원래 상태로 돌아오고, 다시 호흡을 멈추고 오른쪽으로 몸을 굽히며 숨을 내쉰다.

㉲ 숨을 다시 들이쉬며 원상으로 돌아와 멈춘 상태 그대로 몸을 앞으로 숙여 두 손바닥이 땅에 닿게 한다. 손바닥이 땅에 닿는 순간 입으로 숨을 내쉰다.

㉳ 다시 처음 상태로 돌아온다.

　이런 동작을 10회 이상 반복한다.

〈전·후로 팔 흔들기〉

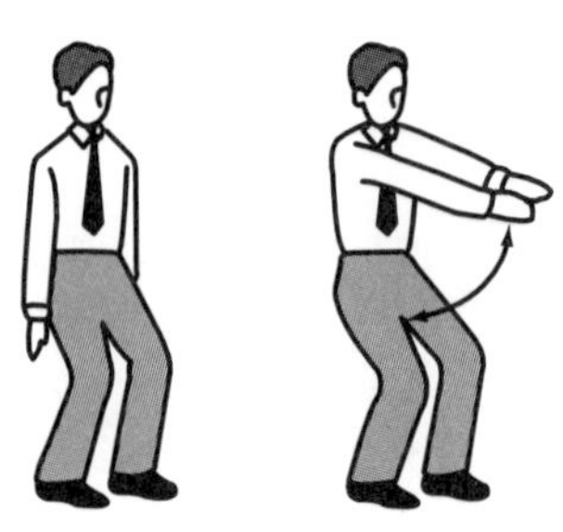

㉮ 양발을 어깨 넓이로 벌리고 자연스럽게 선다. 무릎은 약간 구부린다.

㉯ 손바닥이 아래로 향하도록 팔을 앞으로 들어올린다.

㉰ 양손을 위에서 아래로 털듯이 앞뒤로 움직여 준다.

㉱ 전신의 힘을 빼고 30회 이상 실시한다.

〈좌·우로 팔 흔들기〉

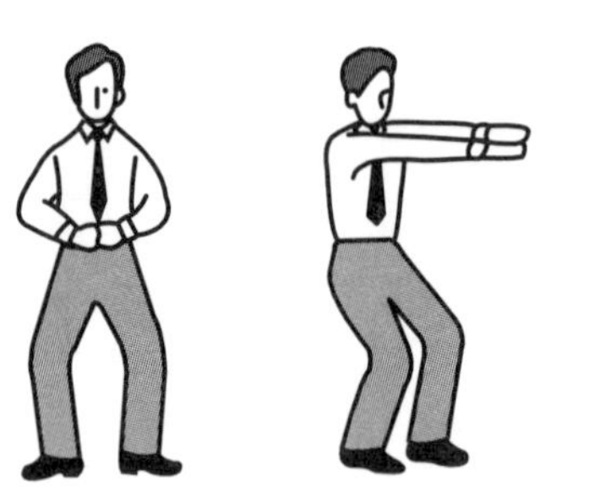

㉮ 양발을 어깨 넓이로 벌리고 자연스럽게 선다. 무릎은 약간 구부린다.

㉯ 손바닥이 아래로 향하도록 팔을 앞으로 들어올린다.

㉰ 왼쪽으로 허리를 돌리면서 팔을 수평으로 휘둘러 오른손 바닥이 왼쪽 어깨에, 왼손은 손등이 등에 닿도록 한다.

㉱ 어깨를 움직이는 게 아니라 허리를 축으로 하여 척추를 움직여 준다. 무리가 가지 않도록 천천히 동작을 크게 한다.

㉲ 위 동작을 반대로 되풀이하며 30회 이상 실시한다.

⑩ 기혈(氣血)순환을 촉진하는 기(氣)운동

12경락을 풀어주어 기혈순환을 촉진하는 기(氣)운동이기 때문에 한 동작, 한 동작 정성을 들여 정확하고 리듬있게 하여야 효과를 향상시킬 수 있습니다.

ⓐ 목운동

- 목에 힘을 완전히 빼고 왼손 뺨에 대고 밀어준다. 오른 뺨도 실시한다. 1회
- 양손바닥으로 턱을 받쳐들고 위로 밀어준다. 1회
- 양손을 뒤통수에 대고 앞으로 밀어준다. 1회

ⓑ **어깨운동**
- 왼손을 위로 하여 팔을 10회 돌려주고, 오른손을 위로 하여 팔을 10회 돌려준다.

ⓒ **팔운동**
- 손바닥을 몸의 앞뒤로 소리나게 마주친다. 50회

ⓓ **심폐운동**
- 손을 깍지 끼어 뒤통수에 대고 숨을 내쉬면서 고개 숙이며 팔도 오므려 접는다.
- 숨을 내쉬며 고개와 팔을 펴준다. 8회

ⓔ **몸통운동**
- 깍지 낀 상태에서 몸을 옆으로 굽힌다. 8회(왼쪽, 오른쪽)
- 깍지 낀 상태에서 몸통을 뒤로 돌려준다. 8회(왼쪽, 오른쪽)

ⓕ **오십견 예방운동**
- 손을 몸 뒤로 깍지 끼어 엎드린 상태에서 위로 8회 올렸다 내린다.
- 몸 뒤로 깍지 낀 손을 겨드랑이 쪽으로 올렸다 내린다. 8회

ⓖ **간 · 담운동**
- 옆구리를 왼쪽, 오른쪽 8회 두드린다.

ⓗ **혈압운동**
- 바지 재봉선을 두드린다. 10회

ⓘ **허리운동**
- 팔을 아래로 늘어트린 상태에서 허리를 굽혔다 일어난다. 8회

ⓙ **무릎운동**
- 무릎에 손을 대고 왼쪽 10회, 오른쪽 10회 무릎을 돌려준다.

ⓚ **발목운동**
- 왼쪽 발목, 오른쪽 발목 10회, 각각 돌려준다.

ⓛ **온몸운동**
- 온몸을 두드려 준다.

ⓜ **콩팥운동**
- 허리를 굽힌 상태에서 허리(콩팥부위)를 손바닥으로 50회 두드린다.
- 엉덩이 아래 다리 쪽으로 쓰다듬어 내리면서 사기(邪氣 : 나쁜 기운)가 빠진다고 상상한다.
- 팔을 앞으로 늘어트린 상태에서 사기가 빠지는 걸 느낀다.
- 천천히 일어나서 사기가 빠지는 걸 느낀다.

(3) 조깅(Jogging)

① 조깅의 목적과 효과

체력을 강화하고 보존하기 위한 조깅은 고도의 기술과 스피드가 필요없으며 장소에 구애되지 않고 어느 때고 할 수 있으며, 심폐기관에 적정한 부하를 주어 지구력을 향상시키고 다리의 근력을 증가시키는 계획된 체계훈련의 방법인 걷기(Walking)와 달리기(Running)의 복합적 형태를 이루고 있어 가장 많이 이용되고 있으며, 손쉽게 할 수 있는 생활운동 중 하나입니다.

조깅(Jogging)은 에어로빅(Aerobic)운동으로 심폐지구력을 향상시켜 활동에너지를 얻고 조직에 산소공급을 원활히 하고 전신지구력을 향상시키며, 에너지 소모량을 증가시켜 체중조절 감량과 척추의 구부러짐(만곡)의 방지, 사지 관절의 유연성 등 체형변화로 아름다운 체형을 갖추게 하며, 육체적 · 심리적 스트레스에 견디는 능력을 기르는 데 그 목적과 효과가 있습니다.

② 조깅의 방법

㉠ 기본자세

ⓐ 몸은 지면과 수직을 이루는 자세

무릎을 들어올려 보폭을 크게 하는 용이한 자세입니다.

ⓑ 눈은 전방 20~30야드 위치를 바라보는 자세

보폭을 일정하게 하는 자세입니다.

ⓒ 손, 발, 어깨 등은 힘을 뺀 상태

산소 소모를 적게 하고 근육경련을 방지할 수 있습니다.

ⓓ 착지동작

남자의 착지동작은 발꿈치가 먼저 지면에 닿는 Heel-ball방법을 사용하며, 여자의 착지동작은 발앞꿈치가 먼저 지면에 닿는 Ball-heel-ball방법을 사용합니다. 발의 착지방향은 달리는 방향과 평행을 이루도록 하며 운동화가 마모되는 밑면을 수시로 관찰하여 바른 자세의 조깅을 하는지 점검하여야 합니다.

남자의 기본자세

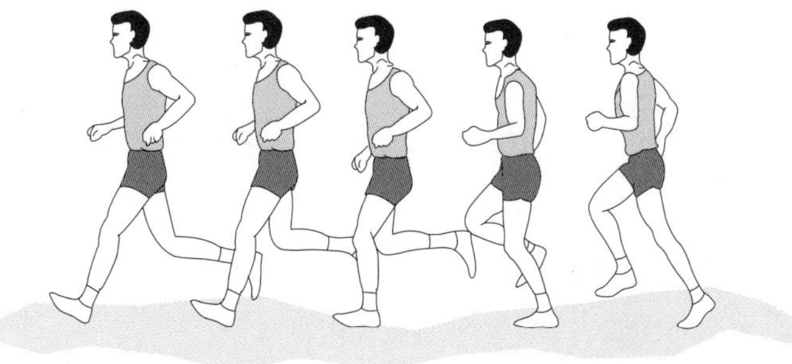

여자의 기본자세

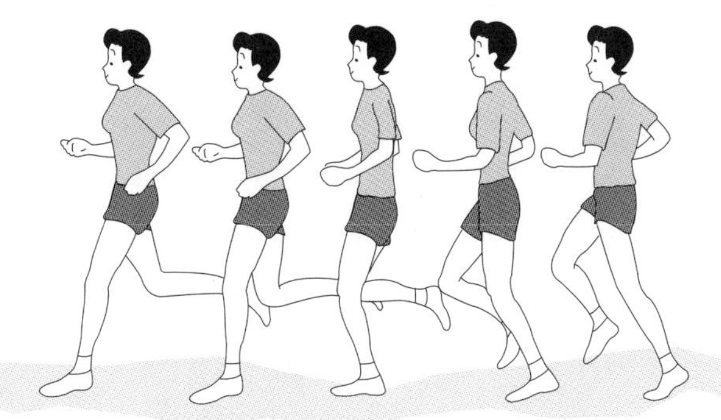

ⓛ 호흡방법

ⓐ 코와 입을 모두 사용하는 것이 좋다

코만 사용하면 공기저항이 커지며 공기의 양이 부족해 산소공급에 지장이 있기 때문입니다.

ⓑ 적당한 리듬형태를 갖추는 것이 좋다

한 발이 지면에 닿고 또 다른 발이 지면에 닿을 때 연속 두 번 들이마시고, 다음 한 발이 지면에 닿고 또 다른 발이 지면에 닿을 때 연속 두 번 내쉬는 호흡법으로 일정한 리듬을 가지고 나아갑니다.

ⓒ 조깅시의 복장

- 기본적인 조깅복장은 흰 경기용 양말, 조깅슈즈, 티셔츠, 운동팬티(츄리닝) 등이며 햇볕이 강한 더운 날은 선수용 모자, 비오는 날은 방수재킷, 추운 날에는 장갑, 털모자를 착용하는 것이 좋습니다.
- 시계는 손목시계로 시간을 체크하는 데 필요한 장비입니다.
- 운동화는 충격을 방지할 수 있는 탄성이 강한 바닥을 가진 러닝슈즈를 이용하고, 눈이나 비가 올 때는 방수가 잘되는 것이 좋으며 무엇보다도 착용감이 편한 것이라야 합니다.

③ 실천계획

조깅을 실시하기 전 반드시 건강진단을 받아 체력의 상태를 점검받고 시작하여야 합니다.

개인적으로 할 수 있는 방법은 앞에서 설명한 자기체력검사를 참조하시고 심박수를 체크하는 간단한 진단법을 실시하는 것입니다.

정상적이더라도 초보자인 경우는 다음의 표를 이용하여 강도가 낮은 1단계부터 서서히 높여야 합니다.

비만, 고혈압, 심장병 등의 질병이 있거나 1분 안에 100미터를 달리지 못하는 경우는 달리기보다 속보(速步 : 빠른 걸음)가 바람직합니다.

단기간 내 효과를 보기 위하여 무리하게 단계를 높이는 것은 역효과가 날 뿐 아니라 위험상태가 될 수 있으므로 과욕하지 마시고 즐겁고 편안한 마음으로 시작합시다.

단 계	운 동 방 법	스피드 (분/마일)	운동량 (거리, 시간)
1단계	느린 걸음	20 : 00	2마일, 40분
2단계	1/4마일 느린 걸음과 1/4마일 빠른 걸음의 반복	18 : 00	2마일, 36분
3단계	빠른 걸음	16 : 00	2마일, 32분
4단계	300미터 빠른 걸음과 100미터 느린 걸음의 반복	14 : 30	2마일, 29분
5단계	200미터 빠른 걸음과 100미터 느린 달리기의 반복	13 : 00	2마일, 26분
6단계	1/4마일 빠른 걸음과 1/4마일 느린 달리기의 반복	13 : 00	2마일, 26분
7단계	1/2마일 느린 달리기와 1/4마일 빠른 달리기의 반복	11 : 30	2마일, 23분
8단계	3/4마일 느린 달리기와 1/4마일 빠른 달리기의 반복	11 : 30	2마일, 23분
9단계	느린 달리기	10 : 00	2마일, 20분
10단계	1/4마일 느린 달리기와 1/4마일 빠른 달리기의 반복 (빠른 달리기부터)	9 : 30	2마일, 19분
11단계	1/4마일 느린 달리기와 1/4마일 빠른 달리기의 반복 (느린 달리기부터)	9 : 00	2마일, 18분
12단계	1/3마일 느린 달리기와 1/2마일 빠른 달리기의 반복	9 : 00	2마일, 18분
13단계	1/2마일 빠른 달리기와 1/2마일 느린 달리기의 반복	8 : 30	2마일, 17분
14단계	3/4마일 빠른 달리기와 1/4마일 느린 달리기의 반복	8 : 30	2마일, 17분
15단계	빠른 달리기	8 : 00	2마일, 16분

(4) 등산

산(山)이 있기에 산을 찾아 오르는 것은 인간의 본능입니다.

요즘처럼 복잡한 물질문명 사회 속에서 자연을 잊고 사는 현대인에겐 산이란 더없이 유익한 휴식처이면서 운동을 겸한 여가선용의 기회를 주고 생활의 교훈도 주는 곳이기에 남녀노소 다함께 산을 찾아 올라갑니다.

등산에는 개인등산과 집단등산, 단순한 하이킹(Hiking)형의 가벼운 등산과 적설기 등반, 빙벽 등반, 암벽 등반과 같은 본격적이고 힘든 등산이 있습니다.

여기서는 생활 속의 여가선용 운동인 하이킹형을 중심으로 알아보겠습니다.

① 등산의 효과

등산은 산을 걸어서 오르는 운동으로 신비한 자연의 경치를 만끽하고, 자연에 순응 또는 극복을 통하여 체력을 단련하며, 자연보호와 협동심, 침착성, 대담성, 책임감, 희생정신 등의 정신력을 키워서 민주시민의 자질을 육성하는 데 도움을 주는 누구나 할 수 있는 여가선용 운동입니다.

② 등산의 원칙

산은 보기에는 인자하고 말없는 모습이지만 산을 무시하고 과신을 하게 되면 사고가 많이 나므로 기상조건 또는 자연현상에 따라 부득이한 사고 등이 일어날 수 있기 때문에 등산사고의 방지책인 등산원칙을 준수하여야 합니다.

㉠ 산악단체에 가입 또는 책임있는 지도자의 지도를 받아야 한다

하이킹이나 가벼운 등산은 필요없는 것 같으나 모든 운동이 다 그러하듯 효과적인 운동을 위하여서는 기본원칙의 습득이 필요하고, 특히 산은 오르면 더 높고 암벽 등 다양한 여건을 갖춘 코스를 가고 싶기 때문에 사고의 위험성도 있어 지도자와 동행하여 경험을 쌓고 조언을 받아야 합니다.

㉡ 타인과의 경쟁을 피해야 한다

등산은 경쟁 스포츠가 아니기 때문에 남보다 빨리 높이 올라가는 것이 목적이 아닙니다.

산은 오른다는 것 그 자체가 목적이요, 즐거움이 되어야 합니다.

㉢ 무리한 계획을 하지 말아야 한다

자기의 경험과 체력, 실력에 맞는 산을 택해야 하며, 정해진 시간에 꼭 정상에 올라가야 한다든지, 기상이 나빠도 강행한다는 생각을 버려야 합니다. 시간계획은 충분한 여유가 있도록 하여 일정에 쫓겨 무리한 강행군이 되지 않도록 합니다.

㉣ 기본 장비의 준비와 점검을 철저히 해야 한다

출발하기 전 등산하려는 산의 산세와 기상조건 그리고 코스와 소요시간을 조사하여 거기에 알맞은 장비를 준비하고 준비된 장비의 이상유무를 세밀히 파악하여야 합니다.

가벼운 등산이라 해서 맨몸으로 산에 오르는 것은 만용이요, 자기과신이며, 비상사태에 대비하여 기초적 구급약품(붕대, 소독약, 반창고, 해열 · 진통제, 소화제 등)과 비상식량과 우비와 비닐봉지 등을 준비합니다.

㉤ 자연 앞에 겸손할 줄 알아야 한다

인간의 능력은 자연의 힘 앞에는 무력한 존재에 지나지 않으므로 영웅심, 자기과신으로 자연 앞에 겸손할 줄 모르면 결코 자연이 용납하지 않음을 명심해야 합니다.

③ 등산방법

㉠ 출발 전 장비점검

- 출발 전에 신발을 신고, 배낭을 짊어져 본 후에 불편함이 없는지 점검합니다.
- 신발은 두꺼운 양말을 신고도 발가락이 자유롭게 움직이는 것이 좋으며, 등산화를 착용해야 합니다.
- 배낭에 장비를 넣을 때는 가벼운 것은 밑에, 무거운 것과 자주 사용하는 것은 위에 놓는 것이 좋으며, 배낭은 등에 밀착되어야 합니다.

㉡ 보행과 휴식의 요령

- 걸을 때는 발바닥 전체로 걷고, 보폭은 작게, 5m 정도 앞을 보고 걸으며, 올라갈 때나 내려갈 때도 변함없이 일정한 보행속도로 리듬에 맞게 걷는 보행방법이 피로가 적게 옵니다.
- 휴식시간은 체력에 맞추어 일정한 시간마다 휴식을 취하면서 가는 것이지만 일반적으로 처음 20분 정도 걸은 후 휴식을 하고 불편한 점을 점검 보완한 후부터는 40~50분간 걷고 10분 정도로 가능한 짧게 선 채로 쉬는 습관을 갖는 것이 좋습니다.
- 빨리 걷고 땅 위에 오래앉아 쉬는 것은 천천히 일정한 리듬을 갖고 오르는 사람에게 결국 뒤지고 지속적인 산행이 힘들게 됩니다.

ⓒ **그룹으로서의 보행법**
- 걷는 속도는 대원 중에서 가장 느린 사람을 기준으로 하되 경험자가 선두에 서서 걷는 속도를 조정합니다.
- 많은 사람을 한 팀으로 짜지 말고 다른 팀과 경쟁하듯 하는 것은 절대 삼가야 합니다.
- 여럿이 산행할 때는 자기 중심이 아닌 인간관계를 중요시하고 서로의 마음과 마음이 교류할 수 있도록 배려하여 다함께 즐거운 산행을 마치도록 하여야 합니다.

ⓓ **등산과 식사(영양섭취)**
- 각종 영양소가 충분한 것, 소화흡수가 용이한 것, 양보다는 질적인 것으로 요리한 음식을 중심으로, 기호품과 비상식량도 필히 휴대하는 것이 좋습니다.
- 변질되거나 소화가 잘 안 되는 음식은 복통, 설사 등을 일으키기 쉬우므로 조심하여야 하며, 식사후 휴식하고 산행을 하여야 합니다.

  음식물을 비롯한 어떠한 쓰레기 하나도 빠짐없이 비상 비닐봉지에 담아 반드시 가지고 오는 자연보호를 철저히 하여야 합니다.

ⓔ **위험한 곳 보행법**
  ⓐ 바위 오르기…산의 정상을 가는 길에는 여러 가지 위험요소가 요소요소에 있게 마련이며, 바위는 스릴이 있고 등산의 즐거움을 더해 주지만 위험이 가장 많으므로 조심하여야 합니다.

  비탈진 바위 위를 걸을 때는 몸의 중심을 발과 수직으로 되게 하고 발바닥 전체가 바위에 밀착되도록 합니다.

  ⓑ 물을 건너는 방법…건너는 방법은 피켓 또는 긴 나무 막대를 이용하여 상류 쪽에 찔러놓고 한 걸음 신중히 걸어야 합니다. 물을 건널 때는 얕은 곳을 택하며, 건널 수 있는 물의 깊이는 무릎 아래 닿는 정도이므로 이보다 깊은 곳은 피하여야 합니다.

  ⓒ 눈 위를 걷는 법…눈 위를 걸을 때는 반드시 아이젠을 사용하여야 하며, 그렇지 못한 경우는 경사가 심할 경우 구두 끝으로 설면을 직각으로 차면서 밟는 보행을 하여야 합니다.

  가급적 횡단은 피하고 직접 오르는 편이 좋으며, 아이젠을 사용할 때는 모든 스파이크가 설면에 잘 삽입되게 발바닥을 평평하게 놓아야 합니다.

ⓓ 비가 올 때 걷는 법…우의는 활동에 지장을 주지 않는 것을 선택하여야 하며, 비에 젖어도 좋은 털실로 된 의복을 준비하여 직접 피부에 닿도록 입는 것이 좋습니다. 비오는 날의 보행은 비상식을 꺼내기 쉬운 곳에 두었다 배가 고프지 않게 해야 합니다.

ⓔ 야간 보행법…야간 보행은 체력 소모는 크고 길을 잃을 염려도 많으며, 위험할 수 있으므로 피하여야 합니다. 보행법은 보폭을 좁게 하여 팀 각자의 간격을 가능한 한 좁혀서 하고, 보행코스는 가까운 길보다 멀어도 잘 아는 길을 택하여야 합니다.

④ 골절 응급처치법

- 더 이상의 손상을 막기 위해 움직이지 않게 합니다.
- 다른 부위에 손상이 있는가 살펴보고 출혈이 있으면 손으로 압박하거나 거즈로 싸서 지혈시킵니다.
- 환자의 호흡상태를 확인하고, 목에 손상이 있으면 베개를 베게 해주거나 목을 움직이지 않게 해야 합니다. 환자를 눕히고 몸을 따뜻하게 해주고 그 자리에서 뼈를 맞추려 하지 않습니다.
- 환자를 옮길 때는 골절 부위에 부목을 대고 옮깁니다.
- 뼈 조직이 드러났을 때는 소독약으로 깨끗이 닦고 일단 붕대를 감아 외상을 보호합니다. 소독약이 없을 경우는 상처부위를 가능한 한 접촉하지 않아야 합니다.

5. 정신요법

① 정신건강의 기본요소

(1) 정신건강의 개념

정신이 건강하다는 것은 단순히 정신적 질환이나 장애가 없다는 뜻이 아니며, 다른 사람과 협력하여 조화를 이루며 생활하는 능력을 말하는 것입니다. 환경에 적응하여 여러 가지 어려움과 장애를 극복해 나갈 수 있는 건전하고 균형 잡힌 성격을 발달시켜서 자기의 정서적 통제와 감정의 표현이 잘 조화된 즐겁고 보람찬 생활을 할 수 있는 능력이 정신건강의 참뜻입니다.

(2) 정신(마음)과 육체(몸)

"건전한 정신 속에 건강한 육체가 깃든다"
"건강한 육체 속에 건전한 정신이 깃든다"
인간의 모든 행동은 정신과 인체의 상호작용으로 이루어지므로 정신건강과 신체의 건강은 동전의 앞뒤와 같아 분리해서 생각할 수 없는 것입니다.
약 60조 개의 세포로 이루어진 몸은 마음을 담는 그릇과 같고 마음은 몸을 움직이는 생명력으로, 마음이 혼란하면 몸도 장애가 생기고 몸에 혼란이 오면 마음도 장애가 일어나기 마련입니다. 몸이 마음을 담을 그릇의 기능을 하지 못하거나, 마음이 몸 속에 더 이상 머물 수 없게 되어서 마음이 몸을 떠나는 것이 죽음이므로 몸과 마음은 다르지 않는 심신불이(心身不二)입니다.

(3) 정신생리(精神生理)

인간의 모든 정신생리는 뇌가 지배하고 있으며, 뇌는 신경을 통해 우리 몸 안에 있는 신체기능을 총지휘하는 정밀한 기능을 갖고 있으면서 실체를 정확하게 파악할 수 없는 정신(마음)을 담는 그릇의 중심부로, 생명력을 움직이고 마음을 관장하는 중추기관이며, 뇌는 대뇌, 소뇌, 뇌간, 간뇌 등으로 구분되나 정신기능은 대뇌와 간뇌에서 합니다(뇌의 구조와 기능 62쪽 참조).

- **대뇌**의 대뇌피질(신피질)에서는 기억력, 창조력, 판단력, 운동력 등 인간의 이성적(理性的) 기능을 가지며, 변연계(구피질)는 식욕, 성욕, 희로애락(喜怒哀樂)의 감정 등 인간의 본능적(本能的) 기능을 동시에 갖는 자주적 · 능동적 활동을 담당합니다.
- **간뇌**에서는 모든 정보를 대뇌피질로 보내는 중개소 역할과 체온, 수면, 호흡, 식욕조절 등을 하는 내분비와 자율신경의 중추작용을 하여 수동적인 감정(感情)을 조절하는 역할을 합니다.

  대뇌의 생리적 구조와 기능은 모든 사람이 동일하지만 정신능력은 사람마다 유전소인, 학습량, 경험, 생활환경 등이 다르기 때문에 정신기능은 현저한 개인차를 나타내고 있으며, 정신기능은 크게 지적 기능, 정서적 기능, 의지적 기능으로 구분할 수 있습니다.

☀ 마음의 조절(mind control)

- 마음을 관장하는 대뇌에는 인간의 본능적 기능, 사고(思考)나 행위에서 발생하는 즐거움(쾌감)을 느끼는 에이텐(A_{10})의 신경과 이성적 기능을 가진 대뇌피질(신피질)의 작용으로 마음의 조절이 됩니다.

  마음을 쓰기에 따라 에이텐(A_{10}) 신경을 조절할 수 있으며, 뇌하수체에서 분비되는 신경전달물질인 β-엔돌핀(Endorphin) 호르몬이 마음의 조절에 결정적인 역할을 한다는 것이 과학적으로 증명되었습니다.
- 자신의 사고방식에 따라 어떻게 용심(用心 : 마음쓰기)하느냐에 따라 유익한 방향과 해로운 방향이 결정됩니다.
  - 긍정적인 좋은 생각-즐거움과 기쁨-마음의 안정-좋은 호르몬-유익한 방향
  - 부정적인 나쁜 생각-괴로움과 슬픔-마음의 흥분-나쁜 호르몬-해로운 방향

    긍정적인 좋은 생각은 마음이 안정되고 뇌에서 알파(α)파가 발생해서 좋은 호르몬인 β-엔돌핀의 분비가 촉진되어 즐거움과 기쁨이 넘치고, 면역력이 증강되어 건강한 인생의 방향이 결정됩니다.

    부정적인 나쁜 생각은 마음이 들뜬 흥분 상태가 되고 뇌에서는 베타(β)파가 발생하면서 나쁜 호르몬(노르아드레날린과 아드레날린 등)이 증량되어 괴로움과 슬픔이 가중되는 건강을 해치는 인생의 방향이 결정됩니다.

② 정신장애

정신장애는 정신기능의 장애이며, 이성(理性)과 감정(感情)의 적절한 복합적 조화가 무너져서 건강한 정신생활을 유지하여 정상적인 사회생활을 하기 어려운 상태입니다.

(1) 정신장애의 원인

정신장애는 유전적 요인과 환경적 요인이 있으나 욕구불만과 스트레스 등 심리적 요인이 주종을 이루고 있습니다.

① 내인성 소인 – 선천성(유전적)

유전적인 소인 또는 선천적인 결함에 의하여 주로 발생하는 정신분열증, 간질, 조울증, 히스테리, 정신박약 등이며 유전적인 영향 이외에 신경쇠약에 의해 발생하기도 합니다.

② 외인성 소인 – 후천성(기질적)

뇌의 손상, 염증성 질환(매독, 뇌막염 등), 중독성(알코올, 마약, 수면제, 각성제) 등의 생활환경에서 오는 후천적 영향에 의해 발생하는 중독성 정신병, 성격이상, 정신박약 등입니다.

③ 심리적 요인 – 욕구불만과 스트레스(Stress)

심리적 요인은 여러 가지 원인이 복합적인 작용에 의하지만 주로 과도한 욕구불만에 의한 심리적 갈등과 과중한 스트레스(긴장)에 의한 자율신경실조증, 노이로제, 히스테리, 신경쇠약 등 신경증의 주축을 이룹니다.

㉠ 욕구불만과 적응장애

ⓐ 욕구(欲求)

- 인간의 기본 욕구 : 오욕(五慾) – 인간은 누가 가르쳐 주지 않아도 저절로 행하게 되는 기본적이 욕구(欲求)가 있습니다. 배가 고프면 음식을 먹고 싶은 식욕(食慾)과 졸리면 잠을 자고 싶은 수면욕(睡眠慾)이며, 먹고 자는 근원적 욕구

가 충족되면 보다 풍요롭고 편안하게 살기 위해 재물을 모으고 싶은 재욕(財慾), 이성(異性)과 함께 즐기며 가정을 이루고 이웃과 더불어 살고 싶은 애욕(愛慾), 그리고 이름을 세상에 알리고 인정받고 싶고 최고가 되고 싶은 명예욕(名譽慾)을 충족하고자 하는 기본적인 욕구가 오욕(五慾)입니다.

- 욕구의 단계 — 모든 행동은 사람이 기본적으로 갖는 욕구를 충족시키기 위한 노력이며, 욕구는 부족함을 생리적·심리적으로 충족시키려는 정신적 활동입니다.

  심리학자 A. 매슬로(Abraham Maslow) 박사는 인간은 기본적으로 5가지 욕구가 있으며, 첫 번째인 생리적 욕구가 충족되면 두 번째 욕구인 안전의 욕구, 다시 소속과 애정의 욕구, 이어서 인정받고 싶은 욕구가 충족되면 다섯 번째인 자아실현의 욕구의 단계로 발전되어 간다는 욕구의 단계설을 내세웠습니다. 이를 참조하여 인간의 욕구를 다음과 같이 정리할 수 있습니다.

  – 본능적 욕구 : 태어나면서 갖는 생존을 위한 기초적 욕구
  · 생리적 욕구 : 식욕, 수면욕, 성욕(종족 보존의 욕구)
  · 안전의 욕구 : 생명 안전과 생활 만족을 위한 욕구
  – 후천적 욕구 : 사회생활 과정에서 생기는 사회·심리적
  · 애정의 욕구 : 타인의 관심과 사랑을 받고 싶은 욕구
  · 소속의 욕구 : 집단에 소속되어 상호 교류와 의존하고 싶은 욕구
  · 인정받는 욕구 : 타인에게서 인정받고 보상받고 싶은 욕구
  – 궁극적 욕구 : 자아실현과 참된 나(我)를 추구하는 욕구
  · 자아실현 욕구 : 잠재능력의 완성, 최고의 존재가 되고 싶은 욕구
  · 깨달음의 욕구 : 마음을 밝혀 진아(眞我 : 참의 나)를 찾고 싶은 욕구

ⓑ 욕구불만(欲求不滿)…복잡한 생활환경은 다양한 종류의 욕구를 만들어내고 이에 적응하는 방법도 여러 가지로 욕구를 합리적으로 해소시킬 수 있는 것은 쉽지 않으며, 욕구를 충족시키려는 과정에서 이를 방해하는 장벽에 부딪혀서 이 장벽이 해소되지 않으면 욕구불만(欲求不滿)이 생겨서 심신의 스트레스, 불안, 고민과 갈등 등을 유발시킵니다.

- 욕구(欲求)는 욕망(欲望)을 추구하는 것으로 적절하고 의욕적인 욕망은 삶에 활력을 주고 궁극적 목표인 자기실현을 성취하는 원동력이 되지만, 욕구가 지나치면 욕심(慾心)을 내는 탐심(貪心)이 되어 욕구불만으로 성내고, 화내고, 분노하는 진심(瞋心)이 되며, 마음이 혼란스럽고 긴장이 지속되어 나쁜 생각

과 행동을 하게 하는 어리석은 마음인 치심(癡心)이 됩니다.
- 삼독심(三毒心 : 탐욕, 성냄, 어리석음)이 일어나면 독기(毒氣)인 나쁜 염파(念波 : 마음의 에너지 파장)와 물질(독성 호르몬과 유해산소 등)이 몸 속에서 만들어져 온 몸에 퍼지고 몸 밖으로 발산하여 자신은 물론 남들까지 심신(心身)이 고통받고 병들게 하는 지옥 같은 삶을 살아가게 됩니다.
- 식욕, 성욕, 수면욕은 일단 충족되면 제동이 되지만 재욕과 명예욕은 충족될수록 더욱 발전해 가는 제동장치 없는 자동차와 같아 지나치면 부작용을 일으켜 언젠가는 상처를 입고 패가망신하는 불행이 생기기 마련이므로 잘 다스리는 지혜가 더욱 필요합니다.

ⓒ 욕구충족(欲求充足)…욕구불만을 해소하고 욕구충족(欲求充足)하여 정신의 안정을 회복하려는 정신기능이 다음과 같이 일어납니다.
- 합리적 방법 – 이성(理性)의 판단에 의해 욕구의 장벽을 합리적인 방법으로 제거
- 대상방법 – 욕구를 대신할 수 있는 다른 일을 함으로써 본래의 욕구를 해소
- 방어방법 – 욕구불만의 해소를 모방심리나 책임회피로 자기 자신을 방어
- 도피방법 – 어려운 상황을 능동적으로 대처하지 않고 도피
- 공격방법 – 자신의 욕구를 해결하기 위해 폭력, 절도 등 파괴행위

ⓓ 적응장애(適應障碍)…합리적 방법과 대상방법은 욕구충족이라는 목적에 바람직하게 부합되는 것으로 적응장애를 일으키지 않으며, 방어방법, 도피방법, 공격방법은 욕구충족의 목적에 부합되지 못하여 적응장애를 일으킵니다.
- 일시적 적응장애 – 부모와의 의견대립과 같은 욕구불만이 계기가 되어 반항, 난폭한 행동 등의 공격적인 경향이나 무기력과 같은 도피적 경향을 나타내는 경우이며, 일시적인 적응장애는 욕구불만이나 갈등이 해소되면 점차 없어집니다.
- 문제 행동장애 – 일시적 적응장애의 정도를 넘어 안정된 생활을 할 수 없는 상태에서 나타나는 행동으로 청소년기의 문제행동인 환각제 사용, 음주, 흡연, 가출, 비행, 자살 등이 많이 나타나며, 일시적인 적응장애에서 정신장애를 수반하는 경향이 높은 적응장애입니다.

ⓛ **스트레스(Stress)와 자율신경실조**

현대사회는 공해와 소음, 광고와 정보의 홍수, 교통혼잡 등 복잡한 환경 속에서 생활한다는 그 자체만으로도 각종 스트레스에 휩싸여 있습니다.

우리의 신체는 신비하고 훌륭하게 만들어져서 어지간한 심신의 스트레스는 적응하여 이겨낼 수 있는 훌륭한 자동조절장치가 마련되어 인체는 항상성(恒常性 : homeostasis)을 유지할 수 있지만, 스트레스가 너무 격심하여 신체가 대응할 수 있는 한계를 넘었거나 심신이 허약하여 약한 스트레스에 대항할 수 있는 저항력이 부족하여 자동조절장치가 능력을 발휘하지 못하면 항상성이 무너져 신체적 · 정신적 장애를 일으킵니다.

ⓐ 신체적 · 정신적 스트레스의 요인…공포를 느낄 때 등이 오싹해지고 식은땀이 나며, 긴장이 지나치면 근육이 굳어져서 움직일 수 없는 증상이 나타나며, 피곤해지면 육체적으로는 몸이 나른하고 활동하기 싫어지며, 정신적으로 집중력의 약화와 의욕 상실이 일어납니다.

이와 같이 신체기능과 정신활동은 분리할 수 없는 밀접한 관계로 신체적 요인에 의해서 정신적 스트레스가, 정신적 요인에 의해서도 신체적 스트레스가 동시에 일어납니다.

- 신체적 스트레스 – 더위와 추위, 공해(공기, 물, 소음), 질병과 수술, 화재와 지진, 사고(교통, 화재, 지진) 및 전쟁 등의 요인에 의해 신체에 가해지는 신체적 긴장
- 정신적 스트레스 – 신체적 스트레스 요인, 대인관계(부부, 부모와 자녀, 고부, 친구, 직장동료와 상사 등), 이별과 죽음, 희로애락 등에 의한 욕구불만, 감정격화, 불안, 공포, 고통 등 마음에 가해지는 정신적 긴장

ⓑ 스트레스를 받기 쉬운 성격

- 스트레스에 대한 심리적인 반응은 스트레스 요인의 종류, 크기, 횟수 등에 따라 달라지며, 스트레스를 받는 사람의 정서적인 기질, 감정의 정도, 자존심, 성격형에 따라 크게 차이가 있습니다.
- 일반적으로 스트레스를 심하게 받기 쉬운 사람은 신경질적이며 고지식한 사람, 이상주의자, 내성적인 성격의 소유자 등이며, 이런 성격은 항상 마음의 긴

장을 강요당하고 있기 때문에 스트레스에 견디는 β-엔돌핀 호르몬의 감소로 저항력이 약하여 다른 사람보다 더 받기 쉽습니다.

ⓒ 스트레스의 생리작용
- 갑자기 스트레스 요인이 일어나면 대뇌에 전달되어 우선 본능적 기능을 하는 대뇌 변연계(구피질)에서부터 민감반응을 일으키고 교감신경이 작동하여 스트레스에 대한 경계반응인 신체의 긴장상태가 일어납니다. 대뇌피질(신피질)은 자극이나 반응을 기억하며 같은 자극을 받을 때는 이성(理性)에 의해 구피질의 민감반응을 억제하고, 부교감신경은 교감신경에 길항작용(拮抗作用 : 상반되는 요인이 동시에 작용하여 그 효과를 서로 상쇄시키는 일)으로 교감신경의 경계반응을 조절하여 평형을 유지시킵니다.
- 자극이 계속 또는 격심해지면 정신적 스트레스가 신경계를 피로하게 만들어서 간뇌의 시상하부에 있는 뇌하수체는 필요 이상의 호르몬 분비를 촉진하고 교감신경은 더욱 항진하여 교감신경과 부교감신경의 평형조절이 무너져 신체적 기능을 저하시키는 자율신경실조증과 정신장애로 인한 정신질환이 발생하는 원인이 됩니다.

ⓓ **자율신경실조증**…자율신경실조증은 간뇌 · 시상하부의 자율신경 중추부와 신체 각 조직기관에 있는 말초의 교감신경 및 부교감신경 사이에 평형이 무너져 생기는 여러 가지 신체적 · 정신생리적 장애 현상이 일어나는 것입니다.
- 위장 장애 – 신경성 식욕부진증, 비만증과 대식증, 위 · 십이지장 궤양, 궤양성 대장염과 과민성 대장증후군
- 심장 혈관 장애 – 관상 동맥성 심장병, 심근경색증과 협심증, 심부정맥과 심장마비, 본태성 고혈압
- 호흡기 장애 – 과호흡 증후, 기관지 천식
- 대사 및 내분비 장애 – 갑상선 기능항진증, 당뇨병
- 산부인과 장애 – 월경불순, 폐경, 원인불명 불임증, 습관성 유산
- 기타 장애 – 류마티스 관절염, 사고 경향성, 두통(편두통, 긴장성 두통)

(2) 정신장애의 종류

정신장애란 뇌의 활동에 이상이 생겨 정상적인 사회활동을 하기 어려운 상태를 말하며, 정신병 · 신경증의 정신질환과 정신박약 · 성격이상 등의 정신 결함으로 대별할 수 있습니다.

정신분석학자인 프로이드(Sigmund Freud)는 인간은 출생 때부터 지니는 무의적 본능과 정신 에너지를 나타내는 본능, 자기중심적 기능인 자아(ego), 내재화된 의식과 도덕성(죄의식)을 갖는 초자아의 3가지 인성(Personality)을 갖고 있으며, 이 중에서 2가지 이상의 갈등을 일으킬 때 정신장애인 신경증(Neurosis)과 정신증(Psychosis)이 일어난다고 보았습니다.

- 신경증은 현실감은 보존될 수 있는 경미한 정신질환이며,
- 정신증은 현실감이 심히 손상된 상태에서 망상, 환각, 기괴행동 등이 나타나는 정신질환입니다.

① 불안장애

㉠ 공포증
  ⓐ 광장공포증…아주 넓은 장소나 공공장소에 대한 공포감
  ⓑ 고소공포증…높은 장소에 대한 공포감
  ⓒ 폐쇄공포증…폐쇄된 공간에 대한 공포감

㉡ 불안장애
  ⓐ 공황장애…실제로 공포 대상물이나 생명에 위협을 느끼는 상황 없이 발생하여 심계항진, 호흡곤란, 현기증, 질식감 등의 현상
  ⓑ 전신성 불안 장애…걱정, 두려움, 운동성 긴장, 구강 건조 등 증상으로 불안상태가 1개월 정도 계속
  ⓒ 강박 충동적 장애…반복적 강박관념이 주로 나타나 의식적으로 행하는 반복행위는 심한 불안이나 공포를 막아 주는 작용
  ⓓ 외상 후 스트레스 장애…경험한 심각한 외상이 반복되지 않을까 하는 불안감으로 수면장애, 기억력 상실, 혼자 살아남은 것에 대한 죄책감 등

② **정서장애**

㉠ **조울증** : 과도한 흥분이나 활동, 의기앙양감, 수면감소 등이 나타나는 조증과 슬픔, 식욕상실, 활동저하, 불면증 등이 나타나는 울증이 교대로 나타나는 증상

㉡ **우울증** : 심한 불쾌감이 나타나면서 슬픔, 절망감, 근심, 불면증 등의 신체 증상이 나타나며, 심하면 자살 시도 또는 망상, 환각의 증상

③ **신체적 장애**

㉠ **히스테리성 신경증** : 의식적으로 받아들이기 힘든 관념이나 충동을 없애기 위해 사용하는 하나의 방어기전이며, 주로 신체적 기능 상실 형태의 증상

㉡ **건강 염려증** : 실제로 질환 없이 신체 동통이나 불쾌감을 경험하는 것으로 건강에 대한 비합리적 두려움이나 불안감이 나타나는 증상

㉢ **정신 · 신체적 장애** : 정서 요인에 의한 질환으로 편두통, 궤양, 불면증, 신경성 피부염, 고혈압 등의 증상

㉣ **신경성 식욕부진과 비만 및 대식증** : 불안, 분노, 두려움 같은 정신적 요인에 의한 식욕감소 증상과 부적절한 식사조절방법으로 오는 비만 또는 탐식증

④ **해리성 장애**

㉠ **정신병적 기억상실증** : 개인에 있어서 중요한 정보를 기억하지 못하는 증상

㉡ **정신병적 배회증** : 기억상실이 있으면서 갑작스럽게 배회현상이 나타나는 증상

㉢ **다면적 인격** : 뚜렷이 다른 두 개 이상의 인격이 한 사람 내에 존재하는 증상

⑤ **인격장애**

㉠ **정신분열성 인격** : 차갑고 냉정한 감정 소유자로 어떤 종류의 칭찬이나 비판에 무관심하고 우정도 나누기 힘들며 타인의 감정에 아랑곳하지 않음.

㉡ **편집성 인격** : 타인에 대한 의심, 불신, 질투심이 강하며 지나친 염려와 쉽게 모욕감을 느낌.

㉢ **히스테리성 인격** : 지나치게 감정적이고 비합리적인 분노와 자기 자신에 대한 불만, 세상살이에 대한 분노감이 심함.

㉣ **반사회성 인격** : 도덕적 규범, 성실성 또는 타인에 대한 관심이 전혀 없으며, 자신의 욕구와 충동에 따라 행동하고, 자신에 대한 꾸지람이나 비난을 참지 못함.

㉤ **자기애성 인격** : 자신이 매우 중요하고, 굉장한 세력을 가지고 있다는 환상을 가짐.

⑥ 성적 전신장애

㉠ 성전환증 : 성별을 바꾸고자 하는 욕망으로 성전환 수술이나 집중적 호르몬 치료를 받음.

㉡ 물품 음욕증 : 사랑에 대한 대상을 이성에서 찾지 않고 이성이 가진 물건으로 대치시켜서 성적 만족을 구함.

㉢ 성적 가학증과 성적 자학증 : 타인에게 육체적 · 정신적 학대를 가하는 것은 성적 가학증, 이와 반대로 타인으로부터 학대를 받음으로써 성적 만족을 얻는 것은 성적 자학증

⑦ 정신분열증 장애

외부의 현실 세계로부터 고립되고 내면에 혼란스러운 사고나 갈등이 발생하는 중요한 정신장애의 하나이며, 증상은 현실과 관련 없는 기괴망상, 환청, 비논리적 사고, 조리없는 언어구사가 나타나 사회적 유대관계가 어려워 사회로부터 고립됩니다.

㉠ 파괴형 : 무감동하거나 바보같은 반응을 보임.

㉡ 긴장형 : 말이 없고 긴장성 흥미가 있으며 환경에 대한 반응이 없음.

㉢ 망상형 : 과대망상이나 피해망상, 환각이 나타남.

⑧ 만성 알코올 중독증

다량의 알코올을 장기간 마셨을 때 중독상태와 정신 · 신체적 증상이 생겨서 환각 · 기억상실증 · 편집증인 정신적 증상과 간경화증 · 뇌손상인 신체 증상이 나타납니다.

⑨ 기질적 뇌증후군

뇌에 영향을 주는 뇌졸중, 종양 또는 뇌세포의 위축 또는 손상 등으로 정신적 장애가 나타나는 증상입니다.

㉠ 섬망 : 뇌손상, 고열, 약물중독, 금단증, 심한 감염증, 내분비장애, 독극물 섭취가 원인이 되어 정신혼란, 악몽 같은 생각, 환시 등의 증상

㉡ 치매 : 뇌혈관의 협착, 응괴 또는 뇌의 회백질세포의 점진적인 위축이나 손상으로 혈액 공급이 저하되어 발생하여 기억력 상실, 지능 손상이 나타나 학습력, 이해력, 계산력, 이성, 판단력이 저하되는 증상

③ 정신장애의 예방법

현대 의학의 최첨단 기술이 발전하여도 아직 마음의 본체와 마음에서 생긴 생각을 나타낼 수 없으므로 정신장애가 일어나 정신질환이 되면 전문적인 치료를 받아야 하고 완치하기가 어렵기 때문에 예방을 위한 지혜를 갖도록 해야 합니다.

(1) 예방의 기본방향

정신장애의 기본적인 예방법은 정신장애의 원인인 내·외인과 심리적 요인을 일상생활 속에서 제거 또는 회피하는 것입니다.

이를 위해서는 조화로운 행동, 객관적인 판단, 이상의 추구 등의 기초 위에서 생활환경을 개선하고 욕구와 스트레스를 조절하고 원만한 인간관계 유지를 위해 올바른 마음가짐과 즐겁고 알맞은 식사와 운동, 안락한 휴식인 생활명상 등 육체적·정신적 단련법을 익혀서 몸과 마음을 동시에 다스려 예방 효과를 극대화시키는 것입니다.

① 욕구의 조절

욕구는 다양성, 현실성 등의 여러 요인을 가지고 있기 때문에 실현가능성이 없는 경우가 많으므로 자신의 욕구는 모두 충족시킬 수 없는 것임을 인정하고 욕구를 자제하고 조절하는 지혜를 가져야 합니다.

지나친 욕구는 욕구불만은 물론 탐욕심(貪慾心)이 일어나서 과다한 스트레스와 화(성냄)를 자초하여 몸과 마음에 되돌릴 수 없는 어리석고 무지(無智)한 상처만 남길 뿐임을 명심하여야 합니다.

② 원만한 인간관계

인간관계는 서로간의 사랑과 믿음의 바탕에서 성립되기 때문에 상대방의 단점을 들추기보다 칭찬을 자주하고, 자신을 낮추고, 상대를 높여 주고, 자신은 조금 손해를 보더라도 상대방이 이익이 되게 하는 마음가짐을 항상 가져 인간관계를 원만히 유지합니다.

③ 건전한 생활

알맞은 식사, 적당한 활동(운동과 작업), 편안한 휴식(숙면과 생활명상) 등 건전한 일상생활을 함으로써 몸과 마음이 조화롭게 유지되어 즐겁고 보람찬 생활을 할 수 있게 하여야 합니다.

건전한 생활에서만이 몸과 마음이 안정되어 욕구를 조절할 수 있고 원만한 인간관계가 성립되어서 건강한 신체와 정신을 유지하여 희망찬 미래가 열립니다.

(2) 정신장애의 조기발견

① 조기발견의 장애 요인
㉠ 정신과에 대한 편견

다른 질병도 마찬가지이겠지만 정신장애로 인한 신경정신질환은 조기발견을 할수록 치료가 쉽고 사회적응을 위한 훈련효과가 커지므로 완벽한 조기치료가 가능합니다. 마음의 병인 정신장애는 여러 가지 신체 증세가 나타나므로 일반진료를 받아 뚜렷한 질병이 없으면 신경성으로 진단하고 정신과로 가보라고 하면 많은 사람들이 꺼리는 경향이 있으며, 정신과 하면 정신이 이상한 사람만 가는 것으로 오해하는 잘못된 편견이 있습니다.

제일 잘한다는 이 병원 저 병원을 다니다 조기발견으로 조기치료의 기회를 놓치는 경우가 허다합니다.

모양도 실체도 없는 마음의 상태를 파악하기도 어렵고 누구나 마음대로 다룰 수 없기 때문에 신경정신을 전문으로 하는 정신과를 찾아 상담하고 치료하는 것이 당연한 것으로 우리 사회에서 잘못된 편견이 깨뜨려져야 정확한 조기발견이 가능해집니다.

㉡ 정신장애 증상과 일반증상과 혼동

앞에서 설명한 자율신경실조증에서 본 바와 같이 정신장애의 초기 증상은 일반 생리적 질병의 증상과 비슷하고 심각하게 나타나지 않아 신경성으로 대수롭지 않게 생각합니다.

정신장애가 심해져서 신체적 정신생리장애가 일어나 늦게 발견하면 정신요법은 물론 질병치료요법을 같이 하여야 하고, 어떤 경우는 치료하기가 힘들게 되어 평생을 정신장애로 고통을 받게 됩니다.

② 초기증상과 조기발견

어떤 질병이든 초기증상이 있기 마련이며, 정신장애도 초기에는 무시할 정도의 증상만이 있을 때도 많으므로 유의하여야 합니다.

자율신경실조증의 증상이 있거나 조기치료가 되지 않아 다음의 증상이 있을 때는 즉시 정신과 전문의에게 정밀진단을 받아서 조기발견과 더불어 조기치료를 하시기 바랍니다.

정신장애의 증상과 발생되는 질환

- 경련을 일으킬 때 – 간질, 히스테리(Histerie), 파상풍
- 말하기 이상이 있을 때 – 실어증, 다발성 경화증, 말더듬이, 조울증, 노인성 치매
- 손가락이 떨릴 때 – 파킨스병, 서경(글씨가 잘 쓰여지지 않는 상태)
- 행동에 이상이 있을 때 – 알코올 중독증, 정신분열증, 조울증, 노인성 치매, 히스테리(Histerie)
- 현기증이 날 때 – 메니에르 증후군, 저혈압, 자율신경실조증, 빈혈

(3) 생활예방법

① 중요 전환기의 정신장애와 예방법

복잡 다단하고 사건과 사고도 많은 현대의 생활은 우리들의 욕구를 충족하기는 어려워지고 바쁜 생활로 건강에 소홀히 하여 육체적 건강은 물론 정신적 건강을 잃어가는 가능성이 높아지고 있습니다.

특히, 일생의 중요 전환기인 사춘기, 갱년기, 노년기는 생리적 · 정신적으로 많은 변화가 있어 정신건강에 지대한 장애를 줄 수 있으므로 정신건강을 중심으로 증상과 대처하는 방법을 알아봅니다.

㉠ 사춘기의 정신건강

사춘기(思春期)는 보통 12세부터 14세 사이를 말하나 요즘은 9~10세로 낮아지고 있어 사춘기의 정신건강관리의 대상도 초등학교 저학년에서부터 적용됩니다.

사춘기에는 남 · 여 모두에게 2차 성징이라는 생리적인 여러 가지 변화가 일어나고 생식기의 발육이 활발해져서 성적 능력도 생기며, 이러한 급격한 신체의 변화는 정신적인 변화도 동시에 수반하기 때문에 정서적인 동요가 아주 심해집니다.

ⓐ 사춘기의 정신혼란 증상

- 화를 잘내고, 부모의 말을 잘 듣지 않으며, 반항을 잘하며, 집을 나가기도 합니다.
- 나쁜 친구와 어울려서 사고를 내고 공부하기가 싫어 학교에 가지 않게 되어 성적이 떨어집니다.
- 말도 잘 안 하고, 혼자 있기를 좋아하며, 게을러지고, 모든 일에 무관심해집니다.
- 생리적 변화로 오는 이성(異性)에 대한 호기심이나 성적인 충동을 올바른 성교육이 되지 않아 잘못 처리하여 많은 문제점들이 일어납니다.

ⓑ 올바른 성교육…사춘기가 되면 변화되는 생리적·정신적 현상을 성교육을 통하여 자세하게 설명하여 이해시키는 노력이 무엇보다 중요합니다. 성교육은 비밀스러운 것도 아니며 자연현상으로 개방적이고 적나라한 태도로 진지하게 자녀들의 성교육에 임하는 친근한 부모가 되어야 하며, 학교에서 알아서 하겠지 하는 안일함과 우리 아이는 설마 하는 방심은 금물이며, 관심을 갖고 관찰하여 적절히 대처하는 노력이 정신장애의 예방과 문제의 청소년이 되지 않게 하는 출발이 됨을 인식합시다.

ⓛ 갱년기의 정신장애와 예방법

ⓐ 갱년기의 증상…갱년기는 사춘기와 반대로 생리적·정신적 기능이 퇴화하는 40대 후반부터 50대에 걸쳐서 나타나며, 몸과 마음에 부정적인 영향을 많이 주는 시기입니다. 젊음을 결산하고 새로운 출발을 준비하는 전환의 시기이기 때문에 정신적 장애가 많이 발생할 수 있습니다.

갱년기의 장애가 남자보다 여성에게 심하게 나타나는 것은 월경이 없어지고 난소기능이 저하 또는 정지되는 폐경기가 있기 때문입니다. 보통 46~50세에 일어나는 폐경은 대다수의 여성들에게는 심한 증상이 없으나, 25% 정도는 증상이 심하여 두통·불면증·신경과민 등의 증세가 주로 있고, 우울증을 동반하거나 고혈압·비만·성교동통·관절염 등이 나타납니다.

호르몬 부족의 경우는 약물요법으로 치료하여야 하지만 일반적으로는 갱년기의 증상임을 이해하고 마음의 안정을 찾으면 충분히 극복되는 자연적이 현상입니다.

노년기는 체념이라는 막연한 미덕이 있지만 갱년기는 지금까지 누리던 지위도 조금 후면 떠나야 되고, 장성한 자녀들도 부모의 품을 떠나고, 몸과 마음이 피곤하고, 지금까지 살아온 인생에 대한 미련과 남은 인생에 대한 쓸쓸함과 안타까움이 교차하기 때문에 몸과 마음에 큰 영향을 받는 시기입니다.

ⓑ 갱년기의 정신장애와 예방법…갱년기는 인생에서 소외되고 좌절하는 시기가 아니고 지나온 인생을 되돌아보고 자기 자신과 한 번 정면으로 부딪쳐 다시 한 번 새로운 목표를 가지고 고차원의 삶을 위한 발돋움으로 도전하라는 신호기인 동시에 노년기를 준비하는 중요한 시기임을 자각하여야 합니다.

• 지위와 현재의 결과에 연연할 것이 아니라 자유인으로 돌아가는 전환점이 되고 자신의 일을 할 수 있게 준비하는 시발점이 되니 좋다는 생각을 하는 것입니다.

• 결혼하여 떠나는 자녀들에게는 배신당한 기분을 가질 것이 아니라 의무를 끝내고 무거운 짐을 벗는 홀가분한 즐거운 마음을 갖는 것입니다.

• 앞만 보고 달려오면서 살아온 고통의 세월이지만 지금까지 살아왔다는 데 감사하고, 앞으로 살아갈 희망의 세월이 많이 남아 있다는 사실에도 진심으로 감사하는 마음을 갖는 것입니다.

• 지금까지 살아온 인생을 자기 반성하고 유종의 미를 실현하기 위한 노년기를 준비하는 데 큰 뜻을 두고 희망을 갖고 최선을 다하는 마음의 자세가 중요합니다.

• 갱년기는 장수의 발판을 만드는 시기이므로 건강한 몸과 마음을 재충전하여야 하므로 심신(心·身)을 닦는 건강관리에 과감한 투자를 하시기 바랍니다.

ⓒ 노년기의 정신건강법

ⓐ 노년기의 의미 – 제2의 인생의 출발…인생은 어떤 과정을 밟아 왔던 인생의 끝이 좋으면 모두 좋은 것입니다. 노년기는 정년퇴임기 또는 환갑이라는 60세부터 인간의 평균수명 80년을 보았을 때 그래도 20년이 남아 있어 인생의 유종의 미를 실현시키는 데는 충분한 시간이 있어 희망이 있는 것입니다.

노년기를 죽음을 준비하는 것으로 생각하면 더욱 괴롭고 암울한 황혼이 될 뿐이지만 인생의 유종의 미를 이루기 위한 제2의 인생 출발이라 생각하고 과거의 일체 집착을 버리고 대자연의 법칙에 순응하는 마음 자세로 즐겁게 보내면 새로운 삶의 보람을 되찾을 수 있는 것입니다.

ⓑ 마음의 기본자세…삶의 보람은 일을 하여 성취하는 보람, 취미활동을 통해 심

신의 피로를 해소하는 보람, 봉사활동으로 지역사회에 공헌하는 보람, 가족과 함께 안정을 느끼며 생활하는 보람, 원만한 인간관계를 유지하며 즐기는 생활의 보람 등 멀리 있는 것이 아니고 일상생활 속에서 마음을 내면 얼마든지 대상이 있고 누구나 찾을 수 있는 것들입니다.

- 지나온 모든 허물은 '나의 탓'으로 돌리고 마음의 공부를 하여 심신의 안정을 찾고, 참다운 나를 찾는 계기를 만듭니다.
- '하면 된다'는 마음과 '나도 할 수 있다'는 마음, '시작이 반'이라는 무조건 도전하겠다는 의지를 가지는 것이 중요합니다.
- 목표는 무리없이 자기가 좋아하고 개성적인 대상을 선택하여 목표를 확실하게 결정합니다.
- 실천은 적극적이고 자발적으로 온 마음을 기울여 열중합니다.
- 건강유지에 최우선 투자를 하여 몸과 마음이 뒷받침되도록 합니다.
- 여가선용, 종교활동 등은 부부가 함께 하고 사회활동과 조화를 이룰 수 있도록 합니다.

ⓒ **치매를 예방하는 방법**…노년기에 치매는 당사자는 물론 주위 사람들에게 많은 고통을 주고 인생의 유종의 미를 거두는 데 치명적인 심각한 정신장애입니다. 치매가 걸리기 쉬운 사람은 자기중심적으로 생각하고 쉽게 화를 내는 성격이 급한 사람, 일 이외에 별다른 취미가 없는 사람, 대인관계가 문제가 있어 친구가 없는 사람, 잘 웃지 않고 내성적인 사람 등입니다.

치매의 예방은 위와 같은 성격을 가지지 않게 노력하는 것이며, 이를 위하여 다음의 사항을 알아 생활화합시다.

- 감사하고 양보하는 마음을 유지합니다.
- 아름다움과 따뜻한 인정에 감동하는 마음을 항상 갖습니다.
- 취미, 운동, 오락 어느 것이나 다른 사람과 의도적으로 어울리고, 마음에 즐거운 자극이 계속되게 합니다.
- 스트레스를 받으면 스스로 해결하는 방법을 사용할 수 있어야 합니다.
- 목표를 향해 노력해 목표에 가까워지면 병이 들어설 자리가 없어집니다.

② 스트레스에 대처하는 생활의 지혜

　뚜렷한 증세가 없다는 이유로 자칫 무시하고 넘어가기 쉬운 스트레스이지만 오래 누적되면 정신병이나 각종 신체 내부의 병을 유발하므로 평소 여러 가지 방법으로 스트레스를 그때그때 풀어주는 것이 무엇보다 중요합니다.

　적응(適應)은 스트레스 요인은 그대로 두고 술, 담배, 카페인, 약물(안정제), 마약 등을 사용하는 일시적 기피행동과 TV시청, 과식, 잠자기, 다른 사람들로부터 도피하는 현실도피적 행동입니다.

　대처하기는 스트레스 요인에 대한 긍정적·적극적으로 대처하는 행동입니다.

㉠ 스트레스에 대처하는 기본방향

- 스트레스 요인을 회피 또는 부정하지 말고, 긍정적으로 적극 대처합니다.
- 지나친 욕구를 자제(自除)하고 분수에 맞는 생활자세를 갖습니다.
- 자신의 감정을 조절하기 위해 솔직한 감정을 표현하며 긍정적으로 느끼고 행동하며 유머 감각을 갖도록 합니다.
- 스스로 해결할 수 없을 때는 전문의와 상담하거나 친구나 가족과 함께 대화하여 적극적으로 대처합니다.
- 자신의 체력을 잘 관리하기 위해 충분한 식사와 적절한 운동, 충분한 수면을 하도록 하며, 약물이나 다른 방법에 의지하지 않습니다.
- 심신의 안정을 위한 근육이완법과 명상법을 습득하여 일상생활화합니다.

㉡ 스트레스 해소법

- 스트레스 해소는 육체적 이완, 마음의 안정과 휴식, 사회적 처신 등을 위하여 동양의학적 바탕을 둔 명상법과 기혈의 운행법인 침술, 지압, 마사지 등과 현대의학적인 심리적·생리적 요법들을 접목시켜 몸과 마음의 통일을 이루는 방법을 보다 체계적이고 과학적인 접근방법으로 해결하여야 합니다.
- 영양(식이)요법, 운동요법, 수면법, 목욕법 등을 활용하여 가능한 초기에 심신피로를 풀고 근육이완법, 마사지법, 명상법 등을 습득하여 일상생활화하면 스트레스는 올바르게 해소할 수 있습니다.
- 영양(식이)요법, 운동요법, 수면법, 목욕법, 명상법 등의 자세한 내용은 해당 항목을 참조하시고, 근육이완법과 마사지법(지압활용)을 중심으로 요점을 설명합니다.

ⓐ 생활환경요법

〈수면법〉

- 매일 7~9시간 가량의 수면을 취하는 것이 좋다.
- 스트레스는 불면증을 불러올 수도 있으므로 낮잠은 될 수 있는 대로 피한다.
- 취침 시간에 카페인이 든 음료는 먹지 않으며, 밤에는 운동으로 순환기나 신경계를 너무 자극하지 않는 것이 좋다.
- 양치질, 세안, 자명종 시계 맞추기 등 정해진 취침의식을 확립시키는 것도 도움이 된다(숙면법 191쪽 참조).

〈목욕법〉

- 목욕은 손쉽고 빠른 스트레스 해소법이다(목욕법 187쪽 참조).
- 섭씨 40도 이하의 미지근한 물에 들어가 있으면 교감신경의 긴장이 풀어져 짜증나는 기분을 부드럽게 해준다.
- 샤워만으로 끝내지 말고 꼭 욕조 안에 몸을 담그는 것이 좋다.

〈음악요법〉

- 자기가 선호하는 음악을 듣는 것이 적당하나 일반적으로 클래식이 마음을 안정시키는 데는 효과가 높다.
- 텔레비전의 시청을 줄이고 가능한 음악을 듣는 습관을 갖도록 한다.

ⓑ 영양(식이)요법…저혈당 상태는 사람을 초조하게 만들고 작업능력을 현저히 저하시킵니다. 그러나 혈당량을 높이기 위해 일시적으로 청량음료를 마시는 것은 좋지 않으며, 금방 원상태로 환원될 뿐 아니라 오히려 혈당량의 급변을 일으켜 정서불안의 요소가 되기 때문입니다(영양(식이)요법 211쪽 참조).

ⓒ 운동법…운동은 신진대사를 활발하게 해서 체내의 노폐물을 말끔히 씻어냅니다. 근육을 긴장시키고 이완시키는 동작을 반복하는 동안 피로와 긴장이 풀어져 스트레스가 해소되는 것이며, 적어도 일주일에 두 번 이상 자신이 좋아하는 운동을 지속적으로 해야 합니다(운동요법 248쪽 참조).

ⓓ 근육이완법

〈직장에서 휴식시간 활용법〉

　피로해지기 쉬운 시간인 오전 11시~점심시간 사이, 오후 4시~5시 사이에 잠시 휴식시간을 이용하여 매일 2회 정도 실시하면 좋다.

- 꽉 조이는 옷은 느슨하게 푼다.
- 눈을 감고 복식호흡으로 호흡과 마음을 편하게 한다.
- 신체의 각 근육을 팔 → 다리 → 배 → 가슴 → 어깨 → 목 → 턱 → 이마의 순으로 각각 10초간 힘을 주어 긴장시킨 뒤 10초간 풀어준다.
- 전 과정을 하기 힘이 들면 많이 사용한 부위와 사용하지 않은 부위를 중심으로 2~3가지 동작이라도 이완시키면 효과가 있다.
- 체조의 스트레칭(279쪽)과 직장에서의 체조(288쪽)을 참조하여 근육과 관절을 이완시킨다.
- 각 부위별 긴장된 근육의 이완방법 중에서 소홀하기 쉬운 몇 가지를 설명합니다.

눈동자	턱운동	얼굴동작
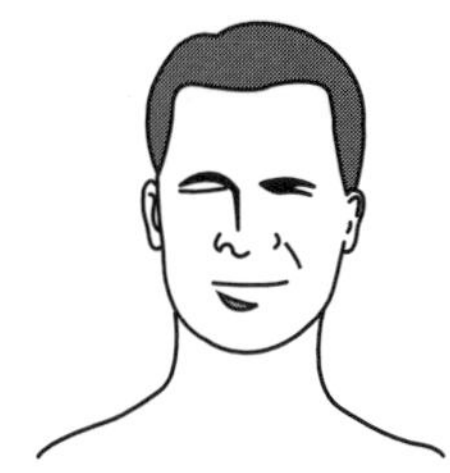	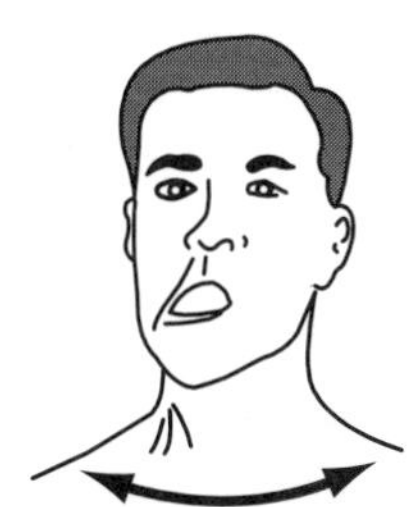	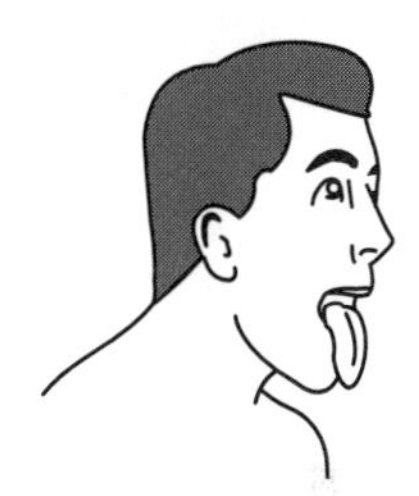
양 눈을 감아 눈 주위 근육을 오므려 최대한 조인 후 20까지 숫자를 센다.	입을 크게 벌려 10까지 수를 센다. 최대한 입을 닫거나 벌려서 턱을 확실하게 좌우로 10번씩 돌린다.	이완된 표정을 하고 입을 크게 벌리고 혀를 내민다. 눈을 크게 뜨고 밑으로 혀를 보면서 10까지 수를 센다.

〈취침 전 숙면을 위한 활용법〉

- 누운 자세에서 베개를 베고 몸 전체를 편안하게 눕는다.
- 양다리는 20~30cm 정도로 가볍게 벌린다.
- 양팔도 몸에서 10~15cm쯤 떨어지게 벌리고 손가락 역시 편다.
- 이 자세에서 눈을 감고 자연스러운 복식호흡을 하며 생각도 동작도 없는 상태로 빠져든다. 너무 의식적이면 역효과가 나므로 유의한다.
- 초보 단계에서는 '마음이 가라앉고 있다' 는 등의 짧은 말을 되풀이하는 것도 효과적이다.

ⓔ 마사지법(지압활용)…마사지와 지압은 동서양을 막론하고 기혈의 순환로인 경락과 자극점인 경혈을 따라 침술 대신 손과 손가락을 이용하여 문지르거나 지압으로 자극을 주어 심신의 긴장을 완화하고 피로를 풀어 주는 요법입니다.

〈마사지의 기본사항〉

지압을 활용하는 마사지는 얼굴, 복부, 손발은 스스로 할 수 있으며, 평소 부부가 잠자기 전에 정답게 실행하면 차원 높은 사랑을 확인할 수 있습니다.

- 마사지 받는 사람과 해주는 사람 사이에는 신뢰와 공감이 있어야 한다.
- 해주는 사람은 시작하기 전에 손을 따뜻하고 부드럽게 하며 서두르지 않는다.
- 받는 사람의 체형과 체질을 알고 누르는 강도와 정확한 리듬을 찾아낸다.
- 조명과 배경음악으로 좋은 분위기를 가능한 갖추도록 한다.
- 마사지를 하기 위해 수분 전 조용하게 앉아 눈을 감고 호흡을 집중하여 심신을 이완시킨다.

〈마사지의 실시순서〉

1단계(엎드린 자세)
- 등 부위부터 처음 시작(오일을 이용, 리드미컬하게 발라주면 효과적)
  (어깨 – 흉추 – 요추 – 천추 – 엉덩이)
- 팔(팔꿈치 – 손목 – 손바닥 – 손가락)
- 다리(무릎 – 발목 – 발바닥 – 발가락)

2단계(앉은 자세)
- 머리 – 목 – 어깨 – 팔 – 등

3단계(바로 누운 자세)
- 머리 – 얼굴 – 가슴 – 팔 – 복부 – 엉덩이 – 다리

〈지압의 방법〉

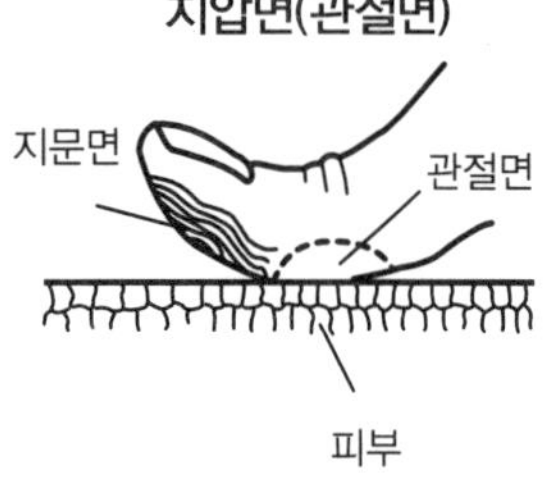

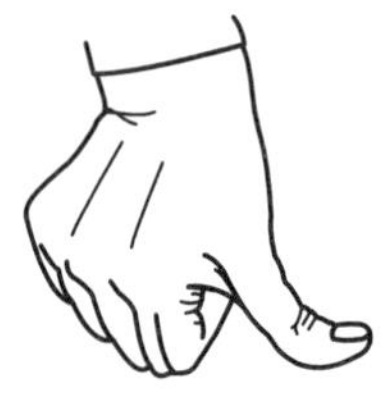

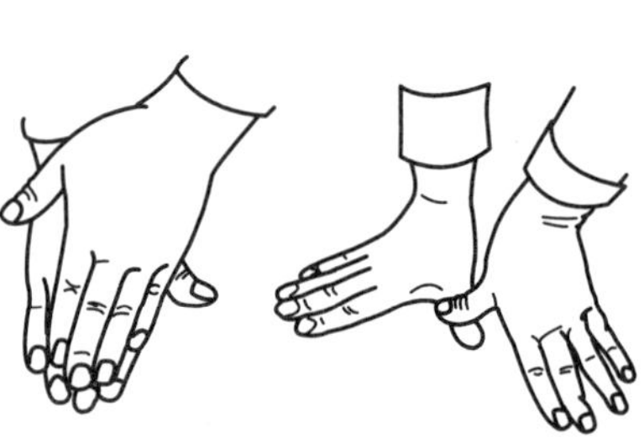

단지법   쌍합법   삼지법

〈지압점(주요 경혈점)〉

백회
태양
이문
하관
영향
염천
천돌
측두부
곡지
양지
외관
합곡
상지외면부
곡택
공취
내관
열결
신문
상지내면부
풍부
풍지
대추
후두부
양릉천
족삼리
풍융
태충
위중
숭산
복류
하지측면부
하지후면부
헐해
음릉천
삼음교
용천
하지내면부
천돌
단중
기문
중완
장문
복결
단전
관월
배꼽
중극
흉복부
폐유
심유
대추
견정
견후
명문
신유
대장유
방광유
간유
담유
비유
위유
지실
요선부

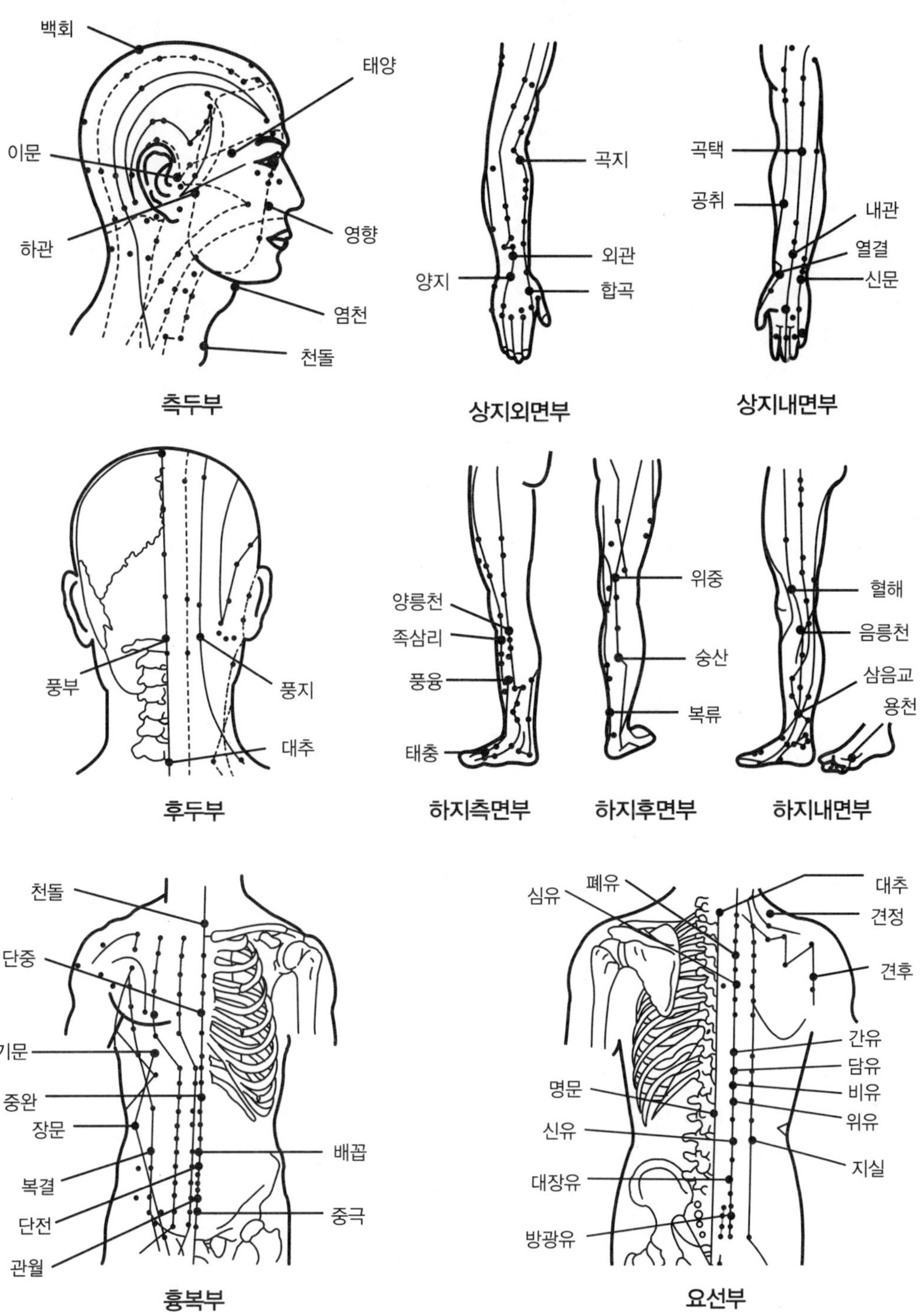

🔆 발 마사지법

발에는 그림에서 보듯이 인체의 모든 기관과 장기의 반사구(신경과 모세혈관이 집중되어 있는 부위)가 있어 지압과 마사지를 하면 기능을 원활하게 할 수가 있어 질병을 예방하는 데 효과가 있습니다.

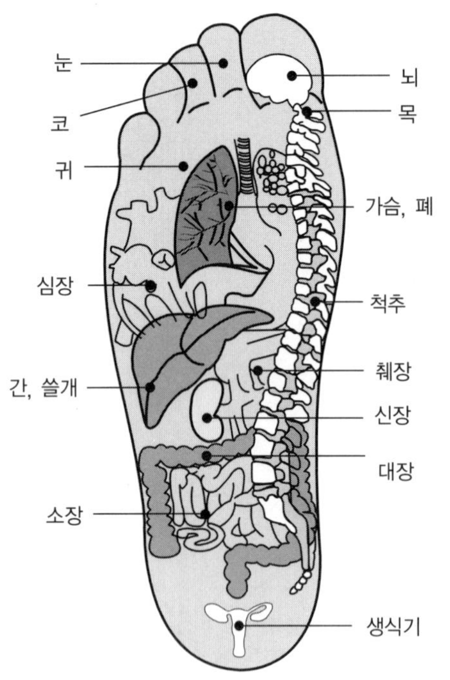

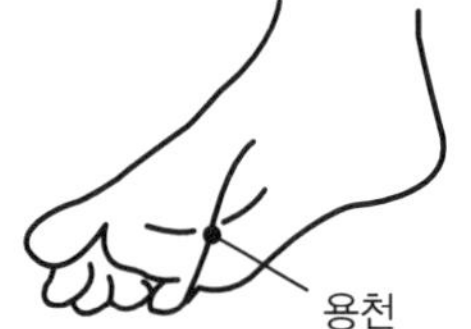

발과 인체기관의 상응점

- 따뜻한 물(38℃~40℃)에 발을 5분 정도 담근다.
- 손가락이나 지압봉을 이용하여 발의 반사구를 눌러 아픈 곳이 있는지 살핀다.
- 아픔을 느끼는 경우는 반사구에 해당하는 기관 또는 장기에 이상이 있을 수 있으므로 진단과 치료가 필요하다.
- 왼발부터 시작한 다음 오른발을 한다.
- 한 부위를 한 번에 2~3초 동안 3~4회 반복하여 눌러 준다.
- 아픔을 느끼는 반사구는 3~4회 추가 실시한다.
- 마사지의 부위 순서
  ㉮ 용천(발바닥 가운데) → ㉯ 발가락(엄지부터) → ㉰ 발꿈치(생식기쪽) → ㉱ 발 안쪽(척추) → ㉲ 발 바깥쪽(내장) → ㉳ 발등(태충, 행간 등) 순으로 지압을 한 다음, ㉴ 발바닥과 발등을 주무른다.
- 마사지 후에는 따뜻한 물을 500㎖ 정도 마셔 몸 안의 노폐물을 소변으로 배출시켜 준다.

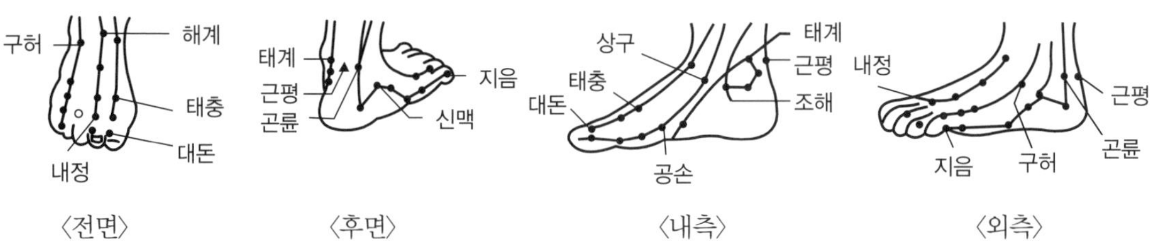

발등 마사지 부위(경혈)

③ 종교와 정신건강

㉠ 종교의 역할

　"종교(宗敎)란 인간의 삶에 대한 근본문제를 전체적으로 해결하고 인생의 궁극적인 의미를 뚜렷이 하여 정신생활을 안정시키는 것"이라고 종교학자들은 정의합니다.

　종교가 갖는 의미는 여러 가지로 간단히 설명하기는 어렵겠지만 인간의 삶에 대한 근본문제 해결과 정신생활의 안정이라는 두 가지 관점으로 요약하여 간단하게 설명하겠습니다.

ⓐ 삶에 대한 근본문제 해결…우리는 몇십년 후에 죽음과 만나는 것이 아니라 태어날 때 이미 죽음을 지니고 태어나서 죽음을 향해 한 걸음 한 걸음 다가가는 죽음 속에 얹혀사는 삶입니다.

인간의 삶 속에서 종교가 필요하고 종교와 함께 하는 이유

- 죽음을 전제로 하는 짧은 한시적 인간의 삶에 대한 궁극적인 물음인 "우리 자신(인간)은 무엇 때문에 있느냐" "나는 어디서 왔는가", "영혼과 육체, 시간과 공간, 운명과 숙명, 죽음과 사후세계, 또는 우주의 생성과 전개와 소멸의 원인" 등에 대하여 적극적으로 해답을 제공하는 것은 종교만이 할 수 있기 때문입니다.

- 종교는 음식과 같이 삶의 필수품도 아니며 학문과 예술처럼 문화적 삶을 위해 반드시 필요한 것도 아니지만, "순간의 삶을 살고 마느냐, 영원한 삶을 추구하느냐" 하는 삶 그 자체의 중요한 문제에 해답과 삶의 방법을 제시하고 있기 때문입니다.

ⓑ 정신생활의 안정…마음이 안정되지 못하는 것은 인간의 본능적 욕구인 식욕, 성욕, 재물욕, 명예욕, 수면욕 등에 집착하여 오는 욕구불만과 희로애락과 시비(是非), 사랑과 미움(愛憎)의 분별심(分別心)으로 몸과 마음이 피로한 상태에 있다는 것이며, 또한 인생의 궁극적인 참뜻을 몰라 방황하여 무의미한 삶을 살아가는 허무감에 대한 마음의 갈등에 있는 것입니다.

　몸과 마음의 피로한 상태는 영양, 운동, 휴양 등 여러 가지로 어느 정도 해소가 가능하지만 본능적 욕구와 분별심 그리고 마음의 갈등에서 오는 정신적 고통은 마음속 깊이 자리잡아 해소가 힘들어 정신생활의 안정을 찾을 수 없습니다.

　마음이 안정되고 즐거우면 우리 몸 속의 세포는 좋은 물질을 생성하고, 마음이 불안하고 고통스러우면 세포는 나쁜 물질을 생성하여 몸과 마음에 병을 유발하게 합니다.

종교는 진정한 삶의 의미를 알게 하고 영원한 삶을 추구하는 새로운 희망을 주며, 본능적인 갈등을 조절하는 참다운 나(眞我)를 찾는 마음 닦는 법을 제시하고 있으므로 이의 실천으로 정신생활을 안정시켜 풍요로운 삶을 영위할 수 있게 하는 바르고 빠른 정신건강을 위한 방법이 됩니다.

생활종교는 예수님을 믿거나 부처님을 믿거나 마음속에 하나의 의지처(依支處)를 가지고 그분들의 가르침에 따라 자기 마음을 잘 다스려서 사랑과 자비심을 길러 욕망, 증오심(憎惡心), 분별심(分別心) 등을 없애고, 선행(善行)과 남을 위해 봉사하며 보람있게 살다가 천당과 극락에 가기를 기원하는 신앙생활일 것입니다. 따라서 올바른 신앙생활로 정신생활의 안정을 찾고 삶에 대한 근본문제를 해결하는 행복한 삶이 되도록 하여야 합니다.

㉡ 생활종교의 올바른 자세

정신생활에 지대한 영향을 주는 종교는 마음의 병을 고치는 양약(良藥)이지만 잘못하면 독약(毒藥)이 되어 도리어 마음을 병들게 하여 자신은 물론 이웃까지 많은 마음의 상처를 남기므로 신앙생활을 올바르게 하여야 합니다.

여러 가지 문제점 중에서 종교의 참뜻인 사랑과 자비심(慈悲心)을 없애는 것으로 나와 남을 가르는 아집(我執)과 편견(偏見) 그리고 모든 잘못을 나의 탓이 아닌 남의 탓으로 돌리는 마음입니다.

ⓐ 분별심(分別心)을 없애는 것이 중요…진리는 하나이지만 인간의 삶에 대한 궁극적인 물음에는 그 해답이 바라보는 방향과 추구하는 방법에 따라 달라지므로 여러 가지의 종교가 생기며, 같은 종교라도 많은 종파가 있기 마련입니다.

우주의 기원에 관한 물음에 대하여 창조론, 진화론, 연기론 등 보는 방향에 따라 다르나 과학적으로 규명되지 않았으므로 어느 것이 진리인지는 아무도 모르는 것이기 때문에 모두가 물음에 대한 해답은 될 수 있습니다.

문제는 자기가 바라보는 방향과 방법이 유일한 것이라고 고집하고 상대가 바라본 방향과 방법을 인정하지 않는 데에 있으며, 상대방을 인정해 주면 삶은 편안하고 평화스러워지는데 그렇지 못하는 인간의 분별심(分別心)이 마음의 병이 되는 것입니다.

　　사랑과 자비심의 싹을 자르는 분별심(分別心)을 없애는 것이 먼저 해야할 중요한 일입니다.

ⓑ **더불어 사는 삶을 위해 노력**…인간은 태어나면서 수명(壽命)과 원죄(原罪) 또는 업보(業報)를 가지고 태어나서 수명을 까먹고 원죄와 업보를 갚으며 살아가는 어찌보면 고통의 삶을 살아가는 것입니다.

　　짧은 유한의 삶을 통해 고통의 삶을 안락한 삶으로 바꾸기 위하여 사랑과 자비심을 길러 나의 잘못을 참회하고 남의 잘못은 용서하는 것이 생활종교의 근본취지일 것입니다.

　　자기 종교 외에는 외도로 몰아 원수같이 생각하고, 나의 판단과 행동은 윤리적이고 남의 판단과 행동은 비윤리적이라 용서할 수 없다고 하는 아집(我執)과 편견(偏見)된 마음은 정신건강상 장애를 일으켜서 자신은 물론 주위 사람까지 더욱 고통스럽게 합니다.

　　이 세상은 서로가 서로를 의지하여 더불어 살아가는 곳이기에 나 혼자만의 행복은 있을 수 없으며 다른 사람과 더불어 행복할 때 진정한 행복이 있습니다.

　　남들이 나를 보고 마음이 편안하지 않으면 아직까지 나는 편안한 사람이 아닌 것입니다.

　　마음의 문을 열어서 탐욕도, 증오심도, 분별심(分別心)도 다 놓아버리고 모든 허물은 ‘나의 탓’으로 돌려서 이웃을 사랑하고 자비심을 베풀어 더불어 사는 새로운 삶을 열어 가도록 다 함께 노력합시다.

　　마음의 문을 활짝 열기 위해서는 마음에 끼인 묵은 때를 닦아내는 수행을 하여야 하며, 마음의 수행에는 여러 가지 방법이 있겠지만 종교에서 제시하는 마음 닦는 법을 알아 자기의 적성과 근기(根機)에 맞추어 꾸준히 실천하는 것이 가장 이상적인 방법이 되겠습니다.

6. 대체요법

　현대의학의 놀라운 발전과 성공에도 불구하고 우리의 건강, 복지, 생존과 관련하여 아직 해결되지 못한 문제가 많이 남아 많은 질병을 예방하거나 치료하는 데 최선의 치료법이 없어 질병과 죽음의 고통을 받고 있습니다.

　전 세계적으로 관심과 이용이 높은 대체의학은 긍정도 부정도 할 수 없는 해결해야 할 문제가 많으므로 보다 정확한 정보가 필요하고, 의학적으로 타당성을 가지고 있는 요법을 알기 위하여 미국의 유명한 임상의학의 교수인 로젠펠드(Rosenfeld) 박사가 집필한 **대체의학(Alternative medicine)**을 중심으로 자료를 수집하여 소개합니다.

① 대체요법의 정의와 목적 및 문제점

(1) 정의

　대체요법은 질병의 치료에 효과가 있거나 또는 효능이 있다고 주장은 하지만 정통의학(서양의학)의 관점에서 그 효능을 입증할 만한 객관적이고 과학적인 근거가 부족한 치료법으로서 보완요법 또는 전체성 의학요법으로 불리우는 치료법입니다. 여러 가지 대체요법 중 동양의학의 침술과 약초요법, 자기요법과 온열요법 등은 세계보건기구(WHO)와 미국의 식품의약국(FDA)에서도 부분적으로 인정하고 있으며, 임상적으로 정통요법과 널리 혼용하고 있습니다.

(2) 목적

　대체요법은 정통의학으로 치료할 때에 치료의 한계로 완전한 치료를 할 수 없을 때 또는 부작용이 있어도 어쩔 수 없이 사용할 때 부작용의 해소의 방법으로 응용하는 데 그 목적이 있으며, 단지 비과학적이고 입증된 치료법이 아니라고 무시할 수 없기 때문에 보조적인 합당한 대안이 될 것입니다.

(3) 문제점

- 효과가 조금 있는 것을 최대한의 검증을 거치지 않은 채 체계적인 의술이라는 미명 아래 이기적인 목적을 위하여 의도적으로 과장된 주장이나 광고로 흑색선전을 하여 불치병이나 난치성 질병에 시달리는 사람을 유혹하여 정통 치료에 따른 불신을 조장하고, 치료하는 기회를 잃게 하거나, 치료를 해도 효과가 있지 않고 오히려 질병을 악화시키는 것이 가장 심각한 문제점입니다.
- 의술은 50% 이상이면 치료하는 것으로 보는 확률의 효과이기 때문에 불확실성의 학문이고 통계의 예술이기에 많은 문제가 있을 수밖에 없습니다.
- 일반적으로 말하는 '돌팔이'는 과학적으로 입증된 치료가 한계에 부딪혀 자신의 병을 치료할 수 없다고 믿는 사람을 대상으로 증거나 통계도 제시하지 않은 채 단지 체험담과 병을 고친 사람의 이야기를 미끼로 하여 자신의 치료법을 파는 건강 기만술사입니다.
- 기존 이론이나 치료법의 변화 불가피성과 관례적인 치료법의 한계를 극복하기 위해 동양의학의 치료법을 도입하고 있고 많은 대체요법을 활용하고 있는 현실에서 무조건 거부만 하는 것은 문제가 됩니다.

  동양의학을 중심으로 하는 대체의학은 전체성 의학으로 몸과 마음을 분리하지 않고 신체적 특정 장기나 일부만 보는 것이 아니라 환자의 전체적인 현상을 보는 것이며, 질병의 치료는 예방이 우선이고 인체의 자연치유력을 갖게 하는 데 주력합니다.

  '의학의 아버지'라 불리는 '히포크라테스'도 환자의 질병보다는 '질병을 가진 환자에 대해 아는 것이 중요하다' 했듯이 동서의학을 접목하여 상호 보완하여야 합니다.
- 현대의학의 불확실성을 질병의 예방과 치료에 대한 참신한 개념과 접근방법으로 냉철한 시각을 가져 대체의학에 대한 재평가 작업을 통해 정통의학자들이 보다 적극적으로 옥석을 가려서 위약(僞藥)반응으로 작용하는 대체요법과 질병을 치료하는 효능이 있는 대체요법을 구별해야 하며, 잘못 사용하여 일어나는 많은 문제점들을 하루 빨리 해소하여야 하는 책임이 있는 것입니다.
- 일반인들이 대체요법을 이용하고자 할 때는 전문적인 식견을 넓혀서 이해하고 치료를 하는 전문의사와 상담하여 추천을 받는 것이 가장 중요한 것임을 알아 부작용이 없고 도움이 되는 치료를 받을 수 있도록 해야 합니다.

② 대표적인 대체요법

일반적으로 많이 이용하고 있는 대체요법은 다음 4가지로 대별합니다.
• 신체구조나 손을 사용하는 요법 - 침술요법, 카이로프랙틱(Chiropractic : 척추교정요법), 신체접촉요법(Bodywork : 보디워크)
• 약물(약초)을 이용하는 요법 - 약초요법, 동종요법, 향기요법, 세포요법, 식이(단식)요법, 효소요법
• 보조기계를 이용하는 요법 - 자석요법, 광선(온열)요법, 물요법, 산소요법, 벌침요법, 인체파 치료 Aladdin-H요법.
• 정신력을 이용하는 요법 - 바이오피드백 요법, 유도영상법, 명상법, 체면요법

(1) 신체구조나 손을 사용하는 요법

① 침술요법(鍼術 : Acupuncture)

동양의학은 몸과 마음을 하나의 존재로 보아 음양오행과 경락, 체질과 팔강(八綱) 등의 이론을 종합하여 진단하고 특정 장기나 신체의 일부만의 증상이 아닌 전체적으로 보아 인체가 가지고 있는 고유기능을 회복시키며, 질병의 예방과 치료를 할 수 있게 침구(鍼灸), 약물(약초), 수기법(手技法), 정신요법 등을 이용합니다.

침술요법은 약물(약초)요법과 함께 동양의학의 기본요법이며, 침을 이용하여 경혈에 자극을 가하여 인체의 경락을 원활하게 통하게 하여 기혈의 순환을 조절하여 질병을 치료하는 것입니다.

서양의학자들이 침술효과에 대하여 과학적으로 확인하는 것은 경혈을 자극하면 엔돌핀(Endorphin) 호르몬이 증량되어 천연 아편에 못지않은 진통효과가 있으며, 부작용이 없다는 것과 경혈을 전자 현미경으로 관찰하면 다른 부위에 비해 신경 말단부들이 밀접되어 있으며, 현저하게 많은 전자기(電磁氣) 에너지가 생성된다는 것입니다.

세계보건기구(WHO)에서는 통증면에서 감기 등 104종의 질병에 대하여 치료효과가 적합함을 명시하고 정통의학 치료가 어려울 경우 침술을 이용할 수 있으며, 특히 통증치료, 약물중독, 알코올중독, 담배 끊는 요법, 안면마비와 뇌졸중, 항암제 등 약물 후유증, 신경성 위장관 질환, 불면증 등 많은 질환에 효과가 있음을 인정하고 있습니다.

② 카이로프랙틱(Chiropractic : 척추교정요법)

카이로프랙틱(척추교정요법)은 척추의 정렬이 잘못되면 척추에서 신체의 모든 기관으로 가는 척수신경을 압박하여 근육의 기능, 호흡, 맥박, 소화, 면역기능에 영향을 끼치므로 척추의 정렬을 손으로 교정한다는 의미입니다.

카이로프랙틱은 X-ray상에 골절, 종양, 골다공증 등 비정상성이 나타나면 카이로프랙틱으로 치료할 수 없으며, 급성요통, 목뼈의 정렬이상으로 오는 두통, 어깨통증 등 외의 이용에는 각별한 주의가 요합니다.

③ 신체접촉요법(Bodywork : 바디워크)

신체접촉요법은 단순한 신체접촉에서부터 다양한 기법을 요하는 마사지, 수기(手技)조작 등을 이용하여 머리와 목, 척추의 자세를 교정하고 다양한 운동장애를 개선하는 알렉산드, 펠덴크라이스, 롤프, 트레이거요법 등 물리 요법의 연장선상에서 시행하며, 적절한 호흡과 효과적인 명상을 겸하는 요가(Yoga), 생체자기(生體磁氣) 에너지를 이용하는 극성(極性)요법 등이 활용되고 있습니다.

(2) 약물을 이용하는 요법

① 약초(藥草)요법

지구상에 있는 모든 식물은 독이 있는 식물이라도 약이 되지 않는 것이 없어 다양한 약초를 약물로 사용하는 동양의학의 약초요법은 침술과 함께 동양의학의 치료법에서 중요한 위치를 차지합니다.

서양의학에서 사용하는 합성의학품도 실은 약초들의 성분을 모방한 것에 지나지 않으며, 제약의 발전으로 자연식물(약초)의 성분을 분석하여 새로운 의학품을 개발하여 공식적인 승인을 받아 이용하고 있으나 극소수에 불과합니다.

- 세계의 인구 80%는 원시적인 약초에 의존하고 있으며, 많은 약용식물은 효능을 인정받고 있으며, 아직까지 햇빛을 보지 못하는 약초 속에 만성 질병을 치료하는 해답이 있을 것이므로 집중적인 연구와 개발이 되어야겠습니다.

- 약초는 단일성분이 아닌 복합성분으로 긍적적인 효과면과 부정적인 부작용면인 순도나 안전에 문제를 가지고 있어서 복용 중에 다른 약과의 길항작용, 독성성분과 중금속의 함유 등이 있으므로 전문적인 지식과 합리적인 처방에 의해 사용되어야 하므로 임의적인 사용에 주의하여야 합니다.

② 동종(同種)요법

동종요법은 동양의학에서 출발하지 않은 대체의학 중 하나로 다량의 어떤 물질로 인하여 질병에 걸렸을 때 유사한 것이 치유한다는 원리와 약물은 그 농도가 약하면 약할수록 그 치유력이 커진다는 원리를 이용하는 요법으로, 현대 약리학의 개념으로 본다면 황당하고 비합리적으로 위약 효과 정도의 가치가 있다고 간주되나, 백신요법, 알레르기 치료의 탈감작(脫感作)요법 등과 같은 면역력 증진과 독성물질의 해독, 그리고 혈전을 예방하기 위한 아스피린의 저용량요법 등은 동종요법을 응용하는 것이라 하겠습니다.

③ 향기(香氣)요법

향기(Aroma)요법은 고대 이집트의 민간요법에서 미라와 화장품 원료로 사용하였으며, 유럽(특히 프랑스)에서 널리 이용하고 세계적으로 화장품, 또는 스트레스 해소와 정신집중 등 냄새로 병을 고치는 방법입니다.

국내에서도 제품이 소개되어 다양한 방법으로 임상에 적용하며, 대중적인 방법으로 증세에 따라 스프레이식 흡입법, 램프발향법, 차나 꿀물에 타서 마시는 음용법, 마사지법, 목욕법 등이 있으며, 수면, 스트레스 해소, 발기 촉진, 통증 완화 등에 이용되고 있습니다.

후각은 우리의 육감(六感) 중에서 가장 예민하고 공기 중에 어떤 냄새 또는 방향(芳香)이 있으면 후각 수용체들을 활성화시켜서 뇌의 변연계(기억, 감정, 성충동을 관장)에 직접 전달되어 내분비계, 비뇨기계, 호흡계, 순환계, 신경계 등에 영향을 주는 복합적인 작용으로 특정 질병이나 이상에 일부 영향을 끼치는 것은 사실이나, 심각한 질병을 치료하는 데 중요한 역할을 한다는 근거는 희박합니다.

향기요법은 독성을 가지고 있고 알레르기 반응이 있으므로 취급과 사용에 조심하고 특히 간질, 고혈압, 임신한 여성 등은 향기요법을 회피하여야 합니다.

(3) 보조기계를 이용하는 요법

① 자기(磁氣)요법

• 지구상의 생물체는 지자기(地磁氣)를 받고 살며, 생체 내에서 전기적 작용이 일어나지 않으면 신경전달, 심장의 기능, 에너지 대사 등의 생명유지를 위한 기능이 일어날 수 없습니다.

인체는 자장(磁場)으로 둘러싸인 전자석과 같은 것이며, 자장을 이루고 있는 氣(Energy)는 일정한 주파수와 이온배열을 갖고 있으나 자력이 부족 또는 과잉되면 원자들의 정상운동이 방해되어 신체적·정신적 증상을 일으킨다는 것입니다. 자기 결핍의 원인인 지구 자체의 지자기력의 감소와 지자기를 차단하는 생활환경 등으로 자기가 부족되면 자율신경의 실조증상이 일어나서 요통, 손발저림, 두통, 현기증, 변비, 불면증, 식욕부진 등이 유발됩니다.

- 신체의 각종 에너지 작용은 나름대로 자장을 방출하는 것은 현대과학기술은 측정하고 입증합니다.

  인간의 뇌는 수면 중에는 초당 2cycle(사이클)의 전류, 깨어 있을 때 20cycle까지 전류를 방출하는 것을 측정할 수 있어(가정에 쓰는 전류는 초당 60cycle), 자기공명영상(MRI)은 신체의 자기 에너지를 해석하여 영상으로 진단하고, 골절된 사지에 부착시킨 자석으로 골절치유속도를 증가시키는 것도 자기 에너지 이용입니다.

- 자력이 세포 내 염색체 방향을 바꾸는 위치변화를 전자현미경으로 확인할 수 있으며, 인체 내 전해질의 이온농도 변화, 급·만성 통증 완화, 자율신경의 조절, 혈액순환 촉진 등의 효과가 있어 임상에 활용하고 있습니다.

- 전자기는 인체에서 발생하는 고유 전자파보다 강하여 오히려 부작용을 일으키므로 전자제품의 사용과 자석을 이용한 기구의 사용에 주의해야 하고, 특히 관절염과 정력 증강에 좋다고 하는 자석은 자력이 강하여 말초혈관의 파괴와 조직변이의 위험이 있으므로 사용을 하지 말아야 합니다.

② 온열(溫熱)요법 - 원적외선

1800년경 독일의학자(허셀)에 의해 확인된 적외선은 가시광선의 적색보다 긴 파장과 마이크로 마이크로파보다 짧은 0.76~1,000미크론의 파장 범위를 가지고 있는 전자파로서, 일반열인 전도열이 아닌 강한 복사열을 가지는 눈에 보이지 않는 파입니다.

㉠ 적외선의 종류와 인체파의 파장위치

적외선은 파장의 범위에 따라 특성이 있는 3종류로 분류합니다.

- 근적외선 - 0.76~1.5micron
- 중적외선 - 1.5~5.6micron
- 원적외선 - 5.6~1,000micron

원적외선은 장시간 하여도 부작용이 없으나 근적외선의 파장이 포함된 적외선은 부작용이 있어 30분 이상(일반적으로 10분~15분 사용)하지 못하는 것은 인체에서 발생하는 인체파의 파장범위인 2~36미크론보다 강한 파장(0.76~1.5미크론)을 갖고 있기 때문입니다.

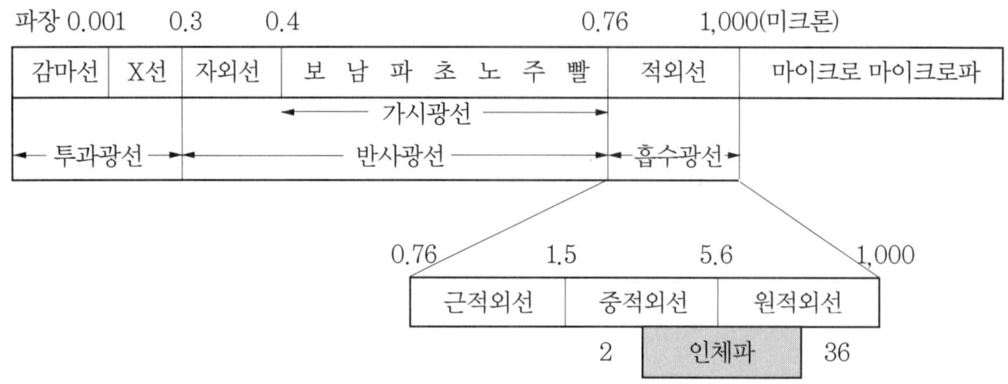

적외선과 인체파의 파장위치

ⓛ 원적외선의 작용

1976년 원적외선을 이용하여 병을 치료한 이래로 지금까지 효과가 입증되어 전 세계적으로 병(의)원은 물론 가정에서도 널리 보급되는 의료기기이며, 원적외선의 작용과 특성은 다음과 같습니다.

- 원적외선이 인체에 방출되면 피하 심층의 온도가 상승하게 되고, 미세혈관이 확장되어 혈액순환이 촉진되며, 효소생성 및 신진대사 등을 원활하게 합니다. 또한 피지선이 활성화되어 갖가지 노폐물과 발암물질로 통하는 유해 중금속류, 피부 노화의 원인인 유산, 유리지방산, 고혈압의 원인인 과잉염분, 동통의 원인이 되는 요산 등이 땀샘을 통해 몸 밖으로 내보내집니다.
- 원적외선이 인체에 쉽게 스며드는 이유는 공명현상의 원리에 의한 것입니다. 공명현상이란 같은 파장대의 물질간에는 열에너지의 전달이 다른 파장대의 물질보다 쉽게 이루어지는 현상입니다. 원자와 분자가 진동을 일으키게 하는 원적외선의 공명흡수작용으로 세포가 1분간에 2,000번이나 진동하고, 원적외선은 다른 열선보다 80배나 깊이 유기물에 침투할 수 있습니다.
- 우리 인체는 항상 36.5℃로 따뜻하게 유지되는데 그때 방출하는 열에너지는 대부분이 5~15미크론의 원적외선입니다.

ⓒ 원적외선 성능의 차이점

원적외선은 5.6~1,000미크론의 파장범위로 부작용은 없으나 넓은 파장을 가지고 있어 다양한 종류의 제품이 사용되고 있으며, 원적외선이라 해서 다 위와 같은 작용이 일어나는 것이 아니며 특히, 질병의 예방과 치료를 위한 사용에는 파장범위와 주파장의 밀도에 따라 기대할 수 없는 것이 있음을 유의하여야 합니다.

예로 30~100미크론의 파장범위에 주파장이 50미크론이라면 원적외선이지만 인체파의 범위를 벗어났기 때문에 기대하는 치료효과가 일어나지 않습니다.

③ 물요법(Hydrotherapy)

치료에 물을 이용하는 것으로 가정 온천에서 할 수 있고 수증기와 얼음 형태로 이용하여 물(뜨거운 것, 따뜻한 것, 찬 것)과 사우나, 샤워, 입욕, 좌욕, 월풀(Whirlpool) 등 다양한 방법이 있습니다.

질병의 예방과 치료에 옛날부터 전해오는 방법으로 그 효능을 과다하게 주장하는 것이 문제이지만 정통의학에서도 사용하고 있는 안전하고 이용도가 높은 치료법입니다.

- **열치료(Hyperthermia)**에는 열탕(40~41℃), 뜨거운 담요팩, 사우나를 이용한 혈관확장 작용과 노폐물 배출을 위하여 약물처방만큼 이용합니다.
- **월풀(Whirlpool)**은 손상되거나 약해진 근육의 재활을 위한 대표적인 물리치료법으로 효과가 인정되어 논란이 있을 수 없는 요법입니다.
- **좌욕(Sitzbaths)은** 뜨거운 물(42~43℃)에 엉덩이를 담그거나, 비데로 항문 부위를 씻는 요법으로 치질·치열·회음부질환·교환통증·난소통증·전립선염·대장염 등의 치료에 이용하며, 적어도 15분 이상해야 합니다.

  찬물 좌욕은 조루·변비·질분비 등 증상일 때 뜨거운 물(3~4분)에 먼저하고 다음 찬물에 1분간 앉는 방법으로 5회 정도 반복하고 찬물 좌욕으로 끝내는 방법입니다.
- **아이스팩(Icepacks)**은 부상, 근육경직, 경련, 관절이 부어오를 때에는 효과적이며, 부상 1~2일에는 매시간마다 20분 정도하고, 3일째부터는 하루 3회 정도로 충분하며 더운 찜질과 번갈아 할 것도 권하는데 끝내기는 찬 찜질로 합니다.

④ 인체파 치료 Aladdin-H요법

㉠ 인체파의 기능과 질병치료

ⓐ 인체파와 생명력…인체는 외부에서 에너지를 받아들여서 세포의 분자운동과 각종 기관들의 대사와 운동에 사용하고, 몸 밖으로 에너지인 전자기파를 발산하므로 생명력을 갖게 됩니다. 인체가 받아들이고 발생하여 생명을 유지하는 데 필수적인 인체 고유의 파를 **인체파(Human Wave)**라 합니다.

인체파는 2~36미크론 범위를 갖는 파장을 갖고 있으면서 주파장은 6~10미크론이며, 인체 내에서 발생되는 파장 중에서 세포의 분자운동, 체에너지 생성과 생화학적 작용을 일으키는 파장으로 많이 사용하여 발생시키는 밀도가 가장 높은 복사열파인 원적외선 파장입니다.

ⓑ 인체파와 질병…질병이 발생한 병변 부위는 인체파의 주파장이 약해져서 세포의 분자운동이 떨어져 대사와 조직재생작용이 원활히 이루어지지 않으며, 산소와 영양을 공급하는 혈액순환의 장애가 일어나고, 인체방어기능인 면역력이 저하되는 증상이 일어납니다.

이러한 증상이 있는 질병은 약물만으로는 근본적인 해결이 되지 못하여 조기치료가 어려워 만성 또는 난치성 질병으로 고통을 받습니다.

ⓒ 파를 이용한 의료기기…현대 과학과 의학의 발전과 더불어 파(波)를 이용한 의료기기가 개발되어 진단과 치료에 혁신을 이루고 있습니다.

대표적인 의료기기로는 진단용으로 X-선촬영기, γ-선촬영기, 뇌파검사기, 초음파진단기, MRI(자기공명영상기), 전신체열촬영기(DITI) 등이 있으며, 치료용으로는 방사선치료기, 적외선치료기, 레이저치료기, 자석, 자력발생기 등이 활용되고 있습니다.

그러나 인체파보다 강한 파(2미크론 이하)는 고유기능 회복보다 거부반응을 일으켜 백혈구 감소, 조직변이 등 부작용으로 제한적으로 사용하며(γ선, X선, 방사선, 자외선), 약한 파(36미크론 이상)는 치료효과를 기대하지 못합니다.

ⓓ 이상적인 치료파

• 인체파의 파장범위인 2~36미크론 사이 내로 주파인 6~10미크론의 파장의 밀도가 높아야 하며,

• 조직 내 깊숙이 내장의 장기 및 기관까지 침투할 수 있어야 하며,

• 약화된 인체파를 보충하여 세포의 분자운동을 촉진하여 변이된 조직의 재생 촉진과 노화방지를 할 수 있어야 하며,

- 산소와 영양공급 및 기(에너지)를 원활히 하기 위하여 기혈(氣血)순환이 촉진되어야 하며,
- 인체자연방어력인 면역력을 증대시켜야 하며,
- 인체구성원소의 농도와 호르몬 분비조절을 할 수 있어야 하며,
- 신경안정작용과 진통작용을 할 수 있어야 합니다.

㉡ Aladdin - H요법

ⓐ 인체파 치료요법이란?…Aladdin-H 치료기는 인체파의 파장범위(2~36미크론) 내인 2~25미크론의 파장만을 발생하며, 주파장의 밀도가 8~10미크론으로 인체파의 주파장 밀도인 6~10미크론과 거의 같은 전자기파인 정온복사열파를 방사하여 인체파의 부족을 보충하여 세포의 분자운동을 활성화시켜 신진대사와 조직재생, 기혈(氣血)의 순환 촉진과 면역력을 증진하는 작용을 하므로 인체파 치료요법이라 합니다.

ⓑ Aladdin-H의 작용…이상적인 파의 개발에 근접하는 파를 방사하는 인체파 치료 Aladdin-H는 인체파의 주파장(6~10미크론)의 밀도와 같으므로 전자기파에 의한 부작용이 전혀 없으며, 조직 내 침투하면서 운동 에너지를 전기 에너지로 바꾸는 촉매작용으로 우수한 전자기력을 발생시키고, 같은 파장대의 물질 간에는 열에너지의 전달이 쉽게 이루어지는 공명흡수작용으로 조직 내 60~80mm까지 깊게 침투하면서 1분에 2,000번 이상 진동하는 정교한 자극작용이 동시에 일어나므로 다음과 같은 작용을 하게 됩니다.
- 인체파의 보충과 세포분자운동을 활성화
- 기혈(氣血)의 순환을 강력히 촉진
- 이온화 작용으로 인체구성원소의 농도를 조절
- 면역력 증진으로 항염작용과 항알레르기 작용
- 자율신경과 호르몬 분비 조절로 신경안정과 진통작용

ⓒ Aladdin-H요법의 특장…침술요법, 자석요법, 온열요법(적외선)은 질병의 예방과 치료에 효과가 인정되어 널리 응용하고 있습니다.

인체파 치료 Aladdin-H요법은 침술·자석·온열요법의 특성을 다함께 갖고 있으면서 보다 효과적으로 동시에 작용하므로 개별적으로 하는 효과의 한계를 벗어나 질병을 근본적으로 치료하는 데 효과가 있다는 것이 많은 병(의)원에서 임상적으로 증명되어 만성(난치성) 질환 치료에 크게 기여하고 있습니다.

(4) 정신력을 이용한 요법

① 바이오피드백(Bio-feedback)

전자기를 이용하여 우리의 심리와 정신상태를 모니터하고 수정하는 방법을 가르쳐 주는 과정입니다.

약간의 훈련을 받으면 대상자는 이완하는 법과 호흡조절을 통하여 신경계중 불수의적인 자율신경계의 기능인 맥박, 혈압, 근육긴장, 피부온도 등의 생리적 기능을 조절하고, 의식적인 감정상태를 바꿀 수 있는 정신훈련이 가능해지는 능력이 길러집니다.

바이오피드백은 고혈압, 천식, 간질, 주의력 결핍장애, 편두통, 긴장성 두통, 불면증, 요실금, 과민성 대장증후군, 신경근육장애, 우울증 등을 치료하는 데 효과가 있습니다.

② 유도영상법(Guided imagery)

최면과 바이오피드백의 중간쯤 되는 것이며, 바이오피드백과는 달리 신체반응 모니터를 사용하지 않고 특정한 이미지를 떠올리게 하여 온 정신을 집중시켜 무의식을 통해 그것이 실제인 것처럼 느끼게 하는 심신기법입니다.

유도영상법은 심호흡으로 마음의 평정을 얻고 완전한 이완에 도달하게 되면 병변 부위에 정신을 집중하여 즐거웠던 휴가장면, 아름다운 산과 바다, 아름다운 추억, 자신의 문제를 해결해 주도록 부탁할 수 있는 지혜로운 인물을 떠올리는 등의 암시의 힘에 의존하여 질병 자체를 치유하기보다는 마음의 평안을 찾고 스트레스를 해소하며, 통증 완화, 불치의 병과 같은 질병과 싸우는 데 응용하며, 인체 면역력을 향상시키는 데 크게 도움이 됩니다.

③ 최면요법(Hypnotherapy)

최면은 강렬한 정신집중 상태이지 수면상태가 아니며, 최면상태에서는 자율신경의 조절이 가능하고 도덕적 기준에 반하는 행동을 할 수 없으므로 정신과 의사나 심리학자로부터 체면을 받아 유용하게 이용하면 두려움이나 공포증을 해소하며 통증 완화, 술·담배·과식과 같은 잘못된 습관을 고치고, 천식, 알레르기, 야뇨증, 스트레스에 의한 자율신경의 실조, 정신장애 등 행동수정과 정신요법으로서 치료에 효과가 있습니다.

④ 명상법(冥想法)

㉠ 명상법의 기본요소

ⓐ **명상의 뜻**…명상이란 침묵(沈默)으로 외부세계로 헤매는 마음을 내부세계로 돌리는 방법입니다. 고요히 사색(思索)에 잠기어 의식적으로 마음을 비움으로써 들뜬 마음을 안정시키고 몸과 마음에서 일어나고 있는 다양한 현상을 있는 그대로 알아차리는 것입니다.

☀ 말과 침묵

말(言)과 침묵(沈默)은 입을 벌리고 닫는 차이뿐이지만 실제로 세상이 뒤바뀌는 무서운 차이가 있습니다.

입을 벌리면 의식(意識)이 외부세계로 달리어 고통스러운 지옥 같은 세계가 가까워지고, 입을 닫으면(침묵) 의식이 내부세계로 흘러 들어와 천당(극락) 같은 세계가 다가오기 때문입니다.

마음에서 일어난 한 생각(一念)을 어떻게 다스리느냐에 따라 인생이 향상(向上)의 길과 타락(墮落)의 길로 결정될 수 있으므로, 마음을 다스리는 명상을 일상 생활화하여 삶의 궁극적인 목표인 자아실현의 길로 나아가야 합니다.

ⓑ **명상법의 효과**…명상에 대한 과학적 연구로 다음과 같은 결론을 내리고 있습니다.
- 명상은 뇌의 α파와 θ파가 발생하여 β-엔돌핀 호르몬이 증량되어 즐겁고 안락한 마음이 되게 하며, 삶의 질 향상에 크게 기여합니다.
- 왼쪽 뇌의 논리적·과학적 사고능력과 오른쪽 뇌의 창조적·상상력의 사고능력 사이에 균형을 이루게 하여 뇌의 기능을 확장시킵니다.
- 명상은 스트레스의 빠른 해소와 혈압과 맥박의 조절, 불안심리와 통증 완화 그리고 완전한 숙면이 되게 하는 효과가 큽니다.

ⓒ **명상법의 종류**…명상법은 바이오피드백이나 유도영상법과 비슷하지만 전문가의 도움 없이도 행할 수 있으며, 대략 다음과 같이 분류합니다.
- 정적(靜的) 명상법－기도, 묵상, 단(丹), 기공(氣功), 심상화법(心想化法), 참선〔參禪 : 위빠사나 수행법, 오정심관(五停心觀), 화두선(話頭禪)〕 등
- 동적(動的) 명상법－요가(Yoga), 태극권(太極拳), 태권도, 합기도, 검도, 선(禪)체조 등

　여러 명상법 중에서 스트레스 해소와 질병의 예방과 치료에 도움을 주는 일반적인 방법인 심상화법(心想化法)과 심오한 자아의식의 깨달음에 이를 수 있는 참선(參禪)을 중심으로 요약하여 정신건강과 삶의 질을 높이는 데 기여할 수 있게 합니다.

ⓒ 참선(參禪)

ⓐ 참선의 목적

- 참선(參禪)은 조용히 앉아(坐) 호흡을 조절하여 마음을 안정시켜서 사려분별(思慮分別)을 끊고 마음을 밝히어 견성(見性 : 자기 본래의 성품을 보는 것)하기 위해 마음을 닦는 수행법입니다.

　　'참(參)'은 헤아린다, 연구한다, '선(禪)'은 정려(靜慮), 적정(寂靜), 사유수(思惟修)의 뜻으로 주로 앉아서 수행하므로 좌선(坐禪)이라 합니다.

- 본래부터 밝은 태양이 구름에 가리고 밝은 거울이 먼지와 때가 끼어 밝지 못하듯이 본래부터 밝고 깨끗한 청정심(淸淨心)이 번뇌망상(煩惱妄想)에 가리고 끼어서 자기의 자성(自性 : 자기의 본래 성품)을 보지 못할 뿐입니다.

　　마음을 밝히는 것은 구름만 걷히면 저절로 밝은 태양이 빛나게 되고, 거울 위에 끼인 먼지를 씻어내면 저절로 명경(明鏡)이 되듯이 자성(自性)을 가리는 탐내고, 성내고, 어리석은 마음으로 일어난 번뇌망상만 쉬게 하면 저절로 청정심(淸淨心)인 참마음(眞心)이 밝아져서 자기 본래 성품을 보게 되는 견성(見性)이 되는 것입니다.

- 번뇌망상의 속성은 순간적으로 일어났다가 사라지는 실체(實體)가 없는 것이기 때문에 굳이 잡고 싸우는 것이 아니라 내버려 두면 저절로 사라지는 것이지만, 없애고자 하면 도리어 꼬리를 물고 일어나는 것입니다.

　　그러므로 참선은 마음을 가리고 끼인 번뇌망상을 걷어내고 씻어내는 것으로, 오로지 자기 몸 안에 있는 마음을 일념(一念)으로 관찰하여 번뇌망상을 일으키는 모든 반연(攀緣 : 얽혀 있는 인연, 원인을 도와서 결과를 얻게 함)하는 생각을 놓아버려 한 생각(一念)도 일어나지 않는 무념(無念)이 되어 선정삼매(禪定三昧)를 이루고, 나아가 진여자성(眞如自性)을 보기 위하여 마음을 닦는 법인 수심법(修心法)입니다.

ⓑ 참선의 종류

- 진여자성(眞如自性)을 찾는 방법은 기도, 염불, 참회 등 여러 가지 방법이 있으나 참선이 가장 빠른 마음을 찾는 길입니다.

- 참선에도 많은 방법이 있으나 대표적인 수행법은 다음과 같습니다.
  - 남방 불교권의 수행법인 자신의 모든 행동과 생각을 관찰하는 위빠사나 수행법(관찰수행법)
  - 인간의 근본번뇌인 삼독심〔三毒心 : 탐욕(貪), 성냄(瞋), 어리석음(痴)〕과 산란심(散亂心) 그리고 업장(業障)을 다스리는 오정심관(五停心觀)
  - 진리의 근본자리를 가리는 망상을 쉬게 하고 진여(眞如)의 절대적 자리인 화두(話頭) 또는 공안(公案)을 참구(參究)하는 화두선(話頭禪)

ⓒ 참선의 방법

〈시간〉

- 자신의 형편에 맞추어 잠자기 전이나, 아침에 일찍 일어나서 또는 휴식시간을 활용하면 됩니다.
- 하루 1시간은 앉아 있어야 좌선을 했다 할 수 있고 일주일에 5일은 해야 효과가 있으므로 일상 생활화하여 정진하여야 합니다.
- 처음부터 1시간을 하기가 힘들면 30분부터 시작합니다.
  10분 좌선-5분 휴식-15분 좌선으로 하고, 익숙해지면 25분 좌선-5분 휴식-30분 좌선으로 1시간으로 늘려가면, 50분 좌선-10분 휴식이 될 수 있고, 그 다음은 휴식없이 몇 시간이고 가능해집니다.

〈장소〉

- 명상을 하기 위해 따로 시간을 내어 조용한 자연의 품 속인 산사(山寺)의 선방, 산들바람 부는 나무그늘 밑, 파도소리가 들리는 바닷가 등이 가장 이상적이겠으나 장소에 크게 구애받을 필요는 없습니다.
  잠자는 방 또는 거실에서도 방해만 받지 않으면 언제든지 자유로이 할 수 있습니다.
- 가족이 모여 같이 한다면 아주 좋으며, 혼자서 할 경우는 가족에게 불편하지 않도록 시간을 잘 조절해야 합니다.
- 가능한 좌선전용인 좌복(坐服 : 방석)을 만들어 사용하면 기분이 좋고 의젓해집니다.
- 조명은 형광등보다 백열구로 너무 밝거나 어둡지 않게 하며, 촛불을 하나 켜두고 하는 것도 좋습니다(불조심).
- 안경을 비롯한 몸에 있는 장신구는 떼어내는 것이 바람직합니다.

〈호흡〉

 명상은 조용히 앉아서 호흡을 조절하며, 마음을 안정시키는데서 시작합니다. 호흡이 고르지 못하면 마음이 안정되지 못하고 들뜬 마음은 호흡을 고르게 하지 못하게 하여 몸의 균형적인 리듬이 흐트러지므로 올바른 좌선의 자세를 취할 수도 없어 마음의 안정을 찾는 명상을 할 수 없습니다.

- 처음 세 번 깊게 코로 공기를 깊게 들이마셔 아랫배(단전)에 모았다가 몸의 탁한 기운을 다 빼낸다는 생각으로 입으로 크게 내쉬는 복식호흡을 크게 세 번 실시합니다.
- 다음부터는 코로만 호흡하는 복식호흡을 어린아이의 호흡과 같이 자신의 폐활량에 맡기고 자연스럽게 합니다.
- 좌선(坐禪)의 자세만 올바르게 되면 호흡을 의식하지 않아도 자연스러운 복식호흡이 됩니다.

 어떤 규칙을 정하여 인의적·의식적으로 길게 또는 짧게 호흡을 계속하면 쉽게 피로해 좌선의 자세가 흐트러지고 마음이 산란해지며, 상기(上氣 : 기가 상충하여 더운 기운이 머리까지 뻗치는 현상)되어 부작용이 일어납니다.

ⓓ 선의 자세

〈앉은 자세〉

 좌선(坐禪)의 앉은 자세는 결가부좌와 반가부좌가 있으며, 원칙적으로는 결가부좌이지만 다리에 살이 많고 하체가 짧은 사람은 쉽지 않고 오래 유지할 수 없어 무리가 되면 억지로 고집하지 않아도 되며, 처음에는 반가부좌로부터 시작하여 차츰 익혀서 결가부좌가 되게 하는 것이 좋습니다.

- 결가부좌(結跏趺坐)

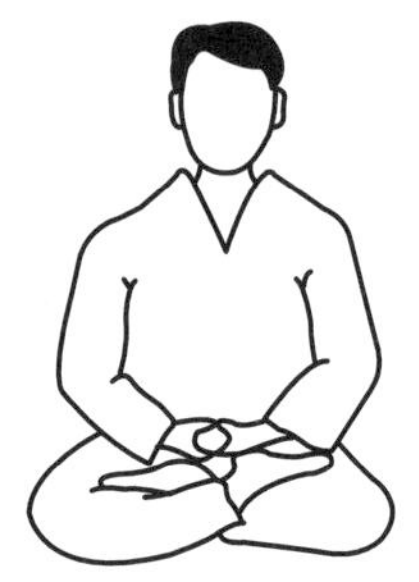

 결가부좌의 자세는 오른쪽 발을 왼쪽 넓적다리 위에 올려 놓되 발을 끌어당겨서 발바닥이 위를 향하도록 복부쪽으로 당기고, 또 그 위에 같은 요령으로 왼쪽 발을 오른쪽 넓적다리 위에 교차시켜 얹어 놓는 자세입니다.

• 반가부좌(半跏趺坐)

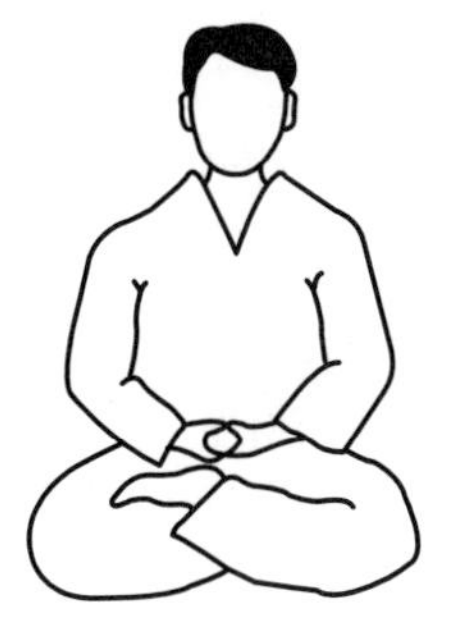

　반가부좌는 같은 자세에서 왼쪽 또는 오른쪽의 어느 한쪽 다리를 밑에 깔고 그 위에 다른 한쪽의 다리를 반대편 넓적다리 즉, 발이 밑에 깔려 있는 다리 위에 올려놓는 자세입니다.

〈손의 자세〉

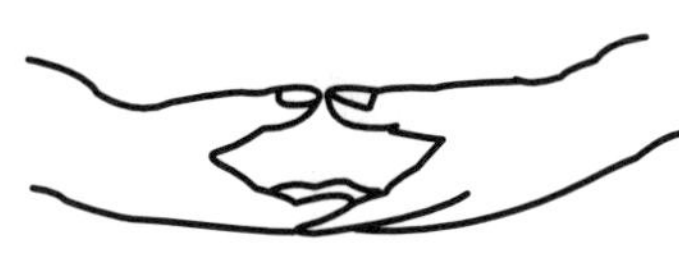

　오른손이 아래로 가고 왼손이 위로 올라가도록(또는 반대위치) 하여 하복부에 붙이고 타원을 그리듯이 양손의 엄지끼리 거의 맞닿는 것처럼 하는 손의 형상을 법계정인(法界定印)이라 부릅니다.

〈허리의 자세〉

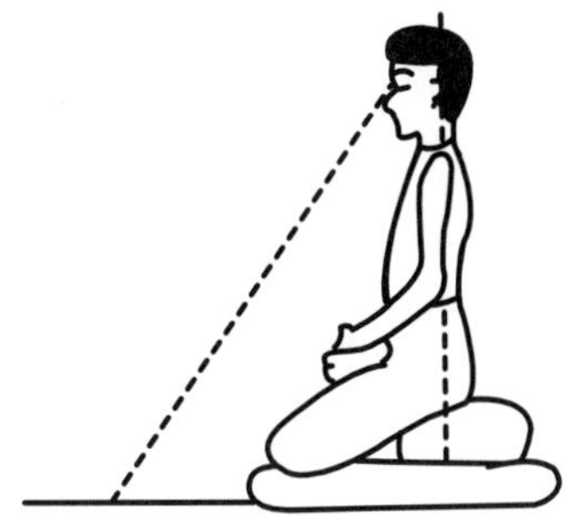

　엉덩이를 뒤로 쭉 빼서 허리를 세우면 허리가 자연스럽게 쭉 펴지며, 어깨에 힘을 주지 말고 부드럽게 가슴을 펴면 됩니다.
　반가부좌를 할 때 좌복을 1/3 정도를 접어서 엉덩이 쪽으로 살짝 걸쳐놓고 하면 허리를 펴기가 더 수월해집니다.

〈얼굴의 자세〉

　턱은 당기고, 시선은 약 90cm 정도 앞바닥을 보면 눈이 자연스럽게 반개(半開 : 눈을 반쯤 뜬 것)하며, 눈을 감으면 망상이 더 나고 잠이 많이 오게 됩니다. 억지로 깜박거리는 눈을 참을 필요는 없습니다. 입은 자연스럽게 다물고 혀 끝은 위로 살짝 입천장 부근에 가볍게 됩니다.

ⓔ 참선의 준비운동…좌선을 하기 전에 준비운동으로 몸을 이완시켜 몸의 급소가 부드러워지고 안정된 몸이 되도록 하여야 좌선을 자연스럽고 편안하게 할 수

있으며, 건강관리에도 큰 도움이 됩니다.

처음부터 너무 무리하지 말고 가능한 천천히 익숙해지도록 주의합니다.

〈목운동과 상체 좌우운동〉

- 적당한 크기와 두께의 부드러운 방석 위에 편안한 자세로 앉는다.
- 왼손을 오른손 위에 얹고, 양손 엄지 끝을 가볍게 맞물려 닿게 타원형을 이루게 한다.
- 목에 힘을 넣지 말고, 좌·우 각 3~4회 기울이고, 다음 3~4회 돌린다.
- 상체에 힘을 넣지 말고, 상체를 좌·우 각 3~4회 옆구리가 시원하도록 완전히 굽힌다.

〈상체 굴신운동〉

- 방석 위에 앉은 자세에서 두 다리가 바닥에서 뜨지 않도록 바로 뻗는다.
- 양손 끝이 두 발가락에 닿도록 몸통을 앞으로 3~4회 굽히고, 계속해서 주먹과 손목이 역시 발가락에 닿도록 3~4회 굽힌다.
- 두 발을 좌우로 천천히 펼 수 있는 데까지 벌리고 이마가 방석에 닿도록 3~4 회 굽힌다.

〈몸통 뒤로 젖히는 운동〉

- 앉은 자세로 두 손과 두 어깨를 뒤로 젖혀 배와 가슴을 앞으로 내밀고 몸통을 뒤로 활 모양이 되도록 젖히고, 몸을 앞으로 약간 구부리면서 입으로 탁한 기운을 내뿜는 것을 3~4회 반복한다.
- 두 무릎이 바닥에 뜨지 않도록 두 손으로 몸을 지탱하면서 몸통을 뒤로 3~4 회 젖힌 후, 머리가 바닥에 닿도록 천천히 3~4회 반복한다.

〈무릎으로 자리의 바닥을 두드리는 운동〉

- 좌우 한쪽 무릎마다 자리의 바닥을 3~4회 두드린다.
- 두 무릎을 합쳐서 자리의 바닥을 3~4회 두드린다.

  ※ 참선 후의 운동은 운동요법의 기혈순환을 촉진하는 기(氣)운동(290쪽)을 참고하여 활용하시면 좋습니다.

ⓕ 경행(經行)…좌선(坐禪)은 정(靜)의 상태에서 행하는 공부이므로 오랜 시간 앉아 있으면 졸음이 오거나, 온몸의 상태가 불편하고 잡념이 많이 일어나 계속할 수 없게 되는데, 이때 졸음을 방지하고 심신(心身)을 풀어주기 위해 가볍게 걸으면서 하는 공부가 경행(經行)이며 행선(行禪)이라 합니다.

경행의 방법은 다음과 같습니다.
- 두 손을 모아 쥐어 복부에 둡니다.
- 한 발짝 움직일 때마다 화두를 한 번씩 염(念)합니다.
- 경행을 할 때도 화두를 의심하여 철저히 지속적으로 점검합니다.

⑨ 대표적인 참선법 – 생활 속의 수심법(修心法)…일반인들이 누구나 마음을 내면 할 수 있고 하면 좋은 명상법으로 산란심(散亂心)을 다스리는 위빠사나(관찰)수행법과 수식관(數息觀), 탐욕(貪慾)을 다스리는 부정관(不淨觀), 성냄(瞋心)을 다스리는 자비관(慈悲觀), 그리고 최상승선(最上乘禪)인 화두선(話頭禪)을 일상생활 참선을 중심으로 간략하게 설명합니다.

〈관찰수행법 – 위빠사나수행법〉

들뜬 마음이 호흡으로 가라앉지 않으면 위빠사나(Vipassana)수행법인 관찰수행법으로 자신의 모든 행동과 생각을 관찰합니다.

처음부터 끝까지 호흡의 들숨과 날숨을 관찰하는 것으로 처음 입정(入定)에 들어가 호흡할 때 들숨의 '일어남'과 날숨의 '사라짐'의 현상을 대상으로 하여 아랫배가 일어나고 사라지는 현상에 마음을 집중시켜 예리하고 정확하게 아랫배에 나타나는 모습을 실제로 보듯이 자세히 느끼고 관찰하는 것에 일념집중(一念集中)을 이루는 것이 중요합니다.

- 들숨을 할 때 '일어남·일어남·일어남'이라고 속으로 염(念)하고 각각 코끝·가슴·아랫배(단전)를 관(觀)하며, 날숨을 할 때는 '사라짐·사라짐·사라짐'이라 염(念)하고 거꾸로 아랫배(단전)·가슴·코끝을 관(觀)합니다.
- 아랫배의 들숨의 '일어남'은 처음(코끝), 중간(가슴), 끝맺음(아랫배)으로 하는 3단계의 과정으로 구분됩니다. 처음 시작할 때는 구분이 분명하지 않으나, 계속하면 각 부분이 분명해지고 아랫배의 일어남과 사라짐의 현상과 마음의 관찰이 동시에 행해질 수 있게 됩니다.
- 처음에는 다리가 아프고 어깨가 저리는 몸의 현상이나 온갖 번뇌망상(煩惱妄想)이 일어나는 마음의 현상으로 참지 못하고 급히 좌선을 쉬게 됩니다. 힘이 들겠지만 무엇이 아프고 불편한지를 찾아보는 관(觀)을 하면서 최대한 참아 보면 고통은 사라지고 몸과 마음이 빠르게 편안해집니다.

〈수식관(數息觀)〉

마음을 집중하는 데 가장 큰 장애가 되는 산란심(散亂心)을 다스리고 조복(調伏)받는 법입니다.

좁은 의미의 수식관은 숨을 들이쉬고 내쉬면서 숫자를 세는 것에 마음을 집중하여 생각을 다 쉬게 하는 것이며, 넓은 의미는 안으로 마음을 집중하여 어떤 이법(理法)의 대상을 관(觀)하여 뚜렷이 드러나게 하는 것입니다.

- 호흡은 참선의 방법에서 설명한 호흡법과 같이 코만을 이용해서 인위적이 아닌 가장 자연스럽게 쉬는 것입니다.
- 숫자를 세는 법은 호흡을 들이쉬고 또 내쉬고는 하나, 반복해서 둘, 이렇게 열까지 세고 다시 반복하거나, 열에서 거꾸로 하나까지 세는 방법도 병행할 수 있습니다.
- 숫자 세는 것에 마음이 집중되면 내쉬는 것을 따라다니며 생각하여 밖으로 반연(攀緣)하는 생각이 다 쉬게 되어 어지러운 생각이 멈추어져 마음이 고요해집니다.
- 다음 단계는 위빠사나(Vipassana)수행법이 몸에서 일어나는 현상을 관찰하는 것과는 달리, 마음속으로 공(空)·무상(無常)·불생불멸(不生不滅) 등 여러 가지 법(法)을 대상으로 하여 자기 나름대로 한 가지 이법(理法)을 정하여 일념(一念)으로 집중함으로써 산란한 마음을 다스려 삼매(三昧 : 무아경)의 경지에 들어가는 것입니다.

〈부정관(不淨觀)〉

인간의 본능인 탐욕(貪慾)에는 대표적으로 오욕(五慾 : 재물욕, 성욕, 식욕, 명예욕, 수면욕)이 있는데, 이 탐욕을 다스리는 방법으로 부정관을 닦습니다.

부정관은 자기 생명체의 몸을 지극히 소중하게 생각하여 욕심을 채우려고 온갖 수단·방법을 가리지 않고 몸과 마음으로 나쁜 짓을 저지르기 때문에 탐욕심을 다스리는 방법으로 **'이 몸이 부정한 것'** 이라고 관(觀)하는 것입니다.

- 이 몸은 깨끗한 것이 아니고 부모의 애욕이 부정한 인연에 의해 생겨서 몸은 온갖 부정물(不淨物 : 똥, 오줌, 가래, 고름, 땀 등)으로 가득차 있다고 관하고,
- 이 몸은 한 순간 살다 결국 늙고 병들어 고통받으며 죽음을 맞는 것이므로 늙고 병들어 죽어가는 모습을 관하며,

- 이 몸은 죽으면 화장장의 한 줄기 연기가 되거나 묘지 속에서 구데기 밥이 되어 다 썩어서 뼈만 남았다가 뼈마저 없어지는 것이라고 차례로 일념(一念)으로 관하면 탐욕이 저절로 없어져 마음의 평안을 찾는 것입니다.

〈자비관(慈悲觀)〉

탐심(貪心)은 자기는 무엇인가 늘 부족함을 느끼면서 그것을 충족시키려는 욕구이며, 진심(瞋心 : 성(화)냄)은 자기의 뜻과 감정에 거슬릴 때에 그에 반발하는 심적 작용으로, 탐심이 안으로 끌어들이는 힘이라면 진심은 밖으로 물리치는 힘으로 일상생활 중 탐심과 진심의 작용이 가장 치열합니다.

인간의 진심을 뒤집으면 자비가 되는 것으로 자비심으로서 진심을 다스리게 하는 방법은 고요히 앉아서 **'모든 사람에 대하여 성내거나 미워하거나 원한을 맺지 않고 사랑하고 불쌍히 여기자'** 라는 생각을 깊게 하는 것입니다.

- '나를 미워하는 자, 나를 해치려는 자를 나는 사랑하며 그를 감회시키자' 라고 관하고,
- '한 집안 사람을 비롯한 일가 친척을 다 사랑하고 미워하지 않는다' 라고 관하며,
- '이 세상 그 누구에게나 미워하거나 원한을 맺지 않고 다 사랑하고 불쌍히 여기자' 라고 관하여 그 덕(德)을 성취하는 것입니다.

〈화두선(話頭禪)〉

■ 화두와 공안

- 화두(話頭)는 말보다 앞서 간다는 '언어(言語) 이전의 소식' 의 뜻이며, 공안 (公案)은 '누구든지(불교를 믿든 믿지 않든, 지위, 학벌에 관계없이) 이대로 하면 깨칠 수 있는 방법' 의 뜻으로 언어 이전의 내 마음을 스스로 잡는 방법 이며, 진리의 자리를 가장 가깝게 제시하고 수행자가 참구(參究)해야 할 절 대적인 근본자리입니다.
- 공안에는 1,700가지가 있으나 선지식(善知識)을 만나 한 가지 공안을 받아 크게 의심(疑心)을 일으켜서 간절(懇切)한 일념(一念)으로 걸으나(行), 서나 (住), 앉으나(坐), 누우나(臥) 꾸준히 수행하는 것이 화두선의 가장 요긴한 방법입니다.

■ 일상생활 중의 화두참구

화두선 하면 일반 스님들만이 할 수 있는 것으로 어렵고 누구나 할 수 없다고 생각하기 쉽습니다.

마음의 근본자리를 밝혀 참 나(眞我)를 찾는다는 것은 일생(一生)을 통해 이루기는 어려운 일이며, 고행(苦行)이 따르지만 한 마음 내면 누구나 할 수 있는 것입니다.

일상생활 중에서 화두를 활용하여 익혀 나가다 보면 한 방울의 물이 계속 떨어져 바위가 뚫어지듯이, 덮여 있던 구름이 걷히면 광명천지가 열리듯이, 마음의 근본자리도 깨칠 수 있게 될 것입니다.

• 눈으로 보고, 귀로 듣고, 혀로 맛을 보고, 입으로 말을 하고, 피부로 촉감을 느끼며, 외부 경계에 이끌려서 입으로, 말로, 몸으로 오랜 세월 동안 익혀온 잘못된 습관을 올바르게 고치는 데도 화두참구를 활용하면 좋습니다.

• 어떠한 상황이 일어나면 그 상황을 통제하는 것으로 그치는 것이 아니라 그치는 그 순간 바로 자성(自性)을 찾는 마음을 일으켜 일념으로 관(觀)하는 것이 생활 속의 화두참구입니다.

예를 들어 비난을 받는지 욕을 먹어 화가 나는 상황에 부딪쳤을 때 욕을 하고 화를 내면 상대방과 관계없이 스스로 새로운 악업(惡業)을 짓는 것이 되고, 화를 참기만 하면 선업(善業)을 짓는 것으로 끝나게 되고, 화를 참는 순간 화를 내려는 이 마음이 무엇인가(이 뭣고?) 관(觀)하는 것입니다.

- '본래 나(我)라는 것이 없으니 나를 비난한다고 해도 나는 비난받는 것이 아니다'
- '참 나(眞我)는 화내는 것을 모르고 화를 내는 것은 거짓 나(假我)가 지금까지 훈습(熏習 : 오랫동안 익혀온 습관)에 의해 화를 내려고 한다'
- '거짓 나(假我)는 주인이 아니고 참 나(眞我)가 주인이므로 화를 내지 않는다'고 이렇게 생각하는 이 마음이 무엇인가(이 뭣고?)를 일념으로 관(觀)하는 것입니다.

ⓒ 심상화(心想化) 명상법

심상화 명상법은 참선과는 달리 보다 쉽게 할 수 있는 명상으로 스트레스 해소와 질병의 예방과 치료에 도움을 줍니다. 방법(시간과 장소, 호흡)은 참선과 거의 같으므로 앞의 설명을 참고하여 비교하면 쉽게 이해할 수 있습니다.

ⓐ 자세…의자앉기와 벽에 기대어 바닥 앉기, 양반다리 앉기와 드러눕기, 그리고 참선법의 결가부좌와 반가부좌 중에서 자신에게 맞는 편안한 자세를 취하면 되나, 잠이 들어서는 절대 안 됩니다.

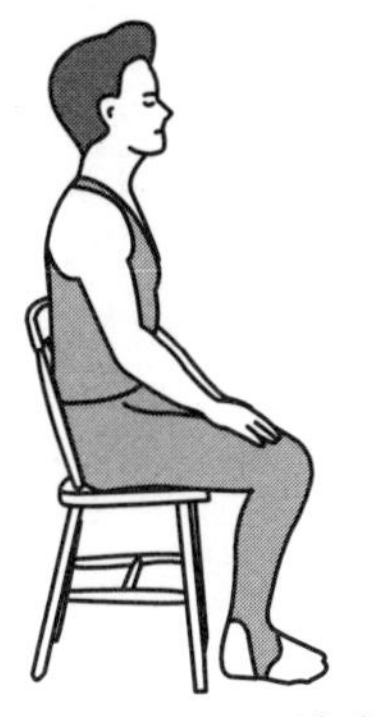

의자에 앉아서 등을 기대고 양다리와 발을 한데 모으는 자세

의자 앉기

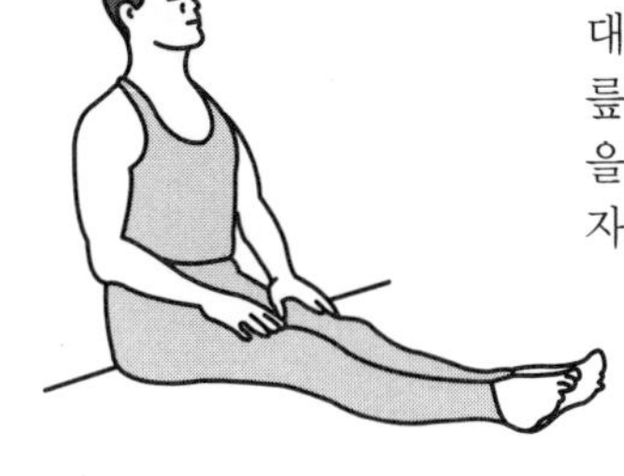

바닥에 앉아 등을 벽에 기대고, 양다리를 뻗고 양무릎과 양발을 모으고 양손을 장단지 위에 올려 놓는 자세

벽에 기대어 바닥 앉기

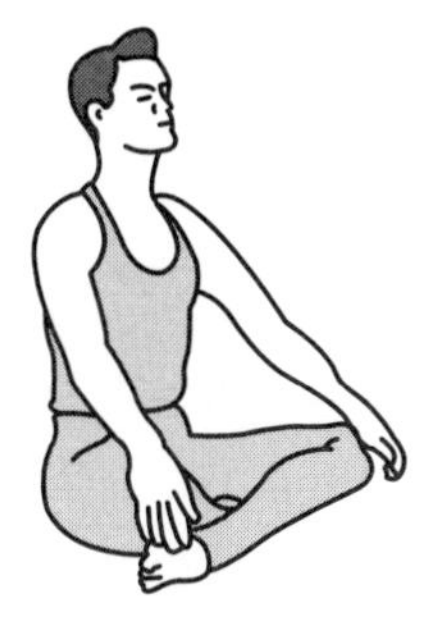

바닥에 양반다리로 앉아 몸을 바로 펴고 양손은 양무릎 위에 올려 놓는 자세

양반다리 앉기

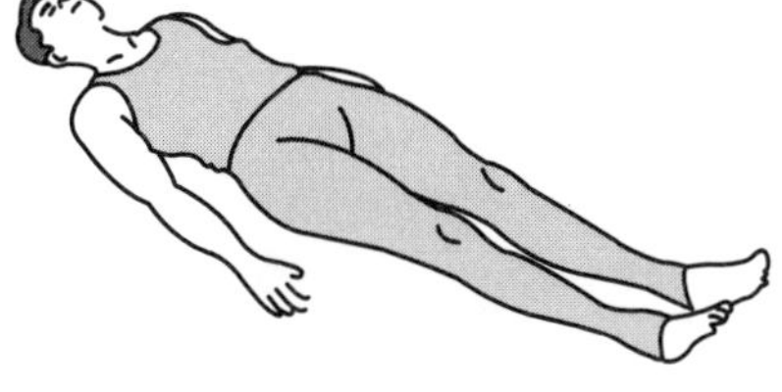

바닥에 등을 붙이고 편안히 누워 어깨와 목의 힘을 빼고, 양다리는 약 20cm 정도, 양팔은 몸에서 약 15cm쯤 떨어지게 벌리고 손가락을 펴는 자세

드러눕기

ⓑ 심상화(心想化)응용법…편안한 자세에서 호흡법으로 자신을 집중시켜서 산만했던 정신과 긴장이 풀리며 마음이 안정이 되면 바닷가 백사장 위를 걷거나 누워 있거나, 나뭇잎 사이로 햇살이 비치는 숲속을 걸어가고 있다는 상상, 지평선을 바라보고 있다는 상상, 통증이나 질병이 있는 경우 이들이 사라진 자신의 상상 등 즐겁고 긍정적인 추억이나 꿈 한 가지에서 출발하여 구체적인 상황을 상상하면서 점차적으로 확장시켜 나가는 방법입니다.

제3장

성인병과 난치성 질환의 예방과 치료법

　현대의학이 획기적으로 발전하였으나 아직까지 해결하지 못하는 만성 내지 난치성 질환은 환자 본인과 가족 등 주위의 많은 사람들에게 고통을 주고 있습니다.

난치성 질환의 주요 원인을 요약하면

　첫째, 질병은 대부분 몇 개의 원인이 복합적으로 일어나는 다인성(多因性)으로, 어느 한 가지 원인이라도 해결되지 않으면 치유가 되지 않아 만성 질환으로 남게 됩니다.

　둘째, 아직까지 원인조차도 밝혀지지 않은 많은 질병이 있고, 원인을 규명하였다 해도 일반치료법(약물, 수술, 기타)으로 치료를 할 수 있는 획기적인 치료법이 아직까지 개발되지 못한 데 있습니다.

　만성(난치성) 질환이 여러 병변 중에서 대사이상, 혈액순환장애, 면역력 부족, 종양, 기형, 노화 등의 병변으로 주로 발생하는 것은 인체의 기능 중 혈류계(혈액순환과 면역력), 경락계(氣의 순환과 세포의 분자운동)의 기능장애가 있을 시는 인체의 자연치유력으로 회복이 힘들고 약물이나 일반 치료법으로 정상기능을 회복시키기는 아직까지 한계가 있기 때문입니다.

　셋째, 서양의학이 질병 자체 요인의 치료에 치중하고 정신적 요인과 체질적 요인을 소홀히 하는 경향과 심신의 조화와 균형에 바탕을 둔 동양의학적 치료법을 외면하는 데도 원인이 있겠습니다.

　현대 과학의 발달로 심신의학이며 전체성 의학인 동양의학의 신비가 하나씩 밝혀지면서 동서의학의 결합이 이루어지고 있어 만성 질환의 치료에 크게 기여되고 있으며, 혈액순환의 촉진, 면역력 증진, 세포의 분자운동 활성화, 세포의 노화방지 등의 해결이 현대의학의 연구과제이며, 현재 많은 노력으로 큰 진전을 보고 있음은 정말 다행한 일입니다.

　물질문명의 발전과 더불어 생활환경의 급변으로 많은 질병이 발생하지만 그 중에서 다발적이고 치료가 힘든 질환인 고혈압과 저혈압, 중풍(뇌졸중), 심장병, 간장병, 당뇨병, 신장병, 알레르기성 질환, 암 등 대표적인 난치성 질환을 중심으로 원인과 기본예방과 치료법, 그리고 대체요법 중 온열 · 침술 · 자력요법을 동시에 할 수 있는 인체파 치료 Aladdin-H의 요법을 소개해 만성 질환의 예방과 치료에 도움이 되게 합니다.

1. 고혈압과 저혈압

심장이 1분 동안에 약 70회 수축과 확장할 때, 혈액이 좌심실에서 대동맥으로 밀려나갈 때 높은 압력이 생기는 것이 혈압입니다.

최대혈압은 심장의 수축에 의해 혈압이 최고에 달했을 때의 수축기 혈압이며, 최저혈압은 심장의 확장에 의한 혈관의 긴장상태를 나타내는 확장기 혈압입니다.

혈압은 연령, 계절과 기후변화, 아침과 저녁 운동할 때나 흥분하면 혈압이 상승하므로 여러 차례 측정하여 평균한 결과와 세계보건기구(WHO)가 정한 판정 기준을 참조하여 판정해야 합니다.

WHO의 혈압판정기준표

구 분	수 축 기(최고혈압)	확 장 기(최저혈압)
정 상 혈 압	140mmHg 이하	90mHg 이하
고 혈 압	160mmHg 이상	95mHg 이상
저 혈 압	100mmHg 이하	60mHg 이하

정상혈압과 고혈압을 판정하는 데는 연령에 따라 차이가 있습니다.

60세 이상 고령인 경우 160/95mHg의 혈압수치이라 해서 고혈압으로 단정할 수 없고, 30~40대인 경우는 최고혈압 140~160mmHg, 최저혈압 90~95mmHg 정도이면 고혈압으로 보아도 무방합니다.

1 고혈압(Hyper-tension)

(1) 고혈압의 종류와 위험요소

① 본태성 고혈압

원인불명이지만 영양 불균형인 비만, 염분 섭취과다와 정신적인 스트레스와 과로, 유전적인 요소, 그리고 기(氣)의 부족과 순환장애 등 위험요소를 내포한 혈압 자체만 높은 고혈압을 말합니다.

② 속발성 고혈압

원인이 분명한(동맥경화증, 심장병, 내분비선의 영향, 신장병 등) 고혈압으로 증후성 고혈압이라고도 합니다.

(2) 고혈압의 증상과 합병증

① 고혈압의 증상

늙어가면서 장기간 서서히 진행하지만 젊은 층의 고혈압은 속발성으로 급속히 진행되며, 자각증상이 없이 진행되기도 하므로 조기발견이 중요합니다.

고혈압의 증상은 두통과 구역질, 현기증과 귀울림, 가슴의 두근거림과 숨이 차고, 하지의 부종과 야뇨(잠잘 때의 배뇨)가 일어납니다. 이런 증상이 있다고 다 고혈압이 아니므로 진단을 받아 고혈압의 여부와 본태성인지 속발성인지를 판단받아 치료를 해야 합니다.

② 고혈압의 합병증

뇌출혈(중풍)이 많으며, 심부전, 신부전, 안저출혈이 대표적입니다.

(3) 고혈압의 예방과 치료

본태성 고혈압의 경우는 위험요소는 대부분 생활습관과 연결되어 있으므로 식생활의 개선과 규칙적인 생활이 기본적인 방법이 되겠으며, 속발성 고혈압은 다른 질환에서 오는 원인이 분명하므로 근원질환을 치료하면서 고혈압의 위험요소를 회피하는 것이 예방과 치료의 기본방향입니다.

고혈압이 근원적으로 치료하기 어려운 것은

첫째, 기(에너지)의 부족으로 인한 세포의 기능 저하를 정상적으로 회복시키는 것이 어려우며,

둘째, 혈액순환장애의 요인인 혈액의 노폐물(지방) 분해와 혈관벽에 끼인 지질 및 콜레스테롤을 융해시키는 것도 쉽지 않으며,

셋째, 심장병, 당뇨병, 신장염 등의 합병증으로 오는 속발성 고혈압은 합병증의 완벽한 치료가 힘들다는 것 등입니다.

① 생활환경요법

 규칙적인 생활과 위험요소를 제거하고 회피하는 생활을 습관화하는 것이 고혈압의 예방과 치료에 지름길이 됩니다.

- 무리한 육체노동과 정신긴장이 계속되는 직업은 피한다.
- 숙면법을 익혀 충분한 수면을 취한다.
- 기후와 실내온도의 변화에 대비한다.
- 고혈압의 목욕법(189쪽 참조)을 철저히 실천한다.
- 배변은 규칙적으로 하고 변비에 대한 대책을 세운다.
- 금연을 무조건하고 술은 가능한 한 마시지 않는다.
- 운전시 주의사항을 지키고 장거리 운전은 피한다.
- 여행이나 출장중에는 충분한 대책을 세워야 한다.
- 무리한 성관계는 하지 않으며 빈도도 가능한 한 줄인다.

② 영양(식이)요법

- 식사는 규칙적으로 하며 한꺼번에 과식하지 않는다.
- 염분섭취는 1일 6g~8g 정도로 줄인다.
- 편식하지 않게 균형잡힌 식사를 하며 체질에 맞는 식품을 선택한다.
- 당질과 동물성 지방의 섭취를 억제한다.
- 신선한 야채와 과일을 충분히 섭취한다.
- 비만인 경우는 단식보다는 운동요법을 통해 단계적으로 체중조절을 한다.
- 기호식품(커피, 홍차, 청량음료 등)은 가능한 한 마시지 않는다.

③ 운동요법

- 신체와 체력검사를 받아 운동종류와 강도 등을 자문받는다.
- 준비운동을 충분히 한 후 가벼운 운동부터 서서히 시작하고 규칙적으로 꾸준히 한다.
- 기후조건과 심신의 상태가 좋지 않은 상태에서는 운동을 피한다.
- 이른 아침의 운동은 삼가고 해가 뜬 후 가볍게 운동한다.
- 야외운동을 할 때는 다른 사람과 함께 한다.
- 운동 중 조금이라도 이상증상이 있으면 즉시 중단한다.
- 운동 후 목욕(샤워)은 조심하고 목욕법을 철저히 지킨다.

④ 약물요법

약물요법은 혈관확장제, 혈관수축을 억제하는 칼슘(Ca)길항제, 교감신경 억제제, 혈압강화제, 이뇨제 등을 이용하지만 원인과 증상에 따라 정확하게 처방을 받아야 하며, 약물요법 중 갑자기 복용을 중단하면 악영향이 있으므로 주의를 해야 합니다.

⑤ 정신요법

고혈압을 비롯한 심장병, 당뇨병 등 성인병은 난치성 질환으로 인생이 끝나는 것이라고 자포자기하거나 스스로 위축된 생활을 하는 것은 병 자체보다 더 큰 문제입니다. 올바른 마음가짐으로 병에 대한 예방과 치료법을 알면 얼마든지 극복할 수 있는 것입니다.

무병단명(無病短命), 일병장수(一病長壽)라 했으므로 그 동안 앞만 보고 달려오다 보니 건강을 소홀히 하였으므로 이번 기회에 건강관리를 잘하면 건강하게 장수할 수 있다는 자신감을 갖고 모든 생활을 재검토하여 생활요법을 이해하고 숙지하여 잘못된 부분을 개선하는 노력을 긍정적이고 적극적으로 실천하면 되는 것입니다.

⑥ 대체요법

고혈압의 예방과 치료는 기혈(氣血)의 순환장애를 제거하는 것으로 약물요법으로 한계가 있어 대체요법인 침술, 뜸, 온욕, 적외선, 자석 등을 활용합니다.

침술요법은 기혈의 순환장애를 해소하고 호르몬의 분비를 촉진하여 신경 안정 효과가 있고, 온열(적외선)요법은 혈관 확장과 노폐물의 배설 촉진으로 혈액을 정화하는 효과가 있으며, 자석요법은 자기력의 부족으로 오는 자율신경의 실조증을 해소하고 기혈의 순환을 촉진합니다.

인체파 치료 Aladdin-H요법은 위와 같은 침술·온열·자석요법을 동시에 갖고 있어 3가지 공동작용으로 각각 하는 작용의 한계를 넘어서 빠른 혈압의 강화와 고혈압을 근본적으로 치료하는 데 도움이 되는 새로운 대체요법으로 활용되고 있습니다.

② 저혈압(Hypo-tension)

혈압이 낮은 상태(100/60mmHg 이하)인 저혈압은 고혈압에 비해 많지 않으나, 고혈압보다 심각하게 생각하지 않고 주의하지 않아 더 위험해질 수 있습니다.

(1) 저혈압의 원인과 종류

① 저혈압의 원인
- 유전적 요인
- 빈혈 또는 과다한 출혈
- 구토나 설사 또는 전신화상으로 인한 심한 탈수상태
- 심근경색, 심부전 등 심장기능 저하
- 심한 염증성 질환, 약물중독, 마취 등의 요인

② 저혈압의 종류

㉠ **본태성 저혈압(진상 저혈압)** : 혈압을 떨어뜨리는 특별한 질병이 없이 정상 혈압보다 낮은 상태로 주로 유전적 요인입니다. 자각증상으로 전신 권태감, 흉부 압박감, 불면증, 이명(耳鳴), 변비 등 소화기, 순환기, 호흡기에 전신적 증상이 나타납니다.

㉡ **기립성 저혈압** : 자율신경 계통 특히, 교감신경 반사의 이상으로 누워 있다 갑자기 일어설 때 현기증이 심하게 나타나고 심하면 실신까지 하는 것으로, 선천적인 경우는 치료가 힘들고 예후가 좋지 않습니다.

자각증상으로 안면창백, 불안 신경증, 성욕감퇴, 심계항진 등이며, 고혈압 치료 시 교감신경차단제를 복용할 때도 나타날 수 있으므로 주의해야 합니다.

㉢ **체위성 저혈압** : 장시간 서있을 때 졸도하는 것으로 자각증상이 없는 체질상의 저혈압입니다. 실신과 다른 점은 빈맥이 짚어지며 식은땀을 흘리면서 안색이 창백해지며, 자세를 낮추어 눕히면 곧 회복되는 특징을 지니고 있습니다.

㉣ **증상성 저혈압** : 심장과 혈관질환, 내분비질환, 전해질이상, 외상, 중독, 감염 등으로 인하여 이차적으로 발생하는 저혈압이며, 원인이 있으므로 원인을 조기발견하여 빨리 치료하는 것이 기본적인 해결책입니다.

(2) 저혈압의 예방과 치료

① 생활환경요법

저혈압은 원인을 증상에 따라 회피하거나 제거하는 것으로 불의의 사고로 인한 과다출혈, 화상, 불결한 음식의 섭취로 구토와 설사 등은 얼마든지 예방할 수 있습니다. 누워 있거나 앉아 있다 갑자기 일어나는 것과 과음은 사고를 일으키는 위험요소이며, 담배와 커피는 무조건 끊는 것이 가장 바람직합니다.

② 영양(식이)요법

저혈압의 경우 소화가 잘 되지 않으므로 과식하지 말아야 하며, 규칙적으로 하루에 4~5회 정도 소량으로 먹는 것이 바람직합니다. 소식을 하기 때문에 열량이 높고 소화가 잘되는 식품인 두부, 우유, 치즈, 흰살생선 등을 선택합니다.

고혈압과는 달리 염분을 충분히 섭취하여야 하며, 특히 여름이나 운동으로 땀을 많이 흘릴 때는 염분 섭취에 각별한 신경을 써서 증상의 악화를 예방해야 합니다.

③ 운동요법

저혈압인 사람은 체질적으로 약한 편이고 체력이 저하되어 있어 운동을 거의 기피하여 심신의 장애를 일으키므로 운동을 생활화해야 합니다.

고혈압의 운동요법과 같은 방법을 응용하고 운동 후 목욕을 하고 냉수마찰을 통하여 피부단련과 혈행 개선을 하는 것도 좋은 방법입니다.

④ 약물요법

저혈압이 심한 경우는 일시적으로 혈압상승 약물을 사용할 수 있으나 치료는 되지 않습니다. 일반적으로 저혈압인 경우는 철분 부족으로 빈혈증상이 수반되므로 철분이 많이 든 식품 또는 조혈영양제를 복용하면 예방과 치료에 효과가 있습니다.

⑤ 정신요법

저혈압 환자는 대부분 신경이 과민하여 스트레스를 잘 받고 화를 잘 내서 신경쇠약증상으로 기억력 감퇴, 우울증, 불면증 등의 고생을 많이 합니다.

스트레스 해소법과 명상법 등을 응용하여 마음의 안정을 찾을 수 있으나 심하면 정신과적 치료를 받는 것이 효과적입니다.

2. 중풍(中風) - 뇌졸중(腦卒中 : CVA)

뇌의 급격한 기혈(氣血)의 순환장애로 뇌혈관이 터지는 뇌출혈과 뇌혈관이 막히는 뇌경색으로 뇌가 손상되어 뇌조직에 산소 부족으로 뇌세포가 죽어 뇌의 기능이 마비되는 질병입니다.

동양의학에서는 갑자기 바람(風)을 맞아 뇌에 적중(的中)되었다는 뜻으로 중풍(中風)이라 하고, 서양의학에서는 뇌혈관 발작이라는 CVA(Cerebor Vascular Accident)라 하며, 갑자기 발생하는 것입니다.

① 중풍의 위험요소

고혈압과 동맥경화의 위험요소인 유전적 요인, 환경적 요인(바람, 냉기, 습기 등)과 정신적 요인(심적 갈등, 심한 스트레스 등), 기름진 음식의 과대섭취, 운동부족, 술과 담배, 잘못된 생활습관요인, 호르몬제 등 약물복용, 기혈(氣血)의 부족으로 오는 노화요인 등의 위험요소와 심장병, 고지혈증, 당뇨병, 신장병, 간장병 등입니다.

② 중풍의 종류

(1) 뇌경색(Cerebral Infarction) - 뇌혈관이 막히는 경우

① 뇌혈전증

뇌혈관에 동맥경화증이 생겨 혈관이 좁아지고 이 곳에 혈소판 등이 응집하여 혈전(심장 속에 피가 고여서 혈액 덩어리가 생긴 것)이 생겨 뇌혈관이 막히는 경우 발생하며, 대부분 중풍의 원인이 되는 증상입니다.

② 뇌색전증

뇌혈관에는 이상이 없으나 주로 심장병의 합병증으로 심장 내 혈전이나 동맥벽에 있는 혈전이 유리되어 혈액 중의 이물질이 되어 뇌 혈관으로 들어가 갑자기 뇌혈관을 폐쇄함으로써 일어나며 다발성으로 출혈성 경색이 되기 쉽습니다.

뇌경색은 주로 혈전과 색전에 의해 뇌혈관이 막혀서 발생하며, 국소허혈(신체의 한 국소에 혈액공급이 감소되거나 단절된 상태)이 심하게 일어나 혈류가 완전히 차단되면 빈혈성 경색을 일으키고, 이 경색부위에 측부순환을 통해 혈류가 다시 통하면 혈관벽에 출혈이 일어나서 출혈성 경색이 됩니다.

💡 일과성 뇌허혈

고혈압, 심장병 환자에게서 많아 발생하여 짧은 시간(1시간~24시간 이내) 동안 뇌의 혈액순환이 나빠져(경색 원인) 중풍증상이 나타났다 회복되는 뇌경색의 위험신호로 본격적인 중풍이 오는 일시적인 증상입니다.

(2) 뇌출혈(Cerebral hemorrhage) – 혈관이 터지는 경우

① 뇌내출혈

고혈압이 지속되면 동맥말단부가 약화되어 갑자기 혈압이 올라 혈관이 파열되어 뇌내로 출혈이 일어납니다. 출혈이 생긴 부위와 혈종의 크기에 따라 여러 가지 신경증상과 생명 위험정도를 예측할 수 있으며, 뇌출혈의 대부분(약 80%)은 대뇌에서 생기며, 뇌간에서의 출혈은 가장 바로 사망하기 쉬운 뇌출혈입니다.

② 지주막하출혈

뇌의 표면에 있는 지주막과 연막 사이의 뇌척수액 속에서 출혈하는 것으로 윌리스 동맥륜을 형성하는 뇌저부의 낭상 동맥류(혹처럼 불거져 나온 것)와 뇌동맥 정맥기형이 생겨서 이것이 파열되어 지주막하강에 출혈이 확산됩니다(인체의 구조와 기능 66쪽 참조).

③ 중풍의 증상

(1) 중풍의 위험신호(전조증)

- 손발이 저리고 힘이 없어 물건을 떨어뜨리거나, 다리가 후들거려 비틀거린 적이 있다.
- 한쪽 얼굴이 둔하고, 한쪽 눈이 침침하여 물체가 둘로 보인다.
- 말을 더듬고 혀가 굳어진 것 같고, 귀에 소리가 나고 갑자기 안 들린다.
- 갑자기 현기증이 나서 아찔한 느낌과 한쪽으로 쓰러지곤 한다.
- 갑자기 격렬한 두통이 나거나, 뒷목이 뻣뻣하고 머리가 무겁다.

(2) 중풍의 종류별 일반증상과 위험신호(전조증)

병 명	전조증	의식장애	운동장애	혈 압	사망률
뇌내출혈	드물다	심함	반신마비	높다	높다
지주막하출혈	없다	스쳐가는 일과성	드물다	높으나 정상	비교적 높다
뇌혈전	많다	비교적 가볍다	반신마비	정상 또는 고혈압	낮고 오래감
뇌색전	가끔 있다	가벼울 때가 많다	반신마비	정상	비교적 낮다

- 중 증 – 의식장애가 심하고 반신마비 – 식물인간
- 후유증 – 의식장애가 없으나 편마비 등 운동실조증
- 경 증 – 안면마비 등 가벼운 증상

(3) 뇌출혈과 눈동자

눈 동 자 의 모 습	증 상	출혈부위
뇌속 병 부위 쪽으로 쏠림	반신마비	피각출혈
코끝 또는 병 부위 쪽으로 쏠림	반신마비	시상출혈
동공이 현저하게 축소	사지마비	교출혈
뇌속 병 부위 반대쪽으로 쏠림	보행장애	소뇌출혈

④ 중풍의 예방과 치료

(1) 중풍의 기본예방법

일상생활 중에서 뇌졸중을 일으키기 쉬운 상태는 무리한 작업중, 수면 또는 기상시, 배변중, 목욕중, 성생활중, 과로한 피로와 스트레스를 받았을 때, 과음과 과식 후, 약물복용 후, 지나친 흡연 등 이러한 요인을 정확히 알아서 올바른 습관을 생활화하여 예방하는 것이 최선의 방법이 될 것입니다.

또한 뇌졸중의 위험요소인 고혈압, 심장병, 당뇨병, 비만증 등이 있을 경우는 예고없이 뇌졸중이 발생할 수 있으므로 병의 치료와 함께 병에 따른 일상생활의 요법을 병행하여야 효과가 증대할 것입니다.

앞에서 설명한 고혈압과 비만증의 예방법을 중심으로 하고, 다음에 설명하는 심장병과 당뇨병의 예방과 치료법을 참조하시기 바랍니다.

몇 가지 중요한 요점만 정리하면 다음과 같습니다.

① 잘못된 생활습관은 불행을 자초한다

생활습관 중 예방을 위해 피해야 할 행동은 심한 흥분과 충격, 배변시 자세와 가중한 힘, 급하게 계단오르기, 갑작스런 운동, 황급한 기상, 과로와 흥분 또는 음주 후 무리한 성생활, 추운 날 외출시나 화장실에 갈 때 방한의 소홀 등입니다.

② 혈압을 철저하게 조절한다

중풍의 발생원인 중 고혈압이 과반수 이상이 되므로 혈압이 높으면 언젠가는 중풍이 된다는 인식을 하고 혈압을 상승시킬 수 있는 요인을 제거하고 정기적 검사와 수시로 혈압을 체크하는 혈압의 철저한 관리가 기본적인 예방법이 됩니다.

③ 심장병과 당뇨병의 치료는 철저히 한다

고혈압 다음으로 뇌졸중이 발생되므로 심장병과 당뇨병이 악화하여 합병증인 뇌졸중이 일어나지 않게 의사의 치료와 관리에 적극적으로 협조하고 철저히 건강관리하여야 합니다.

④ 전조증상이 있을 시는 즉시 진단과 치료를 한다

뇌출혈은 중풍의 징후나 조짐의 위험신호인 전조증이 드물지만, 뇌경색증에는 나타나므로 초기증상이 있을 때 조기치료를 하면 갑작스럽게 닥치는 중풍이라는 무서운 병을 예방할 수 있습니다.

(2) 중풍의 치료

- 근원적인 치료는 기(氣)의 보충과 기혈(氣血)의 순환촉진을 통하여 좁아진 혈관의 확장과 약해진 혈관벽의 조직재생, 혈전의 융해, 괴사된 세포의 재생 등을 해결하는 것이며, 또한 유발질병인 고혈압, 심장병을 비롯한 당뇨병, 신장병, 간장병 등의 치료가 동시에 이루어져야 합니다. 이러한 요인들을 동시에 해결하기가 현대의학으로는 아직 어려워서 중풍에 한 번 걸리면 중증은 완전한 회복이 불가능하고, 경증이라도 그 후유증 치료가 어려운 것입니다.
- 중풍의 치료는 응급조치와 침구요법, 약물요법 또는 외과적 수술과 합병증을 예방하기 위한 적절한 조치를 하여 급성기 치료를 하고, 위험한 상태를 벗어나 만성으로 진행하면 재발 방지와 후유증을 치료하여 일상생활을 할 수 있게 하기 위한 약물요법과 침구요법, 물리치료와 재활치료를 합니다.

  급성기 치료와 일반적인 후유증 치료의 방법은 전문의의 지시에 따라 치료를 하여야 하므로 자세한 설명은 생략하고 가정에서의 응급조치와 후유증 치료에 도움이 될 사항만 소개하겠습니다.

① 자가 응급조치

증상이 심할 경우는 즉시 병(의)원으로 후송하여 응급조치와 치료를 받아야 되겠으나 당황하지 말고 병원(또는 119구조대)에 신고한 다음 구급차가 오기 전 다음과 같은 응급조치를 하는 것이 중풍의 급속한 진행과 악화를 막는 데 필요하며 누구나 할 수 있는 것입니다.

㉠ 안정된 자세를 취한다

- 환자를 평평하고 부드러운 요 위에 눕히고 머리는 심장보다 높게 하여 뇌압이 올라가지 못하게 한 다음, 머리를 옆으로 돌려서 구토물이 기관으로 들어가지 않게 합니다.
- 베개를 어깨 밑에 깊숙이 넣어 아래턱을 위로 올려서 호흡이 원활하게 합니다.

- 환자가 의치가 있을 때는 우선 의치를 빼주고 넥타이, 벨트, 끼인 옷 등은 즉시 풀어 줍니다.
- 마비가 왔을 때는 마비가 오지 않은 쪽을 아래로 눕힙니다.
  마비가 된 쪽의 몸을 밑으로 눕히게 되면 구토물이 쉽게 기관지로 들어가고 혈행순환의 장애를 가중하므로 마비된 쪽으로 눕히면 안 됩니다.
- 의식을 잃은 환자에게 뺨이나 몸 등에 충격을 주는 것은 출혈이 있는 경우 더욱 촉진시킬 수 있으므로 절대로 삼가야 합니다.

㉡ 기도를 확보하는 조치를 한다

- 의식장애가 심하고 숨을 쉬지 못하거나, 구토를 일으켜 입 안에 구토물이 고이고, 혀가 마비를 일으켜 기도를 막으면 질식할 수 있으므로 기도를 확보하는 조치로 작은 막대기에 수건이나 천 등을 감아 입 사이에 끼워줍니다.

㉢ 침을 놓아 피를 내게 하고 자극을 준다

- 중풍 발작이 생기면 응급조치로 제일 먼저 십선혈(열 손가락 끝에서 2~3mm 정도 내려온 지점)에 침을 찔러 피를 내게 하는 것입니다.
- 의식이 없을 때는 다음에 인중혈(코끝과 윗입술 사이인 인중부위를 3등분하여 코 밑 첫지점)에 침을 놓아 자극을 주는 것입니다.

㉣ 입으로 어떠한 것도 먹이지 않는다

- 의식이 없는 상태에서 약물을 먹이는 것은 삼키기도 힘들어 기도로 들어가면 질식시킬 수도 있기 때문에 가장 위험한 일이므로 삼가야 합니다.

② 재활(Rehabilitation)치료

㉠ 재활치료의 기본사항

ⓐ 재활치료의 목적과 조기실시…중풍이 일어나면 의식을 회복하지 못하고 사망 또는 식물이 되는 경우가 많고 의식이 회복되었더라고 뇌의 손상으로 심신(心身)기능장애인 반신마비, 언어장애, 치매 등이 일어나 투병생활을 오래하게 되고 재발도 잘 됩니다. 재활치료는 이러한 중풍의 재발을 예방하고 치료하여 신체장애를 최대한 줄여서 일상생활을 할 수 있게 해주는 후유증 치료입니다.
  중풍은 뇌혈관의 손상으로 혈액순환의 장애가 일어나 산소와 영양소가 공급되지 못하여 뇌세포의 괴사와 기능장애, 병변부위의 조직변이가 급속도로 진행되면 회복이 어려워지므로, 의식회복 후 안정기가 되는 대로 가능한 한 빨리

혈액순환을 원활히 하고 병변조직의 변이를 막는 재활치료를 하여야 합니다.

조기 재활치료의 가능 여부에 따라 중풍의 예후가 좌우되고, 일상생활을 할 수 있는지가 결정됩니다.

일반적으로 뇌혈전의 반신마비 경우는 조기치료가 되면 1개월 정도 치료에도 80% 이상이 혼자 통원치료를 받을 수 있을 정도가 됩니다.

뇌출혈의 경우는 재출혈의 가능성이 있으므로 의식회복 후 3~4주의 안정기간을 두고 재출혈의 위험성이 없을 때 재활치료를 단계적으로 시행하면 50% 정도는 6개월 이내 지팡이를 짚고 다닐 수 있는 치료효과를 볼 수 있으므로 희망을 갖고 성심을 다하면 얼마든지 회복이 됩니다.

ⓑ 재활치료의 저해요소와 해결방법

• 재활치료의 저해요인은 의식장애, 환자와 가족의 자발적인 의욕 결여, 심한 통증, 심한 실조증으로 오는 운동장애와 중풍의 합병증 그리고 간과할 수 없는 것은 우수한 전문인력과 장비를 못 갖추었거나 무성의한 전문의료기관의 선택 등입니다.

이러한 저해요인은 환자 본인의 의욕과 노력, 가족의 희생적인 마음가짐, 전문의료기관에서 각 분야의 전문가가 열성적으로 협조하는 삼위일체(三位一體)로 얼마든지 극복할 수 있습니다.

• 환자나 가족의 심리상태는 말로 표현할 수 없을 정도의 충격입니다. 환자는 발작 직후의 쇼크상태나 자신의 장애를 인정하지 않고 가족과 의사의 말을 의심하는 거부상태 또는 병은 인정하지만 스트레스와 우울증으로 화를 내고 치료를 포기하려고 하는 혼란상태가 있기 마련입니다. 이러한 심리상태에서 자신의 장애를 받아들이고 치료를 하는 의욕을 갖게 하는 수용상태가 되기 위해서는 가족과 치료인의 이해와 격려가 필요한 것입니다.

• 재활치료시 마음가짐은 장기적인 치료인만큼 지나친 기대와 조급한 마음으로 무리하게 강행하면 오히려 역효과가 나고 포기가 빠르므로 마음을 편히 가지고 즐거운 마음으로 조금씩 성실하게 하다 보면 좋은 효과가 있을 것이라는 믿음을 갖고 꾸준히 해야 합니다.

• 중풍이 신체적·정신적인 합병증을 유발하기 쉬운 것은 대부분 누워서 지내기 때문에 심폐기능, 소화기능, 골근육기능, 신경기능 등이 점점 약하게 되어 체력저하가 일어나 욕창, 폐렴, 요도감염, 소화기질환, 우울증, 히스테리 등 정신질환이 발생합니다.

　　이러한 합병증이 오면 중풍의 재발과 합병증 자체로도 재활치료는 불가능하게 되므로 기본치료와 재활치료를 충실하게 받으면 합병증은 충분히 예방할 수 있는 것입니다.

- 전문치료병원의 선택은 응급치료와 재활치료에 결정적인 요소입니다.

　　잘못된 선택은 생명유지의 기회를 잃게 할 수 있으므로 우수한 전문인력과 치료장비를 갖춘 병원을 선택하여야 합니다. 장비가 잘 갖추어져 있어도 치료사와 간호사의 마음자세가 더 중요하고 또 마음자세가 훌륭해도 치료장비가 부실하면 최상의 치료를 받을 수 없는 것입니다.

ⓒ 간호할 때의 주의사항…환자의 심리상태가 불완전하여 화를 내거나 치료를 거부하는 등 간호하는 사람의 마음을 불편하게 하는 경우가 있을수록 환자의 신경을 거슬리지 않게 하는 각별한 주의가 필요하고, 환자가 간호하는 사람을 믿고 따를 수 있게 하는 것이 무엇보다 중요합니다.

- 지성감천(至誠感天 : 정성이 지극하면 하늘도 감동한다)을 믿고 어떠한 어려움도 해결되어 좋은 결과가 온다는 것을 확신하는 마음을 갖습니다.
- 환자를 정상인처럼 대하여 자신감을 갖도록 합니다.
- 간호하는 사람이 짜증을 내거나 민감하게 반응하지 말고 침착함을 가집니다.
- 조금이라도 진전이 있으면 항상 칭찬하고 격려하여 스스로 일을 처리할 때 감사의 말을 자주 합니다.
- 의문이 있으면 주치의에게 자문을 받아 간호하는 방법을 정확히 알고 적절한 조치를 취할 수 있게 합니다.
- 전문치료병원이 멀 경우 긴급한 일이 있을 때를 고려하여 가까운 곳에 왕진이나 야간진료가 가능한 단골 병원을 두는 것이 좋습니다.

ⓛ 재활치료시 주의사항

ⓐ 생활환경요법할 때 주의사항…중풍 후유증인 반신마비는 간단한 일도 하기 힘들고 어렵지만 재활요법을 충실히 하면서 일상생활을 하는 요령을 습득하면 생활도 혼자서 할 수 있게 되고 재활효과도 높이게 됩니다.

- 기온의 급격한 변화는 피한다.
  - 중풍환자는 급격한 기온차를 조절할 능력이 부족하고 혈압에 지대한 영향을 미쳐 중풍의 재발의 위험성이 있으므로 가장 조심한다.
  - 따뜻한 곳에서 찬 곳으로 찬 곳에서 따뜻한 곳으로 갈 때를 주의한다.

  - 외출시에는 찬 바람을 피하고 장갑, 머플러, 모자 등을 준비해 철저히 보온한다.
  - 여름철에 더위를 식히기 위해 갑자기 에어컨과 선풍기를 사용하는 것은 각별히 주의한다.
- 마음을 편안히 갖는다.
  - 제2의 인생을 산다는 마음으로 모든 일과 생각을 편하게 가져 가급적 신경 쓰는 일은 피하고 스트레스를 받지 않도록 한다. 스트레스는 만병의 근원이고 특히 중풍의 주 원인이 되므로 불편한 심적 상태에 빠지지 않도록 주변 사람들은 세심한 주의를 요한다.
- 술과 담배는 끊고 성생활은 건강회복 후에 한다.
  - 술은 혈관 탄력을 약화시켜 혈액순환을 방해하고 담배는 산소결핍과 호흡기의 질병을 유발하므로 무조건 끊어야 한다.
  - 성생활은 3층 계단을 올라갈 때 혈압, 맥박 등에 이상이 없을 경우 무리하지 않는 범위 내에서 할 수 있으므로 희망을 가질 수 있다.
- 올바른 목욕법을 습관화한다.
    고혈압과 심장병인 사람은 올바른 목욕법(생활환경요법 187쪽)을 참고하시고 특별 주의사항은 다음과 같습니다.
  - 중풍환자의 경우는 거동이 불안전하므로 미끄럼 방지에 최선을 다한다.
  - 기온변화를 방지하기 위해 욕실의 온도와 탕의 온도를 미리 따뜻하게 한다.
  - 환자 스스로 할 수 있어도 도움을 줄 수 있는 보호자가 있을 때 한다.
  - 욕조에 들어갈 때는 마비된 쪽 다리부터 먼저 탕에 넣고 정상적인 다리를 넣은 다음 욕조 모서리를 잡고 천천히 몸을 가슴까지만 담근다.
  - 욕탕의 온도는 38℃~40℃로 낮추고 목욕은 짧게 하는 것이 좋다.
  - 목욕 후에는 체온유지에 유의하고 수분을 보충해 탈수현상이 없도록 한다.
- 배설(배변과 배뇨)
    뇌신경과 자율신경에 이상이 생기면 대소변의 조절기능에 장애가 있어 자주 보게 되고, 변비가 있을 시는 힘을 주게 되면 위험하게 됩니다.
  - 휴대용 변기를 가까운 곳에 두어 쉽게 이용할 수 있게 한다.
  - 화장실을 이용할 때는 좌변기를 이용해야 하며, 난간이나 잡을 수 있는 고리를 설치하고 미끄러지지 않게 매트를 깔아 준다.
  - 원활한 배변과 배뇨를 위해 하루 수분을 2,000~3,000㎖ 섭취하고 섬유질

이 많은 야채류를 충분히 섭취한다.
- 변비가 있을 시는 글리세린 관장액이나 좌약을 사용한다.
- 배변이 잘 나오지 않으면 손바닥으로 배를 쓸어 20여 회 정도 마사지하여 주면 도움이 된다.
- 대변과 소변의 상태를 점검하여 다른 질병의 예방에 신경을 쓴다.
- 환자 스스로 할 수 있어도 도움을 줄 수 있는 보호자가 지켜준다.
• 장기간 누워 있을 때는 욕창 예방에 힘쓴다.

투병기간에 길어지고 누워 있는 시간이 많아지면 가장 문제가 되는 것이 욕창입니다. 욕창은 오래 누워 있을 경우와 청결하지 못하고 습기가 많으며, 피부가 스치거나 영양상태가 나쁜 경우에 잘 생기며 잘못하여 조직이 파괴되어 가는 증상으로, 한번 욕창이 발생하면 치료가 힘들고 생명이 위험할 수 있으므로 예방이 최선입니다.
- 옷과 시트 등 환자와 접촉하는 물건은 자주 갈아 주어 청결을 유지한다.
- 마비된 부위나 접촉부위는 자주 마사지해 주고 목욕 또는 깨끗이 닦아 준다.
- 최소한 2시간마다 한 번씩 몸의 위치를 바꾸어 준다.
- 몸이 바닥에 닿는 부위는 쿠션, 베개, 타올을 대어 준다.
- 자리에서 일어날 수 있다면 앉아 있지 말고 가능한 걷는 시간을 늘린다.
- 넘어지거나 물체에 강한 접촉으로 외상을 입지 않게 안전에 힘쓴다.
- 영양관리를 잘하여 면역력을 유지할 수 있게 한다.

ⓑ 영양(식이)요법할 때 주의사항…중풍의 영양(식이)요법은 고혈압과 비만이 오지 않게 하는 것이 기본방법이므로 고혈압과 비만의 영양(식이)요법(241쪽)을 참고하고, 특별한 주의사항을 요약하면 다음과 같습니다.
• 짜게 먹지 않습니다.
• 콜레스테롤의 섭취를 줄입니다.
• 비만이나 당뇨병이 있는 경우는 당분과 지방의 섭취를 줄입니다.
• 질좋은 단백질을 적정하게 섭취합니다.
• 섬유소, 비타민, 미네랄(특히 칼슘)을 많이 섭취합니다.
• 가능한 한 체질을 알아 체질에 좋은 음식을 중심으로 식단을 짭니다.

ⓒ 운동요법할 때 주의사항…마비로 인하여 운동하기 힘들다고 장시간 움직이지 않으면 마비된 부위뿐 아니라 정상적인 부위의 관절, 뼈, 근육의 변형 또는 위축으로 치료가 불가능하게 되고 오래 누워 있으면 욕창이 생겨 생명이 위험할 수 있습니다. 재활운동을 단계적이고 체계적으로 실시하지 않으면 효과를 보지 못하고 부작용으로 더욱 상태가 악화되기 때문에 주의하여야 합니다.

- 정상적인 손발을 먼저 운동한 다음 마비된 쪽을 합니다.
- 모든 주요 관절을 중심으로 합니다.
- 무리하지 않게 천천히 하며, 통증이 심하면 중단합니다.
- 한가지 동작을 3~5초간 3~5번씩 하루에 두 번 정도 실시합니다.
- 운동은 반복하여야 치료효과가 높으므로 지속적으로 합니다.
- 운동 전후 온열요법을 보조로 활용하여 통증도 줄이고 운동효과를 높입니다.
- 자신감을 갖고 조급함이 없이 즐거운 마음으로 운동을 합니다.

③ 중풍의 치료법

㉠ 기본요법

ⓐ 급성기의 치료…뇌졸중이 발생한 후 일주일 동안이 가장 위험한 시기이므로 원인과 증상에 따라서 응급조치와 함께 수술요법, 약물요법, 침구요법 등 전문적인 치료를 집중적으로 받아 무사히 넘겨야 합니다.

ⓑ 후유증 치료…뇌졸중의 후유증은 회복기가 길어서 최소 3개월부터 수년에 걸쳐 치료를 하며, 합병증 유발이 잘 되므로 치료에 주의를 요합니다.

약물요법과 침구요법을 중심으로 재활치료를 받으면서 생활요법인 영양(식이)·운동·정신요법을 동시에 실천하고, 필요에 따라 대체요법도 전문가의 처방에 의해 병행하므로 치료기간을 단축할 수 있습니다.

㉡ 대체요법 – 인체파 치료 Aladdin-H

중풍(뇌졸중)의 근원적인 치료는 기(氣)의 보충과 기혈(氣血)의 순환을 촉진, 혈관의 확장과 혈전의 융해, 그리고 합병증인 고혈압, 당뇨병, 신장병, 간장병 등의 예방과 치료가 이루어져야 하므로 위와 같은 증상에 효과가 있는 인체파 치료 Aladdin-H 요법을 기본요법과 함께 병용하면 예방은 물론 치료기간의 단축에 크게 도움이 될 것입니다.

3. 심장병 Heart disease

심장병은 각 장기와 기관에 혈액을 공급하기 위해 펌프역할을 하는 심장에 기능 이상이 생겼을 때 발생하는 질병입니다.

① 심장병의 종류

심장병의 종류는 수십 가지이지만 심장마비를 일으키는 관상동맥의 질환인 허혈성 심질환(협심증과 심근경색증)이 90% 이상을 차지하고, 심장이 부담이 증가되어 비대, 확장 또는 박동수의 증가로 인한 심부전증, 선천성 판막장애와 심내막염, 심내막 경화증에 의한 판막장애와 폐쇄부전이나 협착을 일으키는 증상인 심판막증, 그리고 심장이상을 발견하지 못하나 심장병과 유사한 증상으로 고통받는 화병, 또는 가슴앓이인 신경성 심장질환 등이 있습니다.

(1) 허혈성 심질환(협심증과 심근경색증)

심장이 수축과 확장을 반복하는 펌프기능을 하기 위해서는 심장근육(심근) 자신도 산소와 영양분을 제공받는 혈액공급이 원활하게 이루어져야 하는데, 심근에 혈액공급을 하는 관상동맥에 문제가 생겨 심근에 허혈(혈액순환 부족)이 생기면 발생하는 질환이 허혈성 심질환이며 대표적으로 협심증과 심근경색입니다.

① 협심증(Angina pectoris)

심근에 혈액을 공급하는 관상동맥에 콜레스테롤 등의 이물질이 쌓여 혈관이 좁아짐에 따라 혈액순환장애로 혈류량이 부족해 심근에 허혈상태가 되어 발생하며, 가슴의 통증을 느끼는 질환입니다.

② 심근경색증

관상동맥이 완전히 막혀서 혈액순환장애로 심장에 혈액공급이 되지 않아 심근의 일부가 경색 또는 괴사현상을 일으키는 치명적인 질환입니다.

협심증과 심근경색증의 차이점

비교내용	협　심　증	심　근　경　색　증
관상동맥상태	혈관에 이물질이 쌓여 좁아짐	혈관이 좁아져 혈전으로 완전히 막힘
흉통의 정도	조이고 뻐근한 통증	가슴이 심하게 조이고 터질 것 같은 심한 통증
흉통의 지속시간	2분에서 10분	30분 이상 수시간
안정시	통증이 가라앉음	통증이 가라앉지 않음
안면창백	나타나지 않음	나타남
식은땀	가볍게 나타남	심하게 나타남
일시적 의식상실	나타나지 않음	나타날 수 있음
구　토	나타나지 않음	때때로 발생

③ 심부전증

혈액에 혈액공급을 하지 못하여 심근의 수축능력 저하와 심박출을 하기 위한 심장압력이 증가되었을 때 나타나는 증상입니다.

급성 신부전은 급성 심근경색, 급성 신근염, 폐동맥색전 등에 의한 소순환계의 울혈, 폐수종이나 간의 심한 울혈, 간세포의 괴사 등의 증상이 나타납니다.

만성 심부전은 폐울혈과 폐의 갈색 경화로 진행하며, 흉부의 압박감과 발작적 기침, 숨이 차 안색이 파랗게 되고 잘 수도 없고 상체를 웅크리고 앉는 심장천식이 일어납니다.

(2) 심판막증

선천성 심장질환의 판막장애와 심내막염, 심내막 경화증에 의한 심장 내의 혈류를 조정하는 판막장애로 폐쇄부전이나 협착을 일으키며, 판막의 종류에 따라 다양하며 승모판막 폐쇄부전의 심장판막증이 가장 많이 발생합니다.

증상이 심해지면 계단을 오르기 힘들고 안정된 상태에서도 동계(動悸 : 가슴이 울렁거림), 숨이 차고, 흉통이 있으며, 배뇨가 힘들고 전신부종이 일어납니다.

(3) 심근염

주요 내인(관상동맥경화)과 외인(정신흥분, 영양과다, 과도한 흡연과 음주)으로 심막과 심내막 사이에 있는 심근(심장근육)에 급성관절류머티시즘과, 기능이 약화된 상태에서 세균(디프테리아, 임질균, 장티푸스균, 폐렴균) 등의 감염에 의해 심근에 염증을 일으키는 질환이며, 심부전증이나 부정맥을 일으켜 사망까지 초래할 수 있는 질병입니다.

(4) 심내막염

심장을 싸고 있는 심내막에 류마티스성 발열, 세균감염 등에 의해 염증이 생겨서 일어나며, 결핵, 요독증, 폐암, 백혈병 등에 의해서도 발생됩니다.
급성 패혈성 심내막염은 혈액이나 임파 속에 침입한 패혈증 독소 때문에 심한 중독 증상을 일으키는 위험한 질환입니다.

(5) 신경성 심장질환

심장병과 유사한 증상으로 고통을 받고 있으나, 현대의학으로는 심장의 이상을 발견할 수 없는, 흔히 화병 또는 가슴앓이로 육체적인 원인이 아닌 신경성 또는 정신적인 질환에 의한 것입니다.
대표적인 증상으로 신경과민이나 불안초조증으로 자율신경계통에 이상이 발생하여, 가슴이 답답하거나 숨이 차다는 것과 가슴의 통증입니다.
심장병으로 인한 통증은 대부분 앞가슴 중앙에 느끼지만, 신경성 통증은 그 부위가 좌우 가슴부위를 따라 옮기거나 몸의 위치에 따라 통증을 느낍니다.

② 심장병을 일으키는 위험요소

(1) 심장병을 유발하는 인자와 중요 질환

① 심장병을 유발하는 인자
- 고지질과 콜레스테롤의 과다 섭취
- 지나친 스트레스와 자율신경의 실조
- 과다한 흡연(1일 10개비 이상)
- 과음과 과식
- 운동부족 또는 과격한 운동
- 유전(부모, 형제 중 55세 이전에 심장병력의 가계)

② 심장병을 유발하는 중요 질환
- 고혈압, 동맥경화증, 비만증, 당뇨병, 신장병

(2) 동맥경화증(Arteriosclerosis)

혈액 중에 함유하는 콜레스테롤 양이 많아지면 동맥의 내벽에 달라붙어 황백색의 유기가 형성되고, 동맥 내벽에 상처가 생기면 콜레스테롤이 침입하여 동맥벽 안에서 성장하여 관상동맥의 내강을 좁게 하고 더 성장되면 석회로 침착되어 경화되고 폐색되는 증상으로, 심장의 근육에 영양과 산소를 원활히 공급하지 못해 혈압이 오르는 고혈압, 뇌혈관에 장애를 일으키는 뇌졸중, 그리고 허혈성 심장병인 협심증과 심근경색증 등을 일으키는 주 원인이 됩니다.

① 동맥경화의 위험인자
심장병은 동맥경화증이 심해지면 일어나는 것이므로 동맥경화증의 위험인자는 심장병 위험인자와 같습니다. 이들 중 고지혈증과 흡연이 동맥경화가 일어나는 중요 요인이 됩니다.

② 흡연이 미치는 영향
- 흡연은 일산화탄소의 증가로 산소가 부족하게 되고 혈관을 수축하여 혈압을 상

승시켜서 심장에 부담을 주어 부정맥을 유발시킵니다.
- 흡연은 동맥의 내벽을 손상하여 혈소판이 혈관 내벽에 부착하게 되고 LDL-콜레스테롤(나쁜 콜레스테롤)이 동맥 내벽에 침입하여 축적을 용이하게 함으로써 동맥경화를 촉진합니다.

③ 좋은 콜레스테롤과 나쁜 콜레스테롤

- 보통 혈액 100㎖당 콜레스테롤 200mg/dl 이하로 유지하는 것이 정상수준, 200~239mg/dl를 경계수준으로, 240mg/dl 이상이면 위험수준으로 보며, 경계수준 범위에 있는 사람도 다른 위험인자를 2개 이상 가지고 있으면 관상동맥성 심장병의 위험수준이 높다고 판단합니다.
- 총 콜레스테롤 수치뿐 아니라 여러 형태의 지단백 콜레스테롤의 양에 대한 혈액을 분석하면 더 정확한 발병도를 예견할 수 있으므로 총 콜레스테롤의 결과가 경계수준 이상이면 관상동맥질환은 LDL이 높을 때(160mg/dl 이상)이거나 HDL이 낮을 때(35mg/dl)에 증가하기 때문에 HDL과 LDL의 검사를 실시하여야 합니다.
- 콜레스테롤 수치를 낮춘다는 것은 LDL형 콜레스테롤의 수준을 낮추는 반면 HDL형 콜레스테롤의 수준을 높이는 것입니다. 지방질은 물에 녹지 않아 혈액 중 단백질과 결합하여 지단백(Lipoprotein)이 되어 콜레스테롤을 운반하는 역할을 하며, LDL형 콜레스테롤(나쁜 콜레스테롤)은 저밀도 지단백(Low Density Lipoprotein)이라는 운반체에 실린 콜레스테롤이며, 혈중 콜레스테롤을 증가시킵니다.

  HDL형 콜레스테롤(좋은 콜레스테롤)은 고밀도 지단백(High Density Lipoprotein)이라는 운반체에 실린 콜레스테롤이며, 혈중 콜레스테롤의 양을 감소하게 합니다.
- LDL형 콜레스테롤은 콜레스테롤을 증가시켜 혈관 내벽에 침착하거나 세포 내로 침입하여 과잉의 콜레스테롤을 축적하여 동맥경화를 유발합니다.

  HDL형 콜레스테롤은 콜레스테롤을 간으로 운반하여 분해시켜 제거작용을 하므로 혈중 콜레스테롤 양을 감소시켜서 동맥경화를 예방하고 콜레스테롤의 기능을 유지하도록 합니다.

③ 심장병의 예방과 치료

(1) 예방의 중요성

심장은 인체의 기관 중 평생 동안 한 순간도 쉬지 않고 가장 많이 혹사를 당해야 하는 장기이며, 평상시에는 매분당 60~70회 박동하는 심장은 하루에 평균 10만 번, 일년이면 3,600만 번으로 70년을 산다면 25억 회의 수축 확장을 거듭하는 펌프역할로 산소와 영양분은 세포와 각 조직에 공급하는 혈액순환을 하므로 생명을 유지합니다.

심장은 필요에 따라 박출 혈액량을 6배까지 늘릴 수 있고 혈압의 3배 압력에도 견딜 수 있도록 되어 있으나, 여러 가지 원인으로 심장을 둘러싸고 있는 관상동맥을 통하여 산소와 영양분을 충분히 공급받지 못하고, 심장활동을 조절하는 자율신경의 능력 저하 등으로 심장의 기능이 떨어지게 되어 여러 가지 심장질환을 초래합니다.

심장병의 기질적인 경우는 치료하기 어렵고 대체로 만성적이기 때문에 고통을 덜어주고 심신의 능률을 좋게 하여 생명을 연장시키는 목적으로 외과적 수술이나 약물에 의한 치료와 정신적 안정과 영양(식이)요법을 합니다.

무엇보다 건강관리를 잘해 예방하는 것이 최선이므로 고혈압과 중풍의 예방법을 참고하여 철저한 사전예방을 하도록 합니다.

(2) 응급처치법

① 구급약을 항상 준비하여 응급사태에 대비한다
허혈성 심장질환인 협심증과 심근경색증의 경우의 구급약으로 니트로글리세린 설하정과 이소켓스프레이제제, 우황청심환 등이 있으며 가장 많이 사용하는 니트로글리세린 설하정은 가슴통증이 시작할 때 사용하여도 통증이 5분 이내로 완화되지 않으면, 지체없이 병원으로 후송조치합니다.

② 심폐소생술을 실시한다
의식을 잃고 쓰러졌을 때 숨을 잘 쉬지 못하고, 맥박이 짚어지지 않을 때는 심장마사지와 인공호흡을 하면서 구급차가 오기 전에 응급조치를 하여야 합니다.

인공호흡(구강 대 구강방법)을 할 때는 기도를 열어 주기 위하여 왼손으로 목을 약간 올리고 머리를 뒤로 살짝 젖히고 환자의 코를 손가락으로 막고 인공호흡을 2~3회 실시하고, 그 후 젖가슴을 1분에 70~80회 등쪽으로 압박시켜서 흉부 내의 압력이 증가해 심장 내의 피가 대동맥으로 방출되게 합니다.

(3) 생활요법 중 주의사항

질병의 예방법에서 설명한 생활환경요법, 영양(식이)요법, 운동요법, 정신요법, 대체요법을 이해하고 고혈압과 중풍의 예방과 치료를 참고합니다.

① **일반생활요법**
㉠ **생활환경요법** : 심장병을 발생시키는 외적 요인의 회피와 제거를 위하여 잘못된 생활습관인 자세, 수면, 목욕, 배설, 성생활 등을 개선합니다.
㉡ **운동요법** : 운동은 심장과 직결되고 위험이 많으므로 증상과 체력에 따라 의사의 처방과 지시를 따르고 절대 준수합니다.
㉢ **약물요법** : 다른 병과는 달리 약물요법은 약물을 잘못 사용하면 약물로 인한 부작용으로 생명과 직결되고 다른 요법도 함부로 할 수 없으므로 의사의 처방을 준수하여야 합니다.

자주 쓰이는 약물요법은 협심증 환자의 경우 약물로써 증상을 호전시킬 수 있으며, 니트로글리세린 설하정과 이소켓스프레이로 심장의 허혈현상을 일시적으로 해소하고 심장을 도와주므로 자주 사용합니다.

혈압이 높은 경우는 베타차단제로 혈압을 저하시키고 심장의 박동수를 감소시킴으로써 산소의 소비량을 감소시킵니다.

칼슘 길항제는 혈관확장제로 관상동맥을 확장시켜 심장근육의 산소공급을 증가시키고 심장근육의 산소 소비량을 감소시키는 효과가 있습니다.

아스피린은 통증을 줄이기 위한 것이 아니라 심근경색의 예방목적으로 사용합니다.
㉣ **정신요법** : 자기 적성에 맞는 명상법을 활용하여 스트레스와 마음의 동요를 조절하고 충분한 수면을 취하여 심장의 부담을 줄입니다.
㉤ **대체요법** : 일반치료와 보조를 맞추어야 되고, 안전성이 입증되지 않은 요법은 오히려 생명을 위협하므로 주치의의 처방과 협의하에서 실시되어야 합니다.

② 영양(식이)요법

이종구 심장병 클리닉에서 권유하는 협심증과 심근경색증 등의 관상동맥질환 환자를 위한 영양(식이)요법을 요약하여 소개합니다.

- 지방질이나 콜레스테롤이 많은 음식을 줄입니다.
- 콜레스테롤의 하루 섭취량은 300mg 미만으로 줄여야 하며, 이를 위해 어육류의 섭취는 하루 200g 미만, 달걀, 어란, 메추리알, 생선이나 육류의 내장, 오징어, 새우, 장어 등의 섭취는 1주일에 2회로 제한합니다.
- 미국 심장학회에서는 닭고기(껍질은 제외)를 일주일에 2~3회 먹도록 권유하고 달걀의 흰자위에는 콜레스테롤이 없으나 노른자위에는 100g당 1,300mg 이상이 있어 1주일에 2개 정도로 제한하도록 합니다.
- 신선한 채소와 과일, 잡곡, 현미, 콩류, 해조류 등 섬유소가 풍부한 음식을 섭취합니다.
- 과다한 염분섭취를 줄이기 위해 저장식품, 가공식품, 인스턴트식품 등은 피하고 소금, 간장, 된장, 고추장 등은 평소 사용량의 2분의 1 정도로 줄입니다.
- 사탕, 꿀, 엿, 케이크, 아이스크림, 콜라, 사이다 등의 단당류는 농축된 열량원으로 체중증가의 원인과 혈중 중성지방을 상승시키므로 제한합니다.
- 외식할 때는 한정식, 생선구이, 김밥, 초밥, 비빔밥을 선택하고 곰탕, 설렁탕, 곱창전골, 중국음식 등은 피합니다.
- 술과 담배는 심장병에는 독약이므로 금합니다.

관상동맥질환 환자를 위한 영양(식이)요법

권 장 식 품	제 한 식 품
• 지방이 적은 생선	• 동물성 기름
• 지방이 적은 육류	• 지방이 많은 육류
• 신선한 채소나 과일	• 콜레스테롤 다량 함유식품(소나 돼지간, 곱창, 달걀노른자위, 메추리알, 생선 내장, 오징어, 문어, 새우, 장어, 명란 등)
• 잡곡 · 현미 · 곡류	
• 해조류	• 염분 다량 함유식품(김치류 · 젓갈류 등의 저장식품, 햄 · 소시지 등의 가공식품, 조미료 · 베이킹파우더 등의 인스턴트 식품)
• 수용성(신 과일, 귀리 등)	
• 마늘요리	
• 은행, 해바라기씨, 감잎차	• 사탕, 꿀, 엿, 케이크, 아이스크림
• 들깨, 들기름	• 콜라, 사이다 등의 탄산음료
• 저지방 탈지분유	• 커피, 술, 담배, 건어물

4. 간장병 Liver disease

간장은 '침묵의 장기'라는 별명이 말하듯이 다소 나빠져도 증상이 나타나지 않아 조기발견이 어려우며, 간장의 기능은 대표적으로 혈당농도 조절, 단백질 생산, 지방의 합성과 분해, 해독 및 배설기능 등이며 이외 무수한 기능을 가지고 있기 때문에 간장병은 조기에 발견하여 치료를 해야 되지만 우선 예방에 더욱 신경을 써야 됩니다.

① 간장병의 종류

기능이 다양하기 때문에 간장질환도 여러 가지로 발생하며 그 중 대표적으로는 바이러스 등 해로운 물질의 침입으로 간조직에 염증이 오는 간염, 고지혈증으로 오는 지방간, 간세포가 죽어서 섬유가 증가하는 간경변증, 암세포에 의한 간암, 세균간염에 의한 간농양 등입니다.

(1) 간염(Hepatitis)

간염이란 바이러스 간염, 알코올, 약물 등에 의해 간조직에 염증이 생기고 간세포 파괴, 간기능장애 등이 나타나는 질환입니다.

① 바이러스성 급성 간염
간에 주로 침범하는 전신적인 감염으로 A, B, C, D, E의 5종이 있으나 우리나라에서는 B형간염 바이러스에 의한 경우가 많으며, 다음 C형, A형입니다.
- A형 간염 바이러스(HAV)는 간세포를 파괴한 후 대변을 통하여 체외로 배설되며, 배설된 바이러스는 살아남아 음식을 통해 다른 사람에게 전염시킵니다.
- B형 간염 바이러스(HBV)는 간염의 대부분을 차지하고 있으며, 주요 전파경로는 수직 간염(어머니가 아기에게 옮기는 것), 수혈, 성관계, 긴밀한 접촉 등이며, 피부를 통하여 감염을 일으킬 수는 없으므로 일상적인 사회생활을 하는 사

람에게 B형 간염 바이러스가 전염될 가능성은 거의 없습니다.
- C형 간염 바이러스(HCV)는 B형 간염과 비슷한 전파경로이지만 50% 정도는 전염경로가 확실하지 않으며, 일본의 경우는 간염의 70%가 C형 간염이고 우리나라도 증가 추세에 있습니다.

  C형 간염 바이러스는 유전적 변이가 쉽고 매우 빠른 속도로 돌연변이하여 만성화비율이 B형 간염의 10%에 비해 80%로 높고 간경화나 간암으로 발전하는 비율도 높은 간염입니다. 아직까지 치료제가 없기 때문에 날로 증가하는 심각한 질환이므로 관심과 경각심을 갖고 예방하는 것이 최선입니다.

간염 발전에 따른 증상

잠 복 기	전 구 증 상 기	황 달 기
증상이 없음	발열, 두통, 전신피로, 권태감, 식욕부진, 구토, 소화불량, 상복부 동통	• 소변색이 갈색으로 변함 • 눈의 공막이 황색으로 변함 • 피부가 황색으로 착색

② 만성 간염

  만성 간염은 급성 간염 원인 중에서 바이러스 B형과 C형과 알코올성 및 간독성 물질에 의해 발생한 급성 간염이 치료가 되지 못한 진행성이며, 지속되면 간경화로 이행됩니다.

③ 지방간

  정상적인 간에는 지방이 3~5% 정도 포함되어 있으나 여러 원인에 의해 콜레스테롤이나 중성지방 등이 많이 축적되었을 경우 지방간이라 합니다.

🔆 지방이 간에 축적되는 원인

- 영양장애-과식에 의한 비만, 특히 당분과 지방질이 많고 단백질이 부족한 식사를 하는 경우 지방축적은 더 심해지고, 식욕부진 등으로 영양실조인 경우도 당질의 부족으로 체내의 지방이 분해되어 간으로 이동하게 되므로 지방축적이 일어나 지방간이 생깁니다.
- 알코올-알코올 섭취가 많아지면 간에서 지방합성이 촉진되고 정상적인 신진대사가 이루어지지 않아 지방간이 생기며 간염이나 간경변증으로 이행됩니다.

(2) 알코올성과 중독성 간염

알코올성 간염은 장기간의 음주로 인해 간염을 비롯한 지방간, 간경변을 일으키는 증상입니다.

약물성 간염은 항생제, 항결핵제, 해열진통제, 호르몬제 등과 독극성 물질을 산화 환원시키는 해독과정 중에 생산되는 중간대사산물들이 간장에 독성을 내어서 약인성 간장애를 일으키는 증상입니다.

(3) 간경변증

간이 딱딱하게 굳어지는 병으로 간세포가 파괴되면서 간세포의 재생작용으로 그 흔적을 매우듯이 섬유(콜라겐)가 증가되고 살아있는 세포는 각 자체의 왕성한 재생력에 의해 증식을 계속함으로써 결절상의 집단, 즉 재생결절을 형성하면서 섬유에 둘러싸이게 되는 형태를 갖추는 것으로 간장이 울퉁불퉁하고 딱딱하게 변형되어 재생이 불가능하게 됩니다.

② 간장병의 예방과 치료

(1) 간장병의 예방법

간장병에는 치료법이 없는 것이 아니나 유감스럽게도 만성 간염, 간경변, 간암 등에는 약물과 일반요법으로는 특효적인 방법이 없으므로 평소 생활요법인 생활환경요법, 건강식인 영양(식이)요법, 운동요법, 정신요법을 착실히 하고 여의치 못하면 대체요법을 알아 사전에 예방하는 것이 최선의 방법입니다.

앞에서 설명한 예방법을 참고하시고, 몇 가지 주의사항은 다음과 같습니다.

- 바이러스에 의한 감염이 주 원인이므로 생활환경을 청결히 합니다.
- 외출 후 또는 물건을 만졌을 때는 손을 깨끗이 씻습니다.
- 다른 사람이 사용하는 그릇, 컵, 수저, 면도기, 칫솔은 사용하지 않습니다.
- 보균자의 생활용품은 별도로 철저히 관리합니다.
- 주사기는 안전여부를 확인하고 일회용으로 사용하며, 재사용하지 않습니다.

- B형 간염 예방주사는 가급적 어린 나이에 시행하는 것이 효과적이며, 특히 가족 중 간염 바이러스 보균자가 있는 경우는 즉시 간염 예방주사를 맞습니다.
- 면역력의 저하를 유발하는 잘못된 생활습관을 개선합니다. 특히, 과음을 삼가고 불결한 성관계를 하지 않습니다.

(2) 간장병의 치료

① 간장병의 조기발견

인체의 중요한 기능을 담당하는 간장은 기능이 떨어지게 되면 여러 가지 자각증상이 나타나게 되어 있으므로 다음 사항에 관심을 갖고 체크하여 이상증상이 있으면 즉시 검진을 받아 확인하는 것이 예방과 조기치료의 지름길입니다.

간장병 조기발견을 위한 체크포인트

- 피로, 권태, 식욕부진, 구토 등이 있고, 발열, 한기가 있다.
- 우측 늑골 밑에 둔한 통증이 있다.
- 소량의 술로 취하고 숙취가 오래간다.
- 피부건조, 습진, 부스럼, 목의반점이 생긴다.
- 안색과 눈자위가 노랗다.
- 오줌색이 진하고 변의 색이 희다.
- 손톱의 모양이 둥글고, 색이 흐리다.
- 발과 복부에 부종현상이 있다.
- 잇몸출혈이 자주 있다.
- 복부혈관이 굵어지고 손등의 혈관이 거미줄같이 튀어나온다.

② 생활요법 – 안전요법

간장병은 특효적인 방법이 없으므로 치료의 기본은 안전요법과 영양(식이)요법을 중심으로 증상에 따라 약물요법과 대체요법을 적절히 혼용하여 병의 진행을 막고 가능한 정상기능을 갖도록 합니다.

- 급성 간염인 경우는 일체 외부의 출입을 삼가는 것(가정에서 힘드므로 병원에 입원)이며 편하게 누워 있어야 합니다. 이것은 간장의 활동을 돕기 위해서는 많은 혈액이 간장으로 모이게 하고 필요없는 소모적인 간의 활동이 일어나지 않게 하기 위함입니다.

- 영양수액의 공급과 해독작용을 하는 약물요법으로 간 기능을 대신해 줍니다.
- 의사의 처방 외의 약물의 복용은 간 기능을 더욱 나쁘게 할 수 있으므로, 남의 말을 듣고 좋다고 하여 함부로 사용하는 것은 삼가야 합니다.
- 빨리 치료하고자 하는 조급한 마음을 갖지 말고 스트레스를 해소하는 마음의 안정이 중요하므로 느긋하고 편안한 마음을 갖도록 합니다.

③ 영양(식이)요법

간장병의 영양(식이)요법은 원칙적으로는 각 영양이 부족되지 않도록 식사를 균형있게 조절하는 것이며, 균형잡힌 식생활은 하루 필요한 에너지를 보충하여 영양의 과부족이 없는 평형상태를 말하는 것입니다.

- 과부족이 없는 식사는 규칙적으로 하루에 3식을 하는 것이고 당질, 단백질, 비타민 등 식물섬유를 매끼마다 골고루 갖추는 것입니다.
- 급성 간장병의 초기일 때는 식욕이 없기 때문에 유동 타입의 식사를 가능한 하면서 모자라는 것은 영양제 주사로 보충해야 합니다.
- 간경변의 급성기에는 혈액 속의 암모니아의 원료가 되는 단백질을 제한하고 변비가 없도록 주의하면서 염분은 1일 3~5g과 수분은 1일 1,000cc 이하의 양으로 제한합니다.
- 만성 간염은 식욕이 왕성하게 호전되므로 병의 회복을 위해 식사요법에 더욱 신경을 써야 합니다. 비만자를 제외하고는 가급적 양질의 단백질이 많이 포함된 소고기, 물고기, 계란, 우유 등 동물성 식품과 지방질 식품도 가리지 말고 섭취하여 녹황색 야채(시금치, 당근, 쑥갓)도 많이 섭취합니다.
- 지방간은 지방과 콜레스테롤을 조절하기 위해 동물성 기름류, 단당류(설탕, 벌꿀 등)를 삼가야 합니다.

④ 대체요법 – 인체파 치료 Aladdin-H

Aladdin-H요법은 일반 약물이 할 수 없는 세포의 분자운동 활성화로 간염으로 변이된 간세포의 재생을 도와 빠르게 회복시키고, 간경화의 경우 세포의 괴사 진행을 최대한 막는 역할을 하며, 간의 기능인 기혈(氣血)의 순환 촉진으로 간에 혈액의 공급을 원활히 하여 간의 기능을 조기에 회복시키는 작용과 바이러스와 암세포 등에 대해 몸 속에서 자연방어할 수 있는 면역력을 높이는 작용을 하므로 간장질환의 예방과 치료에 획기적인 전기를 마련할 수 있습니다.

5. 당뇨병 Diabetes mellitus

당뇨병은 당이 혈액 속에서 세포 내로 들어가 에너지화되지 못하고 소변으로 빠져나오는 증상, 즉 소변에 당이 다량 섞여 나오는 병입니다.

- 인슐린 호르몬(Insuline Hormone)은 십이지장과 연결된 긴 삼각형 모양의 췌장의 랑게르한스섬(Langerhans's islands)에서 분비되는 호르몬으로 혈액 속의 포도당을 세포 내로 이동시켜 산화작용으로 세포 내 대사작용을 촉진하고, 간세포로 이동시켜 글리코겐으로 저장하게 하며, 지방질의 분해를 억제하는 일을 합니다.
- 특히 인슐린 호르몬은 당이 세포 내로 들어가기 위하여 인슐린 리셉터를 누르는 역할을 하므로 당을 에너지로 바꾸어 주는 중요한 호르몬입니다.
- 인슐린이 없거나 작용이 잘 되지 않는 인슐린 저항성이 있으면 영양분 이동과 저장이 되지 않으므로 혈당이 상승하여 혈액 속에 남아 있다 소변으로 나오는 것입니다.

💡 당이 세포 내로 들어가는 원리

당이 세포 속으로 들어가기 위해서는 세포막에 있는 출입구의 문을 통해야 하는데, 세포막 출입구에 인슐린 리셉터(Insuline Receptor)가 있어 초인종과 같은 역할을 하며, 이 초인종을 눌러야만 세포막의 출입구가 열려서 당이 세포 속으로 들어갑니다.

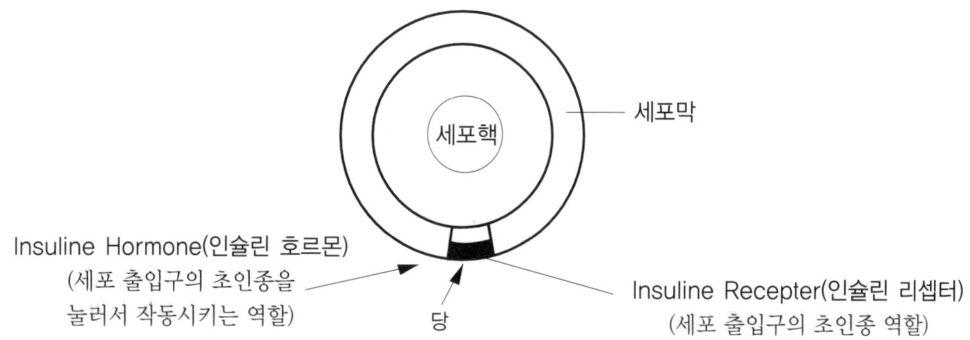

① 당뇨병의 종류

(1) 인슐린 의존형(제1형)

여러 가지 요인으로 인슐린 호르몬이 없거나 부족하면 당의 이동과 저장이 되지 않고 인슐린 리셉터를 작동시키지 못하기 때문에 당이 세포 속으로 들어가지 못함으로써 생기는 당뇨병입니다.

(2) 인슐린 비의존형(제2형) - 당뇨병 환자의 약 90% 해당

인슐린 호르몬은 부족함이 없으나 비만, 스트레스, 약물 등에 의하여 인슐린 호르몬의 작용이 일어나지 못하는 것으로 당의 이동과 저장의 기능이 되지 못하거나 인슐린 리셉터의 고장 또는 파괴, 그리고 인슐린 리셉터의 고장은 아니더라도 혈액이 혼탁하여 이물질이 세포막을 덮어 인슐린 리셉터가 작동되지 않아서 당이 세포 속으로 이동하지 못하여 발생하는 당뇨병입니다.

(3) 영양실조형

열대지방의 개발도상국에서 주로 발생하며, 영양부족 특히 성장기의 단백질 결핍이 주원인으로, 인슐린 의존형과 인슐린 비의존형 당뇨병과는 임상소견과 대사적인 특성이 다릅니다.

당뇨병의 종류

인슐린 의존형(제1형)	인슐린 비의존형(제2형)	영양실조형
젊은이	성인(40세 이상)	15~20세 청소년
야윔	비만	영양결핍
인슐린 치료 필요 (인슐린 중단시 생명 위험)	인슐린 치료 필요없음	인슐린 치료 필요 (인슐린 중단시 생명의 위험은 없음)

② 당뇨병의 원인과 증상

(1) 당뇨병을 일으키는 요인

대표적인 요인들은 유전, 바이러스, 비만증, 노화, 식사, 스트레스, 약물, 영양결핍(단백질 부족) 등으로 인슐린 호르몬의 결핍과 인슐린 리셉터의 기능불능으로 발병합니다.

① 유전

유전자는 세포 내의 염색체에 있고 DNA(핵산)로 형성되어 있으며, 이 DNA가 정보를 전달함으로써 부모가 자손에게 유전적 요인을 물려주는 것으로 생각하며, 일란성 쌍생아의 경우 제2형 당뇨병에서 약 90% 일치하고 제1형 당뇨병에서 약 50%로 일치율을 보입니다.

② 바이러스

당뇨병이 생기기 쉬운 유전자를 가진 사람이 당뇨병을 일으키는 바이러스(콕사키, 싸이토 메가로) 등에 의해 췌장이 감염될 때 베타세포가 파괴되고 죽은 베타세포가 자기 몸 속에서 이종물질로 인식되어 항체가 만들어지며, 항체는 건강한 베타세포조차 적으로 오인하여 파괴함으로써 인슐린을 생산하는 데 장애를 일으켜 인슐린의 요구량 부족으로 당뇨병이 발생합니다.

③ 비만증

당뇨병을 '부자병' 또는 '문명병'이라 하듯이 국민소득이 높은 선진국에서 발생률이 높으며, 식생활의 대표적인 문제점은 기름진 음식을 좋아하는 서구화된 식생활 때문입니다.

비만인 경우 인슐린이 말초조직에서 제대로 작용하지 못하는 인슐린 저항성 현상이 생기며, 비만이 장기간 지속되면 체내 필요한 인슐린 요구량이 부족하여 당뇨병이 생기는 것입니다.

복부비만형 체형(내장형 비만)의 사람이 당뇨병에 걸린 위험이 많습니다.

④ 노화

나이가 들면 세포분자운동이 약화되어 포도당을 포함한 영양소대사가 점점 떨어져 혈당이 높아지는 경향이 있는 것은 기혈(氣血)의 순환장애로 체내의 모든 세포기능이 늙어 가는 것과 관련 있습니다.

⑤ 스트레스

심한 스트레스(자동차 사고, 수술, 부상, 주변의 죽음, 사업의 실패, 가정불화 등)가 생기면 체내에서 포도당대사를 그르치게 되고, 스트레스가 지속되면 부신피질 호르몬인 코르티솔이 나와 인슐린 작용을 방해하여 당뇨병이 발병합니다.

⑥ 약물

고혈압 치료시 이뇨제를 장기 복용하면 이뇨제는 염분뿐 아니라 칼륨을 배설시키므로 칼륨의 부족이 인슐린 분비를 억제시켜 혈당을 높입니다.

경구피임약, 갑상선 호르몬, 부신피질 호르몬 등도 대사율을 증가시킴으로써 체내의 인슐린 요구량을 높여 당뇨병의 유전적인 성향이 있는 사람들에게는 당뇨병을 유발하거나 당뇨병을 악화시킬 수 있습니다.

⑦ 영양결핍

영양과다만이 당뇨병을 유발한다는 주장이 지배적이었으나 영양부족, 특히 단백질 섭취 부족이 당뇨병을 유발합니다.

영양부족이 지속되면 췌장의 베타세포가 손상이 되고 바이러스나 음식물에 포함된 독소가 베타세포를 쉽게 손상을 주며, 특히 유전과 환경인자설도 당뇨병 소질이 있는 사람이 영양이 부족할 경우 당뇨병 발병률이 높다는 것입니다.

(2) 당뇨병의 증상

① 三多(다뇨 · 다식 · 다음)의 증상

혈액의 포도당 농도가 높아지면 삼투압 작용으로 혈액 내 당분이 소변을 통해 배설되면서 체내의 수분까지 나오므로 소변량과 소변횟수가 늘어납니다.

이로 인한 탈수현상으로 갈증 때문에 하루3~4리터 이상의 물을 마시고 심한 공복감으로 끊임없이 먹어도 2~3개월 사이에 10Kg 이상 체중이 빠집니다.

② 피로, 정력감퇴, 손발저림, 피부병 발생의 증상

에너지원인 당질이 소변으로 빠져 나가므로 자연히 쉽게 피로와 권태감이 오고, 소변에 거품과 특유의 냄새가 나고, 피부가 가려워지고, 무좀과 백선과 같은 곰팡이가 번식하기 쉬워지고, 감염에 대한 저항력이 약해져서 종기, 치주염, 농양이 잘 생깁니다.

남자는 성욕 감퇴, 여성은 생리불순이 일어나며, 시력장애와 신경통, 손발저림의 증상이 나타납니다.

③ 당뇨병으로 인한 합병증

당뇨병은 그 질병 자체보다는 제대로 관리 못하는 경우 여러 가지 합병증을 유발하는 것이 문제입니다.

(1) 급성 대사성 합병증 – 당뇨병성 혼수와 저혈당

당뇨병성 혼수는 혈당 조절이 잘 되지 않아 고혈당 상태로 탈수, 전해질 이상을 동반하고 지방질과 단백질 분해가 비정상적으로 심하게 일어나 케톤체와 같은 독성 산성대사물질이 많이 생겨 의식장애가 나타나며 치료가 늦어지면 사망에 이르는 치명적인 병입니다.

저혈당은 지나친 양의 경구 혈당강화제나 인슐린 투여, 영양섭취 부족, 과격한 운동 등으로 발생하며 식은땀, 심한 공복감, 손떨림, 시력장애, 경련, 발작, 의식장애 등의 현상이 나타납니다.

(2) 만성 혈관성 합병증

혈당 조절이 장기간 제대로 되지 않거나, 고혈압 또는 고지혈이 동반되는 경우 발생하며, 혈관이 분포되어 있는 모든 부위에 나타납니다. 대표적으로는 뇌졸중(중풍 : 혈관이 막히거나 터짐), 협심증과 심근경색증(혈관이 좁아지거나 막힘), 괴저(말초혈관이 막힘), 망막증(눈의 망막에 연결된 혈관이 좁아지거나 터짐), 신부전증으로 인한 요독증(콩팥으로 가는 혈관이 망가짐) 등입니다.

④ 당뇨병의 예방과 치료

당뇨병의 예방과 치료를 위해서는 영양(식이)요법을 근본으로 하여 운동요법과 정신요법을 하며 증상에 따라 약물요법을 합니다.

(1) 생활요법

허갑범 박사의 당뇨병 크리닉에서 권유하는 당뇨병 정복을 위한 생활수칙을 소개합니다.

- 혈당, 체중, 혈압, 혈청지질을 측정한다.
- 하루 소비 열량이 얼마인지 확인한다.
- 식사를 골고루 하고, 식사 후마다 칫솔질을 한다.
- 매일 한 시간씩 운동을 하고, 운동 전후에는 물을 충분히 마신다.
- 술과 담배를 끊는다.
- 매일 발관리를 한다.
- 친구들과 자주 어울려 스트레스를 해소한다.

(2) 영양(식이)요법

당뇨병의 영양(식이)요법은 건강한 사람도 지켜야 할 건강식으로 모든 질병의 예방과 치료에 도움이 되므로 항상 염두에 두고 평생 지키는 자세가 중요합니다.

영양(식이)요법의 철칙은
- 첫째는 과식하지 말 것과 둘째는 비대해지지 않는 것입니다.
  이 철칙을 지키기 위한 영양(식이)요법의 원칙은 알맞은 열량섭취와 교육을 통한 식사요법의 충분한 이해, 그리고 다른 요법들과의 적절한 조화입니다. 전문가와 상담하여 실제 식사메뉴를 만듭니다.
- 식사는 무엇을 먹어야 하는가보다 어떻게 먹어야 하는가가 중요하며, 영양(식이)요법은 단기적이 아니고 장기적이므로 영양(식이)요법 자체가 고통을 주어서는 안 되기 때문에 알맞은 칼로리의 한도 내에서 자신의 식성에 맞는 음식을 중심으로 식단을 만들어 먹어야 합니다.

- 1일 총섭취 열량은 성별·연령·체중·활동량·체질·생활환경 등을 기초로 계산하고 합병증 치료를 겸하는 종합적인 영양(식이)요법도 필요하므로 전문가와 상의하여 섭취해야 합니다.

영양(식이)요법시 유의사항

- 사탕과 과자류, 벌꿀 등 당분을 절대 삼갑니다.
- 혈관장애와 신장에 부담을 주므로 염분의 섭취를 줄입니다.
- 위스키, 소주는 괜찮다는 것은 잘못된 것이므로 과음(소주 2잔 이상)은 당뇨병의 영양(식이)요법을 완전히 파괴하는 행위임을 명심합시다.

  술은 영양소가 들지 않은 고열량식품으로 인슐린 분비를 더 요구하게 되어 췌장의 베타세포에 많은 부담을 주고, 체내에서 알코올은 지방산 합성을 증가시켜 인슐린 저항성을 일으켜서 당뇨병성(신경병증, 세포혈관병증, 동맥경화증) 합병증을 증가시키며, 간경변과 지방간의 원인이 됩니다.

- 배고픔을 참지 못하여 과식하는 것을 방지하기 위하여 횟수를 늘려서 식단표를 조정합니다.
- 목이 마를 때 억지로 참는 것은 좋지 않으므로 수분섭취를 제한하면 안 됩니다.

(3) 운동요법

- 당뇨법 치료에서 운동요법은 영양(식이)요법과 함께 실과 바늘의 관계이며, 같이 병행해야 혈당과 체중조절에 효과를 크게 볼 수 있습니다.
- 운동은 말초조직의 순환혈류량을 증가시키고 인슐린의 말초조직에 대한 작용을 향상시켜 혈당치를 감소시키며, 지질대사장애의 해소와 혈청 인슐린 농도를 감소시켜 고혈압을 완화함으로써 당뇨병의 주된 합병증인 심장병, 중풍의 예방에 크게 도움을 줍니다.
- 당뇨병을 위해서 정해진 특별한 운동은 없으나 자신의 체력에 적합한 일정한 운동을 매일 반복하는 것입니다.

  운동에는 각자의 건강상태와 취미에 따라 근력과 근지구력을 높이기 위한 정적인 운동(맨손체조와 간단한 기계체조)과 전신지구력을 향상시키기 위한 동적인 운동(보행, 달리기, 수영 – 유산소적 운동)이 있습니다.

💡 운동요법시 주의사항

- 고혈압이 심할 때 혈당을 조절하지 않은 상태인 경우와 심한 고혈압이나 관상동맥질환이 병발된 경우는 과격한 운동은 오히려 당뇨병을 악화시키므로 무리한 운동은 피해야 합니다.
- 운동시간은 가급적 식후 30분에 시작하여 30분 내지 1시간 정도로 하는 것이 좋으며, 운동을 시작하게 되면 자신의 체질에 무리하지 않는 범위 내에서 절대 과신하지 말고 매일 규칙적으로 해야 합니다.
- 처음에는 가벼운 맨손체조와 산책을 하여야 하며, 혈당조절이 되지 않는 상태, 인슐린 주사를 맞고 있을 때, 혈압강하제를 사용할 경우, 또는 고혈압과 심장병 등이 있을 경우는 등산, 수영 등 무리한 운동을 절대 삼가야 합니다.
- 운동방법과 운동량 선택은 영양(식이)요법과 병행하는 것이고, 환자의 체질과 생활 습관, 그리고 주위환경 등을 감안하여야 하므로 전문가와 상담하여 처방을 받아야 됨을 유의하시기 바랍니다.

(4) 약물요법

- 당뇨병 치료가 잘 되지 않는 것은 치료의 근본인 인슐린호르몬 부족을 유발하는 항바이러스제와 인슐린 리셉터의 재생촉진제의 약물이 개발되지 못하여, 근본치료가 힘들고 대응요법만으로 치료하기 때문입니다.
- 약물요법은 영양(식이) 및 운동요법을 시행한 후 혈당 조절이 잘 되지 않을 경우에 약물요법을 하는 것이며, 약물에만 의존하고 영양(식이)요법과 운동요법을 등한시하면 효과가 없을 뿐 아니라 당뇨병을 더욱 악화시킬 수 있습니다.
- 당뇨병 치료에 유효한 약은 경구용 혈당강하제와 인슐린 주사뿐이라 해도 과언이 아닙니다. 경구용 혈당강하제는 주로 인슐린 비의존형 당뇨병의 증상이 가볍거나 비만인 당뇨병 환자에 사용되고, 인슐린 주사는 인슐린 의존형과 영양실조형 당뇨병과 합병증을 수반한 질환(신장·간장·혼수 등)에 사용하여 혈당을 조절합니다.
  그러나 식사와 운동요법을 하지 않으면서 사용하면 저혈당과 합병증을 유발하여 치료가 안 되는 것은 물론 더욱 위험해집니다.
- 아직까지 과학적으로 안전성과 효력이 입증되지 않은 민간요법을 좋다는 소문만 듣고 사용하는 것은 당뇨병성 합병증을 유발하므로 주의해야 합니다.

(5) 정신요법

- 진단을 받아 당뇨병이 확인되면 첫째는 불치의 병으로 받아들여 치료를 포기하는 것, 둘째는 당뇨병은 별것이 아니라고 자만하여 치료를 소홀히 하는 것이므로 크게 두 가지 반응이 있습니다.
- 당뇨병에 대한 올바른 이해로 자신감을 갖고 여유있는 일상생활을 하면서 정신적인 충격에서 하루 빨리 벗어나는 것이 중요합니다. 한 가지 병이 있으면 오히려 장수한다는 것은 그 동안 등한시한 건강관리에 투자를 하여 더 큰 불치의 병을 예방할 수 있게 되기 때문입니다.
  - 당뇨병의 90%는 비의존형이고 10% 정도가 의존형으로 올바르게 치료하여 합병증 유발만 없으면 일상생활을 하는 데는 문제가 없는 현대병입니다.
  - 비의존형 당뇨병은 정신장애가 가장 큰 발생요인이므로 자만하지 않는 자신감으로 심신의 피로가 오지 않는 범위 내에서 정상적인 활동을 하면서, 스트레스 조기의 해소와 마음의 조절을 할 수 있는 마음 다스리는 법을 익혀서 생활화하는 것이 당뇨병의 예방과 치료의 핵심이 됩니다.
  - 정신장애가 심하면 신경정신과 의사와 상담하여 치료를 받으며, 마음을 다스리는 법은 자신이 스스로 실천하는 것이므로 방법을 잘 모르면 처음에는 전문가의 지도를 받는 것이 좋습니다.

(6) 대체요법 – 인체파치료 Aladdin-H

근본치료인 바이러스 제거, 병변세포의 재생 촉진, 세포막에 끼인 이물질의 제거 등은 약물로써는 한계가 있으나 인체파 치료 Aladdian-H요법은 면역력을 높여 바이러스의 활동을 저지 또는 제거하고, 세포분자운동 활성화로 병변세포의 재생을 촉진하며, 혈액을 정화하고 이물질을 제거하는 작용이 있습니다.

따라서 인슐린 의존형의 경우 병의 진행을 막고 합병증의 유발을 방지하는 효과가 있으며, 인슐린 비의존형의 경우 과도한 스트레스로 인한 신경정신장애를 빠르게 안정시키는 작용과 기혈의 순환과 조직 재생을 촉진하므로 병의 진행과 합병증의 유발을 예방하고 치료도 도와주는 대체요법이 됩니다.

6. 신장병 Kidney disease

신장은 수분량 조절과 혈액 속 노폐물(불요불순물, 유독물질)의 배설, 인체구성 원소(K, Na, Ca, P 등)의 이온농도조절, 혈액의 약알칼리성 유지, 내분비 기능, 혈압의 조절 등을 하는 중요한 고유기능을 갖고 있습니다.

신장병은 주로 세균에 의한 사구체·신우·신배의 감염, 선천성 이상과 혈관장애(혈전, 동맥경화, 결석) 등으로 신장의 고유기능에 장애를 일으키는 병입니다.

① 신장병의 종류와 원인

(1) 신염(Nephritis)

신염은 혈액을 여과해서 소변을 만드는 신장의 사구체가 염증을 일으켜 발병하는 사구체 신염입니다.

신염의 원인에는 여러 가지가 있으나 주로 상기도 감염(감기, 편도염, 인후염 등과 폐렴), 피부의 화농이 일어나 생긴 독소(항원)와 항체의 면역반응에서 생긴(Ⅲ형Allergy형) 면역복합체가 혈액에 의해 신장으로 옮겨가서 사구체에 붙어 염증을 일으킵니다.

1년 안에 치료되는 급성 신염과 그 이상 오래 끄는 만성 신염이 있으며, 사구체의 일부가 아닌 전체적으로 일어나 신장기능이 상실되면 신부전으로 진행됩니다.

① 보통형 신염

감기, 편도염, 인후염 등에 걸린 후 2~3주가 지나서 권태감, 식욕부진을 수반하며, 소변량의 감소, 눈시울과 손발의 부기, 적은 혈뇨와 단백뇨 또는 고혈압 증상 등 신염의 특이증상이 나타납니다.

② 네프로제형 신염

오줌에 다량의 혈뇨와 단백뇨, 심한 부기 등을 동반하는 증상입니다. 네프로제는 병명은 아니나 고단백뇨(1일 3.5g 이상), 저단백혈증, 고지혈증, 부종의 4가지 증상을 갖는 네프로제 증후군입니다.

③ 고혈압형 신염

혈뇨와 단백뇨는 적고, 부기는 없으나 혈압이 높은 형(최대혈압 150~180mHg, 최저혈압 90~110mHg)으로 신장기능이 저하되면 물과 나트륨(Na)이 배설하지 못하게 되어 혈액량이 증가될 때 혈관이 부어오르고 나트륨은 혈관벽 안으로 들어가서 가는 혈관을 수축하고, 혈압을 수축하는 호르몬의 증량 등으로 혈압이 상승하여 고혈압이 됩니다.

④ 고질소혈증형 신염

고질소혈증이란 신장의 기능 저하로 연료가스인 요소질소와 크레아티닌 등의 요소성분이 혈중에 고이는 증상으로 신부전으로 진행됩니다.

(2) 신부전증(요독증, Uremia)

모든 신장병은 치료가 되지 않으면 결국에는 신부전으로 진행합니다. 신장기능이 절반 이하로 떨어져서 제대로 할 수 없는 상태가 되어 요소나 크레아티닌, 질소노폐물, 단백질대사산물이 혈액 내 다량 존재해서 요독증을 일으켜서 여러 가지 기능장애가 발생합니다.

- 부종과 고혈압이 심해져 심장과 폐에 물이 고이게 하며, 고질소혈증, 고칼륨혈증(칼륨의 배설장애로 심장마비의 원인), 저칼슘증(혈중 인(P) 과다로 부갑상선 호르몬 과다방출과 칼슘 부족으로 뼈의 연골화), 산성증(혈액 내 산이 배설하지 못해 산성화를 초래), 빈혈(적혈구를 만드는 호르몬 부족으로 빈혈을 초래하여 안색이 좋지 않음) 등 신체 내 중요한 여러 장기의 기능을 이상을 초래하여 생명을 위협하는 질병입니다.
- 신장기능이 현저히 저하되어 혈액 내의 질소노폐물이 제거되지 않아 고질소혈증이 심하면 환자의 혈류로부터 노폐물을 여과시킬 수 있는 인공 신장기를 이용하는 혈액투석이나, 관을 사용하여 복강으로 투석액을 주입하여 복강 내의 모세혈관, 혈액 속의 노폐물을 투석액 속으로 빠져나오게 하는 복막투석을 하지 않으면 안 되고 또한 신장이식을 하여야 생명을 유지할 수 있게 됩니다.

(3) 신우신염(Plyelonephritis)

신우신염은 신우, 신배에 세균이 감염하여 일어나는 농이 생기는 염증이며, 주로 여성이 요도가 짧기 때문에 많이 발생하는 병입니다.

세균감염은 요도 → 방광 → 수뇨 → 신장의 경로와 폐렴, 충수염 등 다른 염증부위로부터 혈액을 타고 침입하여 발생합니다.

급성인 경우는 방광염과 동시 발병이 잘되고 재발이 잘되어 만성 신우염으로 진행합니다. 급성 신우신염은 발열, 오한, 허리통증, 구토, 식욕부진, 소변횟수의 증가와 배뇨시에 통증 등의 증상으로 발생해서 농뇨와 세균뇨가 나타나고, 신장은 커지고 충혈이 되며, 만성 신우신염은 급성 신우신염이 재발하여 만성화되면 신장이 위축되고 신장기능이 저하되는 신부전이 됩니다.

(4) 신결석(Nephrolithiasis)

신결석은 대부분 요산과 칼슘염 등의 소변성분이 신장에서 굳어져 결석화됨으로써 일어나는 병으로, 허리나 신장부의 강한 통증과 혈뇨를 수반하는 증세를 일으키며, 신장에서 형성된 결석이 이동하여 요도결석이 되는 일이 많습니다.

② 신장병의 예방과 치료

다른 질병도 마찬가지이지만 신장병이 특히 예방과 조기치료가 강조되는 것은 급성일 때 조기치료하면 쉽게 완치될 수 있지만 늦게 발견하고 조기치료의 기회를 잃거나 완벽한 치료를 하지 않아 재발이 되어 만성으로 되면 결국은 신부전으로 진행하여 치료하기가 어렵기 때문입니다.

(1) 생활요법 – 안정요법

• 증세가 심한 급성기일 때는 급성 간염과 마찬가지로 절대 안정이 필요합니다. 침대에 누워서 긴장을 풀어 신장으로 충분한 혈액이 흐르도록 하고 약화된 신장을 보호하기 위해 절대안정과 따뜻하게 유지하는 것이 최우선입니다.

- 증세가 호전되면 하루 오전, 오후 각 1시간씩 자리에서 일어나 가벼운 운동을 하며, 소변검사로 이상 유무 정도를 확인하고 이상이 없으면 차츰 운동량을 늘려 갑니다.
- 감염 예방을 위해 몸과 주위환경을 청결히 하며, 특히 성기와 항문 주위의 청결에 유의합니다.
- 수면법과 스트레스 해소법을 익혀 심신의 안정을 높이도록 합니다.

(2) 영양(식이)요법

신장병 치료에서 영양(식이)요법같이 중요한 것이 없다고 하며, 병에 따라 식사내용을 정하는 것이 아니라 병의 증상이나 신장의 활동에 맞추어(1일 필요한 에너지인 단백질, 지방, 당질) 정해야 하고, 체질에 맞는 식품을 선택하여야 하며 알레르기성 체질인 경우는 특히 유의하여야 하므로 전문의의 처방에 따라야 합니다.

영양(식이)요법의 효과를 높이기 위해서는 환자의 끈기와 인내력은 물론이고 가족의 이해와 협조가 가장 필요함을 명심하셔야 합니다.

고혈압의 영양(식이)요법을 참고하시고, 영양(식이)요법시 주의사항은 식염의 섭취를 조절하는 것입니다. 식염은 자연식품만 섭취해도 약 2g 정도가 되므로 쉬운 일은 아니나 하루 10g 이하로 섭취해야 합니다. 그렇다고 너무 식염을 제한하면 식욕부진 또는 나트륨염 결핍을 불러올 위험이 있기 때문에 식염을 효과적으로 사용하여 맛있고 먹기 쉽게 요리하는 법을 개발하는 것이 필요합니다.

고혈압과 신장염에서 가장 문제가 되는 식염섭취를 하루 7g~10g으로 조절하기는 쉬운 문제가 아니며, 나트륨의 결핍이 오면 더 위험하므로 효과적인 방법을 연구해야 합니다.

🔅 식염을 적게 섭취하는 효과적인 음식섭취법

- 신선하고 제철의 식품을 선택하여 각기 지닌 맛을 이용합니다.
- 화학조미료는 삼가고 순수한 조미료인 자연식초, 레몬, 유자, 감귤 등으로 맛을 냅니다.
- 적당량의 향신료와 향이 나는 야채를 잘 이용합니다.
- 하루에 사용할 수 있는 염분량을 간장으로 환산해서 눈금이 있는 컵으로 채워 두어 이용하면 편리하고 정확하게 사용할 수 있습니다.

- 하루 염분량의 70~80%에서 조절하여 섭취하는 습관을 들입니다.
- 단백질은 병의 상태와 진전에 따라 섭취량을 조절(만성 신부전증일 때는 30g 이하로 제한)하며, 필수아미노산이 이상적으로 배분된 고단백질인 달걀, 우유, 육류, 어류 등 양질의 단백질을 섭취하는 것이 원칙입니다.
- 수분을 제한할 때는 식염도 같이 제한해야 효과를 볼 수 있으며, 국, 스프, 차 등의 수분 외에 식품 속의 수분량도 계산해야 합니다.
- 고칼륨혈증일 때는 칼륨이 많은 생야채, 과일, 감자류, 콩류 등을 삼가든지 한 번 데치거나 잘게 썰어 물에 씻어서 식품 중의 칼륨이 적어지게 하여 섭취하면 좋습니다.

　인과 칼슘은 식품 속에 같이 많이 함유하고 있기 때문에 인을 제한하고 싶어도 칼슘의 부족이 오기 때문에 어렵지만 가능한 인산염을 함유한 식품(면류, 탄산음료, 주스류, 통조림류, 치즈, 아이스크림 등)의 다량섭취나 매일 섭취는 삼가야 합니다.

(3) 약물요법

- 약물의 독성과 부작용으로 위험한 장기는 심장, 간장과 더불어 신장이므로 약물의 선택은 신중을 기하여야 하며, 원인과 증상에 따라 변화가 많아 처방이 달라지는 질환이므로 전문의의 처방과 주의사항을 준수해야 합니다.
- 염증성인 경우는 세균에 유효한 항생제와 설파제를 복용하고, 소변량이 적거나 부종이 수반될 경우 이뇨제 등 한방요법을 사용합니다.

(4) 대체요법 – 인체파 치료 Aladdin-H

　만성 신장병의 치료에 한계가 있는 것은 염증으로 파괴된 사구체 등의 조직재생으로 기능을 회복시키며, 알레르기성의 근본치료와 혈중 노폐물을 융해시켜 소변으로 배출하는 특효적인 치료법이 없다는 것입니다.

　Aladdin-H는 약효의 상승작용, 기혈(氣血)의 순환 촉진, 세포분자운동 활성화로 조직의 재생을 촉진하는 작용, 항알레르기성 작용과 부작용이 없어 급·만성 신장병의 예방과 치료에 임상적용할 수 있는 대체요법입니다.

7. 알레르기성 질환

면역(Immunity)은 인체 내에서 외부로부터 침입하는 항원과 체내에서 조직의 변성과 괴사, 바이러스 감염과 종양화 등에 의해 생기는 항원에 대한 특이적인 방어력으로 인체의 항상성 유지기능을 담당하는 유익한 작용을 하는 반면, 면역현상의 발현에 따라 세포와 조직을 상해하는 알레르기 반응을 일으키는 유해한 작용을 하는 양면성을 갖고 있습니다.

유해한 반응을 일으키는 알레르기반응은 5가지형(Ⅰ형 Allergy-아나필락스형, Ⅱ형 Allergy-세포상해형, Ⅲ형 Allergy-면역복합체형, Ⅳ형 Allergy-지연형, Ⅴ형 Allergy-항수용체반응형)으로 분류하여 종류에 따라 특이적인 질병을 발생시킵니다.

알레르기는 면역반응으로 일어나기 때문에 알레르기성 질환에 걸릴 수 있으나 알레르기성의 소인이 적고 면역부전이 오지 않으면 질병으로 발전하지 않습니다.

① 알레르기성 질환의 발생요인 및 예방과 치료

(1) 알레르기(Allergy)성 질환의 발생요인

① 유전적 요인

알레르기를 일으키기 쉬운 체질은 어머니가 항원성분에 특이체질의 소인을 가지고 있으면 임신 중 태아에게 전달될 수 있습니다.

② 생활환경 요인

일상생활하는 주거와 직업, 서구화된 가공식품을 선호하는 음식물, 약물 등 무분별한 알레르기를 일으키는 항원(알레르겐)의 흡인과 섭취입니다. 그리고 기상적(기후, 계절 등), 정신적(흥분, 쇼크 등) 요인도 관계됩니다.

💡 알레르겐(알레르기를 일으키는 항원)의 종류

- 식이성 항원 – 음식물(우유, 계란, 정어리, 가공식품 등)
- 흡인성 항원 – 먼지, 꽃가루, 내복약, 주사약, 연고류, 동물의 털
- 감염성 항원 – 바이러스, 세균, 기생충, 곤충독 등

③ 면역부전(免疫不全) 요인

면역부전(Immune deficiency)은 면역기능의 결핍 또는 저하가 된 상태이며, 면역계 자체의 결함인 세포성 면역(T세포가 주작용)과 체액성 면역(B세포가 주작용)의 부전인 원발성 면역부전과, 면역계 이외의 영향인 약물, 세균과 바이러스의 감염, 악성종양, 방사선 등에 의한 속발성 면역부전으로 구분합니다.

면역부전의 주요 요인은 면역장기(골수, 흉선, 비장, 림프계, 편도선, 충수 등)의 기능저하와 골수의 간 세포로부터 T세포, B세포 등 모든 백혈구, 림프구계 세포의 생산과 분화와 기능의 저하, 그리고 기혈(氣血)의 부족과 순환장애입니다.

(2) 알레르기성 질환의 기본적인 예방과 치료

① 예방과 치료의 공통적인 기본요법

여러 가지 복합적인 요인에 의한 질병이므로 질환에 따라 설명하기는 쉽지 않으나 공통적인 요법을 요약하면 다음과 같습니다.

- **회피요법** – 알레르기인자의 접촉과 섭취의 배제(생활환경 및 습관개선)
- **검사요법** – 알레르기인자의 발견(피부반응검사와 혈청검사)
- **체질개선요법** – 알레르기인자를 이용한 저항력 강화요법(특수치료), 면역력 증진요법(기혈의 보충과 순환 촉진법, 영양(식이)요법, 운동요법 등)
- **대응요법** – 질환별 증상완화와 진행방지(약물요법과 대체요법)

검사요법과 체질개선요법 중 알레르기 인자를 이용한 특수치료법 및 대응요법인 약물요법은 전문의의 진찰과 처방에 따라야 하므로 설명을 생략하고, 회피요법과 체질개선요법을 중심으로 참고가 되도록 하겠습니다.

② 면역력 증진요법의 핵심

알레르기성 질환의 근본치료는 항원에 대한 면역작용이 일어나지 않도록 하는 알레르기성 체질의 개선이며, 체질개선은 항원에 대한 회피와 제거만으로 근본해

결이 안 되므로 면역력 증진으로 면역부전을 해소하는 것입니다.

- 면역장기의 기능 증진 – 기혈의 보충과 순환 촉진으로 세포의 분자운동을 활성화시켜 세포의 기능 증진과 변이조직의 재생 촉진
- T림프구(세포)와 B림프구(세포)의 생산과 기능 증진 – 면역장기의 기능회복과 엔돌핀 호르몬 증량
- 속발성 요인인 약물과 방사선의 회피요법과 세균과 바이러스 감염증과 악성종양의 치료

③ 체질개선 요법

회피요법은 가능하겠으나 다른 요법은 한계가 있어 알레르기성 질환은 물론 면역력 부전으로 오는 많은 질병은 난치성일 수밖에 없습니다. 그러나 일상생활 중 환경개선과 영양(식이)요법, 운동요법을 잘 실천하고 면역력 증진을 위한 치료법이 개발되고 있어 예방과 치료에 크게 기여할 수 있게 되어 다행스럽습니다.

② 알레르기성의 대표적 질환

알레르기 반응인 5가지형 중에서 Ⅰ형 Allergy와 Ⅲ형 Allergy의 기전에 의한 대표적인 질환의 원인과 예방 · 치료법을 요약하여 설명합니다.

(1) Ⅰ형 Allergy(아나필락스형)

생성된 항체(면역글로불린 IgE)는 항원과 세포막 위에서 항원항체반응으로 혈관 투과성의 항진, 평활근의 수축을 일으키며, 유리된 히스타민, 혈소판의 활성화인자 또는 염증이나 조직의 파괴를 일으키는 화학물질에 의해 조직상해나 기능장애가 일어나 질병을 발생합니다.

Ⅰ형 Allergy를 일으키기 쉬운 체질은 아토피성(Atopy) 체질이며, 이로 인해 생기는 질병을 아토피성 질환이라 합니다.

① Ⅰ형 Allergy성 질환의 종류

Ⅰ형 Allergy성 질환은 약물섭취(페니실린, 해열제 등) 직후 전신혈관의 투과성

이 항진되어 혈압이 급강하하여 쇼크에 빠지는 증상으로 기관지 폐쇄와 질식 등이 일어나는 전신성 아나필락시스와, 피부·기관지·코·소화기(장) 등에 한정적으로 일어나는 국소 아나필락시스로 대별됩니다.

㉠ **아토피성 피부염(Atopic dermatitis)** : 아토피성 피부염은 알레르겐(항원)의 종류는 셀 수 없을 정도로 많으며 그 중 주로 꽃가루, 먼지, 깃털, 진드기 등 주위환경과 직업에 깊은 관계가 있는 알레르기성 질환으로, 유전적인 요인을 갖고 있는 사람이 여러 가지 환경요인과 상존하기 때문에 대부분의 경우 가려움이 있는 습진이 유아기에 발생해서 성인이 되어도 계속되는 질환입니다.

연령과 개인차에 따라 가지각색의 홍반 등이 얼굴이나 사지굴곡부에 잘 보이며, 긁어서 심해지고 만성화되어 세균에 의한 2차 감염의 피부병을 유발합니다.

㉡ **기관지 천식(Bronchial asthma)** : 알레르기성 기관지 천식은 알레르겐(알레르기 인자)이 분명한 아토피성과 세균감염으로 악화된 감염형, 그리고 아토피성과 감염형이 같이 오는 혼합형으로 분류합니다.

알레르기성 유발물질(알레르겐)의 흡입과 세균감염 등에 의해 기관지에 혈관투과성 항진, 분비물 증가와 평활근 수축 등이 생겨서 발작성이 심한 기침과 호흡곤란이 있고, 목구멍에서 색색 소리가 나는 증상입니다.

㉢ **알레르기성 비염(Allergic rhinitis)** : 알레르겐(주로 어린이는 집안의 먼지, 성인은 꽃가루)의 흡입에 의한 코의 점막에서의 면역반응으로 화학물질의 분비가 촉진되어 코가 가렵고, 재채기와 콧물이 나오다가 코가 막히는 증상의 질환입니다.

성인 알레르기의 90%는 꽃가루가 원인이 되는 화분증으로 계절성 알레르기이며, 일년내내 증세가 있으면 다른 요인에 의한 것이며, 증세가 감기와 비슷하므로 정확한 진단이 필요합니다.

㉣ **알레르기성 장염(Allergic enteritis)** : 음식물 중 고등어, 새우, 게, 조개류 등 알레르겐에 의해서 장에서의 면역반응으로, 토하거나 심한 발작성 통증(경련)과 설사를 일으키는 증세입니다.

만성으로 진행되기 때문에 상한 음식인 세균의 감염에 의한 이질과는 다르나, 스트레스성인 과민성 장증후군과 혼합형으로 진행하여 더욱 난치성이 됩니다.

② **Ⅰ형 Allergy성 질환의 예방과 치료**

앞에서 설명한 예방과 치료법을 기본적으로 하여 질환의 종류와 증상에 따라 적절한 요법을 하여야 하며, 주의사항과 특별치료법을 소개합니다.

㉠ **아토피성 피부염** : 피부에 대한 자극을 피하는 것이 우선이며, 방안 온도를 18~23℃로 유지하고 목욕도 26~28℃ 정도의 온도로 짧게 하는 것이 좋습니다. 두드러기(담마진)가 심해지는 것은 정서적 장애가 요인이 되므로 정서적 욕구는 적절히 충족시켜 주도록 도와주는 것도 중요합니다.

㉡ **기관지 천식** : 침구나 카펫 등은 자주 햇볕에 쪼이고 청소를 깨끗이 하며, 정신적인 스트레스가 발작을 유발하므로 취미생활을 하는 것이 좋습니다. 일광욕, 냉수마찰로 피부를 단련하고 복식호흡을 하면 치료에 도움이 됩니다.

발작이 일어난 경우에 대증요법으로 기관지 확장제나 거담제를 사용할 때는 전문의의 처방에 의하여 복용해야 합니다.

㉢ **알레르기성 비염** : 알레르겐 중에서 집안의 먼지와 진드기가 전체의 70% 이상, 꽃가루와 곰팡이가 주종을 이루므로 이들의 회피가 우선이며, 화장품 등 일상용품의 사용에 주의해야 합니다.

감기에 걸리지 않게 각별한 주의를 하며, 비후성 비염과 합병일 때는 수술을 해야 되므로 정확한 진단이 요망됩니다.

㉣ **알레르기성 장염** : 음식을 반복적으로 먹어도 증세가 없다 갑자기 일어나는 경우는 항원에 대한 항체가 증가되서 일어나므로 음식물 섭취에 유의해야 합니다.

(2) Ⅲ형 Allergy(면역복합체형)

항원과 항체가 결합한 면역복합체가 조직 내 혈관벽, 사구체의 모세혈관과 기저막 등에 침착하면 혈액응고인자, 보체계와 혈소판 등이 활성화되어 화학매개물질이 유리됨으로써 염증이 일어나 조직이 상해되어 각종 질병을 일으키는 것이 면역복합체병입니다.

① 대표적인 질환

세균 항원(연쇄상 구균 등)과 항체로부터 생긴 면역복합체가 신사구체 기저막에 침착해 보체에 작용이 가해져 일어나는 급성 사구체신염(신장병의 신염 참조), 파상풍, 디프테리아, 독사에 물렸을 때 혈청요법으로 사용하는 항혈청에 대한 항체가 생산되어 전신에 분포되어 있는 항원과 결합해서 나타나는 전신성의 Ⅲ형 과민반응이며, 치료 목적으로 주사된 이종혈청에 의한 과민반응인 혈청병, 그리고 류마티스성 관절염입니다.

② 류마티스성 관절염(Rheumatoid arthritis : 관절 류마티즘)

면역복합체가 관절액(활액) 중에 형성되면 활막의 만성적 비대와 염증반응이 나타나 관절연골과 활막 그리고 그 주위조직을 파괴하여 초기에는 관절의 부종과 동통을 일으키며, 진행하면 특정적인 관절의 변형과 강직(强直 : 단단하게 굳어짐)을 유발하여 운동 제한 및 기능 소실 등 전신적으로 쇠약해지는 질병입니다.

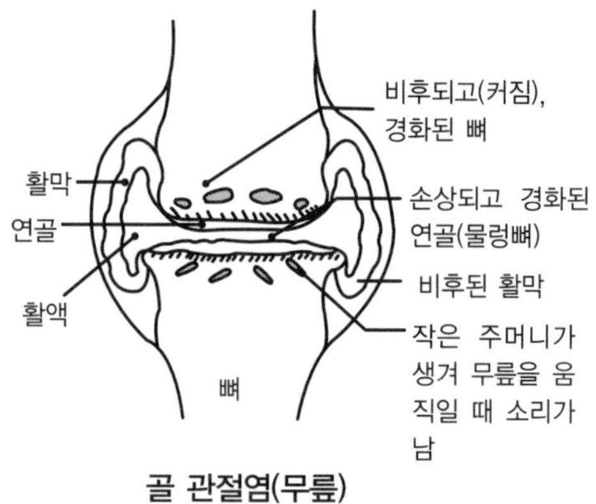

골 관절염(무릎)

㉠ 류마티스성 관절염의 종류

ⓐ 급성 류마티스성 관절염…목감기와 편도선염의 주범인 세균(렌자구균)의 감염에 대한 면역작용으로 일어나는 알레르기 반응으로 생기는 신체의 통증으로 주로 관절(어깨, 팔, 팔꿈치, 무릎, 발 등)에 차례로 번져 붉게 부으면서 열이 나는 증상입니다.

ⓑ 만성 류마티스성 관절염…면역반응으로 인한 면역부전의 공통요인 이외에 연령과 성별, 호르몬과 자율신경실조 등의 요인이 만성 류마티스성 관절염을 유발시킵니다. 남성보다 여성이 3배 이상 많으므로 '여성의 질병'이라 할 정도이며, 20대에서 30대에 처음 발병하여 갱년기 때에 많이 나타납니다.

주 증상으로는 좌우관절이 부어오르면서 통증을 수반하고 더 진행하면 관절이 변형되어 굳어지며 움직일 수 있게 됩니다.

㉡ 예방과 치료

만성 류마티스성 관절염은 전신적 질환이므로 정확한 진단을 받아야 합니다. 자가진단법을 참고하여 자신이 증상이 있는 것으로 판단되면 정확한 진단을 받아보고 처방에 따라 치료를 하셔야 합니다.

🔅 자가진단법

- 아침에 일어나면 관절의 경직이 있다.
- 관절의 운동통 또는 압통
- 관절의 부종
- 다발성의 신경염
- 좌우대칭의 관절염
- 피하 결절의 유무

ⓐ 생활개선요법

- 마음가짐 – 질병에 대한 올바른 이해로 자신감을 갖고, 즐거운 마음으로 여유를 가지고 일상생활을 하며 정신적인 불안과 충격을 없애는 마음가짐이 우선합니다.
- 안정과 운동 – 안정은 활동한 시간의 3배 정도로 하고 수면을 충분히 취하되 자세에 주의해야 합니다. 안정에 치우치다 운동을 소홀히 하여 관절의 경직이나 변형이 올 수 있으므로 가벼운 관절운동과 균형잡힌 운동을 하여야 합니다.
- 보온 – 몸을 차게 하지 말고, 습기를 피하여 기혈(氣血)의 순환에 장애가 없도록 합니다.
- 영양섭취 – 편식을 하지 말고 비만이 되지 않는 범위 내에서 단백질과 비타민이 풍부한 음식을 섭취하여야 합니다. 영양섭취가 부족한 경우는 활성 비타민제를 보충하는 것이 좋습니다.
- 면역력의 증진 – 세균이나 바이러스 감염에 걸리지 않게 청결하게 하고, 면역력 저하 요인을 피하며, 감기 · 충치 · 편도염 등 병이 있을 경우 조기에 완벽한 치료를 해야 합니다.

ⓑ 일반 치료법…류마티스성 관절염의 치료에는 질병의 정도, 진행, 변화에 따라 약물요법을 중심으로 물리치료와 수술적 치료를 서로 병행 또는 단계적으로 합니다.

급성일 때는 해열진통제를 사용하여 발열과 통증을 완화시키는 대응요법을 하고, 만성일 때는 항류마티스 항염제, 스테로이드 호르몬제제를 이용하는데, 부작용이 있으므로 꼭 의사와 약사의 처방에 따라 사용하셔야 합니다.

일반적으로 장기적인 치료를 하여야 하므로 치료하기 전에 충분한 교육을 받고 적극적으로 협조하여야 완치할 수 있음을 명심하시기 바랍니다.

ⓒ 대체요법 – 인체파 치료 Aladdin-H…기혈(氣血)의 보충과 순환 촉진으로 면역복합체의 모세혈관 순환장애를 해소, 관절과 활막 내 침윤을 소실하고, 병변조직의 재생촉진 작용을 하며, 면역력 증진, 항알레르기성 진통작용을 동시에 하므로 류마티스성 관절염의 치료에 약물요법과 병행하면 약효상승은 물론 치료기간 단축 등 근본적인 치료에 임상 적용할 수 있습니다.

8. 암 Cancer

암(癌)은 죽음에 이르는 공포의 병으로 증가일로에 있으며 아직까지 현대의학으로도 완전히 정복하지 못한 불치의 병입니다만 현대의학의 경이적인 발전으로 암의 정복 가능성이 높아져 실현이 눈앞에 와 있습니다.

암의 정체, 암의 예방법, 조기발견과 조기치료의 방법을 이해하면 암은 결코 불치의 병이 아님을 확신하게 될 것입니다.

국내 유명한 전문의들이 소개한 자료들을 요약하여 암의 예방과 치료에 도움이 되도록 설명합니다.

① 돌연변이 세포 – 종양(Tumor)

(1) 종양세포의 생성

인체를 구성하는 약 60개 조의 세포 중에서 수명이 다 되거나 노쇠하고 병든 세포는 미분화세포인 간세포(幹細胞)가 만드는 새로운 세포와 대치하여 조직을 재생하며, 조직을 재생할 때는 간세포로부터 질서있게 필요한 수만큼 증식하고 일정한 단계에 이르면 그 작용이 정지되게 됩니다.

인체 내의 모든 세포가 처음부터 암을 유발할 수 있는 발암인자(암유전인자)를 갖고 있으며, 처음에는 인체세포의 증식과 분화에 중요한 작용을 하다가 일정단계가 되면 억제인자에 의해 차단되어 그 작용이 정지하는 휴식상태가 되는 것입니다.

그러나 어떤 원인(환경요인, 바이러스 등)에 의해 휴식상태인 발암인자가 자극을 받아 활동을 시작하여 중앙통제기능인 자동능(自動能)의 통제를 무시하고 황야의 무법자 같이 무제한으로 세포의 분열과 증식을 진행시켜 돌연변이세포 덩어리인 종양(Tumor)이 생성되는 것입니다.

(2) 종양의 구분

종양(腫瘍 : Tumor)은 의학전문용어로 신생물(Neoplasm)이며, 양성종양(Benign tumor)과 악성종양(Malignant tumor)인 암(癌 : Cancer, Carcinoma)으로 구분합니다.

양성종양과 악성종양

특 성	양성종양	악성종양
구 조	피막이 있고 성숙된 세포	피막이 없고 덜 자란 세포들로 구성
발육속도와 방식	한 곳에 느리게 평창성	주변 조직으로 빠르게 침윤성
이형성(異形性)	적음	많음(모세포와 전혀 다른 모양과 성질을 가짐)
전이(轉移)	없음	혈관 또는 임파관을 타고 다른 부위로 옮김
숙주의 영향	적음	많음(독소를 냄)
재 발	수술 제거시 거의 없음	전이의 성질로 수술 후 재발이 많음

(3) 종양의 원인

종양을 발생시키는 원인은 정확히 구명되지 않은 부분이 많지만 여러 가지 인자가 관여하며 외인(外因)과 내인(內因)으로 나눕니다.

① 외인(外因)

㉠ 화학적 발암인자

ⓐ 음식물 섭취를 통한 화학적 발암인자…방부제, 착색제, 방향제, 살균제 등

ⓑ 환경위험인자…자동차배기, 공장매연, 폐연료소각 등 그리고 담배 등 화학적 발암인자가 전체 암환자의 80~90%를 차지하는 원인입니다.

㉡ 물리적 발암인자

ⓐ 장기간 계속되는 만성자극…짜고, 맵고, 뜨거운 음식을 즐겨 먹으면 식도와 위세포에 만성자극이 가해져 식도암 및 위암이 발생하기 쉬운데, 우리나라와 일본인이 식사습관으로 발생률이 높은 것입니다.

ⓑ 방사선과 자외선의 자극에 의한 세포막 파괴…방사선과 자외선의 자극에 의해 백혈병과 피부암이 잘 발생합니다.

ⓒ 생물학적 발암인자 – 바이러스 감염

20여 종의 바이러스가 종양을 일으키는 것으로 추정하고 있으며, 간암(B형, C형 간염 바이러스), 자궁암(유두종과 포진바이러스), 임파종(엡스테인–바 바이러스), AIDS(HIV 바이러스) 등이 대표적입니다.

② 내인(內因)

㉠ 선천성 내인

ⓐ 유전…종양 중에는 유전되는 것이 있으며, 유전성 질환 중에 악성종양과 합병을 하기 쉬우므로 가족 중 암환자가 있으면 유의하여야 합니다.

ⓑ 소인…연령, 성별, 인종에 따라 암의 종류와 빈도가 다르며 이러한 소인도 환경, 식생활, 기호품, 호르몬, 생활환경과 밀접한 관계가 있습니다.

㉡ 후천성 내인

ⓐ 내분비 이상…내분비 이상으로 특정 장기의 기능 저하가 암을 유발합니다. 자궁암은 폐경 전후의 여성에 많고, 유방암은 수유경험이 없는 여성에게 잘 발생합니다.

ⓑ 면역저하…발암인자가 인체 내에 들어왔다고 다 암으로 진행되지 않는 것은 인체방어력인 면역작용 때문입니다. 면역부전이 일어나면 발암이 쉽게 이루어지며, 종양발생의 기본적인 요인이라 해도 과언이 아닐 것입니다.

② 악성종양(惡性腫瘍)

(1) 악성종양의 종류

인체를 구성하는 세포는 그 수와 종류가 무수하고, 각 장기가 하는 기능이 다양하여 그들 세포도 크기와 모양, 기능 등이 달라 각양각색의 세포가 종양세포로 변하고 다른 장기로 퍼져 증식함으로써 그 행동반경을 예측할 수 없어 손톱, 발톱, 머리카락을 제외하고는 어느 장기에나 생길 수 있으며, 현재 암의 종류도 250여 종 이상이 확인됩니다.

① 암종(Carcinoma)
피부, 내장의 점막, 내분비선 등 상피세포에 생기는 **상피성 암**을 말하며 편평상피암(피부, 구강, 후두, 인두, 식도, 항문, 자궁질부), 이행상피암(신우, 요관, 방광), 선암(위, 대장, 유선, 췌장, 담낭, 자궁내막, 전립선, 폐 등), 간세포암 등이 있습니다.

폐암, 위암, 간암, 췌장암, 대장암, 식도암, 자궁암 등이 발생빈도가 높은 악성종양입니다.

② 육종(Sarcoma)
혈관, 지방, 신경, 근육, 뼈 등의 비상피세포에 생기는 **비상피성 암**을 말하며 골, 연부조직에서 발생하는 육종, 흉막이나 복막에 발생하는 미만성 악성중피종, 신경계에 발생하는 신경아종, 멜라닌 생산능력이 있는 멜라닌 세포로의 분화를 나타내는 악성 흑색종, 조혈조직인 악성종양인 백혈병과 악성 림프종 등이 있습니다.

(2) 암세포의 특성

① 성장발육이 빠르고 이형도(異形度)가 크다.
암세포는 정상세포보다 영양분을 섭취, 분해하여 이용하는 대사과정이 왕성하고, 정상세포와 달라 크거나 작으며 그 배열이 불규칙하여 이형도가 커서 암세포의 질이 나빠 세포분열과 증식이 빠르고 강력합니다.

한 개의 암세포가 30번 분열, 증식을 계속(30대 자손이 탄생)하면 약 10억 개의 암세포로 불어나 직경 1cm 암덩어리(악성종양)로 무게 1g 정도가 되어 비로소 전문의들이 발견하게 되며, 분열이 계속되어 40번 분열, 증식을 하고 나면 1조(10^{12})개로 무게가 1Kg이 되어 대개 사망합니다.

② 침윤성(浸潤性) 발육

한곳에 생겨난 암세포는 점점 불어나면서 주위의 정상 조직이나 기관을 파괴하면서 발육하며, 쇠약하면 더욱 공격적으로 진행합니다.

정상세포가 암세포로 바뀌면 암세포 내부에서 혈관신생인자(Tumor Angiogenesis Factor)를 만들어서 주위의 혈관과 암조직 혈관의 연장을 강력히 유도하여 새로운 혈관이 기존의 혈관과 암조직을 가교식으로 연결하여 암세포에 영양분과 산소를 공급하고, 암조직에서 노폐물과 독소를 배설시키면서 종양을 자라게 하여 주변 조직 속으로 쳐들어가는 것입니다.

③ 전이(轉移 : Metastasis)

암세포가 처음 생긴 곳으로부터 떨어져 나가 다른 부위(전이소)에 가서 새로이 발육을 하는 것이 전이이며, 전이의 주경로는 림프행성, 혈행성, 파종성으로 나눠지며, 전이가 있으면 악성종양으로 판정됩니다.

㉠ 림프행성 전이

암종에서 많이 보이는 전이방식으로 종양세포가 원발소에서 림프모세관에 침입해 림프의 흐름에 따라 운반되어 몸의 중심방향을 향해 차례로 림프절 전이를 만듭니다.

위암, 대장암, 자궁경부암, 유방암 등이 림프행성 전이를 잘 일으킵니다.

㉡ 혈행성 전이

암종이나 육종의 암세포는 원발소의 주요 정맥을 침입해 혈행을 따라 다른 곳으로 운반되어 전이소가 형성되므로 가장 많은 전이방법으로서 진행암의 경우 국소질환보다는 전신질환이 되는 이유가 됩니다.

신장암·자궁암 등의 상하 각 대정맥의 대순환계 영역의 암은 폐로 전이되며, 위암·대장암 등 문맥영역의 암은 간으로 전이가 잘되기 때문에 폐와 간이 전이가 잘되는 장기가 됩니다.

ⓒ 파종성 전이

 복강과 흉강 내 장기의 암 일부가 장막에 침윤하여 씨앗이 옮겨가듯이 멀리 떨어진 곳에 살포되어 증식하는 파종과 같은 전이형식입니다.

 위암, 장암 등이 망막과 장간막의 운동으로 파종이 광범위하게 일어나면 난소에도 전이되고 악성 복막염과 흉막염을 유발하게 됩니다.

 암이 난치병인 이유가 전이 때문이며 암세포 하나가 임파관이나 혈관을 타고 다른 부위로 전이되면 일정한 크기로 자랄 때까지는 찾아내기 어렵고 전이된 암이 더 나쁜 암을 재발시키기 때문입니다.

(3) 발생빈도와 추이

 우리나라의 암 발생률과 사망률은 남자가 여자보다 높고 나이가 많을수록 증가됩니다. 전체 사망자 5명 중 1명이 암으로 사망하고, 1,000명 중 1명의 암환자가 발생하는 결과입니다. 생활습관과 환경오염, 그리고 흡연 등으로 인하여 남녀 모두 폐암과 대장암의 발생빈도가 증가하는 것입니다.

한국인의 암 발생 부위와 5대 사망원인

(통계청, 1997년)

암 발생 부위의 순위			5대 사망원인(10만 명 기준)		
순위	남자(%)	여자(%)	순위	질환	사망수
1	위암(43)	위암(26)	1	암	112.1명
2	폐암(17)	자궁암(24)	2	뇌혈관 질환	79.7명
3	간암(8)	대장암(6)	3	교통사고	38.7명
4	백혈병(6)	유방암(5)	4	심장질환	36.9명
5	대장암(6)	간암(5)	5	간질환	29.4명

(4) 암의 발생기전과 병의 시기에 따른 분류

① 암의 발생기전

- 제1과정(기시과정) – 체세포가 암세포로 변화하는 세포수준
- 제2과정(촉진과정) – 암세포가 증식해서 눈에 보이는 종양을 만드는 조직수준

② 악성도와 병의 시기에 따른 분류

악성종양에서 조직학적 악성도는 이형도(異形度)나 조직의 분화도에 의해서 나누어 환자의 예후를 추정하는 지표로 이용되는 병의 시기(병기)가 있습니다.

가장 널리 이용되는 TNM 분류는 악성종양을 임상적인 입장에서 각각 판정하는 데 사용됩니다. T(tomor)는 원발소의 크기와 넓이, N(node)은 소속 림프절의 전이 유무와 넓이, M(metastasis)은 원격전이의 유무를 나타내고 각각 도수를 붙여 병기를 결정합니다.

- 1도 – 원발부위에 국한된 암으로 전이하지 않는 병의 시초
- 2도 – 원발장기 내지 주변부로 확대되지만 전이하지 않은 것
- 3도 – 소속 림프절은 전이가 있지만 원격전이하지 않은 것
- 4도 – 원격전이가 있는 것

1도와 2도는 치료가 가능하며, 3도와 4도는 악성도가 높아 치료하기 어렵습니다.

(5) 암의 자각증상

암은 기시과정과 1도에서는 자각증상이 거의 없으며, 2도까지 진행되어도 증상이 없는 경우도 있어 조기발견이 어렵습니다.

암의 자각증상은 원발소와 전이소의 부위에 따라 증상이 다르게 나타나고 각 부위의 일반질병과 증상이 비슷하여 무심코 지나갈 수 있으므로 주의해야 하며, 다음과 같은 증상은 암을 의심할 수 있으므로 조기진단과 조기치료를 해야 합니다.

- 공통증상 – 쉽게 피로가 오고 안색이 나빠지며 체중감소가 오는 경우
- 식욕부진과 소화불량, 체증(滯症)이 오래 가는 경우 – 위암
- 음식을 삼키기가 지속적으로 어려운 경우 – 식도암
- 대변의 습관변화(설사와 변비 교차) 또는 곱이 섞여 나오는 경우 – 장암
- 오줌이 잘 안 나오고 혈뇨가 나오는 경우 – 방광암
- 질의 부정출혈과 나쁜 분비물 또는 성교 후 출혈이 있는 경우 – 자궁암
- 지속적인 기침과 혈담이 나오는 경우 – 폐암
- 유방과 피부, 혀, 입술 등에 아프지 않은 멍울이 있는 경우 – 유방암
- 심한 피로감과 황달증세 또는 딱딱한 덩어리가 촉감되는 경우 – 간암
- 사마귀, 반점, 혹이 급히 커지며 자랄 경우 – 피부암
- 림프절이 부어 눌러도 통증을 느끼지 못하는 경우 – 임파암, 백혈병

③ 암의 예방과 치료

암의 발생원인이 정확히 규명되지 못하고 있고, 여러 가지 발생인자들이 생활주변에 널려 있으며, 누구나 암 유전인자를 갖고 있기 때문에 언제라도 암에 걸릴 수 있습니다.

암은 초기에는 특별한 증상이 없어 조기발견이 어렵고 증상이 나타나 진단이 될 때는 치료가 어려운 상태로 진행되어 치료시기를 놓치는 경우가 많다는 것이 암의 예방과 조기발견 그리고 조기치료가 어려운 문제입니다.

그러나 가능한 예방과 치료는 생활개선, 환경오염 방지와 면역력을 증진시키는 최우선책인 1차 예방법이고, 차선책인 2차 암의 조기발견과 조기치료법입니다.

(1) 암의 예방

국내 암협회와 미국 국립암연구소에서 발표한 암의 예방법을 기초로 하여 암의 발생요인과 비교하여 암 예방법을 요약하면 다음과 같습니다.

① 회피요법
- 발암인자가 있는 음식물(가공식품, 농약 함유 등), 자극성 있는 음식물(짠 것, 매운 것, 뜨거운 것, 태운 것), 고지방과 고당질식품(동물성 지방, 설탕 등)
- 환경위험인자(공해가스, 중금속 등), 유해 이물질(세균, 박테리아, 바이러스 등)
- 기호품(담배, 술)과 습관성 약물
- 방사선(X선 촬영, 방사선치료)과 자외선에 과다노출

② 면역증진요법 – 기혈(氣血)의 보충과 순환촉진
- 영양(식이)요법 – 편식하지 말고 균형잡힌 영양을 비만이 되지 않는 범위 내에서 충분히 섭취
- 운동요법 – 과로하지 않게 규칙적으로 운동
- 정신요법 – 정서적 안정과 자신감을 갖고 항상 즐겁게 생활

③ 일반 질병의 조기치료
병변세포는 면역부전으로 면역력이 저하되어 있어 암의 발생요인이 작용하면

암세포로 돌연변이가 일어나 암의 진행이 촉진되기 때문에 세균, 바이러스 등에 의한 감염증과 알레르기성 질환을 포함한 모든 일반 질병은 조기에 완벽하게 치료하여 장기 및 기관의 기능저하를 막아 정상세포의 암세포화를 예방합니다.

④ 정기적 종합검진

누구나 태어나면서부터 암의 씨앗(성장인자–발암인자)을 지니고 있으며, 초기 발병일 때는 자각증상이 없으므로 감시를 게을리 하지 말아야 하기 때문에 정상적인 건강상태일 때에 정기적으로 신체검사를 받아 점검함으로써 발암세포가 돌연변이를 일으키지 못하게 건강관리를 해야 합니다.

(2) 암의 조기발견

암의 자각증상에서 설명한 바와 같이, 일반 질병의 증상과 거의 같아 설마 하는 경우가 있고, 심각하게 생각하여 검사를 해보면 암이 아닌 경우가 많기 때문에 다음부터는 소홀히 생각해 버리는 경우가 많습니다.

또 암은 어느 정도 진행된 후에야 발견할 수 있고, 암세포는 조건이 주어지면 급속도로 분화와 증식을 하므로 종합검사결과 이상이 없다고 한 후 얼마되지 않아서도 심각할 정도로 진행되어 버린 암이 발견되는 경우도 있어 조기발견의 문제점이 많아 쉽지 않습니다.

① 조기발견법

암의 조기발견법은 한마디로 자주 정기적으로 종합검사를 받는 것입니다.

자각증상이 없는 정상적인 상태는 정기종합검사를 받아보고, 자각증상이 있는 상태는 증상별 정밀검사를 수시로 받아보는 것입니다.

조기발견을 위한 진단법은 X–선 검사, 내시경검사, 생검(Biopsy), 세포진, 혈액검사 등을 주축으로 하여 초음파 촬영, X–선 단층촬영(C/T), 컴퓨터 토모그래피, 동위원소 주사에 의한 스캔, 자기공명영상(MRI), 전신체열촬영 등의 방법을 병용함으로써 현재 암의 90% 이상은 조기발견이 가능해져서 '불치'란 개념에서 '완치가능'이라는 개념으로 전환되고 있습니다.

② 조기발견을 위한 진단원칙

우리나라의 경우 외국과는 암의 발생 양상과 암에 대한 인식도 다른 점을 고려하여 조기발견을 위한 기본적인 진단원칙을 참고사항으로 소개합니다.

- 자각증상이 없는 정상적인 상태인 경우 – 연 1회 정기종합검사
- 가까운 가족 중 암 환자가 있는 경우 – 연 2회 정기종합검사
- 발암인자 접촉 또는 흡입을 하는 경우 – 연 2회 정기종합검사
  (발암인자별 영향장기 정밀검사)
- 만성 질환이 있는 경우 – 연 2회 정기종합검사와 질환별 정밀검사
- 자각증상이 있는 경우 – 연 2회 정기종합검사와 증상별 정밀검사
- 조금이라도 자각증상이 있으면 즉시 전문적인 정확한 진단을 받을 것

타 질환과 달리 자각증상이 거의 없는 특징 때문에 조기 암(원발소)의 발병은 모르고 기간이 지난 후 증상이 나타난 뒤에 찾아내게 되는데, 이때는 처음 발생 부위에 국한되지 않고 타 조직 장기로 전이되어 조기치료의 기회를 잃어버리므로 고통을 받게 되고 사망에 이르게 되는 것이 대부분입니다.

(3) 암의 치료법

① 우수한 치료성적을 얻기 위한 조건

최적의 암 치료방법은 암의 생물학적 특성, 전이상태, 발생장소를 토대로 치료로 인한 기능적·형태적 장애 가능성과 환자의 자연생존기간 등 복합적으로 고려하여 치료법을 선택하여야 우수한 치료성적을 올릴 수 있습니다.

- 조기발견을 위한 정확한 진단 – 암의 종류, 병발부위, 전이여부 등 정확한 진단이 조기에 이루어져야 치료방법에 오류를 범하지 않고 후유증 없는 완벽한 치료를 할 수 있습니다.
- 전문적인 치료 – 정확한 진단은 물론 치료는 다양한 방법을 병용하여야 가능하고, 우수한 최근 의료기기가 뒷받침되고 각 영역별 전문가가 팀을 이루어 고도의 기술로 시행되어야 합니다.
- 예방적 치료 – 암과 혼동될 수 있는 질환과 암으로 인한 합병증, 그리고 암 치료의 후유증 등 올바른 진단과 치료가 되어야 좋은 치료결과를 얻을 수 있습니다.

② 치료의 종류

암의 치료법에는 국소적 요법인 수술요법과 방사선요법, 전신요법인 약물요법과 면역요법으로 대표할 수 있으며, 이외에 온열요법과 특수요법(골수이식 등)으로 암의 종류와 상태에 따라 병용하여 치료합니다.

나날이 치료기술수준이 향상되고 새로운 치료법이 개발되어 실현단계에 오고 있어 조기발견으로 병의 시기(병기) 1기와 2기는 거의 완치가 가능해지고 있으며, 3기의 경우도 70% 이상의 치료효과를 기대할 수 있게 되었습니다.

㉠ 수술요법

'조기에 발견하여 조기에 잘라낸다'는 암 치료의 근본요체로서 방사선요법과 약물요법에 잘 듣는 암을 제외한 대부분의 고형암(소화기선암, 유방암, 갑상선암, 폐암, 신장암, 연부조직육종, 골육종 등)에 적용하며, 일반메스를 이용한 절제, 동결메스를 이용한 동결괴사, 레이저를 이용한 조직 소작을 하는 수술을 실시하는 국소요법입니다.

❋ 수술의 종류와 목적

- 근치(根治)수술 – 최대 목표인 근치적 절제
- 고식(姑息)수술 – 다른 요법의 효과상승, 생존연장과 편안한 생활유지
- 진단(診斷)수술 – 암의 발생장소, 진행정도, 분화도 등 정확한 진단

㉡ 방사선요법

수술요법의 외형과 기능적 장애 없이 신체 어느 부위의 암병소와 침윤부위에 선택적으로 조사하여 수술 후의 남은 암세포를 치료합니다.

방사능 동위원소에서 높은 에너지를 가진 감마선 등을 이용하여 암세포의 분열 증식하는 과정을 붕괴시켜 수술 후 남아 있는 암세포와 약물요법의 치료효과를 증대시키는 치료수단입니다.

ⓐ 방사선치료의 종류…근접 방사선치료법은 방사선물질(라듐, 세슘, 이리듐 등)을 암 부위에 근접시켜 다른 범위에 영향을 극소화하면서 암세포만 직접 파괴시키는 치료방법입니다.

외부 방사선치료법은 신체 외부에 설치한 방사선치료기(코발트60, 선형 가속기, X-선 심부치료기 등)를 이용하여 암 부위에만 집중적으로 방출하여 암

　세포를 파괴시키는 치료방법입니다.
ⓑ **부작용**…방사선을 암세포에만 조사한다는 것은 불가능하여 주변의 정상세포
　도 일부 파괴되므로 피로감, 탈진감, 무력감, 식욕감퇴, 오심과 구토, 피부의
　변화 등이 오며, 조사 부위에 따라 탈모증, 신경마비, 폐섬유화, 골수기능장애
　등이 있으므로 체계적이고 전문적인 치료가 요구됩니다.

ⓒ **약물요법**

　수술요법과 방사선요법은 부분적인 절제와 소각만이 가능하기 때문에 전이된
다른 부위에 숨어 있는 극소수의 암세포와 수술요법이 불가능한 경우에 항암제를
사용하는 전신요법이 약물요법입니다.

ⓐ **약물요법의 효과단계**
• 영구 관해 – 완치
• 일시적 관해 – 육안적 암소는 없으나 보이지 않는 암소가 잔존하는 경우
• 부분적 관해 – 종양의 크기가 감소하거나 전이된 종양이 줄어드는 경우
• 정체 – 종양이 줄지도 커지지도 않는 경우
• 무반응 – 암의 성장이 지속되는 경우

ⓑ **현재 사용하는 항암제**
• 세포분열의 각 단계에서 DNA의 생산을 방해하는 항대사성 약물
• DNA와 결합하여 복제를 방해하는 알킬화 약물
• 세포분열시 염색체를 양분하여 운반하는 방추의 형성을 방해하는 약물
• 암세포가 필요로 하는 아미노산을 제거하는 효소제 약물
• 호르몬과 길항약물과 항생물질 등

ⓒ **약물요법의 부작용**…항암제는 종양에 대한 항암작용과 정상세포에 대한 독성작
　용의 양면성이 있으며, 효과를 올리기 위해 용량을 높일 수밖에 없어서 방사
　선치료에서의 부작용과 거의 비슷한 부작용이 있으며, 특히 정상세포의 세포
　분열도 억제되어 백혈구 감소로 면역력이 저하되고, 혈소판이 감소되어 출혈
　이 잘되고, 적혈구 감소로 빈혈증상이 심해집니다.

ⓓ **항암제의 신약 개발**…최근 새로운 개념으로 시도하고 있는 항암제는 치료효과
　뿐 아니라 부작용 없는 혁신적인 요법이 개발되어 임상적용 단계에 있어 암
　치료에 청신호가 되고 있습니다.
• 광민감약물 요법(光敏感藥物 療法) – 혈액의 헤모글로빈을 구성하는 기본구조

인 프르피린에 화학적 변화를 가하여 만들어지는 포토프린Ⅱ(PhotofrinⅡ)의 유도체가 광선에 민감하여 광선(레이저 이용)을 암세포에만 선택적으로 쪼이면 산소를 유해산소로 바꾸어 암세포를 파괴시키는 효과가 인정되어 연구가 활발히 진행되고 있습니다.

- 혈관 신생억제 요법－암세포의 분열, 증식에 필요한 영양분과 산소를 공급하여 암의 침윤과 전이를 일으키는 것은 혈관 신생인자가 신생혈관을 형성하는 것이므로 암세포에만 선택적으로 혈액공급을 차단하여 혈관 신생을 막아서 암세포를 근원적으로 괴사시키면서도 부작용이 없어서, 모든 암에 적용할 수 있는 획기적인 요법으로 멀지 않아 임상적용할 수 있을 것입니다.

㉣ 면역요법

암의 발생요인 중 면역기능의 저하가 중요한 원인이므로 면역기능의 회복과 암세포를 죽일 수 있는 면역세포를 증량하는 것이 면역요법입니다.

ⓐ 면역예방법…암의 예방법 중 면역예방법은 암의 특이항원에 대한 백신의 제조가 필요하지만 여러 가지 원인으로 백신제조가 거의 불가능하여 암세포의 단백질 성분인 항원을 찾아내어 결합하는 항체(단일 클론항체)를 이용함으로써 암을 예방하는 방법으로 이 약물도 머지 않아 개발이 가능할 전망입니다.

ⓑ 면역치료법…면역기능을 향상시켜 인체 내 있는 상해성 T세포, 대식세포, 자연살해세포, 임포카인 활성살해세포와 자기종양세포상해 등의 활성에 의해 근원적으로 치료하는 요법입니다. 인터페론, 인터루컨, 대식세포 활성인자 등이 이용되고 있으며, 많이 연구되고 있는 요법입니다.

㉤ 온열요법(溫熱療法)

암의 특성으로 온도가 42℃ 이상일 때 암세포가 빠른 속도로 파괴된다는 사실을 이용하는 요법입니다.

열 발생 장치에서 나오는 파를 이용하여 피부암, 직장암, 유방암과 두경부 종양의 치료는 물론 새로운 파의 개발로 내부 장기의 암(식도암, 간암, 담낭암, 방광암 등)의 치료에도 응용할 수 있으며, 다른 요법과 병용하면 치료효과를 상승시키는 것으로 보고되고 있습니다.

온도가 높을수록 효과가 있으나 정상세포의 고열로 인한 괴사가 있어 특수파의 개발이 진전되면 암치료에 크게 기여가 될 것입니다.

㉄ 골수이식

　조혈장기인 골수(骨髓)가 어떤 원인에 의해 조절기능에 결함이 생기거나 상실했을 때 정상적인 골수로 대처하는 것이 골수이식입니다.

　골수이식은 난치성 혈액질환(재생불량성빈혈, 유전질환 등)과 암질환(백혈병, 악성임파종 등)에 이용되며, 골수이식의 문제점인 이식의 적응증과 시기, 제공자의 선택, 면역억제요법, 대체요법 등이 많이 해결되어 가고 있어 통상적인 치료방법으로 실시할 수 있는 요법이 될 것입니다.

㉅ 인체파 치료 Aladdin-H요법

　인체파 치료 Aladdin-H는 면역요법과 온열요법의 기능을 동시에 가지고 있어서 암 치료시 대체요법으로 응용이 가능하므로, 새로운 예방과 치료법으로 소개합니다.

- 방사선요법과 약물요법시에 나타나는 혈구(백혈구, 적혈구, 혈소판)의 감소, 탈모증, 오심과 구토, 피부의 변화, 신경마비 등의 부작용으로 지속적 치료가 어려울 때 현저한 완화 또는 해소가 되며, 수술요법 후 봉합후유증 치료와 조직 재생촉진 작용, 심하게 오는 통증의 진통작용, 신경안정 작용이 우수하게 나타납니다.
- Aladdin-H는 42℃ 이상 방사가 가능하고 조직 내 깊숙이 침투하므로 유방암, 피부암에는 대체요법이 아닌 온열요법으로 치료할 수 있는 요법입니다.
- 특히, 장시간 지속적으로 조사(치료)하여도 부작용이 없으므로 합병증 치료를 동시에 할 수 있어 광범위하게 임상 적용할 수 있습니다.

　일반 질환 치료는 물론 많은 암환자에게 임상적으로 적용하여 입증되고 있는 많은 임상예들은 암치료시 대체요법으로서 활용이 가능하다고 입증되므로, 보다 체계적이고 집중적인 연구가 뒷받침되면 새로운 보조치료법으로 정립될 수 있을 것입니다.

④ 대표적인 암

암의 치료는 전문의의 지시와 처방에 따라야 하므로 전문적인 치료법은 생략하고, 원인 · 증상 · 예방 · 치료법은 앞에서 소개한 것을 참고하시고, 우리나라에서 많이 발생하는 암을 중심으로 상식적이면서 소홀히 하는 부분과 치료에 참조가 될 사항을 요약하여 설명하겠습니다.

(1) 위암(Carcinoma of stomach)

① 원인

한국, 일본 등 아시아에 위암이 많은 것은 암 발생요인 중에서 중요한 생활환경, 즉 식생활의 차이에서 기인한다고 봅니다.

- 고염식과 소금에 절인 음식, 태운 음식, 뜨거운 차 등 자극적인 음식을 즐기며, 쌀을 주식으로 하고, 방부제를 쓰는 아질산소오다 등의 상용, 영양의 불균형 등입니다.
- 암에 걸리기 쉬운 체질은 가족력에 위암 환자가 있는 경우, A형 혈액형을 가진 사람과 신경과민인 사람입니다.

암을 유발하는 질환은 위무산증, 위축성 위염, 위궤양, 악성 빈혈 등입니다.

② 증상

- 위암 초기에는 거의 증상이 없고 상당히 진행되어도 증상이 모호하여 조기발견이 어렵기 때문에 자각증상이 있으면 즉시 전문의의 진료를 받아야 합니다.
- 자각증상으로는 상복부팽만감, 불쾌감, 소화불량, 식욕부진, 체중감소, 빈혈 등이 있으며, 위암이 진행되면 협착이나 궤양이 발생하여 구토, 토혈, 흑변, 종양 촉지 등의 증상이 나타납니다.
- 위암의 발생부위가 분문부(위의 입구)이면 음식물의 통과 장애 때문에 음식을 삼키기가 어렵고 즉시 구토하게 됩니다.

유문부(위의 출구)이면 음식물 통과 장애로 시간이 지나면 소화가 안된 음식을 그대로 토하게 됩니다.

누워서 상복부를 만지면 단단한 혹을 만질 수 있고 위출혈로 토혈을 하거나 타르색의 변을 보게 되고 빈혈 증상이 심해집니다.

③ 예방법

㉠ 일반생활요법

- 과도한 스트레스와 지나친 욕구를 자제하여 항상 마음의 안정을 유지할 수 있는 숙면법과, 스트레스를 조기에 해소하는 정신생활요법을 습득하여 생활화합니다.
- 소량의 가벼운 술은 스트레스를 풀어 주고 위액의 분비를 촉진하므로 도움이 되나 위장병이 있는 경우는 음주를 하지 않아야 합니다.
- 담배는 백해무익하므로 금연을 합니다.
- 운동은 땀이 날 정도로 무리하지 않게 규칙적으로 하고 목욕이나 샤워로 심신의 피로를 풀어 줍니다.

㉡ 영양(식이)요법

위암의 발생원인은 잘못된 식사에서 오기 때문에 올바른 식사요법이 위암 예방의 최선의 방법이 됩니다.

- 자극성이 심한 음식(짠 것, 매운 것, 뜨거운 것, 탄 것)을 피합니다.
- 과식하지 않고 음식을 먹을 때 20회 이상 씹어서 먹습니다.
- 규칙적으로 1일 3회 식사를 하며, 체질에 맞는 음식을 골라 3색과 3일 30여 종 이상의 식품을 선택하여 골고루 섭취합니다.
- 지방 섭취량과 암 발생률은 비례하므로 지방 섭취를 하루 총열량의 30% 이내로 조절합니다.
- 김진복 박사의 위암 크리닉에서 권유하는 위암 예방에 좋은 식품과 나쁜 음식을 참고하여 활용하기 바랍니다.

위암 예방에 좋은 음식과 나쁜 음식

구 분	식 품 명
좋은 음식	참기름, 두부, 식빵, 시금치, 당근, 양배추, 전부침(육류), 생선튀김, 콩나물, 우유, 심심한 된장국, 과일
나쁜 음식	매운탕, 탄 불고기, 탄 생선구이, 지나치게 짠 된장찌개, 짜고 매운 음식, 젓갈, 고추장, 찌개, 방부제가 든 훈제식품

④ 치료법

㉠ 기본요법

- 조기진단으로 제1기인 조기암(점막층에만 국한)일 때 진단하여 조기 근치적출 수술을 하면 95% 이상 완치되므로 위암을 정복하는 최선의 방법입니다.
- 제2·3기인 진행암(근육층 또는 장막으로 진행)의 경우는 원격전이가 없는 한 근치수술을 하고 효과적인 병용치료(항암제, 또는 방사선)로 완치률을 높일 수 있습니다.
- 원격전이를 일으킨 제4기 위암은 근치수술 후 병용치료가 불가능할 경우 고식 수술과 면역요법으로 편안한 생활과 생존유지를 할 수 있습니다.
- 위암은 수술을 하면 더 생명을 단축시킨다고 수술을 거부하는 경우가 허다한데 이것은 잘못된 생각입니다.

※ 수술을 하면 생명이 연장되는 수는 있어도 단축되지 않습니다. 수술개복했을 때 수술이 불가능하여 신속히 관찰하고 닫게 되는 경우는 어쩔 수 없으나 확진 을 할 수 있어 무모한 치료를 안 할 수 있으며, 수술하면 병의 상태와 진행도를 확인하여 그에 적절한 치료법을 선택할 수 있어 완치율을 높일 수 있고 생명을 최대한 연장하여 새로운 치료법이 개발되고 있으므로 희망을 가질 수도 있기 때문입니다.

㉡ 대체요법 – 인체파 치료 Aladdin-H

위암의 근본치료시 일어나는 부작용의 해소와 기혈(氣血)의 보충과 순환 촉진, 조직재생과 면역력 증진, 약효의 상승 등 여러 가지 작용으로 위암의 진행을 지연 시키고 근본치료의 효과를 상승시키는 대체요법입니다.

(2) 간암(Hepatoma)

간암의 발생빈도는 전체 암환자의 10% 정도로 위암, 자궁암, 폐암에 이어 4번째 암으로 초기에는 특이 증상이나 증후 없이 서서히 진행하고, 간암 환자의 약 80%는 간경변증을 동반하기 때문에 치료가 매우 어렵습니다.

① 원인

- 간암의 원인은 주로 곰팡이가 만들어내는 아플라톡신 독소와 B형·C형 간염 바이러스, 간디스토마, 음주 등이 주원인으로 추정되고, 간이 암의 좋은 배양지로서의 조건을 갖추고 있어 다른 암의 전이가 잘 됩니다.

  아플라톡신은 발효식품(메주, 간장, 된장) 속에 있을 가능성이 높습니다.
- B형·C형 간염 바이러스는 입으로나 수혈 또는 주사바늘을 통해서 전염이 되어 급성 간염을 일으키고 일부가 만성 간염, 간경화증으로 진행 또는 간암으로 이행하는 것으로 봅니다.
- 간암의 약 80%에서 바이러스가 발견되고 60% 이상이 간경화증을 수반하므로 간경화증은 간암의 전단계로 간주하고 있습니다.

② 증상

간질환은 병이 많이 진행되어야 증세가 나타나며 간기능 검사상으로도 이상을 나타나지 않는 경우가 많아서 조기진단이 어려운 병의 하나입니다.
- 일반적으로 처음에는 오른쪽 상복부에 둔통을 느끼며 소화불량, 구토, 체중감소의 증상이 있습니다.
- 진행되면 황달과 간경변을 수반하여 복수와 부종이 나타나며, 간경변이 급속히 악화될 때는 원발성 간염으로 의심할 수 있으며, 통증은 심하지 않습니다.

③ 예방

- 간질환이 올 수 있는 원인의 회피요법과 식생활 개선요법이 예방의 기본입니다 (간장병 질환의 예방과 치료법 376쪽 참조).
- 급성 간염과 만성 간염, 지방간, 간경화증이 있는 경우는 철저한 치료와 관찰로 암의 진행을 막는 것입니다.
- 타 부위 암의 조기발견과 치료로 간으로의 전이를 막는 것입니다.

④ 치료법
㉠ 기본요법

원발성 간암의 초기인 적은 범위인 경우는 근치적 절개수술로 치유할 수 있으며, 진행암이나 전이성 간암은 수술요법이 되지 않으며, 약물요법이나 방사선요법으로도 효과가 없기 때문에 진단 후 6개월 이내에 사망하는 것으로 되어 있었습니다.

그러나 지금은 새로운 항암제의 개발과 면역요법, 온열요법 등을 이용하여 중증의 전이성 암과 간경화증 이외는 생명을 더 많이 연장할 수 있으며 조만간 암 자체도 정복할 수 있는 길이 열리고 있으니 다행한 일입니다.

☀ 특별 주의사항

• 체력증진을 위하여 영양(식이)요법을 하는 데 있어서 전문의의 처방 이외에 일체 다른 음식이나 좋다는 민간약물의 복용은 간의 기능에 장애를 유발하고 간암세포의 증식을 도와 악화시키므로 절대 삼가야 합니다.

• 불치의 병이라 두려워하여 치료를 포기하지 말고 긍정적이고 적극적인 마음자세로 희망을 갖고 최선을 다하여야 합니다.

　현대의학은 하루가 다르게 발전하고 새로운 치료법이 연구되어 임상 적용이 가능한 단계에 와 있으며, 마음의 작용은 어떠한 어려움도 이겨낼 수 있는 힘이 있어 암의 진행도 막을 수 있기 때문입니다.

• B형 간염 바이러스뿐 아니라 간경화와 간암으로 진행하기 쉬운 C형 간염 바이러스의 감염에 관심을 가져 철저히 감염을 예방하는 생활요법을 하며, 간염뿐 아니라 지방간, 간경화증이 있는 경우는 조기치료나 병의 진행을 최대한 막는 치료로 암으로의 진행을 막는 것이 중요합니다.

㉡ 대체요법 – 인체파 치료 Aladdin-H

인체파 Aladdin-H는 연조직인 간에는 침투력이 좋아 기혈(氣血)의 보충 및 순환 촉진이 잘 되어 세포분자운동이 활성화되어 조직재생작용, 면역작용, 대사촉진작용 등이 잘 일어나는 특징을 갖고 있습니다.

간염이나 지방간의 경우 약물요법과 병용하면 효과가 상승하고 단독 사용으로도 효과가 입증되므로 간암의 대체요법으로 임상 적용할 수 있습니다.

(3) 폐암(Lung cancer)

폐암은 급속도 증가하여 남자에게서는 위암, 간장에 이어 3위를 차지하고 있으며, 여자도 자궁암과 유방암보다 증가율이 높아지고 있습니다.

① 원인

암의 원인이 정확하게 밝혀지지 않았지만 그 요인으로는 대기오염, 방사선물질 혹은 특수한 화학물질의 흡입, 폐의 만성 염증성 질환 등도 문제가 되겠으나 무엇보다도 담배입니다.

담배연기 속에 함유되어 있는 벤조피렌이 주범으로 기관지 내의 점막에 변화를 일으켜 폐암을 유발합니다. 담배를 하루 한 갑씩 10년 이상을 피운 사람은 안 피운 사람에 8~12배, 하루 두 갑은 15~25배 정도로 비흡연자보다 폐암 발생률이 높으며, 여성의 경우 비흡연자도 간접흡연만으로도 폐암이 발생되고 있다는 사실, 그리고 폐암의 발생수는 그 나라의 20~30년 전 1인당 1년간 담배 소모량과 비례하는 것으로 확인이 되고 있습니다.

② 증상

폐암 역시 다른 암과 마찬가지로 상당히 진행된 후에 증세가 나타납니다.

특별한 원인 없이 생기는 기침과 가래가 먼저 나타나지만 담배를 피우는 사람은 평상시에도 나타나는 증상이므로 무심코 넘어갑니다.

- 증세는 폐암이 생긴 부위에 따라 차이는 있으나 주로 기침, 가래, 혈담, 가슴앓이, 체중감소, 발열 등이 있습니다.
- 폐의 작은 기관지에 발생하였을 때는 아무런 증세가 없습니다.

  주기관지에 침범하였을 때 잦은 기침을 합니다만 담배를 피우는 사람들은 평상시에도 있는 증상이므로 무심코 넘어가다 심한 기침과 가래, 혈담이 나오게 되면 놀라서 진찰받게 되어 조기발견의 기회를 놓치는 경우가 많습니다.
- 호흡곤란이나 가슴부의 통증은 폐암의 말기 증상이며, 기관지가 좁아져 공기가 안 통함으로써 무기폐 상태가 되며 늑골에 전이되면 흉통과 팔이 저리고 아프며 교감신경에 장애가 옵니다.
- 폐암도 전이를 일으켜 임파선과 늑막으로 퍼지고 간, 뼈, 뇌 등에 흔히 나타납니다.

③ 예방

- 금연이 최우선입니다. 담배만 피우지 않아도 폐암에 걸릴 확률은 90%가 줄어듭니다. 특히, 여성의 임신 중 흡연은 태아에 영향을 주어 조산, 유산의 원인과 기형아가 될 확률이 높아지고 있습니다.
- 주위 생활환경을 깨끗이 하고 실내의 탁한 공기와 건조를 막기 위해 화초를 재배하고 야외에 자주 나가 맑은 공기를 마십니다.
- 면역력을 증진하는 영양(식이)요법, 운동요법 등을 꾸준히 실천하며 특히 감기, 기관지염, 폐렴, 폐결핵 등의 질환이 있을 시는 조기치료를 하고 만성으로 진행되면 정밀검사를 받도록 합니다.

④ 치료

㉠ 기본요법

폐암의 세포종류와 진행정도에 따라 수술요법, 약물요법, 방사선요법 등을 병용하여 치료하는 방법의 선택은 전문의의 판단에 의하여 실시합니다. 일반적으로 비소(非小)세포성 폐암의 경우는 수술 또는 방사선요법, 소(小)세포성 폐암의 경우는 항암제가 주된 요법이며, 진행정도에 따라 치료법이 다릅니다.

조기발견하여 원발소의 병변이 심하지 않거나 전이가 되지 않은 조기암의 경우는 완치율이 높으며, 새로운 항암요법이 개발되어 임상을 하고 있는 중이며, 지금까지 암 중에서 가장 난치성인 폐암, 간암, 췌장암 등 연부조직의 장기에 효과가 더 있는 것으로 확인되고 있어 1~2년 내 상용이 가능할 것입니다.

㉡ 대체요법 – 인체파 치료 Aladdin-H

폐도 간과 같이 연부조직으로 되어 있어 인체파 Aladdin-H의 인체파의 침투가 용이하여 기혈(氣血)의 보충과 순환 촉진 작용을 비롯한 여러 가지 작용을 잘 할 수 있어서 기관지염, 기관지천식, 폐암 등의 치료에 약물과 병용 또는 단독 사용으로도 효과가 있음이 확인되고 있으므로 폐암의 대체요법으로 임상할 수 있습니다.

새로운 치료법이 개발이 되고 있으므로 폐암의 증상을 완화하고 암의 급속한 진행을 막아서 생명을 최대한 연장하는 데 일조가 될 것입니다.

(4) 자궁 경부암(Carcinoma of the Cervix)

여성의 암 중에서 가장 많이 발생하는 자궁암은 자궁입구(경부)에 생기는 자궁경부암(子宮頸部癌)과, 자궁의 체부(태아가 자라나는 자궁의 몸)에 생기는 자궁체암(子宮體癌)으로 구분됩니다.

이들은 발생하는 양상, 암이 퍼져나가는 모양, 암의 구조, 암에 걸리는 호발연령이 다르며, 우리나라에서는 자궁경부암이 자궁암의 대부분(자궁경부암과 자궁체암의 발생빈도는 97 : 3 정도)이므로 자궁경부암을 중심으로 설명하겠습니다.

① 원인

자궁암도 아직 정확한 원인을 모르고 있으나 다음과 같은 몇 가지가 자궁암을 발생하는 요인으로 밝혀지고 있습니다.

㉠ 비위생적인 요인

저소득층이나 교육수준이 낮은 계층의 여성에 많으므로 자궁경부암을 '빈자의 암' 이라고 합니다.

㉡ 성적 접촉의 경험 요인

독신녀보다는 기혼녀, 조혼한 사람, 어릴 때 성교를 시작한 여성, 성적 생활의 문란과 성병 경력이 있는 여성, 임신이나 출산횟수가 많은 여성이 발병률이 높습니다.

㉢ 접촉하는 남성 요인

여성 관계가 문란한 남성, 포경수술을 하지 않은 남성, 성병을 가진 남성 등과 접촉을 자주하는 여성이 발병률이 높습니다.

㉣ 바이러스 감염(Herpes virusⅡ, Papilloma virus)

유전적 소인이 있거나, 만성적인 어혈(瘀血 : 혈액순환장애로 조직 속에 피가 맺혀 생기는 병) 증상을 비롯한 여러 가지 원인에 의하여 면역력 저하가 되었을 때 헤르페스 바이러스Ⅱ와 파필로마 바이러스의 감염에 의하여 발생합니다.

자궁암의 조직검사 결과 헤르페스 바이러스Ⅱ가 발견되고 있으므로 주요 요인으로 주목합니다.

② 증상

자궁경부암의 초기 증상은 일반 염증이나 자궁질환에서 나타나는 분비물(냉이 많아지고 냄새가 심함), 부정출혈(월경 이외의 출혈) 등이므로 일반적으로 소홀하게 취급합니다.

자궁암은 증세의 정도에 따라 0기로부터 4기까지 5단계로 나눕니다.
- 제0기 – 전혀 증세가 없는 경우가 많습니다.
- 제1기 후반~2기 – 대하증이 심하며, 성교 후나 배변시 또는 운동 후에 부정출혈과 월경이 끊어진 경우는 월경과 같은 출혈이 있습니다.
- 제3기 – 통증이 아랫배, 위부분, 항문부분, 허리와 다리 등에 나타납니다.
- 제4기 – 방광, 신장, 간, 뼈, 폐 등에 전이가 일어나 부위별 증상이 나타나게 됩니다.

③ 예방
- 자궁암은 아직 발생원인을 모르고 있기 때문에 확실한 예방법이 아직 없으므로 추정되는 요인을 회피하고 조기발견하여 자궁암이 전이되기 전에 치료하는 것이 지름길입니다.
- 자궁암의 발생요인을 제거하는 회피요법과 초기 증세인 냉대하증, 부정출혈 증상이 있으면 즉시 정밀검사를 실시하여야 합니다.
- 여성생식기의 일반질환이 있는 경우는 치료를 완벽하게 하여야 되며, 만성 염증, 성병이나 소파수술 등의 경험이 있는 여성은 정기종합검사를 하여 예방은 물론 조기발견이 가능하게 해야 합니다.
- 자각증상(분비물 증상, 부정출혈 등)이 있을 때는 자궁질부 확대경 검사, 세포학적 검사, 생검(Biopsy) 등 정밀진단을 받도록 합니다.

④ 치료

㉠ 기본요법
- 제0기(상피내암)에 발견하면 냉동요법, 전기소작, 자궁경부 절단술 등의 보존적 치료가 가능하며, 임신을 원하지 않을 때는 자궁적출술을 시행하여 100% 완치가 가능합니다.
- 제1기(자궁경부에 머무는 상태)와 2기(자궁방결조직이나 질의 점막에 침윤)는

방사선요법과 면역요법으로 완치율이 높으며, 2기까지는 치료가 잘 됩니다. 재발이 잘 되므로 5년이 경과되어야 완치가 되는 것입니다.

- 제3기(골반벽이나 질부 전체에 침윤)는 근치수술요법과 방사선요법의 병용치료로 치료가 되나 완치율이 떨어집니다.
- 제4기(방광, 직장 등 타 부위로 전이)에는 수술이 불가능할 경우 생명을 연장하는 방법으로 X선과 라듐을 함께 조사하여 치료하나 치료가 어렵습니다.

자궁체암은 결혼하지 않은 사람(수녀, 비구니승, 독신녀 등)들에게 많은 암으로 난소 호르몬과 관계가 깊은 것으로 여겨지며 자궁경부암보다 치료하기가 쉬운 암입니다.

ⓒ 대체요법 – 인체파 치료 Aladdin-H

어혈 증상 등의 기혈(氣血)의 순환장애로 인한 냉대하증, 월경불순 등과 면역부전으로 오는 자궁내막염, 질염 등의 감염증에 인체파 Aladdin-H는 탁월한 효과가 입증되므로 자궁암의 수술요법과 방사선요법을 할 때 병용하면 후유증 완화와 조기 회복시키는 데 대체요법으로 임상적용이 가능합니다.

(5) 유방암(Breast cancer)

유방암이 우리나라 여성의 경우 3번째로 많이 발생하는 암으로 40대~50대의 폐경기 전후에 많으며, 40대 이전에도 약 20%가 발생하므로 조기진단의 대상이 20대 말이나 30대 초로 잡아야 할 정도이며 50대 이후는 급속히 감소합니다.

① 원인

㉠ 난소 호르몬(에스트로겐)

독신녀에 잘 생기며 결혼을 하여도 임신 경험이 없거나 출산을 하여도 수유하지 않는 여성에게 많이 발생하고 아이를 많이 낳은 사람이나 오랫동안 수유를 한 여성은 유방암의 발생이 적고, 또 다른 질병으로 젊어서 일찍 난소를 떼어버린 여성에게는 유방암이 거의 발생하지 않는 등 난소 호르몬(에스트로겐)과 밀접한 관계가 있으므로 과잉 난소 호르몬과 여성 호르몬의 남용은 유방암 발생을 증가시키는 위험성이 있습니다.

㉡ 유전성

유방암 환자가 있는 가족에서의 발생빈도가 높고, 발생시기도 일반인보다 15~20년 빨리 발생하므로 유전과 깊은 관계가 있습니다.

㉢ 지방질의 과다섭취

식생활을 통해 과다한 지방질 섭취로 지방축적이 유방에 일어나서 지방덩어리가 생기면 기혈(氣血)의 순환장애가 일어나 호르몬의 조절이상과 세포의 분자운동에 변이를 일으킬 수 있기 때문입니다.

② 증상

- 초기에는 통증이나 압통도 없고 외부에서 단단한 혹을 만질 수 있습니다.
- 진행됨에 따라 혹은 점점 더 커지고 유두가 함몰되며, 겨드랑이에 커진 임파선 멍울을 발견할 수 있고 통증을 크게 느끼며, 암조직과 피부가 유착되어 피부 색깔이 변하고 오므라들어 움직여지지 않습니다.
- 말기가 되면 유착된 부분에 궤양이 생기며 주위의 임파선으로 전이되어 겨드랑이, 늑막, 대골, 간, 폐 계통에 가장 잘 전이를 일으킵니다.

포트만씨에 의한 유방암의 증세를 참고로 소개합니다.

- 제1기 – 혹이 국한되어 있고 어느 한 방향으로나 잘 움직이며 임파선과 피부에 변화가 없다.
- 제2기 – 유방에만 혹이 국한되어 있고 피부는 변화가 없으나 겨드랑이에 몇 개의 임파선 멍울이 만져진다. 이 멍울은 다른 부분과 유착이 없다.
- 제3기 – 혹이 유방 전 부분에 걸쳐 퍼져 있고, 가슴팍에 밀착되어 있다. 이는 움직여지지 않으며, 유방에 부종이 있어 부어 있다. 유방의 표면은 단단하고 때론 궤양으로 허는 경우가 있다. 여러 개의 임파선 멍울이 겨드랑이 밑에서 만져지나 다른 부분의 전이는 볼 수 없다.
- 제4기 – 임파선 멍울이 겨드랑이뿐만 아니라 다른 부위에 전이를 일으켜 늑막, 폐, 간, 목에서도 멍울이 발견되며, 반대편 유방에도 생긴다. 이리하여 전신쇠약은 점점 심해져서 사망하게 된다.

③ 예방

- 유방 내의 단단한 혹이 생기면 무조건 즉시 진찰을 받아야 합니다.
- 난소 호르몬의 과잉요인과 유전성이 있는 사람은 수시로 정기검사를 받는 것이 좋습니다.
- 여성 호르몬의 과다복용 또는 상용을 피합니다.
- 지방질의 과다섭취를 줄이고 혈액순환이 잘되게 수시로 마사지를 하여 멍울이나 혹이 생기지 않게 합니다.

💡 유방암의 자가진단법

거울 앞에서와 누운 자세 또는 목욕할 때 유방의 상태를 관찰하여 변형, 덩어리의 촉감, 분비물 등의 유무가 있는지를 확인하는 것입니다.

- 거울 앞에서 바른 자세와 유방 전체의 모양의 변형이 있는지와 겨드랑이 밑의 임파선에 멍울이 있는지 관찰한다.
- 두 손을 허리에 대고 아래로 힘을 주면서 가슴 근육을 수축시켜 유방의 움직임이 좌우 대칭으로 동일한가를 관찰한다.
- 누운 자세로 양쪽 유방을 번갈아가며 손가락으로 유방의 바깥에서부터 한 바퀴 원을 그리며 만지면서 유두쪽으로 이동하여 유방 속의 조직에 어떤 변화가 있는지, 그리고 엄지와 검지로 가볍게 양쪽 유두를 짜보아 분비물이 나오는지를

관찰한다.

- 목욕할 때도 유방의 전체를 빠짐없이 만져 보아 덩어리나 굳은살 또는 피부가 딱딱해진 부위가 있는지 관찰한다.
- 유방 내 조직이나 겨드랑 밑 임파선에 덩어리가 만져지고, 유방의 피부가 오렌지 껍질같이 부어오르고 분비물이 나오면 즉시 정밀검사를 받도록 한다.

④ 치료

㉠ 기본치료

전이가 없는 조기암일 때는 근치수술과 온열요법으로 치유할 수 있으며, 임파선에 전이가 있으면 수술요법 후 방사선요법, 약물요법, 면역요법 등으로 재발을 예방합니다.

수술이 불가능한 전이암은 호르몬 치료, 항암제 사용, 온열요법 등을 병용하여 생명을 연장시킬 수 있습니다.

㉡ 대체요법 – 인체파 치료 Aladdin-H

Aladdin-H는 피부암과 함께 유방암 예방과 치료에 가장 잘 임상 적용할 수 있는 것은 42℃~45℃의 온열을 장시간 방사가 가능하여 유방 내 조직까지 열을 침투시킬 수 있어 온열요법을 시행할 수 있으며, 면역력 증진 작용도 같이 일어나므로 기본치료법에 접근된 대체요법이기 때문입니다.

근치수술 후나 방사선요법과 약물요법으로 인한 후유증을 조기에 해소시키고 암세포의 증식을 억제하여 정상세포의 재생능력을 촉진하므로 암의 예방은 물론 치료에 크게 기여할 수 있을 것입니다.

❖ 참고문헌(가나다 순)		
가정의학	의학교육연수원	서울대학교 출판부
간장병	건강생활연구회	인 화
건강과학의 이해	정혜경 편역	을유문화사
건강생활	김세진 편집	자연의약연구회
건강하게 오래 사세요	한명규 저	삼성서적
경락서각 건강법	이영일 편저	문학풍경
고혈압과 뇌졸중	건강생활연구회	인 화
기는 과학이다	이상명 저	두산동아
기의 시대 면역의 시대	생명공학연구소	연립
기초 영양학	한국 식품영양과 교수협의회	광문각
난치병은 반드시 정복한다	김이현 저	삼성서적
뇌내 혁명	하루야마 시케오	사람과 책
대체의학	이사도르 로젠펠드 저	김영사
대학체육	서울대학교 교양교재 편찬위원회	서울대학교 출판부
도통기공	서용구 저	문원북
병리학	김본원외 8명 공저	현문사
성인병백과	유동준, 서연삼 공저	서음출판사
신인류의 이상	맹우식 저	스몰비지니스
스트레스 풀기	알릭스 키르스타 저	하남출판사
스포츠 의학 입문	김성수외 2명 공저	보경문화사
알레르기 진료	이기영 저	한국의학사
암백과	김병수외 19명 공저	앞선책
의학용어	김귀영외 7명 공저	수문사
인체의 신비	만도 유키오 감수	고려원 미디어
인체해부학	한갑수 저	형성출판사
자석 치료법	김남석, 이병국 공저	현대 침술원
장수비결 100선	조범래 역	오성출판사
종교란 무엇인가	니시타니 케이이치 저	대원정사
중풍	이경섭 감수	웅진출판
참선교육	현담 편역	수선출판사
체질 진단 건강법	이명복 저	국일미디어
한의학 어떻게 할 것인가	김정암 저	대웅출판
현대병 알면 이긴다	이종구외 4인 공저	앞선책

알기쉬운

건강생활요법

1판 인쇄 : 1999년 7월 5일

1판 발행 : 1999년 7월 10일

지은이 / 신인환

펴낸이 / 이종천

펴낸곳 / 오 늘

등록일 / 1980년 5월 8일(제10-104호)

주소 / 서울시 마포구 용강동 45-8 한미빌딩 4층

전화번호 / 716-2811, 719-2811, 711-7571

FAX / 712-7392

※ 잘못 만들어진 책은 바꾸어 드립니다.

ISBN 89-355-0366 93510

값 15,000원